自学中医快捷入门

——一个民间家传老中医的五十年习医心得

任克兴　编著

任广颖　整理校注

全国百佳图书出版单位

中国中医药出版社

·北 京·

图书在版编目（CIP）数据

自学中医快捷入门：一个民间家传老中医的五十年习医
心得／任克兴编著．—北京：中国中医药出版社，2020.10（2021.1重印）
ISBN 978-7-5132-5651-3

Ⅰ．①自⋯　Ⅱ．①任⋯　Ⅲ．①中医临床-经验-中国-现代
Ⅳ．①R249.7

中国版本图书馆 CIP 数据核字（2019）第 158901 号

中国中医药出版社出版

北京经济技术开发区科创十三街 31 号院二区 8 号楼
邮政编码　100176
传真　010-64405721
三河市同力彩印有限公司印刷
各地新华书店经销

开本 710×1000　1/16　印张 29.75　字数 518 千字
2020 年 10 月第 1 版　2021 年 1 月第 2 次印刷
书　号　ISBN 978-7-5132-5651-3

定价　108.00 元
网址　www.cptcm.com

社长热线　010-64405720
购书热线　010-64065415　010-64065413
微信服务号　zgzyycbs

书店网址　csln.net/qksd/
官方微博　http://e.weibo.com/cptcm

淘宝天猫网址　http://zgzyycbs.tmall.com

序 言

　　今年七月经朋友推荐为一位基层中医的手稿作序，我在病榻断断续续地把该书稿阅读完。克兴（任君），出身中医世家，历经坎坷，为了生计到新疆发展，他深入基层传播大爱，同时积累了大量临床经验。

　　本书从临床实际出发，舍弃了一些晦涩难懂的理论，直接从四诊八纲、切脉开始讲述中医实用的基本知识，使中医的经络藏象、病因病机、诊法治则、中药、方剂在辨病（辨证）求因、审机论治的基础上，形成了一套简易实用的中医知识架构。

　　本书将伤寒六经纲要编成歌诀，提纲挈领，便于初学者记诵；在讲解温病时，化繁为简、抽丝剥茧，仅列《温热便读》中的风温、湿热（包括湿温）两门，加李倩侠先生按语，简明易懂，对掌握温病大有裨益。对于经络藏象学说、阴阳五行学说等中医基础理论的核心内容，虽没有进行专门讲述，但作者将这些知识融会贯通在辨证论治、方剂解析以及具体辨病（辨证）中，为初学者提升自己的医理知识起到了促进作用。

　　本书遵循大道至简的原则，执简驭繁，既不泥古，又善变通，将初学者领进一个快捷之门。本书的成熟方剂更是可圈可点，对有一定的中医基础的医务工作者也是一本很好的参考书。

　　在当前中医诊疗趋向西化，中医药特色优势逐渐淡化陷入传承危机时，此书的出版对推动中医药事业更好更快地传承发展，将会起到一个促进作用。

　　特此为序。

金洪元

国家级名中医

2019 年 9 月 17 日

自 序

提起自学中医，一般人总是觉得很困难。的确，即便有好的学习资料，拿起书本来也总是茫无头绪，不知从哪里学起，短时间内很难理清中医学习的脉络，并找到实际看病的好办法。对自学中医者来说，首先要记住常用中药的功效性能，背会基本的汤头歌诀，这是中医学习的根基，但是这些对很多初学者来说有很大的难度，就算是这些困难都能解决，但实际上要真正到达能运用中医诊病的程度也还是相差甚远。

试想一下，当患者伸出一只胳臂来，就要给他（她）诊断出来是什么病，这不是很困难吗？

可是，要能时时刻刻遵照"下定决心，不怕牺牲，排除万难，去争取胜利"的指示去学习，那么还有什么事情不能成功呢？况且学习中医也并不像大多数人想象的那样难。本书通过逐渐深入的方式，深入浅出地谈如何学习中医。相信只要付出一定的努力，就可能成为一个合格的中医。

发掘祖国医学宝藏，是党的号召，我们每个学习中医的人，都应该响应这个号召，为了发扬光大中医，贡献出自己的一份力量，所以我通过本书来交流一下自己学习中医的心得，以供后学者参考。

任克兴

1968 年元月 7 日于新疆哈密

【附注】本书原稿名称为《学习中医笔记》，成稿于 1968 年，其后至 1975 年经多次修订。

前　言

在我童年的时候，经常跟随先父外出给人看病。他不诊病的时候，总是手不释卷，苦读中医典籍，勤求古训，精研医理，把许多需要记熟背会的诸如方剂用法组成以及成段的经典医论等，编成能唱的诗歌、快板、俚语，配上类似小放牛这样的民间曲调，成为歌谣、歌诀，一遍遍地唱诵着，以便于快速记忆，而且这种方法可以记得非常牢靠。

1956 年初，全国范围出现社会主义改造高潮，资本主义工商业实现了全行业公私合营。经过严格的选拔考试，先父由个体中医门诊进入公立中医门诊工作，之后又并入原哈密县人民医院。在县医院工作期间，先父除在医院坐诊外，有相当一部分时间都被派往基层巡诊。初到基层巡诊，患者一开始不太信任这个城里派来的医生，他们伸出手臂却不愿说出自己病情，想看看这个医生到底有多大本事。其实，在患者不主动配合的情况下，医生判断病情能有七八分的准确已经实属不易了，但家父靠着扎实的理论功底和丰富的实践经验，总能准确判断出患者的病情来。渐渐地，人们开始信任这个城里的医生了。先父把脉，寸关尺的脉象都要分别按下去，再浮上来，以感受脉搏的跳动，再进行察舌、观色等检查，大体就可诊断出患者的病情。他在问诊时，比如遇到成年女性，往往通过一句话"你经期过去多长时间了？"作为切入点，接下来和患者沟通的过程中，再进一步确诊。一次，先父在诊病时，有位患者伸出胳膊什么都不愿意说，让给他看有什么病，先父号脉后对他说，"你左心房扩大了"，令此人大为惊讶，因为他五天前刚在乌鲁木齐市一家大医院里检查出"左心房扩大"，回到家后他一直闷闷不乐，这个消息也没给任何人讲，所以连他的家人都不知道。其实，患者的许多病情都是可以通过脉象反映出来的，这正是中医学的精要之处。但可惜现在许多中医看病完全被西医化了，离开现代化检验仪器便寸步难行，许多中医医师不会脉诊，手搭在患者的手臂上，手指轻轻浮在上面只是装装样子而已。先父曾对我说过，脉诊要多体会，从自己及身边的人开始，尽可能体会各种各样人的脉象，健康人、患者都要体会，才能分辨出差异来。只要通过不断实践总结，总是可以掌握一般性规律的。

那些年，家里就是再拮据，中医的经典著作总是要买的。我们家里不仅有许多中医的线装书，诸如《陈修园医书七十二种》《丹溪心法》《傅青主女科》《伤寒论》《金匮要略》《温病条辨》《医宗金鉴》《黄帝内经》等。中华人民共和国成立后陆续出版的中医经典著作也买了不少，先父最喜欢的几本书，我记得有《医林改错》《医学衷中参西录》等。1960年冬季，先父由原哈密县人民医院调往原哈密县二堡公社卫生院，组织开展中医药诊疗业务。先父曾把继承中医的厚望寄托于我，要求我从小就背诵《医学三字经》和许多汤头歌诀。我跟随先父在乡下采药，去城里的医药公司选药，把成捆长长的药材用铡刀截成短截的成品药材或制成片状的饮片，或用碾槽将药材碾成粉末，用筛子过目，和上蜂蜜做成药丸。那时的我踩在凳子上拉开高高的药斗给患者抓药，患者起初不太信任我，先父跟患者说："你们放心吧，不会有错。"我还协助先父给患者开药方，他口述我代写。于是，我实际上成了先父看病的助手，先父教我针刺，先在他身上刺，教我怎样行针，告诉我怎样补、怎样泄等。对有些典型病例或特殊病案（如烈性霍乱）的治疗不乏耳提面命、口传心授。在耳濡目染中，我感受到他解救患者病痛的那份执着与温情。

他每日每夜地为患者操劳，没有节假日，忙时连饭都顾不上吃。他给患者煎药、试药，让一个个患者解除病痛。有些患者吃不下苦苦的汤药，他就把自己的白砂糖（凭票限量供应的）拿出来，让患者喝一口汤药，就一小勺砂糖，如此这般地悉心照顾患者。先父行医多年来，救治的患者无以计数。我曾目睹，一位患百日咳的患儿生命危在旦夕，先父悉心照料诊察，亲自给患儿煎药，数日后患儿转危为安直至痊愈，令患儿母亲感激不尽。

1963年冬季，原哈密县二堡公社出现了很多霍乱[1]患者。当时患者的主要症状就是上吐下泻，由于病情发展快，最后多因严重脱水导致虚脱，如果不及时救治就会没命，患者往往是前一天得病第二天殒命。当时城里组织医疗队紧急赶往二堡公社来抢救，先父当时也参与了抢救，他认为此病看似虚证，实则毒气在身。他用一种名为一把抓的中成药（散剂，主要成分为巴豆霜），先行泄下排毒，再用龟龄集扶正固脱，先父曾给我说："这叫以毒攻毒，大泻后身体更加虚弱，要用大补之药回阳固本。龟龄集能治五劳七伤，峻补命门真火。"通过这种治疗，最终有十余人获救。城里派来的医疗队里有两位西医与先父合作，他们通过中西医配合治疗也让一些危重患者痊愈了。原哈密县二堡公社主要靠坎儿井浇地，由于社员常年在坎儿井下作业，普遍患有风湿骨痛病，先父综合运用针刺、艾灸、汤药、拔火罐等疗法，为数以百计的患者解除了病痛，先父的医术深得大家的认可。以上这两组医案，得到了上级领导的好评，原哈密县卫生科曾要求先父总结经验，以供大家交流学习。

先父多年行医工作在基层，他深知基层劳苦群众对基本医药知识的渴望和求医问药的困难。他在有生之年，呕心沥血、殚精竭虑，将其从事中医临床工作的心得笔记整理出来，并在此基础上撰写了这本学习中医的入门书籍，书稿几经修订，是他积累了五十余年研习医理和临床实践的经验总结。

伤寒、温病是中医学习的两个瓶颈。先父生前曾对我说："要真正掌握了伤寒、温病学说，才能称得上是一个合格的医生"。所以，本书卷首杂论后，就是先从伤寒、温病讲起的。其中，伤寒的六经辨证，是掌握伤寒论的纲要性基础理论，必须要下功夫读懂，但对于初学者来说，仍有一定难度，因此本书在此部分加大了论述力度。伤寒与温病学说形成于不同的历史年代，伤寒是温病形成的重要基础，温病是伤寒的发展和完善，二者之间从本质上说并无分歧[2]，广义伤寒就包括温病。清代医家吴鞠通有感于当时医生墨守伤寒治法不知变通，撰写《温病条辨》，提出温病的三焦辨证学说，对后世影响很大，具有中医学发展的里程碑意义。

本书在讲解温病时，仅列邹仲彝先生所编《温热便读》中风温、湿热（包括湿温）两门，加李倩侠先生按语，简明易懂，对掌握温病大有裨益。再通过临床经验对常见的里寒外热、上热下寒等证进行鉴别诊断，深入浅出地解析温病医理，以便初学者快速入门，在此基础上，初学者再进一步研习温病的三焦辨证学说也就能很快水到渠成了。如此，弄懂了温病，或者说温病入门后再回过头去温习伤寒的正法、捷法和附法，领略伤寒的六经辨证理论（仲景之六经为百病立法，不专为伤寒一科），难点也就不再难了。这对初学者来说，无疑增强了学习信心，如同在战争开始就攻克占领一个制高点，对鼓舞士气夺取全局胜利具有决定性意义。

书中所列诸多方剂，有相当数量的属专病专方，对症施用即可，可谓"有是病，即有是药"。张石顽[3]倡"一病有一病之祖方"（《张氏医通》）。以辨病为纲领，这是必要的。有些情况下，同一疾病患者往往在疾病发展的不同阶段其所见症状也可以不同，这就须随症变方，效在权衡改变，切勿刻舟求剑，按图索骥。更多情况下，辨病审因论治，须和八纲辨证相结合。临床中，疾病发展过程中的症候和变化，均可作为辨证的依据，若仅辨其病，不辨其证，拘泥于一法一方而治，则临床疗效每多不佳。正如徐灵胎[4]说："欲治病者，必先识病之名，能识病名，而后求其病之由生，知其所由生，又当辨其生之因各不同，而病状所由异，然后考其治之之法。一病必有主方，一方必有主药。或病名同而病因异，或病因同而病症异，则又各有主方，各有主药，千变万化之中，实有一定不移之法，即或有加减出入而纪律井然。"

辨病论治与辨证论治相结合，专病专治与辨证、随证加减相结合，一直是中医药得以代代传承的诊治法则，这才是中医学的精髓，不可厚此薄彼。这也是体现矛盾的普遍性与特殊性的辩证统一，事物的共性和个性的有机统一。

不少组方精当的药方也有专方的效果，许多验方、偏方、单方就属于此类，一般都具有组方简验的特点，便于学习和使用。日本的汉方大多源自仲景《伤寒杂病论》中的经方，经变通为专病专方制成颗粒、片剂、胶囊、口服液等剂型，推广到世界各地。虽然有辨其病不辨其证之虞，但其产业化的运作令我们汗颜。而我们对专病专方的研究下的功夫很少，虽然许多文献报道已有不少研究成果，但这些还远远不够。专病专方的研究推广和开发利用对于实现中医药走向世界，实现产业化具有深远的意义。屠呦呦带领团队常年对青蒿素进行研究，受中医典籍《肘后备急方》启发，成功提取出了青蒿素。青蒿素研制的成功，将中医药的魔力展示给了世界，屠呦呦也因此获得诺贝尔科学奖，她在发表获奖感言时称："青蒿素的发现，是传统中医药献给世界的礼物！"

本书第七章儿科病中有两个治愈小儿瘥的案例，第一个为辨病和辨证相结合的论治，第二个属专病专方诊治（单味青黛治小儿瘥）。用药如用兵，兵不在多，而在奇巧精准。1975 年春夏之交，先父患肺心病住院期间，病发呃逆昼夜不宁，连续三四天不止，医院用尽各种办法治疗都无效。先父说："还是我自己来吧。"遂开一方：全瓜蒌二两，炙甘草三钱。药煎好后，先父分两次服下后顽固性呃逆当天即止，又将朋友来医院探病时送来的二两红参煎好服下，病痛遂解除。先父说："泻后要大补。"瓜蒌[5]有宽胸散结、润肠致泻作用，炙甘草平和温中、相济调和，红参起大补元气、复脉固脱之效。先父用瓜蒌治好自己顽固性呃逆一例，在本书中并没有录入，书中多处讲到呃逆病症的治疗并没有用到瓜蒌，都是针对具体病症查明发病的原因辨证论治的。倒是在本书第一章察舌辨证一节里，讲到胸腹满闷、邪结上焦之证时可用此方。小陷胸汤中瓜蒌同黄连、半夏一同入药，主治小结胸病。"黄连涤热，半夏导饮，瓜蒌润燥下行，合之以涤胸膈痰热，开胸膈气结，攻虽不峻，亦能突围而入……"可见，先父呃逆由"邪结上焦""胸膈气结"所致。如果是胃虚有热之呃逆，就要用橘皮竹茹汤；如遇虚寒之呃逆，可用丁香配柿蒂治之；如热郁气逆之呃逆，可予栀子豉汤治疗；如产后气逆呃逆则分两步，治气逆用青皮、葱白煎服，治呃逆再用白蔻、丁香研末，桃仁煎汤服之；通常治呃逆用二陈汤加减对症治疗；如久病发呃，为脾肾之气将绝，急用人参、干姜、附子、丁香、沉香、柿蒂救之。中医学认为，疾病是脏腑、阴阳偏离正常状态的病理过程。这个过程中每一阶段的不同表现，都反映了疾病在时间、空间意义上不断变化着的病机。所以，对西医来说是相对不变的病理，但在中医来说则是时时变化着的病机。中医临床每一次的诊疗，都是证变则机变，机变则法变，法变则方变，方变则药也随着变。所以，同病异治，异病同治，不仅是中医临床的特长，更是中医临床的优势。中医学研究的是整体状态的人，中医学理论与实践都是以状态为中心，研究状态的识别、运动，着力于状态的调整、控制。中医的藏象是对全部状态的单元分类，而不是局部层次下的"器官"概念。这同辩证唯物论中，世界是普遍联系的，在运动中发展之原理是一致的。初学者对此要有清醒的认识，要培养自己的辨证思维，逐步掌握系统科学理论和方法，才能建立起解决问题的指导思想和有效方法，真正领悟中医学的精髓。

本书所列方剂，许多都是针对特定疾病有较好疗效的典型方剂，并对其中重要方剂进行了简要解析。初学中医者，在遣方用药时仍须对具体病证进行辨证细察，审因审机，既要恪守经方，又要善于灵活变通。尤其是当错综复杂的矛盾出现，危症险象环生或遇疑难杂症沉疴顽疾时，须透过表象看实质，既遵医理又不泥古，大胆细心地辨证论治。

比如治疗半身不遂，王清任先生的补阳还五汤是公认的经方，治疗偏瘫的疗效确切，但此方不能滥用。先父举了一例，有医生治疗半身不遂，仿补阳还五之义，用黄芪八钱就出了偏差。先父体会："新得半身不遂，可先治其标，用对症治疗法，先治其风火痰等标病，矣患者出现虚象之时，再用补阳还五汤，治其本。"先父曾治疗一青年女患者下半身不能动两年余，属中风后遗症之陈旧性偏瘫，先父用通窍活血汤四五剂，先疏通其经络，再用补阳还五汤，日服原方两剂患者即能下地走路，共服汤药十余剂，即痊愈。先父认为，"此患者经络瘀血必很多，不先通其经络，恐补阳还五汤不能见效，或拒而不纳"。这里牵涉到中医理论的虚不受补问题，所谓祛邪务尽，方能进补，还牵涉到王清任先生的补气逐瘀之法，王清任先生治疗半身不遂是以"气虚兼经络瘀血"立论的。当然，是先逐瘀，后补气或者在补气的同时加逐瘀的药品，这就要结合临床具体症状辨证论治了。

中医贵在辨证求因，审因论治。许多经方在临证运用时需要酌情加减，先父举例："小柴胡汤加减上说，咳嗽去参，加干姜、细辛、五味子，那是针对风寒咳嗽来说的，风寒咳嗽忌用参，因为风寒咳嗽要降气，参能补气，不宜于风寒咳嗽，所以去之。加干姜、细辛、五味子，这干姜、细辛、五味子就能治疗风寒性的咳嗽。为啥小柴胡汤加减法治疗咳嗽加干姜、细辛、五味子，而麻疹病咳嗽加前胡、杏仁呢？要知道小柴胡的加减法是针对真伤寒病说的，加用的干姜等是热性药，而麻疹病是热性病，所以加用前胡、杏仁，因他们是凉性的药品。再说小柴胡汤内有黄芩、柴胡等凉性药配入热性药无妨。"由此，先父告诫，"初学医的人，在这些方面细细留心，一者可以熟悉药性，二来可以更好地指导处方看病"。

以上只是给读者一些感性的认识，本书所列的方剂，无论是经方还是验方，不仅仅是该方对应什么病症，而是帮助初学者找到学习的切入点，从而进入该疾病领域。如同补阳还五汤之于半身不遂，四物汤之于妇人病，理中汤之于脾胃虚寒证等。如果我们不仅能以药辨病，再能以汤为证，以证统病，则这些方剂又给我们展现出另一片广阔的用武天地。仲景的《伤寒论》创造了以方名证的"汤证"，如桂枝汤证、柴胡汤证、大青龙汤证等，为辨证治疗学开辟了一条新的途径，使得经方的运用不断扩大，一张常用方有时能治愈几十种不同的疾病。例如吴茱萸汤，本来主要用于厥阴病，肝寒上逆所致的呕吐、头痛等病的证治，现已被广泛应用于内科、妇科、神经科、五官科、外科、眼科等多种疾病的治疗。又如补阳还五汤以气虚血瘀立法，是治疗半身不遂的代表方剂，由此为切入点治疗中风病，展开辨证施治，可加减化裁出治疗中风恢复期、后遗症期及痿证的多种方剂。如果我们再把补阳还五汤作为一个汤证去思考辨证，该方就不仅仅局限于中风病和痿证的范畴了，只要符合气虚血瘀这一病机特征，就可以扩展应用于其他疾病的治疗领域。现代研究证实，临床上已将补阳还五汤用于头痛、心绞痛、眩晕、心律失常、心力衰竭、病毒性心肌炎、糖尿病周围神经病变、慢性肾病、颈椎病、腰腿痛、不安腿综合征、肝硬化、血栓闭塞性脉管炎、脊柱空洞症、帕金森综合征、早期强直性脊柱炎、外伤性截瘫、慢性盆腔炎等多种疾病的治疗。因此，书中所列诸多方剂，尤其是经方，均可以方名证，以证统病，既恪守经方，又可临证化裁，扩展对经方的应用。由此触类旁通，苦心求索，辨病与辨证相联系相结合，才能圆机活法，以常达变，体味中医用药的君臣佐使之妙。先父曾说："医理的一切，是看病的资本，但临床实践经验，才是真正的本领。"在临床实践中逐步领悟伤寒六经辨证之法，据八纲以识主证，析病候以明病机，统病机而执万病之牛耳，则万病无所遁形。

作为一本中医入门书籍，本书不可能面面俱到，多是从实用性的角度出发，突出了一些常见病、难治之症的论治和方剂解析，对一些新的研究成果和实用病例也做了简介。风、痨、臌、膈为传统中医公认的四大难治之证，前三种疾患属现代医学之中风、肺结核、肝硬化腹水等范畴，本书对此结合具体临床实践进行了简要的论治解析。不避难点，突出重点，有所侧重，普及实用知识是本书的特点。传统中医经典方剂大多都有歌诀，这些歌诀通常以四句为多，而将大段论治文字编为歌诀的还很少见。先父将伤寒六经纲要、妇科杂病等论述文字以通俗简洁的语言编为快板或歌诀等形式，让晦涩难懂的理论通俗化，便于初学者记忆。书中引入的重要方剂，凡缺少歌诀的也都予以补充编写，如陈修园、傅青主、张锡纯等名家的方剂，这也是本书的一大特色。清代医家张秉成所著《本草便读》是实用性很强的药学著作，每药之性味功治皆编成一二联或三四联语以为概括，原作因古文句读使然，初学诵读仍感困惑。本书对原作进行标点加工，激活了原文节奏韵律，焕发出新的生机韵味，使语义条理更加明晰，便于初学者诵读记忆，对快速掌握本草药性大有裨益。

中医药是我国历史长河中的一颗璀璨明珠，在世界四大传统医学中，中医是理论最完善，实践内容最丰富，最有效最成熟的医学。中医药的传承与弘扬需要大家共同努力。我们将一位老中医的从医践行心得整理出来并予以出版，也算是尽了一点绵薄之力。

任广颖

2019 年 7 月 8 日

【附注】

[1] 霍乱：病名，指由霍乱弧菌感染的烈性传染病。

[2] 杜秀萍．论伤寒与温病的可通性 [J]．江苏中医药，2011，43（2），4-5.

[3] 张石顽，名璐，字路玉，晚号石顽老人。与喻昌、吴谦齐名，是清初三大医家之一。所著《张氏医通》卷帙浩繁，而叙述条理清晰，系统具体，为医家案头必备之工具书。

[4] 徐灵胎（1693—1771 年），名大椿，一名大业，晚号洄溪老人，清代吴江人。所著《伤寒论类方》一卷，将伤寒论 113 方分为桂枝汤类方、麻黄汤类方、柴胡汤类方、承气汤类方、四逆汤类方等十二个类方。各类有主方，各方中列述有关汤方证治的条文，如此以方类证，对后世《伤寒论》学习者有很大的帮助和启发，成为伤寒学派中以方类证的主流派。

[5] 瓜蒌：润肺清肠，降痰火下行为顺；消瘀涤垢，治结胸上实颇灵。（清代张秉成《本草便读》）

我的父亲任克兴先生

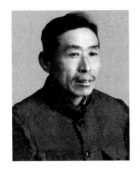

我的父亲任克兴，曾用名任玉龙，山西原离石县吴城镇人，1901年出生在一个中医世家。因家境贫寒，17岁便跟随晋商和几个同乡走西口，挑着行李徒步来到新疆谋生。入疆后先在古城子（今奇台县）几个山西人开的商号内做学徒当店员。

父亲初入疆时也有过通过经商致富做个小晋商荣归故里的梦想，当他最初经营的生意失败后，这种山西人固有的传统观念动摇了。残酷的现实让他体会到了生活的艰辛，也激起了他奋起开拓前程，脚踏实地地去做一个能自力更生养家糊口的人。二十余年颠沛流离的沧桑经历磨炼了他百折不挠的生存意志，学会了不少求生的本领。他还学会了地道的维吾尔语，能熟练地与维吾尔族朋友沟通，诚信地与他们为友，在危难的时候总能得到他们的帮助。

哈密是父亲年轻时由老家徒步走西口入疆的第一站，是他准备成家立业，梦想靠奋斗成就一番事业的地方，也是他梦想破灭，落魄失意流落到新疆各地的开始。当他再次回到哈密，近半辈子颠沛流离、飘忽不定的沧桑经历已使他变得更加坚毅，这时的他渴望继承祖业做中医医生。因"世袭"中医，幼承庭训，家学渊源，从小受中医药文化熏陶，潜移默化中，立志承岐黄医钵。他上过私塾，有一定国学文化基础，在他中学求学期间，课余时间全部用来诵读医典，又得祖父家传，在中学毕业（高中）时，已能背诵大量的中医药汤头歌诀，掌握中医药医理基本常识。走西口是迫于生计。即使在颠沛流离的生活中他也不忘祖业，父亲二十余岁起，就利用业余时间发愤读书，通读大量医学典籍，刻苦研习中医理论，张仲景、叶天士、吴鞠通、陈修园、朱丹溪、傅青主、王清任、张锡纯等名家经典医著对他的影响颇深。此时，他已有二十多年中医学理论的积淀，医理娴熟在心，尚缺临床实践。为了能真正服务临床，他先给药店老板打工，在药店坐堂给患者看病。他一直都想自立门户，但当时因家庭贫困，甚至连一个中草药药柜都买不起，这个想法也就一直搁置。他有时也外出诊病，并兼做一些小生意来维持一家六口人的生活。在一次外出做生意中，他从货车顶上坠落下来摔断了腿，养病的几个月期间，不能给人看病更不能外出做小生意，家中因此也没有任何收入，一度到了坐吃山空揭不开锅的地步，后来靠变卖一些家中的物品勉强度日。就在我们最困难的时候，喜逢哈密解放，作为城市贫困户，我家得到了政府救济，窘境得到改善，直到后来父亲终于如愿以偿建立起自己的中医门诊。

在我们的心目中，父亲是个有学识、有文化、有教养、能吃苦、敢于担当、品德高尚的人。他在做个体中医及此后在公立医疗机构上班期间，白天上班给患者看病，晚上子女入睡后还要挑起油灯刻苦学习进一步钻研中医理论，总结临床实践心得。他就这样自强不息，持之以恒，多年坚持不懈，写下了十几万字的中医实践笔记草稿。他又在这些笔记草稿的基础上整理出了二十余万字的"学习中医笔记"，现定名为"自学中医快捷入门"。本书是一本通俗易懂的中医入门书籍，但愿能对有志于学习中医的读者有所帮助。

任广鸣

2019 年 6 月 28 日

目 录

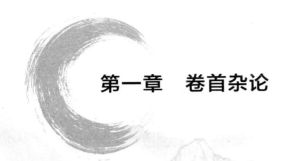

第一章　卷首杂论

开篇想说的话

本书经过不懈努力，总算完成了。按我主观上来说，是交代了一宗大事。因为我家世代从医，故不忍斯道之沦亡。这本书，我认为是能帮助有志于从事中医的青年们通过一个快捷的方式学习中医。通过这本书，我把自己从医多年的经验呈现给后辈，也算是为传承中医尽到了自己的责任，我诚恳地希望后学之人勇敢地接受起来，努力地钻研下去。

这本书虽浅近简单，但它能指引一条学习中医的捷径。这本书用作浅近的医学入门资料也可，作为一套指导临床诊疗的医书也可。本书所列各病的诊断治疗法则都是我积累了二十余年研习医理的心得和三十余年临床经验的总结，常见的疾病基本上都详细地列举上去了，临床疗效尚属可靠，如果能熟练运用这些，处理临床常见疾病基本上是够了。

学习中医最难掌握的内容和最多遇见的疾病，就是广义伤寒（即一切外感热病），其次就是妇科、儿科，如能掌握好这三大类疾病中常见病的诊断、治疗，那就能在临床诊疗中轻松面对患者的疾苦了。我对以上三大类疾病的常见病在诊断、治疗方面，收集了相当丰富的经验资料，同时也为后学者指明了诊疗的一条捷径，希望同道们在这个方面用心体会，为进一步深入研究临床疑难杂症的治疗打下基础。

其他疾病方面，本书对常见疾病都已列举，遇到不常见的疾病还可参看《丹溪心法》（丹溪先生是金元四大家的第一家，现代医家的著作多引用丹溪的理论，他的著作中处方的疗效普遍较好），或者查《医学大词典》，遇到重病、大病，可查看《医学衷中参西录》。

此外，书中对常用方剂，都已编上了歌诀，未编歌诀的方剂，一般都是不常用的。本书中，标题上或汤头上（方剂）有红圈的，或文中点上红点的，都是重点内容，可以提前学习，其他无红圈、红点的可以暂缓学习[1]。

想成为一名合格的医生，学习医学知识只是其中的一部分，它是诊病的资本，临床运用更是占了很大的比重，通过临床实践得到的经验才是真正的本领。疾病的诊断是治疗的前提，诊断疾病需要细心深入，只要能把疾病诊断准确，一般的疾病在治疗方面并无很大困难[2]，当然大病、疑难杂症例外。

本书尚缺少一些临床复杂情况的诊疗法则。比如一种病合并上另一种病，或两种病，或三种病合并在一起，又或是像一种病又像是另一种病，似是而非诊断不出一个确切的结果来，治疗时殊感困难。在这种情况下，要切实运用八纲辨证的方法来诊断，依据四诊资料，通过八纲诊断他的寒、热、虚、实等情况。寒者温之，热者清之，虚者补之，实者泻之，又有偏热、偏寒、偏虚、偏实等情况也按照此法治之。看偏于那一面，治疗时就着重在那一面，但这些仍只是个治疗大法，有些病连寒、热、虚、实也分不出来，这样的情况下表现为平性的疾病为多，但也有不是平性的，在治疗时只有通过用药品来试探以辨知。如是外感病分不出阴阳来，可用一两样药品试探，如连翘（属凉性药），疾病如是偏热，吃上一味连翘（用量一二钱），病势稍见轻些，那就接着用清解的方剂治疗，否则就用辛温方剂治疗。如果一开始疑是偏寒的病可投以苏叶一二钱试探一下，苏叶是温性，对偏凉的病一般有效，或者病势无增减，那就可用辛温散表。如是杂病，对男性可试用四君子、六君子试探他属寒、属热、属虚、属实；对女性可用四物汤试探。关于临床会遇到的这些复杂情况，通常都是只能意会而很难用语言总结的，遇到实际情况时自己要用心体会。以上这些，如果能结合临床实践，也能总结出临床运用的实际操作方法，仅凭理论推断，也只能写出个治疗大法来。另外如逍遥散、补中益气汤，都可用以试探病情，需要注意试用补中益气汤时要少用柴胡、升麻。也有医生用阴阳汤来试探病情的阴阳，此法好比冷水一半，开水一半，两样和合，使患者喝一杯，不久便可以现出寒热的本质，这个多是用在广义伤寒的疾病上。

［附注］

［1］原文中标题、条目或汤头上（方子）有红圈的，现以★号标注。文中点上红点的内容，现以加粗字显示，以示区别。

［2］国医大师朱良春认为，世上只有"不知"之症，没有"不治"之症。

❖ 第一节 诊病入门 ❖

中医的四诊八纲，在临床实践中就好比写字的笔一样，所以四诊八纲，要记得烂熟，尤其是四诊，它贯穿着诊病、用药、处方的全过程。中医诊病最好是能通过跟师学习，由老师把每一个病的诊断、用药、处方过程，详细教给初学者，通过这种途径学习半年，初学者一般可以掌握诊病要领，不致茫无头绪。

一、诊病要点

凡诊一个患者，首先看他的精神、面色。凡是精神不太衰弱，面色虽无光彩，但无惨败之象，大都是新病、轻病；相反精神很不好，面色惨败，定是久病、重病。再诊他的脉象，如指下清（即三部脉象，部位尚分明，脉的形状未大变，这叫"指下清"）提示轻病；相反，若指下纷乱，三部脉整理不清，这叫"指下不清"，必是久病、重病。

这里介绍一下健康人的脉象。平人之脉，左寸（心脉与小肠脉）跳动时形如黄豆，部位最高，轻手一按，就能诊得。左关（肝胆脉）形状弦长，部位较低，按到肌肉上才能诊见。左尺（肾脉）部位低，必须按到骨上才能发现，形状弦弱而稍圆。右寸（肺与大肠脉）比左寸濡涩，也最高。右关（脾胃脉）也是弦长，也在肌肉间，和左关一样。右尺（命门脉）形状与左尺一样。这是平人无病的脉象。

凡初学诊脉者先要仔细体会健康人的脉象，能掌握住健康人的脉象，才能分出病脉来。切脉断病，还需结合问诊，问得越详细越好，这是对患者负责。

若诊得脉象浮大，按之有力，当询问患者是否有发热恶寒的感冒。如有感冒再看看患者的舌象，若无黄苔，小便不黄，口不苦，不多喝水，患病才两三天，可用辛温解表法，如九味羌活汤、人参败毒汤。患者风寒重，若正值秋冬，用五积散也可。风寒感冒发热恶寒，寒多热少，如病过三五天后，为防其化热，看舌上有无黄苔，若有可用防风通圣散、银翘散、桑菊饮之类，以辛凉解表。若为妇人感冒可以香苏饮，因其力量小而平稳，还可附带调气，妇人尤宜。

如诊得脉象浮大，按之无力，提示虚证，多是阴虚。血压高，头晕者多，腰痛不耐劳者亦多，面色多无病象。治宜补阴降火，知柏八味汤加减用之，这是属浮阳，为虚、为风的治法。

沉为阴为里，诊断为湿、为实。一见沉脉，提示其病多在腹中，若兼迟脉，则胃痛、腹痛者多；若兼数或沉细，数是火脉，则问其是否有头痛、大便干结或牙痛、咽疼等火证。如咽疼属少阴者，脉沉细而微。以上举的几个例子，不能凭脉就确定病，还要结合问诊。

总而言之，诊得阳脉从火证中找病，如头痛、牙痛，大便秘结，眼中红肿等。诊得阴脉，从寒证里找病，如胃痛、腹痛、泄泻等。再参看舌苔，结合检查腹部，可以大略诊断出病来，但不能保证确切无错。还需要结合问诊，通过详细地问诊，才能诊断明确。

临床上通过脉诊分别寒热最关键，虚实常从问诊来判断，当然脉虚者多是虚证，再结合望诊，若舌质浅红、白、面色惨白，形体消瘦等多提示虚证。实证一般是胃实（积食不消）、气血壅滞等证居多。

以上所述，仍然只是个大略，且举出的仅仅是一两个例子。疾病变化无常，单通过一种诊病途径很难直接指导病情，所以想要得心应手，准确诊断疾病，必须通过临床不断摸索总结。

二、诊妇科病

妇人的诊断法与男子的是大同小异，所不同的是女子比男子多了经带胎产方面的病。关于经带胎产方面的脉诊，后面会有具体讨论。通常，女子的病比男子更难诊治些，所以医生们常说的"宁看十男子，不看一妇人"。如果经带方面的病不和内科疾病结合起来也是容易看的。

妇女常见的病包括：月经不调，月经前后腹痛、头痛，胎前产后病，赤白带等，这些病的诊疗思路在这里先简单地介绍一下，以后再详细分析。

诊断妇人病，首先要问她末次月经的日期，结过婚没有，生过孩子没有。如果是中年妇人，生过孩子的，一般没有严重的大病，因为有大病就不能生养；如果是十来八年没有生养，就要考虑可能有大病。

初学者治疗妇人病，一般可选择四物汤加减，因为四物汤能统治妇女百病。女子以血为主（男子以气为主，多用四君子汤加减），四物汤能补血、调血、活血、舒肝。再看她有什么其他疾病，对应加上几味治其他疾病的药，如有带下病的加治疗带下病的药，有气病的加治疗气病的药。尤其是妇女们在胎前用四物汤能起到护胎的作用，有什么病加用什么药，效果很平稳。

三、诊儿科病

儿科是一门哑科，无法通过问诊来获取病例资料，验指纹也不过是个参考。诊儿科病要慢，慢慢地观察患儿是什么病。如果患儿不时啼哭可能是腹痛，或其他地方有痛处。此外，小儿患风寒感冒与风热感冒为多，这些病或寒或热（可以通过用手抚摸皮肤而知），如麻疹、百日咳、肺炎、急慢惊风等病，多半是感冒不愈转变而来的。小儿也常见惊病，其病状是面青，口唇也青，指纹淡红或青白，主要由于积食、受寒热、受惊、护理不周到所致，治疗用药原则与大人相同，不过有些小儿可用特效成药，需要慢慢治疗，不要企图一下子治好。

小儿问病方面，首先要问患儿的大小便怎样，治疗时要注意抓紧消化这一点。如大便发绿，多是消化不良，腹中有寒。大便清白而稀，多是腹中有寒，饮食中水分多。如大便干硬，多是腹中有火，消化不良。如大便有清油泡沫状则是肚内有风。如果小儿水泻，提示腹中水分多，有寒，治宜消导利小便。如果泻出是黄水，伴有一阵一阵啼哭，再结合看患儿的舌苔面色，如有热象，则为协热下利[1]，此病的典型性表现是肚子痛一阵，泻一阵。

此外，在日常调护方面，常言道："要叫小儿安，三分饥与寒。"经验之谈，不可不知。

更多内容，参阅第七章儿科病。

[附注]

[1] 协热下利：为病证名，因表热入里而致泄泻。见《卫生宝鉴·补遗》："协热下利，脐下热，大便赤黄，或有肠垢者，治用仲景黄芩汤。"

第二节 就四诊，谈切脉

提起学中医，先要学会四诊八纲，但是《诊断学》《中医学概论》……都是教科书，理论描述得详细，应有尽有。可是对初学着来说，拿起书来一翻，却发现里面的内容并不容易掌握。所以，在这一节我们就先简明扼要地谈一些实际看病要用的东西。

一、脉诊要点

中医诊病，包括了望、闻、问、切四诊。仅是切脉，本不能诊断出是什么病，还要参合其他三诊，各方面综合起来才能断定一个疾病的具体情况。但这只是一个诊病的框架，不要让框架把人框住。四诊之中，尤以脉诊最为困难也最为重要，高明的医生往往能仅凭脉诊就能诊出个大概。脉诊需要临床医生具备丰富的经验，并在这上面倾注相当的精力，才能真正掌握好切脉，正所谓"心中了了，指下难明"，那么怎样运用脉象来诊病呢？

首先，要熟悉各种不同的脉象，把不同情况下出现的各种脉象看熟了，掌握住这些脉象表现在指下的形象，然后对各种形象进行分类，通过所对应的不同疾病的表现分辨寒热虚实，在分辨了寒热虚实后，再参合其他三诊的信息予以佐证和补充，就能相对准确地诊断出一个疾病的具体情况。其次，不管男女老少，先判断一下他有没有感冒。问问他有没有寒热症状，这样就能大体判断出他是不是感冒；如无感冒，再从寒热虚实诊断他是什么病；女性如无感冒，则再问经期，一般疾病都可以通过这种方法判断出来。

二、几种简单诊脉法

（一）诊脉论诗（陈修园《医学实在易》）

微茫指下最难知，条绪寻来悟治丝。

脉有二十多种，通过用手指切脉就要准确判断出是哪一种脉象，从而进一步判断是什么病，是很难的，如果能像纺蚕丝那样，先把它的头续找出来，就能有助于判断了。

三部分持成定法，八纲易见是良规。

用寸关尺三部切脉，已是从古至今的法则，凭着容易切断出来的浮、沉、迟、数、大、细、长、短等八种脉象断定病情，是一种好方法。

胃资水谷人根本，

诊断疾病时，要看患者胃气还有没有，有则能治，无则不能治，因为胃气是人吃下水谷化生出来的，凡患者能吃下水谷，说明就有治好的可能性。

土具冲和脉委蛇。

脉象不坚直而和缓也，说明脉得中和之生气，故以察胃气为第一要。

脏气全凭生克验，

审脏气之生克为第二要。如脾病畏弦，木克土也，肺病畏洪，火克金也，反是则与脏气无害。

天时且向逆从窥。

相天运之顺逆为第三要。如春气属木脉宜弦，夏气属火脉宜洪之类为顺。

反是，则与天气不应为逆。

阳浮动滑大兼数，

仲景以浮、大、动、滑、数为阳，凡脉之有力者俱是。

阴涩沉弦弱且迟。

仲景以沉、涩、弱、弦、迟为阴，凡脉之无力者皆是。此又提出阴阳二字，以起下四句，辨脉病之宜忌，为第四要。

外感阴来非吉兆，

外感之症，脉宜浮洪，而反细弱则提示正不胜邪矣。

内虚阳现实堪悲。

脱血之后，脉宜静细，而反洪大，则气亦外脱矣。

须知偏胜皆成病，

偏阳而洪大，偏阴而细弱，皆病脉也。

忽变非常即弗医。

旧诀有雀啄、屋漏、鱼翔、虾游、弹石、解索、釜沸七怪之说，总因阴阳离失，忽现出反常之象。

要语不烦君请记，脉书铺叙总支离。

病之名有万，而脉象不过数十种，且一病而数十种之脉无不可见，何能诊脉而即知为何病耶，即脉书欺人之语，最不可听。

(二)＊诊脉要诀（滑寿《诊家枢要》）

浮为阳为表，诊断为风为虚。

沉为阴为里，诊断为湿为实。

迟为在脏，诊断为寒为冷。

数为在腑，诊断为热为燥。

滑为血有余。

涩乃气独滞。

(三)＊妇人诊脉（陈修园《医学实在易·卷一》）

妇人之脉，尺大于寸。

尺脉涩微，经愆定论。

三部如常，经停莫恨。

尺或有神，得胎如愿（左尺大为男，右尺大为女）。

妇人有胎，亦取左寸（手少阴盛为有子）。

不如神门（神门穴为心脉所过，左大为男，右大为女），占之不遁。

月断病多，六脉不病。

体弱未形，有胎可庆。

妇人经停，脉来滑疾。

按有散形，三月可必。

按之不散，五月是实。

和滑而代，二月为率。

妇人有孕，尺内数弦。

内崩血下，革脉亦然。

将产之脉，名曰离经（离时常脉）。

内动胎气，外变脉形。

新产伤阴，出血不止。

尺不上关，十有九死。

尺弱而涩，肠（小肠）冷恶寒。

年轻得之，受孕良难。

年大得之，绝产血干。

三、诊脉临床经验点滴

以上所列的诊脉论诗、诊脉要诀、妇人诊脉，多大同小异，在临床实践中基本上能帮助诊断疾病，且易掌握，如此便可判断出疾病的寒、热、虚、实性质。

个人体会左寸脉本体如豆状，高出关脉与尺脉，**如发现左寸脉沉下去了，比关脉还低，说明患者心理上受到了严重打击**，敲打患者的左胸肋骨，可听见鼓声，说明患者非常生气，宜调气、开气，虚者还需结合补气，宜针气海，灸膻中。**气郁之脉，诊脉时，指下感觉患者的脉上好像盖上了一层纸，此脉也是提示气郁得严重了**。治法上也是要调气、开气，治疗原则与前一种脉象相同，妇女见此种脉象为多，**用药上要加用香附、砂仁、郁金、山楂、槟榔、神曲、麦芽等**。

饮食积聚之脉，多半是右手脉比左手大，多弦滑或沉滑。

往往是病情严重了才会出现明显的病脉，有助于诊断，而轻病往往脉象的变化不是特别明显，反而不易诊断。

古人把胎脉叫喜脉，脉象和缓有精神，表现出一种喜色，提示是胎脉。如果妇女虽有孕，而本身有其他疾病，多不现胎脉，难以诊断。**妇女无大病，而出现代脉（跳动几下忽然一止而又跳动者），提示有孕，很准确。脉滑如滚**

珠，而和缓有神，亦是胎脉。

一妇人与我同院居住，从怀孕第一个月起，我每月诊她的脉两三次，到了第三个月，毫无胎脉，到四五个月，仅仅似有似无，**盖此妇女平素只有两部脉，有寸关无尺脉，体健无病，怀孕四五个月才发现似有似无的尺脉，此亦有孕尺脉旺之义，诊脉之难如此也。**

口内（指中原地区）人妇女之脉尺大于寸的多，口外（指边疆地区）之人妇女之脉多与男人同，寸大于尺，也间有尺大于寸的脉，但很少。所以诊断妇人之脉或尺部大于寸部，或寸部大于尺部，都是平脉，非病脉。

患者如用药后，所间隔时间不长，再来诊脉，**虽身有病而六脉和缓无病脉，不可不知。**

四、八脉四言诗

选自陈修园《医学实在易》。

（一）浮脉

浮为主表，属腑属阳。
轻手一诊，形象彰彰。
浮而有力，洪脉火炀（主火）。
浮而无力，虚脉气伤（主气虚）。
浮而虚甚，散脉靡常（主气血散）。
浮如葱管，芤脉血殃（主失血）。
浮如按鼓，革脉外强（外强中空，较芤更甚，主阴阳不交）。
浮而柔细，濡脉湿妨（主湿）。
浮兼六脉，疑似当详。

（二）沉脉

沉为主里，属脏属阴。
重手寻按，始了于心。
沉而着骨，伏脉邪深（主闭邪）。
沉而底硬（与革脉同，但革浮而牢沉），牢脉寒淫（主寒实）。
沉而细软，弱脉虚寻（主血虚）。
沉兼三脉，须守规箴。

（三）迟脉

迟为主寒，脏病亦是（仲景云，"迟为在脏"；《脉经》云，"迟为寒"）。

三至二至，数目可揣。

迟而不愆（稍迟而不愆四至之期），**缓脉最美**（无病）。

迟而不流（往来不流利），**涩脉血否**（主血少）。

迟而偶停（无定数），**结脉郁实**（主气郁气滞）。

迟止定期（促者，数中一止也；结者，迟中一止也；皆无定数，若有定数则为代也，大抵代脉在三四至中，其止有定数），**代脉多死**（主气绝，唯孕妇见之不妨）。

迟兼四脉，各有条理。

（四）数脉

数为主热，腑病亦同（仲景云，"数为在腑"；《脉经》云，"数为热"）。

五至以上，七至八至人终。

数而流利，**滑脉痰蒙**（主痰主食，若指下清，则主气和）。

数而牵转，**紧脉寒攻**（主寒主痛）。

数而有止，**促脉热烘**（主阳邪内陷）。

数见于关（关中如豆摇动），**动脉崩中**（崩中脱血也，主阴阳相搏）。

数见四脉，休得朦胧。

（五）细脉

细主诸虚，蛛丝其象。

脉道属阴，病情可想。

细不显明，**微脉气殃**（主阴阳气绝）。

细而小浮（细者，脉形之细如丝也；小者，脉势之往来不大也，且兼之以浮，即昔人所谓如絮浮水面是也），**濡脉湿长**（主湿亦主气虚，浮脉亦兼之）。

细而小沉，**弱脉失养**（血虚，沉脉亦兼之）。

细中三脉，须辨朗朗。

（六）大脉

大主诸实，形阔易知。

阳脉为病，邪实可思。

大而涌沸，**洪脉热司**（主热盛，亦主内虚，浮脉亦兼之）。

大而坚硬，**实脉邪持**（主实邪）。

大兼二脉，病审相宜。

（七）短脉

短主素弱，不由病伤。

上下相准，缩而不长。

诸脉兼此，宜补阴阳。

动脉属短，治法另商。

（八）长脉

长主素强，得之最罕。

上鱼入尺（上鱼际，下尺泽），迢迢不短。

正气之治，长中带缓。

若是阳邪，指下涌沸。

中见实脉，另有条款。

以上八脉，显然可见，取其可见者为提纲，以推其所不易见，则不易见者皆显矣。八脉相兼，亦非条目之所能尽，皆可以此法推之。

五、小儿验纹按额诊脉四言诗

五岁以下，脉无由验。

食指三关（第一节寅位为风关，第二节卯位为气关，第三节辰位为命关，以男左女右为则），脉络可见。

热见紫纹，伤寒红象。

青惊白疳，直同影响。

隐隐淡黄，无病可想。

黑色日危，心为怏怏。

若再风关，病轻弗忌。

若在气关，病重留意。

若在命关，危急须记。

脉纹入掌，内钩之始。

弯里风寒，弯外积致（食积致病）。

五岁以上，可诊脉位（以一指按其寸、关、尺）。

指下推求，大率七至。

加则火门，减则寒类。

余照《脉经》，求之以意。

更有变蒸，脉乱生热。

不食汗多，或吐或泻。

原有定期，与病分别。

疹痘之初，四末寒彻。

面赤气粗，涕泪弗辍。

半岁小儿，外候最切。

按其额中（以名、中、食三指候于额前、眉端、发际之间，食指近发为上，名指近眉为下，中指为中），**病情可晰。**

外感于风，三指俱热。

内外俱寒，三指冷冽，

上热下寒，食中指热。

设若夹惊，名中指热，

设若食停，食指独热。

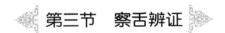

第三节　察舌辨证

节选自《伤寒指掌》[1]清代浙江名医吴坤安著，邵仙根评。

*1. **六淫感症有真传，临症先将舌苔看。**

察色分经兼手足，营卫表里辨何难。

这里把手足六经[2]并合到一块儿说，从舌苔的颜色上分别出是手经、是足经，病在内、病在外。**白苔主表，黄苔主里**，这是足六经的病证，分表里治之。**白苔主卫，绛苔主营**，这是手六经的病证，**手经之邪，分心营肺卫治之。**

凡诊察伤寒，当先察舌之形色，分足经、手经、卫分[3]、营分[4]、在表、在里，再参脉证施治，无不获效。若拘定六经治病，非但无效，且病亦鲜有合乎六经者。

[附注]

[1]《伤寒指掌》，作者吴贞，字坤安。成书于清朝嘉庆元年（公元1796年），共4卷，是一部对中医药临床工作有重要参考价值的医学专著。1959年上海科学技术出版社按吴坤安原著，邵仙根评批本出版排印本。书中所创吴坤安察舌辨证歌可应用于中医临床。

[2]经者，气血流通之处也。人之脏腑与某经相通，即为某经之府，其流通之气血由府发出，而外感之内侵遂多以府为归宿。

手足虽有十二经，其名则分为六经，因手足经之名相同也。其经有阴有阳，其阳经分太阳、阳明、少阳，其阴经分太阴、少阴、厥阴。其阴阳之经原互相表里，太阳与少阴为表里，阳明与太阴为表里，少阳与厥阴为表里。凡互为表里者，因其阴阳之经并行，其阳行于表，阴行于里也。现将手足十二经及手足十二经之府简列于下。

足六经：太阳膀胱，阳明胃，少阳胆，太阴脾，少阴肾，厥阴肝。

手六经：太阳小肠，阳明大肠，少阳三焦，太阴肺，少阴心，厥阴心包络。

十二经循行：手三阳，从手至头；手三阴，从脏至手；足三阳，从头至足；足三阴，从足至腹。太阳、少阴行身之后，阳明、太阴行身之前，少阳、厥阴行身之侧。

足经脉长，遍络四体，手经脉短，统在足经，故伤寒外感但言足经不言手经。

六经总论出自张仲景的《伤寒杂病论》，经后人整理编纂将其中外感热病内容结集而为《伤寒论》。至清代末期，张锡纯整理历代医学经验，编写出版了《医学衷中参西录》，可详参其中的"医论"部分第一章《六经总论》。

[3] 卫分：指人体的浅表层次，具有护卫全身的意思，见叶天士《温热论》。叶氏将《黄帝内经》卫气营血的生理概念加以引申，结合自己的临床实践，将外感温热病进程中的病机、证候，概括为卫分、气分、营分、血分四个阶段，用以说明外感温热病的病位深浅、病势轻重及其传变规律。卫分主表，病位在肺及体表，邪犯人体卫分，则病情轻浅，是外感温热病的初起阶段，属卫分证。

[4] 营分：温热病卫气营血辨证介于气分与血分之间者为营分。营是血中之气，营气内通于心，病邪传至营分，提示正气不支，邪气深入，威胁心包，影响神志，甚则伤及厥阴肝经。

*2. 白肺绛心黄属胃，红为胆火黑脾经。
　　　少阴紫色兼圆厚，焦紫肝阳阴又青。

此条统论手经、足经，以舌之形色辨之。

此以形色分六经，兼心、肺两手经，足六经，不言太阳者，以太阳初感，舌未生苔也。

故凡临症见舌无苔而润，或微白而薄，即是太阳。黄苔阳明，红色少阳，黑苔太阴，紫色少阴，焦紫厥阴阳邪，青滑厥阴阴邪。

太阳与肺同主表，邪尚在表，故舌无苔或苔薄白。

*3. 表白里黄分汗下，绛营白卫治分歧。
　　次将津液探消息，泽润无伤涩已亏。

　　白苔属表当汗，黄苔属里当下。绛苔营分之热，宜清忌表；白苔卫分之邪，宜汗忌清，治法不同。再以舌之燥润，验其津液之存亡，不拘何色，**但以润泽为津液未伤，燥热为津液已耗；热病以存津液为主，故宜深察。**

　　以上三条说的是广义伤寒的舌诊要点，包括了狭义伤寒、温病等，所以手、足六经都有提到。

*4. 白为肺卫仍兼气，绛主心营血后看。
　　白内兼黄多气热，边红中白肺津干。

　　凡外邪之入，先到卫分，不解，然后入气分[1]到营分，不解，然后入血分[2]。白内兼黄，仍属气分之热，不可用营分之药；白苔边红，此温邪入肺，灼干肺津，不可辛温发表，清轻凉散为当。

　　此一节针对温病而言。

　　[附注]

　　[1] 气分：指温热病卫气营血辨证的实热阶段。以中焦阳明为主，包括肺、胆、脾、胃、大肠等脏腑，治疗范围较大。《诸病源候论·气病诸候》："夫气分者，由水饮搏于气，结聚所成，气之流行，常无壅滞，若有停积水饮搏于气，则气分结而住，故云气分。"

　　[2] 血分：温热病卫气营血辨证中最深入的阶段或病位。包括心、肝、肾等脏受邪。泛指病在血者，与气分相对而言。《金匮要略·水气病脉证并治》："妇人则经水不通，经为血，血不利则为水，名曰血分。"

*5. 卫邪可汗宜开肺，气分宜清猛汗难。
　　入营透热羚犀妙，到血唯清地与丹。

　　凡舌苔白薄，邪在卫分，可汗。开肺即是开太阳，如麻黄、羌活之类。如舌苔白而薄或兼干，是邪已到气分，只宜解肌清热，如葛根、防风、连翘、蝉蜕、薄荷之类，不可用辛温猛汗也。若寒邪化热，过卫入营，或温邪入营分，则舌苔红绛而燥，唯羚、犀为妙品，以能透热于营中也。邪在营分不解，渐入血分，则发热不已，宜清血分之热，用鲜生地、丹皮之类。

　　若久发高热不退，加用丹皮、地骨皮。

*6. 白黄气分流连久，尚翼战汗透重关。
　　舌绛仍兼黄白色，透营泄卫两和间。

　　凡舌苔白中带黄，日数虽多，其邪尚在气分，可翼战汗而解。若舌苔红绛中仍带黄白等色，提示邪在营卫之间，当用犀、羚以透营分之热，荆、防以泄卫分之邪，两解以和之可也。

此条是泄卫透营之要法，荆、防不如薄荷、连翘之稳。

★7. 白而薄润风寒重，温散何妨液不干。

燥薄白苔津已少，只宜凉解肺家安。

此条为辨风寒与风热治法不同。凡风寒初入太阳，则舌无苔，或苔白润而薄，此寒邪重，津液不亏，辛温汗之可也。如白苔虽薄而燥，或舌边、舌尖带红，此风热之邪伤于气分，病在手太阴肺经，津液已少，不可过于发汗，只宜清轻凉解肺分，如前胡、苏子、杏仁、连翘、黄芩、薄荷、桔梗、淡竹叶之类。

不论温病、伤寒，临床上当以存津液为要。临床上因为津液耗散而丧命的人很多，切记存津液。

★8. 苔若纯黄无白色，表邪入里胃家干。

更验老黄中断裂，腹中满痛下之安。

舌苔纯黄无白，提示邪入胃经，热而未实，宜白虎汤等清热凉润。若焦黄断裂，提示热入胃腑而燥实，症必腹满坚痛，故可下之。

凡治病先要辨清营卫表里，上条辨营卫，此条论表里。然表证即属卫分，故此条专论里证。伤寒由表入里，故舌苔先白后黄，至纯黄无白，提示邪已离表入里，即仲景所谓"胃家实"是也。然舌苔虽黄，而未至焦老裂纹、起刺，大便虽秘，而未至痞满硬痛，尚属胃家热而未实，宜清不宜攻，必再验其舌形黄黑焦老，中心裂纹或起刺，腹中硬满胀痛，方用承气，下之则安。舌中心属胃，**凡肠中有燥屎，舌中心必有黄燥、黑燥等苔**。若腹无硬、满、胀、痛之状，亦只需养阴润燥，不可妄用承气攻之。

二条论外邪，以舌之黄白分表里，唯舌燥有津亏邪实之不同，须分别施治。

此条邪热入里有燥屎，结于中焦，当用大黄、芒硝之类以下之。

9. 太阴腹满苔黏腻，苍朴陈苓湿结开。

黄燥还兼胸痞闷，泻心陷胸二方裁。

湿邪结于太阴，症必胸腹满闷，这是湿阻气机，宜以苦温开之。若痰热湿邪结于心下，而痞痛者，为邪滞中宫（胸腔部位），宜泻心汤，大小陷胸汤、丸以开痞涤痰。

此条为邪结在上焦，所以用葶苈子、干姜、黄连之类以开之。

临床有一个偏方：用全瓜蒌 60g，甘草 6~9g，水煎服。曾用于临床，疗效尚可。

阳明实满，舌苔老黄燥裂；太阴湿满，舌苔白而黏腻；阳明实满，满及脐下少腹；太阴湿满，满在心下胃口。

此数语辨证确切，当熟记之。

湿邪结于太阴，则胸腹满闷，宜苦温以开之，苍、朴、二陈、二苓之类。**若黄苔而燥，胸中痞满，此阳邪结于心下，按之痛者，热痰固结也，用小陷胸汤。**呕恶溺涩者，湿热内结也，用泻心汤。

10. 微黄黏腻兼无渴，苦泄休投开泄安。

热未伤津黄薄滑，犹堪清热透肌端。

病有外邪未解而里先结者，如舌苔黏腻微黄，口不渴，而胸中满闷是也。此湿邪结于气分，宜白蔻、橘红、杏仁、郁金、枳壳、桔梗之类，开泄气分，使邪仍从肺卫而出，则解矣。不可用泻心苦泄之法，迫邪入里。黄苔虽主里，如苔薄而滑者，是热邪尚在气分，津液未亡，不妨用柴、葛、芩、翘或栀、豉、翘、荷之类，轻清泄热以透表邪，亦可外达肌分而解也。

★11. 湿留气分苔黏腻，小溲如淋便快联。

湿结中焦因痞满，朴陈苦温泄之安。

此条以黏腻舌苔为湿邪之验，**白而黏腻者为寒湿，黄而黏腻者为湿热。**

更验其小便不利，大便反快，为湿邪痞满，乃湿邪结于中焦，宜厚朴、苍术、二苓、二陈之类，苦温以开泄之。若舌黄黏腻，痞满呕恶，大小便俱不利，此湿热结于中焦，宜泻心法之类，苦辛寒以开泄之。

★12. 上焦湿滞身潮热，气分宜通病自痊。

湿自外来肌表着，秦艽苏桂解肌先。

凡看舌苔，或白或微黄，而黏腻不渴者，**总属湿邪。**但湿自内出，恒结于中焦而成痞满。若湿自外来，上焦气分受之，每见潮热自汗，医者表之不解，清之不应，不知热自湿中来，当宣通气分，如淡豆豉、茯苓皮、滑石、半夏、猪苓、薏苡仁、广皮、白豆蔻、黄芩之类，气分湿走，热自止矣。若冒雨露，湿邪留于太阴卫分之表，发热自汗不解，口不渴饮，身虽热不欲去衣被，舌苔灰白黏腻，宜桂枝、秦艽、茯苓皮、二陈、姜皮之类，解肌和表湿邪自去。

13. 湿热久蒸成内着，厚黄呕吐泻心权。

若兼身目金黄色，五苓栀柏共茵煎。

湿热内著，从饮食中得之，嗜酒人多此。苔必厚黄黏腻，痞满不饥，呕吐不纳，唯泻心最效，用川连、干姜、赤苓、半夏、枳实、茵陈、通草之类。

湿热内结，若误治必致黄疸，宜五苓加茵陈、栀、柏之类。

湿热病最顽固，病程亦最长，所以反复细述之。

*14. 舌绛须知营分热，犀翘丹地解之安。

　　　若兼鲜泽纯红色，胞络邪干菖郁攒。

　　　素有火痰成内闭，西黄竺贝可加餐。

舌绛为邪入营中，宜泄营透热，故用犀角以透营分之热邪，翘、丹、鲜地以清营分之热邪。邪入心包络，则神昏内闭，须加广郁金、石菖蒲以开之。若兼有火痰，必致痰潮内闭，更当加西黄、川贝、竺黄、竹沥之类，以清火豁痰。

15. 心承胃灼中心绛，清胃清心势必残。

　　　君火上炎尖独赤，犀兼导赤泻之安。

如黄苔中心绛者，心受胃火蒸灼也，于清胃药中加清心药（如石膏、川连之类），其势必孤矣。如舌尖独赤起刺，心火上炎之故，以犀角合导赤散以泻之。

16. 若见边红中燥白，上焦气热血无干。

　　　但清膈上无形热，滋腻如投却疾难。

凉膈散去芒硝、大黄，加石膏，能清膈上无形客热。其邪不在血分，妄投滋腻，必增病矣。

舌苔边红，中心燥白，乃上焦气分无形之热，其邪不在血分，切勿妄投滋腻血分之药，宜轻清凉解为治。

滋腻之品即熟地黄、当归等是也。

17. 绛舌上浮黏腻质，暑兼湿秽欲蒸痰。

　　　恐防内闭芳香逐，犀珀菖蒲滑郁含。

暑蒸湿浊则成痰，暑湿兼秽，恐蒙闭心包，故用菖蒲、郁金，借其芳香逐秽，犀角以透营分暑邪，琥珀、滑石清暑利湿。

舌绛黏腻上浮，暑湿酿蒸，痰浊蒙闭心包也，急用芳香逐秽，宜用开窍涤痰之法。痰多可用西黄、天竺黄之类。

18. 白苔绛底因何故，热因湿伏透之难。

　　　热毒乘心红点重，黄连金汁乱狂安。

舌苔白底绛者，热因湿邪遏伏，宜泄湿以透热，如犀角、滑石、茯苓皮、猪苓、苡仁、茵陈、黄柏之类。若湿温证，舌现红星点点，此热毒乘心，必神昏谵语，宜苦寒之品治之，狂乱者非黄连、金汁[1]不解。无金汁以人中黄[2]代之。

黄连清心火，金汁解热毒。

[附注]

[1] 金汁：中药名，又名金水或粪清。其传统的制作方法是，取健康人的大便加清水调稀，搅匀成汁，以棉纸纱布清滤，加入黄土少许，入瓮，粗碗覆盖密封，埋入地下至少一年，一般 20~30 年，年久弥佳。最后会分为三层，取其上层清液入药即为金汁，其汁呈微黄（如浅茶色），无毒无味，疗暑热湿毒极效。中层白色，下层是残渣。金汁主要功效为清热解毒，凉血消斑，清热效果极佳，常与生地黄、水牛角等清热凉血药同用。

[2] 人中黄：中药名。是一种加工制品，为甘草末置竹筒内，于人粪坑中浸渍一定时间后的制成品。具有清热、凉血、解毒之功效。

19. 舌绛碎生黄白点，热淫湿暨欲生疳。
古名狐惑皆同此，杂症伤寒仔细探。

舌绛碎而有黄白腐点者，此湿热邪毒蕴久不宣，蒸腐气血，化为污浊，得风木之气化而成虫也。

狐惑[1]，即牙疳、下疳之古名也，近时唯以疳名之。牙疳即惑也，蚀咽、腐龈、脱牙、穿腮、破唇；下疳即狐也，蚀烂肛阴，由伤寒余毒与湿暨为害。

若胃强能食，能任苦寒重药者，可治。

狐惑，虫症也，上唇有疮，虫食其脏，兼咽烂为惑；下唇有疮，虫食其肛，兼声哑为狐。面色乍白乍黑乍赤，恶闻食气，情志默默，此其候也。

此参《证治准绳》与《金匮要略》之言相同。又云："狐惑虫病也，惑当作蜮，看其唇内生疮如粟，唾血，心内懊恼而痛，此虫在上，食其五脏；下唇内生疮者，其人不瘝，此虫食下部是也。"《金匮要略》："蚀于上部则声哑，甘草泻心汤主之；蚀于下部则咽干，苦参汤洗之；蚀于肛者，雄黄薰之。"

[附注]

[1] 狐惑病：以咽喉、口腔、眼及外阴溃烂为主症，并见精神恍惚不安等为主要表现的一种疾病，与西医的白塞氏综合征（眼、口、生殖器三联综合征）类似。

*20. 舌绛不鲜枯更萎，肾阴已涸救之难。
紫而枯晦涸肝肾，红泽而光胃液干。

舌形紫晦如猪肝色，绝无津液者为枯；舌形敛缩，伸不过齿为萎，此肝肾已败，为不治。若舌色红泽而光，其色鲜明者，属胃阴干涸，犹可滋养胃阴，宜甘凉之品主之，如鲜生地、鲜石斛、蔗浆、梨汁之类。

*21. **黄苔方知邪入里，黑兼燥刺热弥深。**

　　屡清不解知何故，火燥津亡急救阴。

舌苔黑燥为阳明之热，腹无痞满硬痛，非承气证，只宜清解。若清之不应，是肠中燥火与热邪固结，胃土过燥，肾水不支，胃中阴液已干，宜大小甘露饮以救胃汁。阴液充溢，阳邪自解，二便自通。

*22. **黑滑太阴寒水侮，腹痛吐利理中寻。**

　　更兼黏腻形浮胖，伏饮凝痰开逐斟。

舌苔黑滑，为太阴之寒，所谓寒水侮土，理中证也。若兼黏腻浮胖，是湿痰寒饮伏于太阴，当用温药和脾，如二陈、厚朴、姜汁合五苓之类，开之逐之，痰饮自去。

寒侮太阴之病，中医典籍中也有称为霍乱的，类似于现代医学的急性胃肠炎等疾患，此病多由饮食不化，或食肉中毒而来，亦有兼外感者，腹痛止后宜用理中加荆、防、羌、姜之类。精神已不支者，光用理中汤亦能汗出而愈。病愈后审其余停之食者可用消导药善其后。

23. **舌见边黄中黑腻，热蒸脾湿痞难禁。**

　　吐呕便秘因伤酒，开泄中焦有泻心。

胃热蒸脾湿，则舌黄中带黑腻，中焦痞满呕吐，小便不利，嗜酒人多此症。

舌苔边黄中心黑腻，是胃热蒸动脾湿，蕴结中焦，以致呕吐便闭，用泻心汤以开泄中焦。

*24. **寒湿常乘气分中，风兼二气自从同。**

　　重将黄白形中取，得诀才将脉症通。

寒湿二气都入气分，风兼寒湿，亦入气分，风兼温热，或入气分，或入营分矣。**气分之邪，于舌苔之黄白取之；营分之邪，于舌之红绛取之。**得此要诀，再将脉症兼参，病无遁形。

25. **温邪暑热走营中，兼入太阴气分同。**

　　吸受心营并肺卫，暑温挟湿卫营通。

温暑二气，常入营分，兼入气分。盖温暑都从口鼻吸入，则上焦先受，或入心营，或入肺卫，或先卫后营。唯湿邪常走气分，必暑挟湿，湿挟暑，则三焦营卫通入矣。

*26. **伤寒入里阳明主，热病阳明初便缠。**

　　先白后黄寒化热，纯黄少白热蒸然。

太阳主表，阳明主里。伤寒由表达里，故在表属太阳，入里即属阳明腑病；热病自内达外，借阳明为出路，故初起即在阳明。但看舌苔先白后黄者，伤寒由表达里，寒化为热也；若初起纯黄少白，或黄色燥刺，是病发于阳明，由里出表，热势蒸然内盛也。更参外症，初起恶寒发热为伤寒，壮热无寒为热病。

*27. **热病无寒唯壮热，黄芩栀豉古今传。**

　　恶寒发热伤寒症，发汗散寒表剂先。

凡温热之症不可发汗，如阳明病之栀豉汤，少阳病之黄芩汤，皆可通治。

此条亦伏气所发之热病，切不可辛温发汗，宜用栀豉汤、黄芩汤等方，以清解少阳、阳明，若是伤寒，可用表剂发汗矣。

*28. **少阳温病从何断，舌绛须知木火然。**

　　目赤耳聋身热甚，栀翘犀角牡丹鲜。

凡温病热病，初起皆纯热无寒。热病发于阳明，温病发于少阳。当从何法断之，但看舌苔黄燥为阳明热病，绛赤为少阳温病。

温病宜用犀角、栀子、连翘、鲜生地、丹皮之类，以解木火之郁，与伤寒少阳证之可用表散不同，故忌汗散。

29. **若是温邪从上受，窍中吸入肺先传。**

　　芩翘栀豉桑蒌杏，气燥加膏肺分宜。

　　邪入心营同胆治，再加元麦郁菖鲜。

温邪从内发者，以少阳胆经治之，若因天时晴燥太过，其气从口鼻吸入，则上焦心肺受邪，舌苔白燥边红，治在气分；舌色鲜红，治在营分。营分与少阳胆经同法，亦用犀角、丹皮、鲜生地之类。再加玄参、麦冬、广郁金、鲜菖蒲，以清心开窍也。

春时温邪从口鼻吸入，受而即发，舌苔白燥者，邪先入肺也，从肺卫气分治之。若舌鲜红而绛，邪入心营也，治与少阳胆经同法，加入清心开窍之品。

30. **寒温二气前粗辨，暑湿相循病必缠。**

　　湿病已陈黏腻舌，只将暑症再提传。

以上条文为论伤寒温病，以下条文言暑邪湿温。

31. **暑伤气分苔因白，渴饮烦呕咳喘连。**

　　身热脉虚胸又满，无形气分热宜宣。

　　蒌皮贝杏通芩滑，栀豉翘心竹叶煎。

或见咳红荷叶汁，瘀加朴蔻郁金川。

此条为暑伤气分，治从肺卫。如肺气郁，则暑邪逆入营中，故咳红。

*32. 暑入心营舌绛红，神呆似寐耳如聋。

　　溺淋汗出原非解，失治邪干心主官。

　　犀滑翘丹元地觅，银花竹叶石菖同。

　　欲成内闭多昏昧，再入牛黄即奏功。

暑热之邪，上蒙清窍则耳聋，不与少阳同，忌用柴胡（温病、暑病耳聋者切忌柴胡）；乘于包络（心包络）则神昏，宜清心开闭。

凡温热暑邪，由口鼻吸受，邪在手经，从三焦[1]立法，忌用足经药，此为治伤寒分别之处。

[附注]

[1] 三焦：将人体划分为上、中、下三个区域。《难经·三十一难》说，"上焦者，在心下，下膈，在胃上口"；"中焦者，在胃中脘，不上不下"；"下焦者，当膀胱上口"。以膈作为上、中两焦的分界处，以胃下口作为中、下两焦的分界处。上、中、下三焦的部位划分已较明确：膈上胸中为上焦，膈下脐上腹部为中焦，脐下腹部为下焦。

膈，即胸膈，是胸、腹腔的间隔。其上是胸腔，其下是腹腔。它位于肺下部胃的上部，呈一拱形的天幕状，其顶部大约相当于肝脏的上界。

*33. 暑湿合邪空窍触，三焦受病势弥漫。

　　脘闷头胀多呕恶，腹痛还防疟痢干。

　　栀豉杏仁芩半朴，银花滑石郁红安（郁金、橘红）。

暑邪挟湿，从口鼻空窍入，则三焦气分受病，头胀脘闷呕恶，此邪初入见症，其势尚轻，故只用栀、豉等以清宣气分，余如鲜枇杷叶、通草、淡竹叶之类，亦可加入。暑热之邪，留于膜原则变疟，入于肠胃则成痢，治宜随症加减。

34. 湿温气分流连久，舌赤中黄燥刺干。

　　咯血毋庸滋腻入，耳聋莫作少阳看。

　　三焦并治通（草）茹（竹茹）杏，金汁银花膏滑寒（石膏、滑石、寒水石）。

　　若得疹㾦肌内透，再清痰火养阴安。

凡暑湿合邪，轻则气分微结，重则三焦俱病，清解不应，即属湿温重症。肺气不得宣畅，则酿成脓血；湿热上蒙清窍，则耳聋无闻。治当急清三焦，气分一松，则疹痧得以外达，再议清火、清痰，渐入养阴之品。

*35. 苔形粉白四边红，疫入膜原势最雄。

急用达原加引药，一兼黄黑下匆匆。

凡伤寒初起，苔形粉白而厚，四边红绛者，此瘟疫是也。邪在膜原，其势最雄，顷刻传变，诊家不可轻视。吴又可[1]用达原饮加引经达表药，透之达之，如见病在太阳加羌活，在阳明加葛根，在少阴加柴胡。如舌变黄燥色，乃疫邪入胃，加大黄以下之；如变黑色，入里尤深，用承气下之。

疫势甚者，其舌一日三变，由白而黄，由黄而黑，当速下之。

[附注]

[1] 吴又可，即吴有性（1582—1652 年），字又可，号淡斋，江苏吴县人，明末清初传染病学家。从金元至明末，江浙地区发生瘟病疫症 19 次，1641 年更传播至山东、河北。吴又可亲历疫情，积累了丰富的临床资料，推究病源，潜心研究，依据治验所得，于 1642 年写成《温疫论》一书。他在书中强烈谴责时下医者"误以伤寒之法治之，未尝见其不殆也"。他提出，温疫的病因，不是"风、寒、暑、湿"，是由一种传染性极高的不可见的异气所导致，由口鼻而入，人与人相感染。吴又可摆脱传统观念的框框，如实认识眼前的疫症并不容易，与现代的病菌学、病毒学说接近。该书开创了中医探讨传染病学研究的先河，并启发了清代的温病学派。

*36. 若见鲜红纯绛色，疫传包络及营中。

清邪解毒银犀妙，菖郁金黄温暑通。

瘟疫一症，治分两途，但看舌苔白而黄，黄而黑者，提示疫邪自表达里，汗之下之可也。如见舌苔鲜红绛色，此疫邪入于营卫及包络之间，汗下两禁，宜清营解毒，逐秽开闭，如犀角、银花、菖蒲、郁金、西黄、金汁、人中黄之类，与温热暑证治法相通。

*37. 温邪时疫多斑疹，临症须知提透宜。

疹属肺家风与热，斑因胃热发如兹。

此条温暑斑疹，与伤寒发斑不同。疹属肺经风热，斑是胃家伏热。时疫斑疹，兼有毒气，均宜提透清解热毒。

*38. 疹斑色白松肌表，血热如丹犀莫迟。

舌白荆防翘薄力，舌红切忌葛升医。

疹斑发于气分，其色淡红而白者，舌苔亦白，宜葛根、防风、蝉蜕、荆芥、连翘、薄荷、牛蒡等松解肌表。若见赤斑丹疹，邪在营分血分，舌必绛赤，宜犀角、连翘、鲜生地、人中黄、金银花等透营解毒，大忌升麻、葛根等药。

白疹提示邪在气分，舌白淡红，宜松肌达表，从肺胃清透；红疹提示邪在营分，舌苔绛赤，宜清营宣透。断不可用柴胡、葛根等药。

★39. 凡属正虚苔嫩薄，淡红微白补休迟。

　　　　厚黄腻白邪中蕴，诊者须知清解宜。

不拘虚寒、杂症，正气虚者，其舌苔必娇嫩而薄，或淡红或微白，皆可投补。若见黄而厚，白而腻，总属内邪未清，不可进补药。

此条凭舌苔以验其虚实，分别宜补宜清之总诀。

以上 39 歌，皆察舌辨证之要法，并指导了治病用药方法，后学当熟读之。

对伤寒、温病的辨证论治，察验舌苔与舌质，是重要的一环。用于杂症，察舌亦能帮助分别寒、热、虚、实。如舌质深红或紫，苔黄燥少津液是火证、热证；如舌质淡红或白红或无苔或湿润白苔，多是寒证，或不寒不热的平证。舌上津液多微黑，多是寒证；深黑而干，或微带黄色，此是由黄变黑的热证；圆厚而湿，为有痰饮蓄水。由此以上验舌法，亦可通用于杂病。

第四节　常用方剂

★1. 白虎汤： 参看第二章第五节-其他治疗药方。

★2. 大承气汤： 参看第二章第四节-六经提纲药方。

3. 小承气汤： 参看第二章第四节-六经提纲药方。

4. 黄芩汤： 参看第二章第四节-六经提纲药方。

★5. 大黄黄连泻心汤： 参看第二章第四节-六经提纲药方。

6. 大陷胸汤： 参看第二章第五节-其他治疗药方。

★7. 二陈汤（《太平惠民和剂局方》）

燥湿化痰、理气和中。主治痰湿证，临床见咳嗽、痰多等症状，以咳嗽、呕恶、痰多色白易咯，舌苔白腻，脉滑为辨证要点[1]。

二陈汤[2]用夏和陈，益以茯苓甘草臣。

利气调中兼去湿，诸凡痰饮此为珍。

半夏 6g，陈皮 6g，茯苓 10g，炙甘草 5g。加生姜煎服。

本方性燥，故燥痰者慎用；吐血、消渴、阴虚、血虚者忌用本方。

[附注]

[1] 现代运用本方常用于慢性气管炎、慢性支气管炎、肺气肿、慢性胃炎、梅尼埃病、妊娠呕吐、神经性呕吐、糖尿病、甲状腺肿大、神经性头痛、癫痫等疾病证属湿痰内停者。

[2] 二陈汤的由来是因配药时，选取的半夏和陈皮以陈旧者为佳，故名为二陈。

★8. 五苓散： 参看第二章第五节-其他治疗药方。

★9. 导赤散（《小儿药证直诀》）

具有清心养阴，利水通淋的功效，主治以口渴面赤、口舌生疮、小便赤涩刺痛等为表现的心经热盛证[1]。

导赤原来地与通，草梢竹叶四般攻。

口糜茎痛兼淋沥，泻火功归补水中。

生地、木通、生甘草梢、竹叶各 6g。水煎服。

泻心汤用黄连，以治实邪，导赤散用地黄，以治虚邪。

方中生地甘寒而润，入心肾经，凉血滋阴以制心火；木通苦寒，入心与小肠经，上清心经之火，下导小肠之热，两药相配，滋阴制火而不恋邪，利水通淋而不伤阴，共为君药。竹叶甘淡，清心除烦，淡渗利窍，导心火下行，为臣药。生甘草梢清热解毒，尚可直达茎中而止痛，并能调和诸药，还可防木通、生地之寒凉伤胃，为方中佐使。四药合用，共收清热利水养阴之效。

方中木通苦寒，生地阴柔寒凉，故脾胃虚弱者慎用。

[附注]

[1] 本方常用于口腔炎、鹅口疮、小儿夜啼等属心经有热者；急性泌尿系感染属下焦湿热者，亦可加减治之。

★10. 凉膈散： 参看第二章第五节-其他治疗药方。

★11. 甘露饮（《太平惠民和剂局方》）

治胃中客热，牙宣口气，齿龈肿烂，时出脓血，目睑垂重，常欲合闭，或饥烦，不欲饮食，赤目肿痛，不任凉药，口舌生疮，咽喉肿痛，疮疹已发、未发，皆可服之。又疗脾胃受湿，瘀热在里，或醉饱房劳，湿热相搏，致生疸病，身面皆黄，肢体微肿，胸满气短，大便不调，小便黄涩，或时身热，并皆治之。

甘露二冬二地均，枇杷芩枳斛茵陈。

和合甘草平虚热，口烂龈糜吐衄珍。

天冬、麦冬、生地、熟地、黄芩、枳壳、枇杷叶、石斛、茵陈、甘草各等分。

每服 6g，水一盏，煎至七分，去滓温服，食后，临卧。小儿一服分两服，仍量岁数，加减与之。

*12. 理中汤：参看第二章第四节—六经提纲药方。

13. 栀子豆豉汤：参看第二章第五节-其他治疗药方。

*14. 达原饮（《瘟疫论》）

开达膜原，辟秽化浊。瘟疫或疟疾，邪伏膜原证[1]。症见憎寒壮热，或一日三次，或一日一次，发无定时，胸闷呕恶，头痛烦躁，脉弦数，舌边深红，舌苔厚腻，或苔白厚如积粉[2]。

瘟疫于今重达原，且徇吴氏书中言[3]，

鼻传秽气黄涎吐，经受时邪壮热烦，

败毒藿香分两道，散邪解秽各门专，

防风通圣（散）神方外，白虎三承虚实论。

槟榔 6g，草果、甘草各 1.5g，厚朴、芍药、黄芩、知母各 3g。

吴又可《温疫论》卷上："槟榔能消能磨，除伏邪，为疏利之药，又除岭南瘴气；厚朴破戾气所结；草果辛烈气雄，除伏邪盘踞。三味协力，直达其巢穴，使邪气溃败，速离膜原，是以为达原也。热伤津液，加知母以滋阴；热伤营气，加白芍以和血；黄芩清燥热之余；甘草为和中之用。以后四品，乃调和之剂，如渴与饮，非拔病之药也。"

[附注]

[1] 邪伏膜原证：证候名。指感受疫疠之邪初期，邪伏于膜原之处，以寒热定时发作，头痛如被劈，身痛如被杖，胸胁胀闷，呕吐痰涎，苔白如积粉等为常见症的证候。对于膜原的具体位置，一直众说纷纭，有研究认为，膜原实际上是有其名无其位、无其实，不必去考究膜原在解剖学上的位置。[朱介宾，周晓平. 论邪伏膜原证的病机实质 [J]. 南京中医药大学学报，2006，22（2）：72.]

[2] 现代临床本方常用于疟疾、流行性感冒、病毒性脑炎、急性支气管肺炎、慢性浅表性胃炎、慢性荨麻疹、病毒性脑炎、水痘、痛风性关节炎、急性类风湿关节炎等疾病的治疗。

[3] 吴又可《温疫论》原文："瘟疫初起，先憎寒而后发热，日后但热

而无憎寒也。初得之二三日，其脉不浮不沉而数。昼夜发热，日晡益甚，头痛身痛。其时邪在夹脊之前，肠胃之后，虽有头痛身痛，此邪热浮越于经，不可以为伤寒表证，辄用麻黄、桂枝之类强发其汗。此邪不在经，汗之徒伤表气，热亦不减。又不可下，此邪不在里，下之徒伤胃气，其渴愈甚。宜达原饮。"

第二章 伤 寒

　　如果有人问你："你是个中医，你学习过《伤寒论》[1]吗？"你的答复是："学过。"

　　那么我提几个问题，请你解答一下："什么是六经提纲？"

　　又问："什么是太阳经证？什么是阳明经证？"

　　这些问题都是学习伤寒[2]的基础，不是难于了解，难于寻记的问题。但是如果临床经验不足，对《伤寒论》的学习不够深刻的话，恐怕这些基础问题也不能随口答出。而且你要诊断一个病是不是狭义的伤寒，那就必须要用这些提纲为依据去辨证。所以，我在这里先浅近地介绍以上问题，作为初学《伤寒论》的基石，也作为诊断是不是伤寒病及伤寒病到了哪一个阶段的标记。为了便于记忆，把它们编成歌诀附后。

　　伤寒病，单纯外感病的辨治比较容易，能掌握汗下清温诸法，即可收到预期疗效，单纯是杂病的辨治也比较容易，因杂病的病种虽多，而每一种病都有一定范围，识别亦不太难，唯有外感兼夹杂病的病情非常复杂，最难辨治[3]。总体来说，伤寒病变可表现为很多种类，医圣张仲景先生所著《伤寒论》，有三百九十七个法则，只有一百一十三个药方，所用的药品不多，但难记、难读，又是汉朝的文章，对于初入医道的人，理解并运用于临床是非常困难的，只好由浅入深，先学治伤寒病的捷法，然后再读《伤寒论》，不过六经的提纲大要及那些经常使用的药方，必须先把它记好。

　　以下就先简单介绍伤寒六经的概要（概述）、纲要，将六个经的提纲梗概以歌诀形式呈现出来，以便于记诵，再介绍两三家治伤寒的捷法，附带着把治伤寒的重要方剂也列举出来。

　　＊伤寒快板

　　伤寒病兮真纠缠，广义狭义有两面。

　　伤寒本来变多端，六经提纲真有铨。

伤寒最要存津液，津干症变出汗难。

汗吐下[4]来温清补[5]，六个法则汗为先。

最要熟记伤寒论，伤寒治法才周全。

[附注]

[1]《伤寒论》：出自《伤寒杂病论》。《伤寒杂病论》是东汉张仲景的著作，由于汉末战乱频繁，其成书不久便散佚不全，经西晋太医令王叔和对其中"伤寒"部分的内容进行搜集编次，始改名《伤寒论》。《伤寒杂病论》分为《伤寒论》和《金匮要略》两部分。《伤寒论》主要阐述外感邪气所致的伤寒病；《金匮要略》主要阐述七情、痰浊所致的内伤杂病，收载方剂262首。至宋代治平年间，林亿、高保衡等据节度使高继冲所藏的《伤寒论》校正、印行，全书共分十卷，凡二十二篇，合三百九十七条，共计一百一十三个药方，即现代所说的宋版《伤寒论》，由此始得广泛流传。

[2]伤寒：在中国古代是对热性病的通称，并不是某一疾病的专门名称，古人常把疾病的诱因当作病原，所谓"人之伤风寒者则为热病"。意思是说，凡人受了风寒，就会患发热的病，认为一切发热的病，都是因受寒发生的，所以通称"伤寒"，因此"伤寒"二字，包括多种流行性热病。张仲景所著《伤寒论》中的"伤寒"也正是该义，与现代疾病所指的伤寒无关。但《伤寒论》并不仅限于多种外感热病或杂病的讨论，而是为百病立法，不专为伤寒一科。

[3]对于初学者而言，将单纯的伤寒病和杂病分类是必要的，但二者并无严格的界限，许多杂病都可以用伤寒的六经辨证论治法。《伤寒论》中的许多兼证变证，实际都属于杂病，许多配伍严谨的伤寒名方，也都是治疗杂病的常用方剂。

[4]汗吐下：即汗、吐、下三法，为张仲景建立的理法。金元四大家之一的张从正大加推崇此法，他认为治病首要驱邪，邪去则正安，元气自复。而祛邪不外乎汗、吐、下三法。所谓汗即发汗，凡解表者皆汗法；所谓吐即涌吐，凡上行者皆吐法；所谓下即泻下，凡下行者皆下法。病在表者用汗法，病在上者用吐法，病在下者用下法。

[5]温清补：即温、清、补三法。温法是通过温中散寒、回阳救逆等，使寒去阳复的一种治疗方法，用于治疗中焦虚寒、亡阳厥逆、寒凝经脉等里寒病证。清法是通过清解热邪的作用以祛除里热病邪的一种治疗方法，用于治疗热在气分、热在营血及热在脏腑等证型。补法是通过补益人体气血阴阳的不足，增强机体抗病能力的一种治疗方法，用于治疗人体的气虚、血虚、

阴虚、阳虚等各种虚弱病证。在汗、吐、下三法基础上加温、清、补，称"中医六法"，后人在此基础上又加了"和""消"两法，即"汗吐下和温清消补"，统称"中医八法"。

第一节 概 述

老子《道德经》曰："道生一，一生二，二生三，三生万物。万物负阴而抱阳，冲气以为和。"

《伤寒论》就是以阴阳为总纲，统领寒热、虚实、表里这六纲，凡属表证、热证、实证，归阳所统而谓之阳证；而里证、寒证、虚证，归阴所统而谓之阴证。阴虚、阳虚是指人体功能与体液方面的不足，凡功能不足谓之阳虚，而体液方面不足则谓之阴虚。

当病邪由肌表侵入人体后，由于每个人的抵抗力（正气）不同，人体与病邪争斗的力量自然也不会相同。通常正气较强的人，在正气与病邪争斗的过程中具有足够的抵抗力来与病邪抗争，因此《伤寒论》就把这类型的病证称为阳证。至于正气较弱的人，由于抵抗力较弱，在正气与病邪争斗的过程中尚不能与病邪抗争，因此《伤寒论》就把这种类型的病证称为阴证。

如果一位正气充足者患了伤寒病，起初一两天只出现头痛、怕冷、发热等症状时，根据《伤寒论》的理论，这些症状自然可以称为阳证。然而，如果病情拖了五六天没有好转，即使之前的症状稍微减轻了一点，却又冒出了其他的症状，如呕吐、口苦、咽干，或者是潮热、腹痛、大便秘结等症状时，则此时的症状更为复杂，如果仍旧称之为阳证，就不能区别前后症状彼此间的差异了。《伤寒论》阐述的就是根据这些症状来划分病位深浅的理论。简单地说，病位比较浅的阳证称为太阳证；病位比较深的阳证称为阳明证；介于两者中间，病位不深不浅的阳证称为少阳证。同理，病位比较浅的阴证称为太阴证；病位比较深的阴证称为少阴证；介于两者中间，病位不深不浅的阴证称为厥阴证。也有认为厥阴的病情比少阴更为严重。

总之，《伤寒论》把一个感受风寒邪气的患者，将其所有病情发展的可能途径，分为太阳证、阳明证、少阳证、太阴证、少阴证、厥阴证这六种情况，也就是说任何的病症都离不开这六种证型的范畴，由于这六种证型所表现出来的症状各有差异，因此称为六经病证。六经病证既是病情发展的病理阶段，也可以视为六种基本病理类型，且各病理类型或病理阶段之间既互为关联，又各具特征，共同反映出外感热病的动态发展过程及其病理本质[1]。

《伤寒论》的贡献，就是"辨病辨证"与"论治"，在诊断与用药上为后人提供了一个比较完整的思维模式和方法论。

自晋代王叔和[2]将《伤寒杂病论》重新编次改为《伤寒论》和《金匮要略》以来，不少医家长期认为《伤寒论》中的六经辨证理论只适于指导外感病的治疗。直至清代，才开始有人提出了不同意见。柯韵伯[3]的《伤寒来苏集》中言："原夫仲景之六经，为百病立法，不专为伤寒一科，伤寒杂病，治无二理，咸归六经之节制，六经各有伤寒，非伤寒中独有六经也。"何秀山[4]在《局方发挥》中也曾经指出："病变无常，不出六经之外，《伤寒论》之六经，乃百病之六经，非伤寒所独也。"朱丹溪[5]说："仲景诸方，实为万世医门之规矩准绳也，后之欲为方圆平直者，必于是而取则焉。"现代医家亦普遍认为，伤寒六经辨证之法，统病机而执万病之牛耳，则万病无所遁形。病可以有千种万种，但病机则不出六经八纲之范围。由此可见，《伤寒论》的理论，绝不是仅能指导外感病，而是中医临床治疗学的基础，具有普遍性的指导作用。

《伤寒论》以六经分病，对六经所属脏腑经络病理的反应进行证候概括，只要掌握了六经病的临床特点，就能够知病之所在，明确主治方向，以避免药石乱投。不论外感病内伤病，都离不开六经，只要出现某经主症，就可确诊为某经病，随经而治，常可获得预期疗效。这是《伤寒论》辨证理论的最大特点，也是最大优点。

太阳经气主一身之表，太阳经络循行于人体之背，所以太阳病以头项强痛恶寒的表证为主。阳明主里，主要与胃和大肠有关，所以阳明病实际指胃与大肠病。少阳经络行于人体之侧，界于太阳与阳明之间，内属胆与三焦，所以有"少阳为枢"的比喻，少阳病多表现为"枢机不利"的证候。三阴病均主里，但太阴病多为脾虚寒湿证；少阴病多为心肾阳虚寒盛证，或肾阴虚心阳亢证；厥阴病则多为肝木侮土，犯胃克脾的证候。

脏腑经络是互相关联不可分割的整体，患病之后往往互有影响，为了说明各种不同情况，因而又有六经传变学说与合病、并病之名称。一般来讲，六经传变，阳证大多从太阳开始，然后传入少阳或阳明，如正气不足，亦可传及三阴；阴证大多从太阴开始，然后传入少阴、厥阴，但亦有邪气直中少阴的。阳证传入三阴，又有表里相传的，如太阳之传入少阴，阳明之传入太阴，少阳之传入厥阴，但也不是绝对如此。在正复邪衰的情况下，亦可由里达表，由虚转实，如太阴病转为阳明、少阴病转为太阳、厥阴病转出少阳等。病情传变没有固定模式，但也总不出六经的证候范围，故只要分清了六经病证的界限，就不难掌握六经病的传变规律。

《伤寒论》六经病篇的全部内容都贯穿着八纲辨证精神，只不过没有八纲名称而已。徐春甫[6]在《古今医统》中曰："表里虚实阴阳寒热八者，为伤寒之纲领。"程郊倩[7]在《伤寒论后条辩》中也曾经强调指出："《伤寒论》乃医门之轨范，其中教人如何辨阴阳表里，如何察寒热虚实。"《伤寒论》六经概括了"病所"，即六经辨病；八纲概括了病性，即八纲辨证，在临床诊断中缺一不可，两者相辅相成，共同构成《伤寒论》的辨病辨证体系，而成为各种辨证的基础。

阴阳是相对属性的分类。凡是疾病的产生，都是由人体阴阳的偏盛偏衰所致。阳气盛，抵抗力强，则发为热证、实证；阳气虚，抵抗力弱，则发为虚证、寒证。六经病的三阴经病与三阳经病，就其本质来说也离不开阴阳两纲的范围。因此，在诊察疾病之际，应首先分辨阴阳，才能做出进一步的诊断。如论中所说"病有发热恶寒者，发于阳也，无热恶寒者，发于阴也"，就是从有热无热和恶寒的病情上，来辨别疾病性质的属阴属阳，然后在这一基础上，分析病位的表里，病情的寒热，邪正的盛衰，自可明白无误，所以阴阳又是八纲中的总纲。阴证和阳证可随机体抗病能力的变化而相互转化，阳证转为阴证常常表示病情恶化，阴证转为阳证表示病情趋于好转。此外，阴阳辨证还有分析人体阴精阳气虚损不足的功能，阳气亏虚可形成阴寒相对偏盛的阴证；阴液不足，阳气相对有余，又可表现为虚热状态的阳证。

表里是指病位的浅深。邪在经络肌表的为表证，邪涉脏腑的为里证，发表攻里，就是根据病位浅深而决定治疗的法则。所以太阳表证，宜用发汗解表；阳明里证，宜用清泄里热，或攻下里实。但有时临床表现疑似在表里之间，或表里证同具的时候，那么对辨别表里，尤其显得重要，如"伤寒不大便六七日，头痛有热者，与承气汤；其小便清者，知不在里，仍在表也，当须发汗"。又如"伤寒，医下之，续得下利清谷不止，身疼痛者，急当救里；后身疼痛，清便自调者，急当救表；救里宜四逆汤，救表宜桂枝汤"。前者是根据小便情况，来辨头痛发热的属表属里，而决定或汗或下的论治方法；后者是根据大便情况，来分辨表里的缓急，而决定先里后表的治疗原则。如果对表里证辨认不清，或不能掌握其孰缓孰急，必致治疗失当，而造成错误。大凡表里同病的治疗，不外乎先表后里，先里后表和表里同治的三个原则。

在表病里虚的患者，是以里虚为急，应先治其里，然后再治其表，如上文所述"先与四逆汤救里，后与桂枝汤治表"，便是具体例子。若不先顾里虚而妄用发表，表邪未必能解，而里虚必致更甚，所以必须先救其里，使里虚恢复之后，才能外解其表。在表病里实（邪实）的患者，一般应先解表邪，然后攻里，这样可以制止表邪传里，避免里实益甚，若违反这一原则而先攻其里，则里实未必除，而使表邪内陷，更增其他病变。但在里实较甚，病情较急的特殊情况下，虽有表证未解，亦可先攻其里，如病情较重的蓄血证，发狂显著，虽有太阳表证，亦用抵当汤急攻其瘀血，就是属于表病里实而急于治里的权宜措施。如果表里同病而需要兼顾，又可表里同治，如太阳少阴两感证，治以麻黄细辛附子汤，就是温经与解表同用的方法；又如表实里热不汗出而烦躁的大青龙汤证，治以大青龙汤，则是解表和清里同用的方法。表证和里证在一定条件下可以相互转化，称表里出入，如病邪过盛，机体抵抗力较差，或误治、失治等，致使表证不解，表邪内传入里，如太阳之传入少阴，阳明之传入太阴，少阳之传入厥阴，表示病情加重；治疗护理得当，机体抗邪能力增强，病邪从里透达于外，为里邪出表，由虚转实，如太阴病转为阳明、少阴病转为太阳、厥阴病转出少阳等，是病势向愈的转归。

寒热是指病情的性质。凡病势亢奋，阳邪炽盛的证候，多属于热；病势沉静，阴邪偏盛的证候，多属于寒。例如自利不渴者，属于脏有寒，而下利欲饮水的，则为里有热；脉滑而数的属热，脉沉而迟的属寒，这是以临床脉证作为诊断寒热的依据。但在寒热极盛的时候，又会出现反常的现象，如"病人身大热，反欲得衣者，热在皮肤，寒在骨髓也；身大寒，反不欲近衣者，寒在皮肤，热在骨髓也。"前者是内真寒而外假热，后者是内真热而外假寒，诊察此等患者，要能不被体表的寒热假象所迷惑，就必须根据患者的喜恶之情及其里证，以探测疾病寒热的真相，才能做出正确的诊断。在一定条件下，寒证和热证可以相互转化。由寒化热，如外感寒邪，最初表现为恶寒发热、头身痛、无汗、苔白、脉浮紧等，继而转为高热不恶寒、心烦、口渴、苔黄、脉数等，由表寒证转为里热证，这表明机体正气未衰，邪正相争。若病情发展到严重阶段，会出现寒极似热的真寒假热证或热极似寒的真热假寒证。

虚实是指邪正的盛衰。虚是正气虚，实为邪气实，《黄帝内经》谓"邪气盛则实，精气夺则虚"，就是对虚实性质的概括。辨别虚实，是决定扶正或攻邪的主要依据，如论中所述"发汗后恶寒者，虚故也；不恶寒但热者，实也"。前者为汗后阳虚，故不发热而恶寒，后者为汗后邪盛内传，故不恶寒而热。所以前者可用芍药甘草附子汤以治其虚，而后者则宜调胃承气汤以攻其实。一般病程长、体质弱、精神萎靡、声息低微、痛处喜按、脉无力者为虚；病程短、体质强壮、精神兴奋、声高气粗、痛处拒按、脉有力者为实。在疾病发展过程中，还可能出现真实假虚或真虚假实等情况。真实假虚指疾病本质为实，却表现出类似于虚的现象，即所谓"大实有羸状"。真虚假实指疾病本质为虚，反表现出类似于实的症状，即所谓"至虚有盛候"。一般脉有力者为真实，脉无力者为真虚；舌苍老坚敛、苔黄厚者为真实，舌胖嫩者为真虚；新病、体质较强壮者为真实；久病、年高体弱者为真虚。

如上所述，据八纲以识主证，析证候以明病机，可见八纲辨证的重要性。然而仅据八纲辨证，如不落实到具体的经络脏腑，究竟是哪一经的寒热，是哪一经的虚实，则未免空泛而不确切，笼统而不精细，同样无法获得正确的诊断。因此，六经与八纲必须密切结合，有机联系，决不能偏废。

《伤寒论》在具体辨证时，又提出"荣卫""水气""瘀血""上焦""中焦""下焦"等有关病机、病位的概念，有时则直接提到脏腑。现代所说的卫气营血辨证、三焦辨证、脏腑辨证等，实际上是上述辨证内容的引申和发展。由于卫气营血辨证与三焦辨证符合温病病情变化的规律，用作温病的辨证纲领，确实有利于温病的治疗。但这仅是辨证个性方面的发展，并没有离开辨证共性的六经与八纲。至于脏腑辨证与六经辨证的关系尤其紧密，既不是对立的，也不是完全等同的。

仲景在六经与八纲构成的辨证体系之外还创造了以方名证的"汤证"，只要方与证合，则收效卓著，所以提出了桂枝汤证、柴胡汤证、大青龙汤证等，为辨证治疗学开辟了一条新的途径。后人根据这一精神运用《伤寒论》方，以药辨病，以汤为证治病，取得许多新的成果，使得经方的运用不断扩大，一张常用方有时能治愈几十种不同的疾病。当代人对于《伤寒论》的研究，已不单是临床实践，而是利用各种手段进行科研，随着研究的深入，也进一步证实了《伤寒论》辨证论治理论的科学价值。

［附注］

［1］有研究者认为，六经病是六经所属脏腑经络活动功能失常的结果，一是表明外感热病初起表现不同的六种疾病类型，一是表明外感病发展变化过程中的不同转归。由于各脏腑功能特征不同，患者体质各异，寒邪侵袭人体后可在不同脏腑经络系统表现为不同的六类疾病，六经提纲证即六经病初起最基本表现和病理特征的概括。［谈运良. 《伤寒论》六经提纲的确立、评价及其他［J］. 河南中医，1988，（1）：7-10.］

　　[2] 王叔和（201—280 年），名熙，中国古代晋朝山阳郡高平（今山东省微山县）人。魏晋之际著名医学家、医书编纂家。在中医学发展史上，他做出了两大重要贡献，一是整理《伤寒论》，一是著述《脉经》。

　　[3] 柯韵伯，即柯琴。字韵伯，号似峰，浙江慈溪人，清代伤寒学家。他的以方名证、因方类证的做法较切临床实用，对后世研究《伤寒论》颇有影响。曾校正《黄帝内经》，著有《内经合壁》一书，已佚。又著《伤寒论注》《伤寒论翼》和《伤寒附翼》三书，合称《伤寒来苏集》为伤寒学派的重要著作。

　　[4] 何秀山，为清代绍派伤寒名家，为著名医家何廉臣祖父，著有《重订通俗伤寒论》一书。

　　[5] 朱丹溪（1281—1358 年），名震亨，字彦修，元代著名医学家，婺州义乌（今浙江义乌市）赤岸人，因其故居有条美丽的小溪，名"丹溪"。为"滋阴派"（又称"丹溪学派"）的创始人，与刘完素、张从正、李东垣并列为"金元四大家"，在中国医学史上占有重要地位。著有《格致余论》《局方发挥》《丹溪心法》《金匮钩玄》《素问纠略》《本草衍义补遗》《伤寒论辨》《外科精要发挥》等。

　　[6] 徐春甫，明代医学家。编著有《古今医统》《内经要旨》《妇科心镜》《幼幼汇集》《痘疹泄秘》等书。对后世有一定影响。

　　[7] 程郊倩，清代新安县人，字郊倩，著有《伤寒论后条辨》，其论每有精辟之语，为后世所称，然惜于散佚，今多转引其论于《医宗金鉴》等书。

第二节　六经纲要

一、太阳

　　太阳主人体的肌表，外邪侵犯，大多从表而入，正气奋起抗邪，于是首先表现出来的是太阳病，又称表证。"太"是开初的意思，病属初期，正气尚盛，抵抗力较强，证候表现多属阳性，故称太阳病。病程为初期阶段，病位在一身之表。

　　太阳病除了必然具有脉浮、头痛、项强、发热、恶寒等主要脉症外，由于患者受邪的不同，体质的差异，临床表现并不一致，因而又可分中风[1]、伤寒[2]、温病[3]三大证候类型。

太阳为寒水之经，主一身之表，以脉浮、头痛、项强、发热、恶寒[4]为提纲。

头痛项强太阳病，发热恶寒脖子酸，
虚邪须用桂枝汤，鼻鸣干呕脉浮缓[5]。
无汗怕冷脉浮紧，实邪宜把麻黄煎[6]。
实邪更加浑身痛，赶快发汗病可痊，
人怕麻桂不平安，才用冲和香苏饮。

冬月用香苏饮，其他三时伤寒感冒，用九味羌活汤，此汤又名冲和汤。此不犯三阳禁忌，为四时发汗之通剂。但最好还是用双解散（防风通圣合六一），双解散治伤寒也行，感冒也行，温病、暑病，或出痧、疹等病，用之得当，莫不应手取效。这些病有不在内，不在外之热邪，用此方最为适当。

太阳还有在腑病，蓄水蓄血不一般，
饮水就吐小便难，脉浮口渴燥难眠，
这是膀胱蓄水证，药方须用五苓散[7]。
小腹硬满小便利，脉沉病人如发狂，
这是膀胱蓄血证，须用桃仁承气汤[8]。
太阳证治两大路，发汗利水切勿忘。
病不应下误下之，下利清谷身疼时，
先用四逆把里救，然后救表用桂枝[9]。
发热头痛脉反沉，身体疼痛救里宁，
大汗大下利厥冷，两证全用四逆温[10]。
发汗太过漏浸浸，病人恶风小便难，
四肢微急难伸屈，桂枝加附治之妥[11]。
发汗太过心下悸，头眩身动欲擗地，
少阴误用大青龙，两样证候一般治，
药方需要真武汤，病从阴化运热剂[12]。
阳盛误服桂枝汤，大汗烦渴脉洪洋，
吐下以后七八天，热结表里舌上干，
时时恶风烦而渴，两样也是一般治，
药方白虎加人参，因为病把阳明兼[13]。
大便不通六七天，头痛有热承气先[14]。
病人烦热汗出解，疟状潮热日晡时，

日晡所发属阳明，治法要看脉虚实，
脉实宜下大承气，脉虚发汗宜桂枝[15]。
汗后怕冷正气虚，微热不冷实可知，
此证应当和胃气，调胃承气正相宜[16]。
脉微不要汗和下，临症仔细法外思[17]。
邪伤太阳寒水经，驱逐水气[18]莫稍停。
逐水外出就是汗，逐水下行有两端。
从后黄涎蓄水走，从前利水小便长。
发汗用药分五法，一宗一宗说端详。
麻黄发得皮肤汗，桂枝发汗经络和。
葛根汤发肌内汗，心下之汗小青龙。
大青龙发胸中汗，内扰胸中不安宁。
假若发汗不能尽，汗气变成水气凝，
水在心下干呕咳，小青龙汤有奇能[19]。
发热口渴要喝水，水入就吐名水逆，
此病要用五苓散，发汗散水病可痊[20]。
汗后心下硬且痞，干噫食臭有水气，
腹中雷鸣兼下利，病虽在腹根在心，
生姜泻心把它治[21]，皆因水气在上焦[22]。
水气在上宜汗散，若凡攻下病变了。
妄下之后腹满硬，下至小腹上至胸，
水与气结痛难近，脉迟名叫大结胸，
药品需要大陷胸，汤丸两样要分明，
病势连上用丸药，病势连下用汤攻。
心下痞塞按才痛，脉细浮滑小结胸，
药品用汤小陷胸，只因邪在脉络中。
假如此病无热证，名叫寒实结了胸，
三物白散把它治，泻水散寒一方通。
又有十枣汤证候[23]，心下痞硬胁下疼，
干呕又兼气也短，汗出并且不恶寒，
三焦之气不升降，阻隔难通十枣汤，
这是水气在中焦，中满泻之从里边。
若凡头痛项兼强，翕翕发热无汗点，

心下满来微微痛，小便不利水不行，
荣卫不调不发汗，水不通畅膀胱凝，
药用桂枝汤去桂，再加茯苓白术汤[24]，
这是水气在下焦，引而竭之水气畅。

[附注]

[1] 中风：是太阳病的证型之一，不是指猝然倒地之中风。它的主症为头痛、发热、恶风寒，自汗出，脉浮缓，有时可有鼻鸣干呕等兼症。这一系列的病理、病机是由"卫强营弱"所致。卫为阳，有卫外的功能；营为阴，有营养的作用。卫既受病，失其固外开阖的作用，因而营阴不能内守而汗自出，汗出则营弱。由于汗出肌腠疏松，营阴不足，所以脉搏虽浮而按之则比较缓和。太阳中风的特点是肌腠疏松，所以又称为表虚证，是对太阳伤寒表实相较而言，并非是绝对的虚证。

[2] 伤寒：是指狭义的太阳伤寒证，不是外感病统称的广义伤寒。它的主要脉证是：或已发热，或未发热，必恶寒，身体疼痛，无汗而喘，脉浮紧。寒邪外束，卫闭营郁，是本证总的病机特点。卫阳被遏，所以恶寒，卫与邪争，势必发热，因此临床上所见的太阳伤寒常是恶寒发热同时并见。至于伤寒初起或有未发热者，乃是寒邪初袭，卫阳被遏而尚未与邪争，但这仅是初病时的短暂现象，不久就会出现发热。无论是中风，还是伤寒，都是既恶风又恶寒。卫阳闭遏，则营阴郁滞，筋骨失于煦濡，所以身体骨节疼痛。腠理闭塞，所以无汗。寒邪束表而正气向外抗邪，所以脉见浮紧。脉浮紧常与无汗并见，就是这个缘故。肺主呼吸而外合皮毛，邪束于外，腠理失宣，必然影响肺气，于是肺气不利，则呼吸喘促。本证腠理闭塞无汗，所以又称为表实证。

[3] 温病：这里所说仅是温病初期，是太阳病中的温热证，不包括温病的整个演变情况。它的证候特征是发热而渴，轻微恶寒。其主要病机是外受温邪，津伤内热。唯其温邪外受，所以亦从太阳病表证开始，但温邪热变最速，与风寒之邪性质不同，所以恶寒的时间短暂，程度轻微，很快就会消失。温邪灼烁津液，所以初起就有口渴，与中风伤寒必待表邪入里化热伤津才见口渴者自是不同。正因为外受温邪，所以在发热的同时，脉必浮数或滑数，不同于中风脉的浮缓，伤寒脉的浮紧。

[4] 太阳病中风、伤寒、温病均属于表证范畴，所以均有脉浮、头痛、项强、发热、恶寒的见症。其主要区别是：中风证脉浮缓而自汗出，伤寒证脉浮紧无汗，温病发热口渴微恶寒。此外，还可参考舌苔，中风、伤寒证的

性质属寒，舌苔一般薄白而舌质无变化，温病的性质属热，舌苔虽也薄白或白而微黄，但其舌质边尖必红。

[5] 患太阳病，出现发热、汗出、怕风、头痛、头颈部拘急疼痛、脉象浮缓的称为中风。（参阅伤寒1，2条。）太阳病的病位在表，治宜发汗解表。表证有表寒与表热之异，表寒证治宜辛温，表热证则只宜辛凉而禁投辛温，必须明辨。即使同属于表寒证，基于有中风表虚与伤寒表实的不同，具体治法也有很大的差异，前者只宜调和营卫，解肌祛风，后者必须开腠发汗，绝对不能混用。太阳中风表虚证，治当调和营卫，代表方为桂枝汤。（参阅伤寒12条。）

[6] 太阳伤寒表实证。不管是已经发热或者还未发热的，由于风寒束缚肌表，卫气不能护卫肌表起到温煦的作用，因此必定会出现怕冷、身体疼痛、呕逆、寸关尺部均为浮紧的脉象。由于腠理受寒而闭塞，而不得汗出，非开腠发汗不足以祛邪外出，代表方为麻黄汤。（参阅伤寒3，35条。）

[7] 太阳病兼水气停蓄证，治宜五苓散。蓄水证多发生在太阳病过程中，主要由于口渴而饮水太多，脾的输布津液功能障碍，以致水气停蓄，膀胱气化受阻，则小便不利，水不化气，气不布津，则消渴、烦渴，这种渴不是热盛伤津，所以虽然渴欲饮水，但水入不消而吐出，成为水逆证。此时虽有表证未解，却不需先解其表，只用五苓散温阳化气，利水和表，药后宜多饮暖水以助气化，气化则小便利而蓄水去，气化则汗出而表和。（参阅伤寒71条。）

[8] 太阳病兼下焦蓄血证的证治：治宜根据病势的轻重缓急，选用桃仁承气汤或抵当汤、丸。蓄血证也可见于太阳病程中，它的主要特征是精神症状，轻则如狂，甚则发狂，这是因为瘀血与热邪结于下焦膀胱部位而上犯神明所致，患者多伴有少腹急结或硬满的腹部症状，脉象也大多沉滞不起，为微而沉，或沉结。由于病在血而膀胱气化如常，所以小便自利，与蓄水证的小便不利有着明显的不同。因此，精神症状与小便自利，是诊断蓄血症的主要依据。蓄血轻症，可治以桃仁承气汤，但必须表证已解，方可使用；蓄血重证，虽表证未解，亦可使用抵当汤破血逐瘀，若素有宿瘀，势深而缓，不可不攻，但又不可峻攻者，可用抵当丸治疗。（参阅伤寒106，124条。）

[9] 患伤寒病，医者误用泻下法治疗，导致腹泻不止且夹杂未消化的食物，并且全身疼痛。此时应当先治里证，等到大便正常，只剩下全身疼痛的症状时，就应当急救表证。温里宜四逆汤，攻表宜桂枝汤。（参阅伤寒91条。）

[10] ①出现发热、头痛的症状，原本应当出现属于表证的浮脉，如今却反而出现沉脉，如果病情不见改善，甚至出现全身疼痛的症状，这是由于里

有寒邪壅聚而兼有表邪未解的缘故。由于阴寒内盛，阳气虚损，因此出现沉脉；由于表邪束缚肌表，致使气血凝塞不畅，因此全身疼痛。此时应当先温其里。②由于阴寒格拒虚阳于肌表而出现大汗和手足厥冷，实为表热里寒的假热现象。因为阴寒内盛，脾肾阳虚，脾胃的运化功能失司，因此腹泻夹杂未消化食物。此两证均可用四逆汤温之。（参阅伤寒92，225条。）

[11] 太阳病发汗太过，卫阳虚而不固，则汗漏不止，恶风寒，津液耗伤，则小便艰涩不行。有谓"阳气者，精则养神，柔则养筋"。亦有谓"液脱者，骨属屈伸不利"。今阳气既虚，阴液又伤，故四肢微急，难以屈伸。本证阳气虽虚而犹未至亡阳，且太阳表证未解，故用桂枝加附子汤固表止汗，复阳敛液。（参阅伤寒20条。）

[12] ①患太阳病以发汗法治疗，若误发虚人之汗，或汗出过多带走热量过多伤及少阴阳气，故汗出不解，若阳气外越，故其人仍发热；因阳气制水无权，水气凌心，故心下悸动；水气上干清阳，则头眩晕；由阳虚不得温养肢体，故身体肌肉跳动；身体震战，站立不稳，而欲倒地。证乃肾阳虚水泛，治以温阳利水，应服用真武汤。（参阅伤寒82条。）②《医宗金鉴》注伤寒38条云：太阳中风，脉当浮缓，今脉浮紧，是中风之病而兼伤寒之脉也。中风当身不痛，汗自出，今身疼痛，不汗出，是中风之病，而兼伤寒之证也。不汗出而烦躁者，太阳郁蒸之所致也。风，阳邪也。寒，阴邪也。阴寒郁于外则无汗，阳热蒸于内则烦躁，此风寒两伤，营卫同病，故合麻、桂二汤加石膏，制为大青龙汤，用以解营卫同病之实邪也。若脉微弱，汗出恶风者，即有烦躁，乃少阴之烦躁也。禁不可服，服之厥逆，筋惕肉瞤之患生，而速其亡阳之变矣。故曰此为逆也。（参阅伤寒38，316条。）

清代医家王旭高对真武汤见地颇深：肾之真阳盛，则水皆内附，而与肾气同其蛰藏。唯肾之阳虚不能制水，则水得泛滥而为病。苓、术、芍、姜，皆脾胃药，崇土以镇伏肾水，附子以挽回阳气。方名"真武"，盖取固肾为义……真武主治，在于崇土扶阳，以泄水邪，故不但里镇少阴水泛，兼可外御太阳亡阳。（《王旭高医书六种·退思集类方歌注·四逆汤类》）

以上两类证候，即误发虚人之汗和少阴（太阳与少阴相表里）误服大青龙汤引起振振欲擗地、筋惕肉瞤、亡阳等患，均可用真武汤救治。

[13] ①阳盛于内，误服桂枝汤，患者大量出汗后，出现烦躁不安、严重口渴，甚至频频喝水也不能缓解并且脉象洪大的，可用白虎加人参汤方治疗。（《伤寒医诀串解》）（参阅伤寒26条，222条。）②患伤寒病，经由催吐、泻下后，七八日仍不能缓解，表示实热壅结于里，而外泛于肌表，因此患者感

觉表里俱热。由于误吐、误下后损伤正气，导致卫阳不足以护卫肌表，因此时时恶风；由于热炽盛且蒸灼津液，津液不足以上达于口，因此大渴且舌上干燥；津液亏虚不足，导致心阴不能濡润心脏，因此烦躁。（参阅伤寒168条。）此应用白虎加人参汤方治疗。白虎汤清阳明气分之热，以防止津气再伤，因热已伤津气，白虎汤内加人参益气生津。

[14] 患伤寒病，六七天不能解大便，并且出现头痛发热的症状时，表示腹中有邪热燥屎积聚，应当服用承气汤。（参阅伤寒56条。）

[15] 患者出现烦热的症状，虽然以发汗法治疗后即能缓解，但如果出现如疟状定时发作的潮热，或是中午过后即产生发热的症状，表示为病邪已传入于体内的阳明证。此时，如果出现实大或沉实的脉象，说明病邪的确传入于阳明胃腑，应当以大承气汤来攻下；如果出现浮弱的脉象，说明表邪仍未完全舒解，并且阳明里热尚未炽盛，应当以桂枝汤来发汗。（参阅伤寒240条。）

[16] 发汗后，通常会产生虚实两种症状。如果出现恶寒的症状，表明发汗后同时损伤津液与阳气，由于阳气虚损，因而恶寒，这是属于虚证。如果出现不恶寒反而身体发热的症状，这是因为发汗后不仅损伤津液，在发汗时由于毛孔大开，邪气趁机入于体内而化成邪热，这是属于实证，此时应当以调胃承气汤泻下腹中的邪热，来调和胃气。（参阅伤寒70条。）

[17] 脉微大忌令人吐，欲下犹防虚且细。（仲景云："脉微不可吐，虚细不可下。"）沉微气弱汗为难，三者要须常审记。（宋·许叔微《伤寒百证歌》）（参阅伤寒286条。）

[18] 水气：①古代哲学概念，指五行中水的精气。②中医称寒水之气。谓人体之水气因受寒而凝滞不化。

[19] 太阳伤寒兼里停水饮证治。患伤寒病，表证未解，人体之水气因受寒而结于心窝部凝滞不化，成痰饮水湿等停积，以致出现干呕、发热、咳嗽，或口渴，或腹泻，或咽下困难，或小便不通利而少腹胀满，或气喘等症状，用小青龙汤治疗可获奇效。（参阅伤寒40条。）

[20] 蓄水重证之证治。中风发热，六七日不解而烦（医者误为中风发热六七日不解，又用汗法，汗出过多，丢失水分太多，散热过多，既损津液，导致内燥，又损伤阳气），有表里证（表证指太阳中风、发热恶寒等，里证指烦渴，小便不利等）。渴欲饮水，因膀胱气化不利，津不上承为之，水入则吐者（以水气犯胃，胃失和降，气逆为之），名曰水逆，证乃蓄水重症，治以温阳化气，利水渗湿，五苓散治疗。（参阅伤寒74条。）

[21] 胃虚水饮食滞的证治。伤寒汗出，解之后，胃中不和，因汗出脾胃

受损，或其人脾胃素虚，外邪乘虚内陷，寒热互阻于中，促使脾胃升降失常，导致胃中不和，心下痞满，形成痞证。心下痞硬，按之腹肌有紧张感，但不痛，不同于结胸证，乃邪气阻结较重，气机痞塞较甚；干噫食臭，是脾虚不运，阳虚无热，不得腐熟运化，胃气上逆所为；胁下（或肠间）有水气，迫于下，流动作响，故腹中雷鸣，下利者，证乃脾虚水饮食滞作痞，因寒水之气在上焦之故，病根在心。用生姜泻心汤治疗。（参阅伤寒157条。）

［22］上焦：《灵枢·营卫生会》："上焦出于胃上口，并咽以上，贯膈而布胸中。"其主要功能是敷布水谷精气至全身，以温养肌肤、骨节，通调腠理。

［23］十枣汤为攻逐水饮之剂。太阳中风而水饮积于胸胁，除表证外，心下痞硬满，引胁下痛，为十枣汤证的见症。

饮停聚于胸胁，引起心下痞硬满；痰饮横流于胁下，阻塞气机的正常升降，引起胁下疼痛；水饮溢于胃，胃失和降，则干呕；水饮迫肺，肺气失利受阻，故呼吸短促；由于痰饮内蕴，郁而化热，痰热蒸灼于内，因此微微汗出；汗出不再恶寒，表明表邪已解，但痰饮仍未除。在正常生理情况下，肺有通调水道之作用，脾有运化水湿之功能，肾司开合，蒸化水液，分清泌浊，三脏互相协作，共同完成水液的吸收、运行和排泄，若三者功能失调，则通调、转输失灵，必致水液停积成为痰饮。因水气作乱中焦，致三焦气机阻隔不得升降，水饮澼积胸胁，非攻积逐饮不足以祛除，宜用十枣汤泻之。但必待太阳表证已解才可使用，否则表邪内陷与水相搏，反更孳生其他病变。（参阅伤寒152条。）

［24］此为水气内停兼太阳经气不利的证治。桂枝去桂加茯苓白术汤证的主症是心下满微痛，小便不利，兼见头项强痛，翕翕发热，无汗。病因病机是水气内停，太阳经气不利。治法是健脾利水，宣通气化，方用桂枝去桂加茯苓白术汤。（参阅伤寒28条。）柯韵伯："汗出不彻而遽下之，心下之水气凝结，故反无汗而外不解，心下满而微痛也。然病根在心下，而病机在膀胱，若小便利，病为在表，仍当发汗，若小便不利，病为在里，是太阳之本病，而非桂枝证未罢也……但得膀胱水去，而太阳表里证悉除，所谓治病必求其本也。"（《伤寒来苏集·伤寒论注·桂枝汤证》）徐灵胎："头痛发热，桂枝证仍在也，以其无汗，则不宜更用桂枝。心下满则用白术，小便不利，则用茯苓，此证乃亡津液而有停饮者也。"（《伤寒论类方》）饮停必须利水，津伤兼当益阴。水饮去则诸证自除，小便利则愈。

二、阳明

阳明病是外感病过程中，阳气亢旺，邪气最盛的极期阶段，就是指太阳病、少阳病进一步发展，而阳热亢极之意，属于里热实证[1]。

以"胃家实"[2]为提纲，主里，外候肌肉，内候胃中。

脉大身热汗自出，不怕冷来反怕热[3]。

阳明经证口渴烦[4]，清解里热存津液[5]。

若是未离太阳证，脉浮怕风头项痛[6]，

有汗桂枝加葛根，脉浮无汗用麻黄[6]。

口渴壮热汗也多，白虎汤证清里热[7]。

晡潮便结语言狂，阳明腑证承气汤[8]。

无汗不便表里实[9]，防风通圣有专长[10]。

阳明也有用吐法[11]，胃外诸症[12]一扫光。

虚热咽干口干苦，肚满烦躁睡不妥，

舌苔白厚小便短，消渴[13]又是饮水狂，

吐出浊邪心腹快，药用栀子豆豉汤[14]。

阳明在经[15]，未离太阳要发汗，既离太阳，要清解；在腑[15]，看情形下之；若在经、腑之界，出汗不对，清解不行，就可用吐法了。**阳明经用麻桂切要注意，因为桂枝下咽，阳盛立毙[16]。**

[附注]

[1] 阳明病多为里热实证，但当胃阳虚弱，也可能发生胃寒气逆的阳明虚寒证。此外还会邪陷三阴而为三阴虚寒证。阳病是否转变为阴病，以阳明为机轴。阳明里热实证，一般有无形热盛与有形热结的区分，前者偏于胃热津伤，称为阳明热证（传统称经证），后者重在大肠燥结，称为阳明实证（一称腑证）。

[2] "胃家"是胃与大小肠的简称。"实"为邪气实，一指阳明燥热充斥于全身，二指燥热结实于肠道。

[3] 这是阳明病的主要脉证。外感病发展到阳明阶段，一般发热均较高，按之灼手如蒸。热盛于里，迫液外泄而汗自出。由于阳气亢旺，邪热壅盛，故脉象多见盛大洪滑，鼓指有力。由于在表的风寒已解，传里的热邪独盛，所以不再恶寒，而反恶热。虽身热汗出非阳明独有，但不恶寒反恶热却是阳明显著的特征。（参阅伤寒 182，186 条。）

[4] 阳明经证除阳明病的主要脉证外，口渴也是其主要特点。还可见到气粗如喘、面赤或面垢、心烦躁扰、谵语遗尿，或昏睡等证。（参阅伤寒 168，169 条。）

[5] 阳明病的治疗，无形之热，治以清解里热为主，所谓"热者寒之"；有形之实，治以泻下实邪为主，所谓"留者攻之"。因此，清热与泻实是治疗阳明病的两大法则。因为阳明病燥热亢盛，最易耗伤津液，无论清法还是下法，都是以保存津液为主要目的。也正是由于阳明病热盛津伤，所以凡是与津液有损的治疗方法，如发汗、利小便等，都应禁用或慎用。

[6] 如果病邪还没有离开太阳，还具有太阳病脉浮、怕冷、头项强痛的主要脉证，若出现颈项及背部拘急强硬、出汗怕风等症状的，应用桂枝加葛根汤治疗。若出现头痛发热、怕风无汗、身疼腰痛等症状或脉浮现象的，应用麻黄汤治疗。（参阅伤寒 14，35，37 条。）

[7] 白虎汤为阳明经证（热证）清解里热的代表方剂。阳明热证是里热蒸腾所致，表里俱热，以身大热、汗大出、口大渴、脉洪大（或浮滑）四大症为主要特点，所以治宜白虎汤清解里热。

[8] 阳明腑证（实证）的主要证候为：大便硬结，谵语，手足潮热汗出，腹满疼或绕脐疼，脉沉有力。因邪热传里与肠中糟粕相结而阻滞于内，不用攻下则燥实不去，非但邪热无从肃清，且更耗津烁液，加重病情，要想泄其实邪而救其津液，就必须运用下法。然而病情有轻重，病势有缓急，用下既应及时，以免延误病机，又应慎重，以防过剂伤正，尤其需要针对病变机制的关键，选择相应的治法和方剂。三承气汤方为首选，一般分为缓下、和下、峻下等。

缓下法适于邪热初传阳明，肠中燥热，胃气不和，或是邪实正伤，肠中干燥，不大便，腹部胀满，或热结旁流，蒸蒸发热，心烦谵语等症，代表方为调胃承气汤。（参阅伤寒 105，207，248，249 条。）

和下法适于肠腑燥实较轻，邪滞内阻，气机不运，不大便或大便硬，谵语潮热，腹部胀满或痛而不甚，舌苔黄垢，脉沉实或滑疾等症，代表方为小承气汤。（参阅伤寒 213，214，250 条。）

峻下法适于肠腑燥实重证，日晡潮热，手足汗出，谵语烦躁，腹部胀满，疼痛拒按，大便秘结，矢气频转，甚至喘冒不得卧，舌苔老黄，甚则焦燥起刺，脉沉迟实，若不峻下攻邪，则阳邪亢极，有津液立竭之虞。若里邪壅实，上灼神明，而致神志昏糊，不识人事，循衣摸床，惕而不安，直视微喘，或目中不了了，睛不和，正气阴液俱伤，危在顷刻，更应峻攻急下，以冀挽回万一。若实邪壅滞太甚，气血遏郁，阳气不得外达，而致四肢厥逆，这是火极似水，热极而厥，尤当峻攻里实，代表方为大承气汤。（参阅伤寒212，215，217，238，241，242，252，253，254，255条。）

承气汤禁例：表邪未解的禁攻下，误下则表邪内陷而生其他变证；邪实于上，证势向上的禁用攻下，误下则徒伤胃气，发生阳邪内陷下利等变证；胃气虚寒的不可攻下，平素中阳不足的人，即使患阳明里实证，也不可用承气汤，若误用苦寒攻下，实邪未必能去，而中阳更虚，胃虚气逆，因而发生呃逆的变证；血虚液竭的也不可攻下，虽见腑实，若脉反微涩，乃营血虚衰之征，不可再与承气汤。否则，营血更伤；还有因肠中津液亏虚而致的大便硬结难下，也不可用承气汤攻下，以免诛伐无过。（参阅伤寒189，194，204，205，206，214，233条。）

另外，因胃中有热，脾阴不足，脾的输布津液功能被约束而津液偏渗，以致肠中干燥者，称脾约证，也不可用承气汤攻伐，脾约证与热邪和肠中糟粕相结不同，虽然大便秘结，但无潮热腹满疼痛等证，所以宜用麻子仁丸润下。（参阅伤寒246，247条。）

[9] 不出汗，大便秘结不下，为表里俱实。

[10] 此为伤寒论外的治法。防风通圣有解表通里，清热解毒之功，主治大便秘结表里俱实等证。

[11] 吐法：通过涌吐，使停留在咽喉、胸膈、胃脘等部位的痰涎、宿食或毒物从口中吐出的一种治法。《素问》说："其在高者，引而越之。"就是吐法的理论依据之一。凡是痰涎壅塞在咽喉，或顽痰蓄积在胸膈，或宿食停滞在胃脘，或误食毒物尚留在胃中未下等，都可及时用吐法使之涌吐而出。

[12] 指热郁胸膈，胸中窒塞，心中结痛，咽燥口苦，腹满而喘，烦躁不得眠等属于上中焦热郁气滞的病症。

[13] 此烦渴欲饮之意，非指消渴证（糖尿病的病理发展阶段）。

[14] 栀子豉汤有轻清宣泄之功，还具涌吐汗解之力，但涌吐之作用往往被医家忽视或否定。清代医家程应旄认为："盖栀子气味轻越，合以香豉能化浊为清，但使涌去客邪，则气升液化，而郁闷得舒矣。"（《医宗金鉴》）张璐也指出："栀子涌膈上虚热，香豉散寒热恶毒，能吐能汗，为汗下后虚烦不解之圣药。若呕，则加生姜以涤饮。"（《伤寒缵论》）陈灵石则称："愚每用此方，服之不吐者多，亦或有时而吐，要之吐与不吐，皆药力胜病之效也。其不吐者，所过者化，即雨露之用也。一服即吐者，战则必胜，即雷霆之用也。方非吐剂，而病间有因吐而愈者，所以为方之神妙。"（陈修园《长沙方

歌括》）（参阅伤寒 228，221，76，77，78 条。）

［15］在经：在热证阶段（阳明经证为热证）。在腑：在实证阶段（阳明腑证为实证）。

［16］"桂枝下咽，阳盛立毙"，语出王叔和编次的《伤寒论·伤寒例》。

三、少阳

少阳在三阳经中，外邻太阳，内接阳明，所以少阳病多在从表入里，由寒化热的过渡阶段，此时已离太阳之表，尚未入阳明之里，而是在表里之间，因而少阳病的性质，既不属于表寒证，也不属于里热证，而是半表半里热证。所谓"半"，即为"不"的意思，也就是不表不里。表是相对的概念，少阳与阳明之里相较则为表，与太阳之表相较则为里。正由于少阳位于表里之间，所以少阳病的病理机转，既可向外转出太阳，又可向内转入阳明。所以少阳病多兼太阳之表，或阳明之里。

少阳病的主要脉症以口苦、咽干、目眩，往来寒热，胸胁苦满，不欲饮食，心烦喜呕，脉弦细为主，由于少阳风热上干清窍，耳聋、目赤等也是比较常见的症状。少阳病以口苦、咽干、目眩为提纲，主半表半里。

半表半里少阳篇，口苦咽干目又眩。
虚火实火要分好，在经在腑不一般。
往来寒热胸胁满，默默不食呕而烦，
小柴胡汤药对症[1]，这是虚火治不难。
郁郁微烦呕不止[2]，发热不解心中痞[3]，
这是少阳实火证[4]，两解其邪大柴胡[5]。
少阳腑证有四般，痞痛利呕分别观。
因呕而痞不疼痛，半夏泻心汤对症[6]。
胸中有热想呕吐，腹痛胃中邪热并，
仲师方用黄连汤，能治胸热腹痛病[7]。
若凡胆火下攻脾，协热下利用黄芩[8]，
黄芩汤中加姜夏，胆火逆胃呕不停[8]。
这是少阳和解法，寒热攻补样样行。

［附注］

［1］患太阳病之伤寒或中风不愈，经过五六天后，由于邪热位于半表半里之间，因此出现往来寒热；由于邪气壅结于胸胁，因此出现胸胁苦满、默

默不欲饮食。由于邪气尚未入于胃腑，邪气郁而化热，邪热灼伤津液，因此出现心烦喜呕或胸中烦而不呕或渴。（参阅伤寒96条。）

少阳病的病机，主要是枢机不利，所以和解枢机是治少阳病的主要方法，亦称和法，代表方为小柴胡汤，但需随证加减化裁。

[2] 患太阳病未解，十余日后病邪传变到其他经，医者误用泻下法治疗，又经过四五日，而柴胡证仍然在时，应先服用小柴胡汤。服用后如果呕吐不止，并且出现心下急促、郁郁微烦的症状，表示不单纯是半表半里的少阳证，还同时兼有阳明腑实证，此时既不能只用泻下法也不能只用和解法，应当用大柴胡汤同时和解少阳、通下里实。（参阅伤寒103条。）

[3] 伤寒发热，汗出不解，并非太阳表证不解，而是病入少阳、阳明不解。邪入少阳，则枢机不利，气机不畅，邪结经脉，因此心中痞硬。因木邪克土，胆逆犯胃，胃气上逆，则呕吐而下利，此为热结旁流下利之候，即阳明燥结已成，热迫津液，从旁而下。证乃少阳兼里实，大柴胡汤主之。这是少阳兼里实另一证型的治法。（参阅伤寒165条。）

[4] 实火证：这里指里实证。

[5] 两种里实证都用大柴胡汤。

[6] 患伤寒五六日未愈，出现有呕逆与发热等柴胡汤证的症状，如果误用攻下法治疗后，柴胡证仍然未解，表示病邪仍停留在半表半里之间，并没有因误用泻下法而更加深陷于里。此时应以小柴胡汤和解表里，这是因为小柴胡汤能扶助正气，当正气与邪气相争时，则身体出现蒸蒸而发热，接下来由于正气胜于邪气，因此邪气随着汗液流出而症状得到缓解。如果患者出现心下满闷而不痛的症状，这是因为患者平素脾胃气虚，因误下后导致邪气深陷于中焦，阻遏气机的畅达，脾胃升降失常，因而形成寒热痞证，应用宜半夏泻心汤。（参阅伤寒149条。）

[7] 患伤寒病，由于患者平素体内有邪热未消，导致气机的升降失调，阴阳不能相交，上为热，下为寒，寒邪入于胃中，因此腹中疼痛。当胃气上逆时，则想要呕吐，应用黄连汤治疗。（参阅伤寒173条。）

[8] 患太阳与少阳合病，同时兼有太阳表证（头痛、恶寒、发热）与少阳半表半里证（口苦、往来寒热、胸胁苦满），由于表里皆为邪热所犯，邪热不能由肌表出因而下走而结聚于胃腑，逼迫津液由下而出，因此下利，可用黄芩汤。如果因胃气上逆而出现呕吐，用黄芩加半夏生姜汤治疗。（参阅伤寒172条。）

四、太阴

脾与胃互为表里，胃属阳明，脾属太阴，胃阳旺盛则邪从燥热而化，脾阳不足则邪从寒湿而化，故阳明属燥热伤津的里热实证，太阴属寒湿为患的里虚寒证。正因脾胃同处中州，相为表里，所以两经见证可以相互转化，如阳明病而中气虚者，即可转为太阴；太阴病而中气渐复者，亦可转为阳明。所谓实则阳明，虚则太阴，就是说明两者的相互关系。临床所见，由三阳病转变为里虚寒证的，称为"传经"；如里阳素虚，始病即见虚寒证象的，则称为"直中"；无论传经或直中，只要是脾虚寒证，就应当从太阴病论治。

太阴为纯阴之脏，病入太阴从阴化者多，从阳化者少。以腹满吐食，自利[1]不渴，手足自温，时腹自痛为提纲。

腹满吐利手足温，时腹自痛病太阴。

服药不愈四逆辈，本病开始用理中[2]。

腹痛不解从阳化[3]，细看情形用大承[4]。

有时腹疼有时止，芍药加入桂枝汤，

大便坚实腹疼痛，桂枝汤中加大黄[5]。

[附注]

[1] 自利：是指由于身体内部因素如脾肾阳虚或中气不运所致的慢性腹泻，一般不伴有其他胃肠道症状。《伤寒论》中有"自利而渴者，属少阴也"，"自利不渴者，属太阴也"，都是自利，渴的就属于少阴，不渴就属于太阴，这就区别了下焦的肾阳虚腹泻和中焦的脾阳虚腹泻。

[2] 太阴病属里虚寒证，自当温里为主，《伤寒论》中指出"当温之，宜服四逆辈"，就是太阴病的治疗原则。虽没有肯定方剂，但从"宜服四逆辈"来分析，要不外乎补脾土，温中阳的范畴，如理中、四逆等方，都可随证选用。（参阅伤寒277条。）

[3] 从阳化，即指太阴病转为阳明病。

[4]《医宗金鉴·辨太阴病脉证并治全篇》："从阴化者，如论中腹满，吐食，自利，不渴，手足自温，时腹自痛，宜服理中四逆辈者是也；从阳化者，如论中发汗后不解，腹满痛者，急下之，宜大承气汤。"

[5] 原本患太阳表证，医生却反用泻下法治疗，如果表邪因误下而入于太阴，脾阳受邪气所遏，以致脾胃虚寒、水湿不化、气滞不通，因此出现腹

部胀满且时时发痛，此时应用桂枝加芍药汤治疗。如果表邪因误下而入于阳明，燥热壅结于肠胃而形成实邪，因此出现腹满硬痛，大便干硬不通，此时应用桂枝加大黄汤治疗。同是太阴病而治有不同，理中、四逆为治太阴病的正法，桂枝加芍、加黄二方则属于治疗太阴病的变通方法。（参阅伤寒279，280条。）

五、少阴

少阴包括手少阴心与足少阴肾两脏，心为君主之官，肾为先天之本，通常是心火下蛰于肾，肾水上奉于心，心肾相交，水火既济，相互制约，维持人体正常的生命活动。

病至少阴，心肾阳气均虚，就会出现整体虚寒的临床表现。因此，少阴病的性质为全身虚寒证。少阴虚寒证的发生，有因心肾阳素虚而自感外邪，有由太阴虚寒证发展而来，有由阳经病误治演变而来，其中太阳病尤易转变为少阴病，以太阳与少阴相表里的缘故。

然而这仅是少阴病阳虚或伤阳，从阴化寒的一个方面，还有邪热伤阴，而致阴虚阳亢从阳化热的另一个方面。前者属于少阴寒化证，后者属于少阴热化证，两者病机截然相反，治法迥异。

少阴病以无热恶寒、脉微细、但欲寐[1]，及四肢厥冷、下利清谷等为提纲。肾中水火同居，邪伤其经，或从水化而为寒，或从火化而为热。

邪伤少阴但欲寐，脉自沉细不可汗[2]。

只因肾中有水火，寒化热化有区别。

若从水化变寒病，提纲再加背恶寒，

腹痛利谷小便白，温剂回阳巧安排[3]。

麻黄细辛附子汤，发热脉沉两感证[4]，

又有微微发汗法，麻黄附子甘草汤[4]。

下利清谷呕不食，温阳散寒宜四逆[5]。

里寒外热脉欲绝，治用通脉四逆汤[6]。

若从火化变成热，脉虽沉细带着数，

口中发热利清水，内烦外躁小便赤，

补正攻邪分两面，用药宜用救阴法[7]。

甘草（汤）桔梗（汤）咽疼治[8]，生疮不语苦酒汤[9]。

下利咽痛胸满烦，猪肤汤剂用几钱[10]。

黄连阿胶滋阴品，只因烦躁睡不安[11]。

少阴下利六七天，口渴心烦不得眠，

又兼咳嗽带呕吐，药方才把猪苓选[12]。

若凡下利带脓血，桃花汤剂用几帖[13]。

口燥舌干二三日[14]，腹胀便秘六七天[15]，

自利清水色纯青，心下疼痛口燥干[16]，

三般都用承气汤[17]，攻邪救阴两相当。

少阴证治两大路，回阳救阴要细详。

[附注]

[1] 患少阴病，由于阳气衰微、气弱血虚，无力鼓动血液运行，因此脉微细；由于气血亏虚不能濡养心神，因此精神萎靡、神志迷糊而欲睡。（参阅伤寒281，282条。）

[2] 患少阴病，出现细沉数的脉象，表示气弱血虚、阳气衰竭，属于里病，因此不能用发汗法治疗。如果误汗将会更加严重损伤阳气甚至会导致亡阳；如果阳气已经亏虚不足，尺脉又出现弱涩的脉象，表示阴血亦亏虚不足，此时不仅不能发汗，也不能泻下。（参阅伤寒285，286条。）

[3] 少阴肾经，水火之藏，邪伤其经，随人虚实，或从水化以为寒，或从火化以为热。水化为阴寒之邪，是其本也；火化为阳热之邪，是其标也。阴邪其脉沉细而微，阳邪其脉沉细而数。至其见症，亦各有别。阴邪但欲寐身无热，阳邪虽欲寐则多心烦。阴邪背恶寒口中和，阳邪背恶寒则口中燥。阴邪咽痛不肿，阳邪咽痛则肿。阴邪腹痛下利清谷，阳邪腹痛下利清水或便脓血也。阴邪外热面色赤，里寒大便利，小便白；阳邪外寒手足厥，里热大便秘，小便赤。此少阴标本寒热之脉证也。凡从本之治，均宜温寒回阳；从标之治，均宜攻热救阴。回阳救阴，其机甚微，总在临证详究，辨别标本寒热，以急施其治，庶克有济，稍缓则不及矣。[《订正仲景全书伤寒论注（卷七）·辨少阴病脉证并治全篇》吴谦（公元1742年）]

[4] 少阴阳虚兼太阳表实之证治。少阴虚寒证，一般是无热恶寒、脉沉；现在反见到发热，因知是兼太阳表证。恶寒发热同俱，乃太阳表证的典型症状，何以不专属太阳？脉沉是审证的关键，表证脉当浮，却是脉沉，少阴阳虚不能与外邪相应，是肾阳虚为主而兼有表证。由于少阴与太阳两经病证同见，因而传统上称太少两感证。少阴阳虚当温，太阳表实当汗，两经同病，故宜温经与发汗同施。但是必须在里阳虚还不太甚的情况下，才能使用此法；若里虚较甚而见到下利清谷等症，则又当先温其里，而后再治其表。温经发汗的代表方为麻黄细辛附子汤；如病情轻而病势较缓的，可用微微发汗的麻

黄附子甘草汤。（参阅伤寒 301，302 条。）

[5] 阴盛阳虚之证治。见四肢厥冷，下利清谷，脉沉微细，或呕不能食，或饮食入口即吐。由于阴寒上逆，所以间可见到呕不能食或饮食入口则吐等，治当温阳散寒，回阳救逆，宜四逆汤。（参阅伤寒 225，323，324 条。）

[6] 阴盛格阳之证治。里寒外热指内真寒，外假热，是少阴病阴盛格阳的主要病机与证候特点。本证四肢厥冷，下利清谷与四逆汤证同，所不同的是脉微欲绝，表明阳虚的程度更为严重，最大的区别是"反不恶寒"，为内脏阴寒至极，虚阳被格于外的假象，此时病势已趋危急，非大剂扶阳抑阴，则不足以挽回将脱之阳。所以治用通脉四逆汤。（参阅伤寒 317，370 条。）

[7]《伤寒医诀串解·少阴篇》："何谓少阴之邪从火化而为热？曰：脉沉细而数，但欲寐，而内烦外躁，或不卧，口中热，下利清水，小便赤是也，宜用救阴法，而救阴中又有补正攻邪之异。"

[8] 患少阴病，经过二三日后，如果只出现咽痛的症状，表示虚火客于少阴经脉的症状尚浅，由此可用甘草汤治疗；如果咽痛未愈，可以服用桔梗汤。（参阅伤寒 311 条。）

[9] 创伤咽痛证治。本证咽痛，多由咽部受到创伤所致，甚至发生溃疡，波及会厌，因而语言不利，声不得出。这是痰火郁结，治宜苦酒汤清热涤痰，敛疮消肿。（参阅伤寒 312 条。）

[10] 此为阴液下泄，虚火上浮之证治。证见下利，咽痛，胸满心烦。下利为液泄于下，液泄于下则阴伤，阴伤而虚火上浮，郁于咽喉则咽痛，肺燥心痹则胸满心烦。本证下利，既不同于邪热所致下利，也不同于阳虚所致下利，更不同于水气所致下利，实际上是脾的运化功能失健，致营养不能吸收而下泄，所以性质属于虚燥，因此，治疗本证既不可苦泄，也不可淡渗，而应扶脾滋肾润肺，猪肤汤为最适合的方剂。（参阅伤寒 310 条。）

[11] 此为阴虚阳亢证治。主症为心中烦，不得卧，口燥咽干，苔黄舌绛，脉象细数。邪入少阴，从阳化热，阴液为热所灼，不能上承，则口燥咽干；水亏不能上济心火，则心火独亢，阳亢不入于阴，阴虚不受阳纳，则心烦不寐。此与栀子豉汤证的虚烦不得眠不同，彼证由于热郁胸膈，故心中懊憹，且邪热犹在气分，而阴液未伤；本证阴虚阳亢，邪热入营，所以苔黄舌绛，脉象细数。真阴已虚，邪火复炽，治当清心火之亢，滋肾阴之虚，宜用黄连阿胶汤。黄连阿胶汤证的病机为正虚邪实，既有阴虚，又有邪热。（参阅伤寒 303 条。）

　　[12] 此为阴虚水热相搏之证治。症见下利、小便不利、咳嗽、呕吐、口渴、心烦不得眠等。本证的心烦不得眠与黄连阿胶汤证不同，虽然也有阴虚，但并不太重，虽然有热，但阳气并不太亢，主要是水气不利而水热相搏，水气偏渗大肠，则小便不利而大便下利；水气上逆于肺，则为咳嗽；中攻于胃，则为呕吐；水气不化，津液不升，并兼阴虚有热，所以口干作渴，而心烦不得眠。本证与五苓散证均有脉浮发热、渴欲饮水、小便不利，但五苓散证的性质属寒而阴不虚，脉浮发热为兼表，其舌苔必薄白而润；本证的性质属热，不兼表证，其舌质必红而少津。阴虚与水气本是对立的两个方面，本证兼而有之，因而形成复杂的局面，如果纯用利水法，则内热不除，而阴液更伤；如果纯用滋阴法，则停水反会加重，所以仲景立猪苓汤既滋阴清热，又分利水以顾及全面。（参阅伤寒319条。）

　　[13] 此为虚寒下利，滑脱不禁之证治。主症为下利脓血，滑脱不禁，腹痛，小便不利，舌淡口和。下利脓血，有虚实寒热的不同，本证下利脓血，因为脾肾虚寒，所以下利不止，而脓血的色泽晦暗，阳虚而营血瘀滞，则腹痛喜按；滑脱不禁，水液全趋大肠，则小便不利。由于里虚且寒，必然舌淡口和，可资辨证参考。总之，本证下利是脾肾阳衰，下焦不固，因此治宜温中涩肠固脱，方用桃花汤。（参阅伤寒306条，307条。）

　　[14] 伤寒论（320条）：“少阴病，得之二三日，口燥咽干者，急下之，宜大承气汤。”此为大承气汤急下证，是少阴病热化证因阴虚阳旺而导致肠腑燥实，因肠腑燥实伤津而致真阴将竭，以致土燥水竭，用大承气汤旨在急下燥结以救真阴，即急下阳明之实而救少阴之阴。是证乃少阴之变而非少阴之常。论中叙证简略，只提出“口燥咽干”一症作为辨证眼目，口燥咽干虽然是燥热内结，蒸灼津液，肾阴损伤的表现，但作为急下的依据，似嫌不足，当兼有阳明腑实燥结之证及其他阴分耗伤之证，不应理解为仅据口燥咽干即用急下。是证本属阴虚，又见阴伤邪结，病才二三日即见如此重证，可见病之重急，若不急下在里之实邪，则燎原之火有竭尽西江的危险，所以必须急下，才能救被耗之阴。

　　[15] 伤寒论（322条）：“少阴病，六七日，腹胀不大便者，急下之，宜大承气汤。”此为少阴阴虚阳旺的热化证，肠腑不通，土燥水竭，治当急下。病经六七日，又见腹部胀满、大便不通的阳明燥实证，肾阴势必进一步耗伤而濒临竭绝的危险，因而必须急下阳明之实，方可救将竭之阴。可见“腹胀，不大便”是本证的审证要点，其腹胀不是一般的腹胀，而是腹大满不通，或腹满不减，减不足言，说明燥屎内结，壅滞很甚。本证“腹胀，不大便”的

同时亦当有口咽干燥的肾阴将竭之证。

[16] 伤寒论（321 条）："少阴病，自利清水，色纯青，心下必痛，口干燥者，可下之，宜大承气汤。"少阴病而下利，多为虚寒之证，但虚寒证之下利，必清稀如鸭溏，质薄而气腥，或下利清，且有脉微肢冷等阳虚阴盛之证。本证自利清水，不夹渣滓，与鸭溏或清谷迥异，兼色纯青、心下痛、口干燥之症，可见不属寒而属热，乃因燥屎阻结，不能自下，迫液下奔而旁流，故所下纯是稀水，即所谓热结旁流之证。是证少阴之阴本虚，又见阳明燥实，证势急迫，不仅土实水亏，更见肝胆火炽，疏泄太过，胆汁因而大量混入肠中，于是所下之水颜色纯青；木火上迫，是以心下必痛；火盛水竭，故而口干燥。所以必须急下邪实，遏燎原之火，才能救垂绝之阴。本证除论中所列诸症外，亦当有阳明里实之证，虽自利清水，但必有腹满拒按、绕脐痛、舌苔焦黄等症状。本证之治，已经下利，复用攻下，乃通因通用之法，只有腑实去，利始能止，欲竭之阴始能得救。

热结旁流之证，以自利清水为特点，泻下纯为稀水，不夹渣滓，臭秽难闻，是燥实内结，不能自下，迫液下奔而旁流，故自利清水外，必有阳明腑实之证可辨。

[17] 伤寒 320 条、321 条、322 条统称少阴三急下证，因叙证简略，实各有侧重，故当联系互参，不可孤立看待。少阴三急下证，与阳明三急下证虽然临床表现不同，而病机实质是一致的。如果单有少阴之虚，或单有阳明之实，均无须急下。

六、厥阴

厥阴病属于寒热错杂证。由于厥阴是阴尽阳生之脏，病情演变多趋极端，不是寒极就是热极，而阴极则生阳，阳极则生阴。因此，它的证候特点是寒热均出现。究其原因，不外两端：一是上热下寒，因阴阳各趋其极，阳并与上则上热，阴并于下则下寒。二是阴阳胜复，由于阴阳之消长与邪气之弛张，所以表现出寒热交替发作的表现。

厥阴病也有单纯的寒证与热证，但与太阴、少阴不同，寒证为血虚寒凝致厥，热证为肝热下迫下利。

厥阴病与其他经病的关系，既可由太阴、少阴传入，又可从三阳经内陷，其中尤以少阳病的病机相似，肝胆相连，少阳病里虚，邪易传入厥阴，厥阴病正复，邪可转出少阳。厥阴病以消渴，气上冲心，心中疼热，饥不欲食，食则吐蛔等上热下寒之症状为提纲。厥阴为风木之脏[1]，从寒化者少，从热化者多。

吐蛔消渴厥阴篇，总方只有乌梅丸[2]。
脉细欲绝手足寒，初病当归四逆煎[3]。
须知厥深热也深，忌用姜附理应该[4]。
为啥汤用炙甘草，心乱动悸脉结代[5]。
脉微欲绝不可下，厥而脉滑下症来，
下的皆是无形气，若用承气利难回[6]。
热利下重白头翁[7]，大渴饮水白虎该[6]。
伤寒腹满谵语多，寸口脉浮紧而详，
此证都因肝乘脾，纵刺期门病名当[8]。
发热啬啬又恶寒，渴欲饮水腹也满，
此证又是肝乘肺，横刺期门总伐肝[9]。
阳脉涩来阴脉弦，腹中急痛建中安[10]，
若凡服药病未好，小柴胡汤妙周旋[10]。
伤寒厥而心下悸，方用茯苓甘草比，
此病也是肝乘肺，厥阴治厥化水剂[11]。
这是六经大梗概，参看时方妙用篇。

[附注]
[1] 风木之脏：人体器官名，指肝脏。肝在五行中属木，在五气中属风，故称。《素问·阴阳应象大论》："在天为风，在地为木，在体为筋，在脏为肝。"《临证指南医案·木乘土》："肝为风木之脏，又为将军之官。"

[2] 症见消渴，气上冲心，心中疼热，饥而不欲食，食则吐蛔。由于邪热在上，耗伤津液，故消渴，胃热气逆，故气上冲心，心中疼热，嘈杂如饥；肠中有寒，所以虽然饥饿却不欲食，勉强进食，就能引起吐蛔。本证属寒热错杂，治疗亦当寒热并施。然病在厥阴，正气必衰，又当兼顾正气；所以治宜清上温下，益气养血，代表方为乌梅丸。不可攻下，误下则寒更甚，而下利不止。此为寒热夹杂之证治。（参阅伤寒326条。）

吴坤安认为：六经主病，仲景非专为伤寒立言，如厥阴所述气冲吐蛔等证，乃厥阴风木自病，不拘伤寒杂症，但见呕逆吐蛔者，即是肝邪犯胃，宜兼厥阴而治。（《伤寒指掌·厥阴新法》）

日本医家丹波元坚指出：厥阴病者，里虚而寒热相错证是也。其类有二：曰上热下寒，曰寒热胜复。其热俱非有相结，而以上热下寒为之正证。盖物穷则变，是以少阴之寒极，而为此病矣。然亦有自阳变者，少阳病误治，最

多致之，以其位稍同耳。更有自阳明病过下者。其为证也，消渴，气上撞心，心中疼热，饥而不欲食者，上热之征也。食则吐蛔，下之利不止者，下寒之征也。是寒热二证，一时并见者，故治法以温凉兼施为主，如乌梅丸。（《伤寒论述义·述厥阴病》）

[3] 手足厥寒，脉细欲绝，此为血虚寒凝之证。由于素体血虚，复感外寒，以致气血流行受阻，四肢得不到气血的温养，因而手足厥寒不温。脉细主血虚，与阳气衰微的"微脉"有别，细而欲绝，正是血脉为寒邪遏而不伸的现象。所以治宜当归四逆汤养血散寒，调和营卫。若患者平素有寒邪壅滞于体内，症状表现为少腹冷痛又兼有手足厥冷、脉细欲绝的症状，可用当归四逆加吴茱萸生姜汤。（参阅伤寒 351，352 条。）

[4] 以相火寄于肝位，虽寒而脏不寒，故先厥者，后必发热。手足愈冷，肝胆愈热，故厥深热亦深。所以伤寒初起脉症如此者，不得认为虚寒，妄投姜附以遗患也。（《伤寒法祖》）

[5] 患伤寒病，如果出现结代的脉象以及心悸的症状，表示阴阳气虚微，不能温养心脏，心血不足以鼓动血脉，应当用炙甘草汤治疗。

如果脉来迟缓，偶尔歇止一次之后又能搏动的称为结脉。结脉的病因，主要是由于阳气亏虚不足，阴寒偏盛，导致气血凝滞、脉道不利，因此脉搏偶尔会歇止一次。但结脉的患者虽然气血亏虚不足，仍然能鼓动脉管，因此在歇止之后脉搏还能复还，并且间隔的时间较短。结脉属于阴脉。

如果脏气衰竭，气血不足以鼓动脉管，脉搏歇止后不能复还或是间隔的时间较长才能复还的，称为代脉，代脉也属于阴脉。凡是出现这种结脉或是代脉的，必定很难治疗。（参阅伤寒 177，178 条。）

[6] 厥而脉微欲绝。是伤寒所起之脉，所谓不可下者是矣。脉滑而厥，是内热闭郁之脉，所谓厥应下之是已。下之是下其热，非下其实。泄利下重者，四逆散。欲饮水数升者，白虎汤，此厥阴之下药。所以下无形之邪也。若以承气下之，利不止矣。（《伤寒法祖》）

[7] 肝热下迫，证见利下黏腻脓血、腹痛、里急后重、肛门灼热、口渴、脉滑数。总的病机是湿热壅结大肠，它与太阴、少阴的虚寒泄泻是完全不同的，既然是肝经湿热下利，治疗自应清肝凉血解毒，故以白头翁汤主之。（参阅伤寒 371，373 条。）

[8]《伤寒论》（108 条）："伤寒腹满谵语，寸口脉浮而紧，此肝乘脾也，名曰纵，刺期门。"伤寒表证，寸口脉浮而紧，但腹满谵语则不是表证，大腹属脾，脾为太阴，腹满是太阴证，而谵语则是阳明证，大热扰神，几近

若狂，因而谵语。此合并证既有脉浮紧的表证，又有太阴、阳明的里证，表里相合为难治。此为肝乘脾也，因先有肝气不舒，又感伤寒之困，外闭于表，肝气无所疏泄，所以横行，出现木乘土的局面，因为不好用药，只能用针刺期门以疏泄肝胆。

[9]《伤寒论》（108条）："伤寒发热，啬啬恶寒，大渴欲饮水，其腹必满。自汗出，小便利，其病欲解，此肝乘肺也，名曰横，刺期门。"肝乘肺是木火刑金，火克金则肺津不能疏布全身，五经不能并行，水不疏布则停饮，津不上承则口渴，停饮则腹满，口渴则欲饮，如果能出汗，则水湿可走上而解，如果小便利，水湿可走下而解，这是欲解的表现。如果不能解，则外有表证，发热恶寒，内有肝气郁滞成火伐金，也只好刺期门了。

[10] 伤寒阳脉涩，阴脉弦，腹中急痛者，此亦肝乘脾也。故先与小建中汤安脾，继与小柴胡汤疏木。要知小建中，是桂枝汤加芍药以平肝，加饴糖以缓急，为厥阴伤寒驱邪发表和中止痛之神剂也。不瘥者，中气虚而不振，邪尚留恋，继以小柴胡补中发表，令木邪直走少阳，使有出路，所谓阴出之阳则愈也。仲景有一症而用两方者，在太阳先麻黄继桂枝，是先外后内法；在厥阴先建中继柴胡，是先内后外法，亦是令厥阴转属少阳之机。（《伤寒法祖》）

[11] 伤寒厥而心下悸者，此亦肝乘肺也。虽不发热恶寒，亦木实金虚，水气不利所致。彼腹满者，是水气在中焦，故刺期门以泻其实；此水在上焦，故用茯苓甘草汤以发其汗。此方是代水为汗，发邪内散之剂，即厥阴治厥之剂也。（《伤寒法祖》）

第三节　伤寒捷法

本节主要内容选自《河间伤寒心要》[1]。

1. 伤寒病前三日应当怎样办，用什么中药、方剂最妥善？

伤寒病患者前三日病邪在肌表，应当用双解散，连服几剂以微发汗。

2. 假若还不解怎么办，再用什么把病看？

假如发汗不解，说明病势已传变，此时病在里，理应把肚下[2]，殊不知下肚太早了，表邪乘虚入里[3]，病势变化多端。

3. 表邪入里有什么危害，不下肚又该用什么方法？

表邪入里，会引起结胸[4]、虚痞[5]、懊憹[6]、斑疹[7]，身体发黄等危险症候，都因下肚过早所致。这时不宜过早下肚，应该以平和之药宣散其表，和解其里，当用小柴胡汤、凉膈散和天水散，三药合而服之。

4. 半表半里该怎么治，里热微小怎么样来医？

半表半里应当用小柴胡汤合凉膈散一起，和解治之。

里热微小应当轻微下之，用大柴胡汤合黄连解毒汤[8]主之。

5. 假若热势未退，又该用什么药把它医？

大柴胡汤合三一承气汤[9]，可除表里之热。

6. 伤寒病至七八日时有何症候，用什么方剂治疗才最适合？

这个时候正是表证[10]渐微，里证[11]日甚的时期，脉虽浮数，以三一承气汤合黄连解毒汤下之。

7. 阳脉[12]紧盛，或喘或呕，胸膈满闷心下烦，用什么方法把它治，又用哪些药品？

应用吐法把它通，可用瓜蒂散[13]，但虚弱患者不相宜，虚人亡血[14]，不可吐。临证需灵活运用。

8. 汗吐下三法用过了，别无异症怎样行？

三法之后无异症，用凉膈散调理。大热已去，体微热者，用益元散服之，使其不再发病。这是治疗伤寒之大要，须仔细记在心。

9. 中暑自汗该怎么办，发汗不解又当怎样行？

中暑自汗用白虎汤，发汗不解加术参。白虎汤后还要调理，五苓散合天水散多进几服。

脉自沉而腹胀满，用承气汤合黄连解毒汤微微下之。

汗后发热脉尚浮，服白虎汤加苍术再解之。

10. 伤风感冒又该怎么办，哪几种治法最妥善？

伤风病轻不像伤寒，药品还用双解散。有汗脉浮缓者，双解散去麻黄。

其病半表半里，用白虎汤和解之。病入里，脉沉细者，不管风寒水湿病，也不管内外诸邪所伤，也不管他有汗或无汗、心腹痛满、谵语烦躁，或者是内外症全不见，蓄热内盛，但见脉沉而细，用承气汤合黄连解毒汤都可下之。

11. 身冷脉微人将死，昏朦不堪病正危，为什么造成这种现象，用什么方法把病治？

此里热内盛，阳厥[15]极深，都是因为应当下却没有下，结果病势变了，以致身冷脉微，昏朦将死。这种病切不可用寒凉药来下，凉药一下命归阴。

也有些庸医把病看错了，说患者是阴厥[16]证，不是用真武（汤）便是用四逆（汤）等热药，结果药下咽患者就死去。此种病叫阴耗阳竭，阴气极弱谓之耗，阳厥极深谓之竭。凡此之证，热药凉药全不可用，但进凉膈散合黄连解毒汤，以养阴退阳，宣散蓄热，等脉气慢慢生起来，气和而愈，或大汗或无汗气和都可愈。

12. 假若脉息生起了，虽然病轻了但还是不好怎样处理？

用承气汤合黄连解毒汤把肚下，再用那三个方子调和阴阳。

13. 三个方子是些什么？

天水（散）、黄连解毒（汤）、凉膈（散），三个汤头合一处，洗涤脏腑调阴阳，其他病症一扫光。

14. 有种病大下之后热不退，再三下之却是邪热愈盛，患者将死，用什么方法来救治？

三下四下热不解，脉微气虚力弱，如若放弃而不下，则邪热盛极，阴气极衰，脉息断绝，必不可救。下与不下患者总是一死，杀人救人在弹指之间。有一个方法能把人来救，问病论治需仔细。

白虎汤加苍术再加人参主之，其效如神。服用白虎汤后再用凉膈散加黄连解毒汤调和之，但等阳热退除后，阴脉[17]渐生病可愈，这样的治法最相宜。

15. 假若伤饮[18]不能解，成结胸之证怎样来医？

用大小陷胸汤（丸）最妙，量虚实看情形下之。只有脉浮之人不可下，皆因表证未除，投小柴胡汤合小陷胸汤最适宜。

假若脉虽浮而热太极者，以大承气汤徐徐疏利之。或有留饮[19]过度，温热内生，自利[20]不止，再兼湿热未退，用黄连解毒汤治之。

16. 阳证生斑怎样治？

凉膈散里边加当归，病在血分[21]也加当归。

17. 为什么患者会出现发黄，用什么方法来治疗？

怫郁热盛在表，燥而无汗，湿热在里，不能发于外，表里燥湿两相搏，故见患者满身通黄。用茵陈蒿汤调五苓散，或茵陈蒿汤合承气汤下之。

治疗黄病有两般，茵陈加入五苓散，

假若病势来的重，茵陈合在承气里。

18. 发汗吐下后，余热郁于胸膈，身热懊憹，胸脘痞闷，心烦意乱不能眠，用什么来治？

用栀子豉汤主治。

19. 为什么虚痞又结胸？为什么弄成了刚柔二痉[22]谵语又发狂？为什么跳井又上墙？用什么药最平妥？

误下太早虚痞结了胸，用凉膈散加枳壳再加桔梗，这样的治法最平稳。

刚柔二痉谵语狂，逾垣跳井又上墙，这都是因为阳热太盛了，用承气汤合黄连解毒汤下之。

20. 汗下之后烦渴要饮水，用什么方法尽善又尽美？

凉膈散、五苓散、桂苓甘露饮、益元散选而用，这几个方子都尽美，尚需要临症用心化裁。小便不通用五苓散泄之。大便闭结用承气汤下之。更有外证，投以防风通圣散随证加减。

21. 伤寒大病瘥后又劳复[23]，用什么方法把他救？

大病瘥后又劳复，用枳实栀子汤；伤寒劳复用白术散，随证加减。

以上为古人治伤寒不传之妙，后之学者当视之为瑰宝。药方不过十八个，药品才只有三十九。只要审脉辨证不错误，审慎应用自然妙，能起沉疴如反掌，能策奇功以救人。

[附注]

[1]《河间伤寒心要》：编撰者镏洪，号瑞泉野叟，都梁（今属江苏）人，是金代医学家刘河间的私淑弟子。曾对刘河间之《伤寒心要》加以疏释，以衍其说。后附于《河间六书》之后付梓行世。

[2] 肚下：下肚，指汗吐下三法中的下法。

[3] 表邪入里：指外邪致病首先侵袭肌肤卫表，而后逐渐深入内传入里的传变趋势。

[4] 结胸：指邪气结于胸中的病症。

[5] 虚痞：症名。指无物无滞的痞证。由饮食伤中，劳倦过度，或脏腑阴阳亏损，气机斡旋无力所致。

[6] 懊憹：症名。指心胸烦热，闷乱不宁之状。

[7] 斑疹：症名。指发于体表皮肤之外的红色或紫红、淡红、黑色、棕褐色的色点，点大相连则成片状，扪之不碍手。

[8] 黄连解毒汤：黄连、黄柏、黄芩、栀子（各等分）上为散，每服一两，水一盏，煎至五分，温服。（《伤寒心要》）

[9] 三一承气汤：大黄、芒硝、厚朴、枳实（各半两）、甘草（一两）上锉，每服二钱半，水一大盏，姜三片，煎至六分，入硝，再煎一二沸服。（《伤寒心要》）

[10] 表证：是指六淫疫疠邪气经皮毛、口鼻侵入时所产生的证候。多见于外感病的初期，一般起病急，病程短。临床表现为恶寒、发热、头身疼痛，舌苔薄白，脉浮，兼有鼻塞、流涕、咳嗽、喷嚏、咽喉痒痛等症。

[11] 里证：指六淫、七情等致病因素影响脏腑、血脉或骨髓等而引起的证候。脉实而不浮，不恶寒及恶风，身不疼，自汗谵语，不大便，或咽干腹满者，可下之不可汗也。

[12] 阳脉：脉学名词。①指脉象中的大、浮、数、动、滑脉等。《伤寒论·辨脉法》："凡脉大、浮、数、动、滑，此名阳也。"②阳经之脉。包括手足三阳经、督、阳维、阳跷等经脉。

[13] 清代医家尤在泾曰："脉紧为实，乍紧者，胸中之邪能结而不能实也。夫胸中阳也，阳实气于四肢，邪结胸中，其阳不布，则手足无气而厥冷也。而胃居心下，心处胸间，为烦满，为饥而不能食，皆邪结胸中，逼处不安之故。经云，其高者，引而越之，胸邪最高，故当吐之，瓜蒂苦而上涌，能吐胸中结伏之邪也。此证不必定属阴经，即阳病亦有之也。"（《伤寒贯珠集·厥阴病》）

[14] 亡血：为病机，统指血液的亡失。如吐血、衄血、便血、尿血等，失血量较多，血气亏损等。

[15] 阳厥：病症名。热盛而致手足厥冷，甚至不省人事的病证。

[16] 阴厥：病症名。因阳衰精竭所致四肢厥逆。如得病便四肢厥冷，脉沉而细，手足挛而恶寒，引衣盖，不欲水，或下利清谷而厥逆者。

[17] 阴脉：指经脉中的阴经，其中包括手足三阴经、任脉、冲脉、阴维脉、阴跷脉等。《难经》云："阴为病，阳缓而阴急。"指外踝向上之阳脉弛缓，而内踝向上的阴脉痉挛（拘急），常形成足内翻。又阴脉气盛则使人欲闭目而睡。

[18] 伤饮：病症名。因过度饮茶、酒、汤、水等所致的病证。或脾虚不运而结滞，或暴渴多饮而停留，或豪兴狂饮而沉醉致病。见面黄肌瘦，脾泄中满，烦渴肿胀。

[19] 留饮：病症名。指长期滞留不行的水饮。因中焦脾胃阳虚，失于运化，津液凝滞所致。临床表现为口渴，四肢关节酸痛，背部觉寒冷，气短，

脉象沉等。

［20］自利：由于身体内部因素如脾肾阳虚或中气不运所致的慢性腹泻，一般不伴有其他胃肠道症状。

［21］血分：病因病理学名词。是温热病卫气营血辨证中最深入的阶段或病位，包括心、肝、肾等脏受邪。

［22］二痉：病名。柔痉，症见身热汗出，颈项强急，头摇口噤，手足抽搐，甚则角弓反张，脉沉迟。

［23］劳复：病名。伤寒、温热病瘥后，余邪未清，因过度劳累复发者。

第四节　六经提纲药方

以下均为《伤寒论》中六经提纲大要里所用到的方剂。

一、*大黄黄连泻心汤

出自《伤寒论》。

泻热消痞。用于热痞兼表证的证治，治虚痞[1]。

大黄黄连泻心汤方歌

汗下倒施邪逐痞，黄连加入大黄里。

取汗只用麻沸汤，气味轻清存妙理。

药品：大黄 6g，黄连 3g。

用麻沸滚汤[2]泡上，须臾便可去渣温服。

大黄苦寒，泻热和胃，开结通便；黄连苦寒，清心胃之火，祛胃热。二药配伍，擅消热痞。

［附注］

［1］虚痞：病症名。指无物无滞的痞证。由饮食伤中，劳倦过度，或脏腑阴阳亏损，气机斡旋无力所致。《景岳全书·杂证谟》："痞者，痞塞不开之谓。""凡有邪有滞而痞者，实痞也；无物无滞而痞者，虚痞也。"其症似觉胀闷又不甚胀闷，不知饥食。常伴有中气短怯，大便溏泄，胸腹喜暖畏寒等症。

大黄黄连泻心汤为仲景治心下痞，按之濡，其脉关上浮者，乃攻实之剂，主要用于热痞的治疗，但临床应用甚广，凡因邪热实火所导致的各种病证，不仅是脾胃，对消化系统以外的各科病证，均可应用本方或其加减治疗。

［2］麻沸汤：即沸水。钱天来《伤寒溯源集》："麻沸者，言汤沸时泛沫之多，其乱如麻也。"

二、*附子泻心汤

出自《伤寒论》。

泻热消痞，扶阳固表。用于热痞兼表阳虚的证治[1]。治阳虚于外，热结于胃。心下痞满，而复恶寒、汗出者。

附子泻心汤方歌

气痞[2]恶寒兼汗出，三黄加入附子吉。

回阳泻痞不相妨，始识长沙[3]法度密。

药品：大黄（酒洗）6g，黄连2.4g，黄芩（炒）3g，附子（炮，另煮取汁）4.5g。

以麻沸汤泡三黄，须臾去渣，取汁，纳附子汁合和温服。附子用煎，其他三味用泡。扶阳用附，欲其热而性重，开痞欲其生而性轻[4]。

［附注］

［1］附子泻心汤，是仲景为热痞又兼表阳不固，恶寒汗出而设，其应用当以邪火内郁，又兼阳虚为辨证要点，所用亦广，大凡大黄黄连泻心汤证又见阳气不足，寒热错杂，虚实互呈之证，均可应用。李华等实验发现附子泻心汤水醇法提取液具有延长出血时间，减少血小板和白细胞数的作用，对血栓的形成也有明显的抑制作用，对血红蛋白的含量无明显的影响。［李华，刘连权．附子泻心汤抗凝作用研究［J］．锦州医学院学报，1996，17（4）：29．］董建国等应用本方灌肠治疗慢性肾功能衰竭，收到满意疗效。［董建国，孙文华，王菁．附子泻心汤灌肠治疗肾功能衰竭56例［J］．河南中医，2008，28（5）：3．］

［2］气痞：病症名。①表邪因误下入里，无形之邪结于心下，按之柔和不痛的痞症。《伤寒论·辨太阳病脉证并治》："脉浮而紧，而复下之，紧反入里，则作痞，按之自濡，但气痞耳。"②气膈。多因忧思郁结所致。证见腹皮里微痛，心下痞满，不思饮食。六朝时医家谓之气膈。

［3］附子泻心汤出自清代陈修园所著的《长沙方歌括》，见于卷四太阳方。《长沙方歌括》对《伤寒论》中的方剂，以韵文的方式，总结整理而成，是一本方剂的启蒙读物。

［4］三黄略浸即绞去滓，但取轻清之气，以去上焦之热；附子煮取浓汁，

以治下焦之寒。是上用凉而下用温，上行泻而下行补，泻其轻而补其重，制度之妙，全在神明运用之中。是必阳热结于上，阴寒结于下用之；若阴气上逆之痞证，不可用也。

三、生姜泻心汤

出自《伤寒论》。

和胃降逆，化饮消食。用于胃虚水饮食滞的证治[1]。

生姜泻心汤方歌

腹内雷鸣心下痞，生姜芩半干姜美。

黄连甘草枣同煎，辅正人参功莫比。

药品：生姜 6g，炙甘草、人参、黄芩各 4.5g，半夏 3g，大枣 2 枚，干姜、黄连各 1.5g。水煎服。

柯韵伯云："治痞不外泻心汤（不光是伤寒痞证用泻心汤，其他心痞也用泻心汤），正气夺则为虚，痞在太阳，以生姜为君者，以汗虽出而水气犹未散，故微寓解肌之意也。在阳明以甘草为君者，以妄下胃虚致痞，故倍甘草以建中，而缓客邪之上逆也。在少阳以半夏为君者，以半夏最能升清降浊，变柴胡半表之治，推少阳半里之意，邪气盛则为实痞，阳明心下痞，余处无汗，唯心下有汗，按之沾濡于手，脉关上浮者，以大黄黄连泻心汤主之。若恶寒已罢，因痞而复恶寒，初无汗出，因痞而反汗出，是寒热相搏而成痞，以附子泻心汤主之。"

[附注]

[1] 本方主要用于治疗胃中不和，兼水饮食滞的消化系疾病的治疗，凡症见心下痞硬，胃脘嘈杂，干噫食臭，呕吐酸水，腹中雷鸣下利，脉弦滑，苔腻者，均可用本方或其加减治疗。常用于治疗急慢性胃肠炎、胃炎、胃溃疡、幽门梗阻、胃肠功能紊乱、胃下垂、慢性结肠炎、心下痞、胃脘痛、呕吐、泄泻、嘈杂、胃扭转、胃弛缓扩张、多酸症等。由于心胃关系密切，很多心病的患者，临床表现有心下痞闷的症状，泻心汤亦常用于心脏疾患的治疗。中医有"胃不和则卧不安"之理论，而本方是调脾胃之常用方，故临床上因胃不和而致的心悸、失眠等也常用本方或其加减治疗。

四、旋覆代赭汤

出自《伤寒论》。

降逆化痰，益气和胃，利气消痞。痰饮痞塞的证治[1]。

主治胃气虚弱，痰浊内阻。心下痞硬，噫气不除，或反胃呕逆，吐涎沫，舌淡苔白滑，脉弦而虚。

旋覆代赭汤方歌

旋覆代赭汤甘草，半夏人参姜与枣。

心胸痞满噫不除，借用噎膈亦能好。

药品：旋覆花 9g，人参 6g，生姜 15g，代赭石 6g，炙甘草 9g，半夏（洗）9g，大枣 4 枚。

上七味，用水一斗，煮取六升，去滓再煎，取三升，温服一升，日三服。

本方是治疗痰气痞证的代表方。方中旋覆花性温而能下气消痰，降逆止噫，是为君药。代赭石质重而沉降，擅镇冲逆，但味苦气寒，故用量稍小为臣药。生姜于本方用量独重，寓意有三，一为和胃降逆以增止呕之效，二为宣散水气以助祛痰之功，三可制约代赭石的寒凉之性，使其镇降气逆而不伐胃；半夏辛温，祛痰散结，降逆和胃，并为臣药。人参、炙甘草、大枣益脾胃，补气虚，扶助已伤之中气，为佐使之用。

［附注］

[1] 现代药理学研究表明，本方具有抗炎、改善食管黏膜、促胃动力、抑制胃酸分泌、抗胃溃疡、镇吐等作用。故临床上常用于急慢性胃炎、反流性食管炎、咽异感症、胃食管反流性咳嗽、神经性呕吐、神经性呃逆、消化性溃疡、幽门不全梗阻、耳源性眩晕等疾病。

五、甘草泻心汤

出自《伤寒论》。

和胃健脾，消痞止利。误下而致脾胃气虚，痞利俱甚的证治。

甘草泻心汤[1]方歌

下利腹鸣干呕逆，大枣芩连姜夏使。

甘草泻心汤合宜，泄满降逆斯为美。

药品：炙甘草 6g，黄芩 4.5g，干姜 4.5g，半夏 3g，黄连 1.5g，大枣 2 枚。

水煎服。

［附注］

[1] 甘草泻心汤在《金匮要略》中被作为治疗狐惑病的专方来使用的。狐惑病类似于现代医学的白塞氏综合征，也叫口-眼-生殖器综合征。因发病

于头面与会阴，又有人称为终极综合征。临床方面，甘草泻心汤既可以用于治疗复发型口腔溃疡，白塞氏病，也能用于治疗慢性胃炎、胃溃疡及结肠炎、直肠溃疡、肛裂、痔疮等。结膜溃疡、阴道溃疡也能使用。甘草是本方主药，有修复黏膜作用，如《伤寒论》以一味甘草治咽痛，即是治疗咽喉部黏膜充血病变。

六、半夏泻心汤

出自《伤寒论》。

和中降逆而消痞满。少阴证误下后，见有少阳、太阳病变证（结胸、痞证等）的治法。

半夏泻心汤方歌

满而不痛则为痞，心膈难开何所以[1]。

夏草参芩姜枣连，宣通胶滞同欢喜。

药品：半夏9g，黄芩、干姜、人参、炙甘草各4.5g，黄连1.5g，大枣2枚。水煎温服。

本方为小柴胡汤去柴胡加黄连，生姜易干姜而成。因半夏为主，故以半夏泻心汤为方名，具有和解之功。临床常用于阴阳、寒热、虚实错杂类证候[2]。

方中以辛温之半夏为君，散结除痞，又善降逆止呕。臣以干姜之辛热以温中散寒；黄芩、黄连之苦寒以泄热开痞。以上四味相伍，具有寒热平调，辛开苦降之用。然寒热错杂，又缘于中虚失运，故方中又以人参、大枣甘温益气，以补脾虚，为佐药。使以甘草补脾和中而调诸药。综合全方，寒热互用以和其阴阳，苦辛并进以调其升降，补泻兼施以顾其虚实，为本方配伍特点。寒去热清，升降复常，则痞满可除、呕利自愈。

本方主治虚实互见之证，若因气滞或食积所致的心下痞满，不宜使用。

[附注]

[1]凡陷胸汤攻结也，泻心汤攻痞也。气结而不散，壅而不通为结胸，陷胸汤为直达之剂。塞而不通，否而不分为痞，泻心汤为分解之剂。所以谓之泻心者，谓泻心下之邪也。痞与结胸，有高下焉。结胸者，邪结在胸中，故治结胸曰陷胸汤。痞者，邪留在心下，故治痞曰泻心汤。（金代成无己《伤寒明理论·诸药方论》）

[2]现代临床常用于急慢性胃肠炎、胃肠溃疡、慢性胆囊炎、胃肠功能

紊乱、慢性结肠炎、神经性呕吐、慢性肝炎、早期肝硬化、复发性口腔溃疡等属寒热互结，虚实夹杂者。

七、柴胡加龙骨牡蛎汤

出自《伤寒论》。

和解少阳，通阳泄热，重镇安神。用于伤寒误下，邪入少阳，胸满烦惊谵语的证治[1]。

主治伤寒往来寒热，胸胁苦满，烦躁惊狂不安，时有谵语，小便不利，一身尽重，不可转侧。

柴胡加龙骨牡蛎汤方歌

太阳误下心烦惊，谵语身沉水不行。

芩夏参桂柴姜枣，茯丹龙牡定神明。

药品：柴胡12g，龙骨、牡蛎、生姜、茯苓、铅丹、黄芩、桂枝、人参各4.5g，半夏6g，大黄6g，大枣6枚。

上药十二味，除大黄外，以水1600毫升，煮取800毫升，再纳大黄，更煮一二沸，去滓，每四次温服200毫升。

此乃正气虚耗，邪已入里，而复外扰三阳，故证现杂错，药亦随证施治，真神化无方也，今借治癫痫神效[1]。方中柴胡、桂枝、黄芩和解内外，以治寒热往来、身重；龙骨、牡蛎、铅丹重镇安神，以治烦躁惊狂；半夏、生姜和胃降逆；大黄泻里热，和胃气；茯苓安心神，利小便；人参、大枣益气养营，扶正祛邪。共成和解清热，镇惊安神之功。

本方所用铅丹，虽有镇惊安神之功，但毒性较大，用之宜慎。若用之，以小量暂服为原则，或用生铁落、磁石等品代之。

[附注]

[1] 现代临床常用于癫痫、神经官能症、小舞蹈病、美尼尔氏综合征及高血压病等以胸满烦惊为主症者。

八、*桂枝汤

出自《伤寒论》。

解肌祛风，调和营卫。用于太阳中风的证治。

本方为治疗外感风寒表虚证的基础方，又是调和营卫、调和阴阳治法的代表方。临床应用以恶风、发热、汗出、脉浮缓为辨证要点。

桂枝汤方歌

发热自汗是伤风，桂草生姜芍枣逢。

头痛项强脉浮缓，必须稀粥合成功。

药品：桂枝、芍药、生姜各10g，炙甘草6g，大枣15g。

水煎温服，须臾啜稀粥，温覆取微似汗[1]。

桂，是热血之物，用时必须细心。"桂枝下咽，阳盛立毙。"尤其是温病，刚得病一两日内，所现之症与伤寒大同小异，误用麻桂，祸不旋踵。里热病证、湿热内蕴者禁用；"若酒客病，不可与桂枝汤[2]"。

此方为仲景群方之冠，乃解肌发汗，调和营卫之第一方也。凡中风、伤寒、脉浮弱、汗自出而表不解者，皆得而主之[3]。桂枝汤在临床应用中，但见一二症即是，不必悉具[4]。

［附注］

［1］小口连续喝热稀粥，助药力，取微汗。

［2］出自《伤寒论》："若酒客病，不可与桂枝汤；得汤则呕，以酒客不喜甘故也。"酒客，谓好饮之人。酒客病，谓过饮而病也。其病之状：头痛、发热、汗出、呕吐，乃湿热熏蒸使然，非风邪也。若误与桂枝汤服之，则呕，以酒客不喜甘故也。

［3］《伤寒论·辨太阳病脉证并治》："太阳中风，阳浮而阴弱。阳浮者，热自发；阴弱者，汗自出。啬啬恶寒，淅淅恶风，翕翕发热，鼻鸣干呕者，桂枝汤主之。""太阳病，头痛发热，汗出恶风者，桂枝汤主之。"

［4］桂枝汤的现代应用：①呼吸系统：常用于普通感冒、流行性感冒、呼吸道炎症等。韩爱鱼运用桂枝汤加味治疗喉源性咳嗽，总有效率达到95%［韩爱鱼. 加味桂枝汤治疗喉源性咳嗽60例［J］. 新中医，2007，39（9）：67.］。桂枝汤证并非寒冷季节所独有，夏令天气炎热，汗出当风，或突进空调环境，也易为风寒之邪所中。方伟认为，机体"阳密乃固"的平衡状态一旦被打破，就会有汗出、恶风、发热的症状。桂枝汤中，桂枝配甘草，辛甘化阳，辅助卫气，祛寒解表，鼓邪外出。白芍配甘草酸甘化阴，敛阴和营，这种阴阳并补，既可祛邪，又可使被风寒外邪破坏了的阴阳平衡重新建立，最终阳密乃固，外感可愈。［方伟. 桂枝汤加减调和阴阳［J］. 中医药临床杂志，2008，20（4）：339-340.］袁碧华运用桂枝汤治疗过敏性鼻炎60例，总有效率达到93.33%。［袁碧华. 桂枝汤治疗过敏性鼻炎60例［J］. 四川中医，2009（5）：114.］②消化系统：桂枝汤治疗消化系统疾病运用比较广泛，临证以脘腹不适或疼痛时作，纳呆，舌质淡，苔白，脉弱等为辨证要点，现

代临床发现，桂枝汤对大肠功能有双向调节作用，能治脾虚运化不利的久利，又能治气郁、结肠痉挛引起的便秘。③循环系统：桂枝汤及其类方，能治疗心血管疾病已被临床所证实。桂枝汤对心率、血压有双向调节作用，既能治心动过速，又能治心动过缓；慢性病后期或产生气血亏虚引起的低血压及中气不足、阴阳失去维系的高血压，常可用之。临证以畏寒、心悸、胸闷、气短、舌质淡黯、苔白、脉缓等为辨证要点，各种器质性心脏疾病所致的胸闷、怔忡症、心脏神经官能症及受恐吓后心悸等，只要符合辨证要点者，皆可用桂枝汤类治疗。④运动系统：颈肌劳损、肩肌损伤、急性腰背扭伤、慢性腰肌劳损、腰椎病、梨状肌综合征、骨关节炎、肩关节周围炎、慢性滑膜炎及肢体麻木疼痛等病证，只要具有肌肉关节酸冷疼麻的特点，即可用桂枝汤或加味治疗。⑤神经系统：临床上多用桂枝汤加味及其类方，治疗遗精、梦交、阳痿、失眠、多寐、健忘、脱发、癫痫、偏瘫、交感神经紧张症、耳聋等神经系统疾病。⑥内分泌系统：经常性自汗、盗汗、头汗、半身汗（偏沮）、非黄疸性黄汗及无汗症等，皆可用桂枝汤或加味治疗，桂枝汤既能发汗，又能止汗，对汗液有双向调节作用；临证以汗出异常，舌质淡红，苔白，脉弱或缓为辨证要点。桂枝汤还可治疗原因不明的低热、荨麻疹、皮肤瘙痒症、冻疮、妊娠呕吐、产后及病后低热等内外妇儿各科疾病属营卫不和、气血失调者。

九、＊麻黄汤

出自《伤寒论》。

辛温发汗，宣肺平喘。用于太阳伤寒（表实）证治。主治外感风寒表实证[1]。恶寒发热，头身疼痛，无汗而喘，舌苔薄白，脉浮紧。

麻黄汤方歌
太阳脉紧喘无汗，身痛腰痛必恶寒。
麻桂为君甘杏佐，邪从汗散一时安。

药品：麻黄9g，炙桂枝15g，杏仁10g，炙甘草6g。

水二杯半，先煮麻黄至半杯，入诸药同煎至八分，温服，温覆取微似汗，不啜粥。

方以麻黄为主而命名。麻黄味辛微苦，性温，专发汗，平喘。桂枝解肌祛风助麻黄发汗，杏仁味苦辛温，肃降肺气，止咳平喘，配麻黄加强平喘。甘草调和诸药，且能安中，诸药配伍为太阳风寒证主方，是发汗峻剂。

咽喉干燥，提示阴津不足，禁用汗法；淋家[2]阴亏，而下焦蓄热，禁用汗法；疮家[3]气血两虚者不可发汗，汗出则痉；衄家[4]、阴血亏虚者，禁用汗法；亡血家[5]、气虚血衰者，禁用汗法；汗家[6]、阳虚者，禁用汗法；阳虚有寒者，禁用汗法；误下致里虚[7]，治当补虚扶正，禁用汗法；营养不足，虽有表证，禁用汗法。

[附注]

[1] 临床常用于治疗感冒、流行性感冒、肺炎、支气管肺炎、急性支气管炎、支气管哮喘、咳嗽变异性哮喘、百日咳、风湿病、急性肾炎、慢性尿路感染、尿潴留、缓慢性心律失常、习惯性便秘、顽固性腹胀、膈肌痉挛、肝硬化腹水、坐骨神经痛、肩周炎、关节炎、肌肉疼痛、乳腺炎、痛经、产后高热、妊娠中毒、小儿外感高热、小儿遗尿症、荨麻疹、风疹、银屑病、过敏性鼻炎、慢性鼻炎等多种疾病，属风寒表实证的治疗。

[2] 淋家：久患淋病之人，出自《伤寒论·辨太阳病脉证并治》。淋，指小便淋漓不尽，尿频量少，尿道作痛之症。

[3] 疮家：指久患疮疡者。疮家忌用汗法，《伤寒论·辨太阳病脉证并治》："疮家身虽痛，不可发汗，汗出则痉。"

[4] 衄家：指常流鼻血的患者。《伤寒论·辨太阳病脉证并治》："衄家，不可发汗，汗出必额上陷脉急紧，直视不能眴，不得眠。"

[5] 亡血家：有出血病史或出血倾向的人。《伤寒论》："亡血家，不可发汗，发汗则寒栗而振。"

[6] 汗家：指患病后已使用过发汗法或平素多汗的人。

[7] 里虚：即脏腑气血不足，机能衰退的证候。

十、*冲和汤

又名九味羌活汤[1]（张元素之方），四时感冒发散之通剂。

用于治疗外感风寒湿邪，内有蕴热证。临床应用以恶寒发热，无汗，头痛项强，肢体酸楚疼痛，口苦微渴，舌苔白或微黄，脉浮为辨证要点。

冲和汤方歌
冲和汤内用防风，羌芷辛苍与草芎。
汗本于阴芩地妙，三阳解表一方通。

药品：羌活、防风、苍术各4.5g，细辛1.5g，川芎、白芷、生地、黄芩、甘草各3g。加生姜2片，葱白1株，水煎服。

陈修园在《时方歌括》中言："羌活散太阳之寒，为拨乱反正之药，能除头痛、项强及一身尽痛无汗者，以此为主。防风驱太阳之风，能除头痛、项强、恶风自汗者，以此为主。又恐风寒不解，传入他经，以白芷断阳明之路，黄芩断少阳之路，苍术断太阴之路（多汗者易白术），川芎断厥阴之路，细辛断少阴之路，又以甘草调和诸药，使和衷共济也。佐以生地者，汗化于液，补阴即托邪之法也。"

本方为辛温燥烈之剂，故风热表证及阴虚内热者不宜使用。

[附注]

[1] 王好古的《此事难知·易老解利法》云："九味羌活汤不独解利伤寒，治杂病如神。"后世医家据此灵活运用本方治疗各科杂病。

程志强用九味羌活汤加减治疗面神经炎所导致的面瘫，内服外敷，屡获显效。[程志强. 古方新用四则 [J]. 河南中医，2007，27（4）：67-68.]

陈华等人用九味羌活汤加减内服，外用九味羌活汤酊剂治疗泛发性白癜风。用药一疗程后，头额部、手背部的皮损区可见部分黑色素生长；用药三个疗程后，面部的白斑基本消失，前胸部、腰际部、手背部的皮损消退68%以上。[陈华，叶柳贤. 九味羌活汤临床应用举隅 [J]. 湖南中医杂志，2008，24（2）：74-75.]

李海成用九味羌活汤加减治疗颈椎病总有效率达96.3%。[李海成. 九味羌活汤加减治疗颈椎病27例 [J]. 新疆中医药，2002，20（2）：62.]

尹旺旭等用九味羌活汤加减治疗带状疱疹后遗神经痛，取得满意疗效，总有效率为80%。[尹旺旭，尹旺胜，文明昌. 九味羌活汤加味治疗带状疱疹后遗神经痛36例的临床观察 [J]. 贵阳中医学院学报，2001，23（1）：33.]

十一、*香苏饮

出自《太平惠民和剂局方》。

治四时感冒发表之轻剂。

香苏饮方歌

香苏饮纳草陈皮，汗顾阴阳用颇奇。

芃芥芎防蔓子入，解肌活套亦须知。

药品：苏叶6g，香附（炒）、陈皮各4.5g，炙甘草3g。加姜葱，水煎服微覆取汗。

紫苏（苏叶）血中气药，香附气中血药，甘草兼调气血，陈皮宣邪气之郁，从皮毛而散，视时方颇高一格。

再加秦艽、荆芥、川芎、防风、蔓荆子各3g，《医学心悟》名加味香苏饮。

十二、*桃仁承气汤

出自《伤寒论》。

活血化瘀，通下瘀热[1]。用于蓄血轻症[2]之证治。治太阳病不解，热结膀胱，小腹急结，其人谵语如狂。

桃仁承气汤方歌

寒本伤营多蓄血，桃仁承气涤邪热。

硝黄甘草桂枝宜，谵语如狂斯切切。

药品：桃仁（去皮）12g，大黄12g，桂枝、炙甘草、芒硝各6g。

前四味药水煎去渣入芒硝，再煎沸，空腹温服。

桃仁直达血所，桂枝分解外邪，即抵当汤证[3]之轻者。

张元素[4]在《医学启源·六气方治》中曰："甘以缓之，辛以散之，小腹急结，缓以桃仁之甘；下焦蓄血，散以桂枝之辛。大热之气，寒以取之，热甚搏血，加二物于调胃承气汤中也。"在临诊时，如兼有气滞者，酌加香附、乌药、木香等以理气止痛；对瘀血停留，疼痛甚者，加延胡索、赤芍、红花、三七等以活血祛瘀止痛；闭经可加牛膝、当归、川芎以行血通经；对于火旺而血郁于上之吐血者，可酌加生地黄、牡丹皮、栀子等以清热凉血。

使用注意：表证未解者，当先解表，而后用本方。

[附注]

[1] 本方是活血通经、祛瘀泻热的代表方剂。现代药理研究显示，本方具有保护肾功能、扩张血管、改善微循环、增强机体免疫功能、促进胰岛 β 细胞增殖、减少尿蛋白含量等作用。临床常用于骨折后肠麻痹、粘连性肠梗阻、胰岛素抵抗、尿路结石、流行性出血热、慢性肾衰竭、急腹症、老年性尿潴留、脑挫伤、癫痫、精神分裂症、癔症、反应性精神病、三叉神经痛、慢性肾衰竭、尿路结石、肾炎尿毒症、运动性血红蛋白尿、前列腺炎、尿潴留、急性附睾炎、输卵管梗阻性不孕症、产后感染、子宫肌瘤、子宫内膜异位症、复合性溃疡、血管神经性头痛等多种疾病的治疗。本方也被广泛用于外伤、骨质增生、风湿病、结核、肠道寄生虫病、五官疾患、皮肤病等的临床治疗，而其应用标准皆不离瘀热结实的基本病机。

[2] 所谓"蓄血证"，是指人体血液运行障碍的病理现象，是诸多疾病

病理过程的一个中间环节。其主要病理变化为血行不畅，血液凝滞之高凝状态和血栓前倾向等血液运行障碍表现，尤其是微循环，及受累组织的损害，组织细胞的炎症、水肿、糜烂、坏死、增生的改变。

[3] 抵当汤证治蓄血病势较重，故在用桃仁、大黄的同时，配伍水蛭、虻虫等长于破血的虫类药，取其峻逐瘀血。抵当丸的药品与抵当汤无异，故治疗功用亦同，不过水蛭、虻虫的用量较少，且为丸剂煮服，所以作用较缓，适用于宿瘀缓证。不论汤剂、丸剂，只要便下瘀血，即应停药。

[4] 张元素，字洁古，金代易州（河北省易县军士村，今水口村）人，中医易水学派创始人，其医论以为治病不应拘泥古方，并创"药物归经"及"药性气味厚薄、升降浮沉"理论，对后世医学有一定影响。著有《珍珠囊》《医学启源》等，其自制"大羌活汤""冲和汤"等，沿用至今。

十三、抵当汤

抵当汤证[1]出自《伤寒论》。

破血祛瘀。主下焦蓄血所致的发狂或如狂，少腹硬满，小便自利，喜忘，大便色黑易解，脉沉结，及妇女经闭，少腹硬满拒按者[2]。

药品：水蛭（熬，去翅）30枚，虻虫（熬，去翅）30个，桃仁（去皮）5g，大黄9g。

上药四味，以水500毫升，煮取300毫升，去滓温服100毫升，不下更服。

身体虚弱及妊娠者忌用。

[附注]

[1]《古之选注》谓："本方有攻逐蓄血之功，可宜抵当攻之处，故名。"

[2] 现代药理研究显示，本方有改善血液黏稠度，抗血栓、抗血小板聚集，改善记忆力，抗氧化，降低血脂等作用。临床常用于急性脑出血、缺血性中风、老年痴呆症、精神分裂症、前列腺增生症、创伤后便秘、产后栓塞性静脉炎、早期异位妊娠、子宫肿瘤、卵巢囊肿、弥漫性肝损伤、卵巢早衰、慢性肾衰竭、子宫内膜异位症、糖尿病足、血栓性脉管炎等疾病的治疗。

十四、抵当丸

出自《伤寒论》。

破血逐瘀。治"伤寒有热，小腹满，应小便不利，今反利者，为有血也，当下之，不可余药，宜抵当丸。"（《伤寒论》126条）

药品：大黄 48g，水蛭（熬）20 个，虻虫（去翅足，熬）20 个，桃仁（去皮）25 个。

上四味，捣分四丸，以水一升煮一丸，取七合[1]服之。晬时[2]当下血，若不下者，更服。

不可用其他药性较猛的峻泻药，以免过度损伤气血。

［附注］

［1］七合：合读 gě，古代容量单位，市制十合为一升，1 合现在为一升的十分之一即 100 毫升。

［2］晬时：即一整天。指一天的某一时辰至次日的同一时辰。

十五、桂枝附子汤

出自《伤寒论》。

祛风除湿，温经散寒[1]。治伤寒八九日，风湿相搏，身体疼烦，不能自转侧，不呕不渴，脉浮虚而涩者。

药品：桂枝 12g，附子（炮，去皮）15g，生姜（切）9g，炙甘草 6g，大枣 12 枚。上药五味，以水 1800 毫升，煮取 600 毫升，去滓，分三次温服。

虚人产妇，附子只用 4.5~6g。

［附注］

［1］临床可用于风湿性关节炎、坐骨神经痛等属于风寒湿邪病证者。邱联群等报道用桂枝附子汤加减治疗慢性痛风性关节炎 34 例，总有效率 91.2%，明显高于对照组，且无毒副作用。［邱联群，朱丽臻，莫伟，等．桂枝附子汤加减治疗慢性痛风性关节炎 34 例疗效观察［J］．中国医药导报，2007，4（17）：87-88.］据现代药理研究，桂枝、附子相伍，又具强心作用，故本方可用治各种原因所导致的心动过缓、心力衰竭、心房纤颤、房室传导阻滞、低血压等，证属心肾阳虚，心悸气乱，心胸闷痛，形寒畏冷，神疲乏力，面色苍白，脉缓弱无力，或脉律不齐者，均可加减运用。如王朝辉等报道用桂枝附子汤加味治疗心悸有效。［王朝辉，薛蕾．桂枝附子汤加味治疗心悸验案 3 则［J］．新中医，2008，40（2）：117-118.］

十六、桂枝附子去桂加白术汤

出自《伤寒论》。

此湿胜风主方，即前方去桂枝加白术 12g。

桂枝附子去桂加白术汤方歌

桂枝附子姜甘枣，身体疼痛风湿扫。

小便自利大便坚，去桂加术润枯肠。

服后，其身如痹状，勿怪，半日许服之，三服尽，其人如冒状[1]，此因术附并走皮中，逐水气未得除之故也，法当加桂枝 12g，《活人书》[2]云："其大便硬，小便自利，故不加桂也。"

[附注]

[1] 如冒状：就是指醉酒似的，昏昏沉沉的样子。《金匮要略》论白术附子汤言："三服都尽，其人如冒状，勿怪，即是术、附并走皮中，逐水气未得除故耳。"医圣叮嘱让患者不要诧异，是这类用药后的显效反应，又称"好转反应""瞑眩反应""调整反应"等。"好转反应"是为了促进人体本能的自然痊愈能力，发挥脏腑细胞再生功能和经络传输机能活化的效应，也是为了达到疾病治疗的效果所必需的新陈代谢反应和必经过程。

[2]《活人书》：北宋医家朱肱著，原名《伤寒百问》，又名《南阳活人书》《类证活人书》《无求子活人书》等。

十七、*调胃承气汤

出自《伤寒论》。

泻热和胃，润燥软坚。用于太阳病汗后转属阳明胃实和太阳转属阳明腑实，及阳明燥实腹满的证治[1]。适用于大便不通，口渴心烦，蒸蒸发热，或腹中胀满，或为谵语，舌苔黄，脉滑数；胃肠热盛而致发斑吐衄，口齿咽喉肿痛等症[2]。

调胃承气汤方歌

温温欲吐心下痛，郁郁微烦胃气伤。

甘草硝黄调胃剂，心烦腹胀热蒸良。

药品：大黄 12g，炙甘草 9g，芒硝 9g。

水二杯，先煮大黄、甘草至一杯去渣，纳硝煮沸，少少与之。

大黄苦寒以泄热通便，荡涤肠胃；芒硝咸寒以泻下除热，软坚润燥；炙甘草调和大黄、芒硝攻下泄热之力，使之和缓。本方与大、小承气汤相比，泻下导滞之力弱，尤适于症轻而体弱者。大承气解已结之热，此汤解将结之热。由于本方能调和肠胃，承顺胃气，驱除肠胃积热，使胃气得和，气机相接，从而诸证蠲除，故名"调胃承气汤"。

[附注]

[1] 调胃承气汤为"缓下法"的代表方。小承气汤为"和下法"的代表方，大承气汤为"峻下法"的代表方。

[2] 临床上可用于急腹症、牙周炎、口腔溃疡、牙髓炎等五官科疾病、过敏性紫癜、接触性皮炎、湿疹等皮肤科疾病以及发热、脑炎、肺炎、糖尿病等疾病的治疗。

十八、小承气汤

出自《伤寒论》。

泻热通便，消滞除满。用于阳明内实热郁所致心烦，阳明病多汗伤津所致便硬谵语和太阳病误治伤津致热结成实的证治。治谵语潮热，大便秘结，胸腹痞满，舌苔老黄，脉滑而疾；或痢疾初起，腹中胀痛，或脘腹胀满，里急后重者[1]。

药品：大黄 12g，厚朴 6g，枳实 9g。

水二杯煎八分，温服，初服当下，不下再服，得下再勿服。

大承气厚朴多，大黄少，是气药为君，分煎，取其后来居上，欲急下燥屎也。小承气是气药为臣，同煎取其气味浑匀，欲微和胃气也。

方中大黄泻热通便，厚朴行气散满，枳实破气消痞，诸药合用，可以轻下热结，除满消痞。

[附注]

[1] 临床应用中多用于肠梗阻、术后胃肠功能紊乱、外伤性截瘫便秘、慢性胃炎、急性病毒性肝炎、胆道蛔虫症、慢性肺源性心脏病、胃切除术后残留排空延迟症、食管癌等属伤寒阳明腑实证。

十九、*大承气汤

出自《伤寒论》。

攻下实热，荡涤燥结。用于二阳并病转阳明腑实，阳明腑实燥屎内结、大便硬结轻证、下后燥屎复结、内结大便乍难乍易和阳明腑实重证及腹满当下等的证治。

主治大便不通，频转矢气，脘腹痞满，里热实证[1]之热厥[2]、痉病[3]或发狂等。

大承气汤方歌

燥坚痞满大承气，枳朴硝黄四味宜。

未硬（腹未硬）去硝先试探，邪轻小实小承气。

药品：大黄 12g，厚朴 24g，枳实 12g，芒硝 9g。

水三杯先煮枳实、厚朴至一杯半去滓，纳大黄煮取一杯，纳芒硝更上微火滚一二沸，温服，得下，勿再服。

本方治疗范围广泛，但以伤寒邪传阳明之腑，入里化热，与肠中燥屎相结而成之里热实证为主治重点[4]。方中大黄泻热通便，荡涤肠胃，为君药；芒硝助大黄泻热通便，并能软坚润燥，为臣药，二药相须为用，峻下热结之力甚强；积滞内阻，则腑气不通，故以厚朴、枳实行气散结，消痞除满，并助硝、黄推荡积滞以加速热结之排泄，共为佐使。

[附注]

[1] 里热实证：为外感温热病的严重阶段，已兼有虚象。

[2] 热厥：病症名。因热邪亢盛所致手足厥冷，甚至昏迷的病证，一名阳厥。《素问·厥论》："阴气衰于下，则为热厥。"《药症忌宜》："阳厥即热厥。"

[3] 痉病：是指由于筋脉肌肉失却濡养而不能自主所引起的，以项背强急、四肢搐搦，甚至角弓反张等为主要表现的各种疾病的总称。

[4] 现代临床常用于急性单纯性肠梗阻、粘连性肠梗阻、急性胆囊炎、急性胰腺炎、急性阑尾炎、急性细菌性痢疾及呼吸窘迫综合征、挤压综合征等。二十世纪 70 年代起有关大承气汤的研究屡有报道，认为大承气汤具有促进胃肠道的推进功能、降低毛细血管通透性、抑菌、增加肠血流量、改善肠血循环、促进腹腔内血液吸收以及预防术后腹腔内粘连、防治内毒素血症、对脏器的保护作用等。近年来新的研究证实，大承气汤具有抗菌、抗炎、抗氧化、泻热、增强免疫力的作用，尤其是对脑神经组织、肺脏、肝脏、胰腺等脏器具有保护作用。

二十、大青龙汤

出自《伤寒论》。

发汗解表，兼清里热。用于太阳伤寒兼里热的证治。

以恶寒发热，头身疼痛，无汗，烦躁，口渴，脉浮紧为辨证要点[1]。

大青龙汤方歌

浮紧恶寒兼发热，身痛烦躁汗难撤。

麻黄桂杏甘姜枣，石膏助势青龙飐。

药品：麻黄 18g，桂枝、炙甘草各 6g，杏仁 6g，生姜 9g，大枣 3 枚，石膏24g。

先煮麻黄去沫，后入诸药煎温服，温覆取微汗，汗多者以温粉[2]扑之。

柯韵伯云："治证同麻黄汤，但有喘与烦躁之别，喘是寒郁其气，升降不得自如。"故多用杏仁之苦以降气。烦躁是热伤其气，无津不能汗，故特加石膏之甘以生液，然又恐沉寒太甚，内烦既除，外寒不解，变为寒中协热下利，故倍麻黄以散表，又倍甘草以和中，更用姜、枣以调荣卫，一汗而表里两解，风热是除。此方不可轻用，误服大汗亡阳[3]，以真武汤救之。杏仁能定喘，石膏能止烦。

[附注]

[1] 大青龙汤解表清里，其发汗力量比麻黄汤更强，故只能用于表寒里热之实证。具有解热、抑菌，提高巨噬细胞吞噬的功能。现代临床多用大青龙汤治疗毛孔闭塞、不出汗且身体内热的患者。主治呼吸系统疾患，如感冒、慢性支气管炎、支气管哮喘、急性肾炎、过敏性鼻炎、乙型脑炎、流行性脑脊髓膜炎、病毒性心肌炎、阑尾炎、丹毒、风湿性关节炎等，亦用于治疗鼻出血、汗腺闭塞症者。

[2] 温粉即白术、藁本、川芎、白芷各等分为末，每30克，加入米粉90克调和。

[3] 麻黄是大青龙汤的主要药物，过量服用会出现多种不良反应，用药过量时易引起精神兴奋、失眠、不安、神经过敏、震颤等症状；有严重器质性心脏病或接受洋地黄治疗的患者，可引起心律失常，应禁用；体质较弱者，应慎用；若脉搏微弱，出汗容易受凉者，绝对不可使用。临床应用中，患者一出汗即停药，不可过量服用，否则，会因出汗过多而伤身。

二十一、*小青龙汤

出自《伤寒论》。

辛温解表，温肺化饮，止咳平喘[1]。用于太阳伤寒兼外寒里饮证[2]。

恶寒发热，头身疼痛，无汗，喘咳，痰涎清稀而量多，胸痞，或干呕，或痰饮喘咳，不得平卧，或身体疼重，头面四肢浮肿，舌苔白滑，脉浮。

小青龙汤方歌
素常有饮外邪凑，麻桂细辛姜夏佑。
五味收金甘芍和，青龙小用翻江走。
药品：麻黄（去节）、白芍、干姜、炙甘草、桂枝（去皮）各9g，半夏、五味子、细辛各 3g。

先煮麻黄去沫，后入诸药煎服。

小青龙汤加减法

若微利者去麻黄加茯苓；

若渴者去半夏加瓜蒌根 6g；

呃者去麻黄加附片 3g；

小便不利，小腹满去麻黄加茯苓 9g；

喘者去麻黄加杏仁 13 枚。

方以涤痰为主，凡表里证有痰饮者，可予投用。大小青龙汤，以比喻命名，形容青龙治水翻江倒海之意。

方中麻黄、桂枝相须为君，发汗散寒以解表邪，且麻黄又能宣发肺气而平喘咳，桂枝化气行水以利里饮之化。干姜、细辛为臣，温肺化饮，兼助麻、桂解表祛邪。五味子敛肺止咳，芍药和营养血，二药与辛散之品相配，一散一收，既可增强止咳平喘之功，又可制约诸药辛散温燥太过之弊；半夏燥湿化痰，和胃降逆，亦为佐药。炙甘草兼为佐使之药，既可益气和中，又能调和辛散酸收之品。药虽八味，配伍严谨，散中有收，开中有合，使风寒解，水饮去，则诸症自平。

[附注]

[1] 本方常用于急慢性支气管炎、支气管哮喘、咳嗽变异性哮喘、过敏性鼻炎、感冒后咳嗽综合征、上呼吸道咳嗽综合征、肺炎、肺心病、肺癌、慢性阻塞性肺疾病、病态窦房结综合征、百日咳、卡他性眼炎、卡他性中耳炎等疾病的治疗。

[2] 外寒里饮证多因内有水饮停聚，外感寒邪所致。《难经·四十九难》曰："形寒饮冷则伤肺。"水寒相搏，内外相引，饮动不居，水寒射肺，肺失宣降，故咳喘痰多而稀；水停心下，阻滞气机，故胸痞；饮动则胃气上逆，故干呕；水饮溢于肌肤，故浮肿身重；舌苔白滑，脉浮为外寒里饮之佐证。对此外寒内饮之证，若不疏表而徒治其饮，则表邪难解；不化饮而专散表邪，则水饮不除。故治宜解表与化饮配合，一举而表里双解。

二十二、三物白散

出自《伤寒论》。

温逐寒邪，涤痰破结。

三物白散方歌

方名白散用三奇，桔梗相兼贝母宜。

巴豆熬成白饮下，胸前寒实一时离。

药品：桔梗 0.9g，贝母 0.9g，巴豆（去皮心，熬黑研如脂[1]）0.3g。

余各为末，纳巴豆，更以臼中杵之[2]，以白饮（即米汤）和服，弱者减服，病在膈上必吐，病在膈下必利。如药后不利，可进热粥一杯以助药力；如利不止，可进冷粥以止之[3]。

本方治寒实结胸无热证（寒邪与痰水等结于胸腹），治则非竣攻不足破其实邪凝结。巴豆辛热大毒，攻逐寒水，泻下冷积，故为本方主药；贝母解郁开结，而又祛痰；桔梗开提肺气，既可利肺散结，又可祛痰，载药上行，更有助水饮泻下。三药配伍，促使寒痰冷饮排出。三物俱呈白色，故称三物白散[4]。

［附注］

［1］熬黑研如脂：即是用适量的水把巴豆熬烂，汤越来越少，到颜色变黑，汤浓得像菜油的底油即俗称的油脚子一样了，就可以了。

［2］臼中杵之：是把前述的药粉倒进药钵里，再加巴豆浓汁进去，一起拌匀，并且要再杵它，使它们充分混合在一起。

［3］巴豆之性得热则行，得冷则解，所以中了巴豆毒的人，喝一些冷粥，毒性就可以解除。

［4］现代实验证实，三物白散具有抗肿瘤、防止肿瘤的复发转移和免疫正相调节的作用。

李擎虎等观察三物白散药物血清对人胃癌 SGC-7901 细胞凋亡及 survivin mRNA 表达的影响，能诱导胃癌细胞的凋亡。［李擎虎，朱莹，邹君君. 三物白散对胃癌 SGC-7901 细胞凋亡及 survivin 基因表达的影响［J］. 中国中医药信息杂志，2012，19（10）：35. ］

赵志英、周春详等做了三物白散抗肿瘤过程中免疫正相调节机制的研究，前期实验和临床研究证实，三物白散具有显著的抗肿瘤作用。同时在研究过程中发现，三物白散在抗肿瘤过程中尚具有一定的免疫调节作用。［赵志英，周春祥. 三物白散抗肿瘤过程中免疫正相调节机制研究［J］. 福建中医药，2006，37（6）：48. ］

南京中医药大学基础医学院伤寒教研室，一直致力于三物白散临床抗肿瘤效应作用机制的研究，发现该方能有效抑制肿瘤细胞增殖，下调肿瘤细胞释放相关免疫抑制因子，拮抗肿瘤细胞多药耐药，防止肿瘤的复发转移。同时，该方在一定浓度范围及作用时限内还能直接诱导胸腺细胞、T淋巴细胞、巨噬细胞等的活化增殖，释放相关细胞免疫正相调节因子，证实了该方体现的以"祛邪"之体实现"扶正"之用治则。[濮文渊，孙松娴，凌云，等. 伤寒论三物白散抗肿瘤作用研究进展 [J]. 中华中医药杂志，2017，32（1）：225.]

二十三、十枣汤

出自《伤寒论》。

攻逐水饮。主治：①悬饮[1]，咳唾胸胁引痛，心下痞硬，干呕短气，头痛目眩，胸背掣痛不得息。②一身悉肿，尤以身半以下肿甚，腹胀喘满，二便不利，舌苔滑，脉沉弦[2]。

十枣汤方歌
胸胁满痛徒干呕，水饮结搏成巨积。
甘遂大戟芫花末，十枣汤调涤痰癖。
药品：芫花（熬）、甘遂、大戟各等分捣为散，另筛秤末合和之。

水二杯先煮大枣十枚至七分，去滓，纳入药末，强人服八九分，弱人服五六分，平旦温服。若下少，病不除者，明日再服，加三分，利后糜粥自食。

年老体弱者慎用，孕妇忌服。

方以甘遂、大戟和芫花，苦寒峻下泻水。有毒，此为峻剂慎用[3]。用之得当，效力甚捷。因药毒易伤脾胃，故加入大枣，甘平补脾扶助正气，并缓减诸药的烈性和毒性。方以大枣命名"十枣汤"，有意突出保胃之义。

本方为泻下逐水代表方，又是治疗悬饮及阳水实证的常用方。

［附注］
[1] 悬饮：病名，四饮之一，饮邪停留胁肋部而见咳唾引痛的病证。
[2] 本方常用于渗出性脑膜炎、渗出性胸膜炎、结核性胸膜炎、肝硬化、慢性肾炎所致的胸水、腹水或全身水肿，晚期血吸虫病所致的腹水等属于水饮内停里实证者。虞觐冠运用十枣汤治疗系统性红斑狼疮合并尿毒症、肾病综合征、胸膜炎、类风湿关节炎、精神分裂症取得满意疗效。作者指出，临床上用十枣汤，均按仲景服法，3药等份，捣散剂，不作汤剂或煎剂。实践证明若作汤剂，服后有剧烈腹痛、恶心、呕吐等副作用，且患者不愿继续服用。服时一定要晨起空腹顿服，在服十枣汤时，要严禁同用甘草。古人炮制芫花、大戟用醋煮，甘遂用童便煮。焙干为末。诸药一般用量为1.5~5g，根据病情增减。[虞觐冠，袁茹坚. 十枣汤临床运用体会 [J]. 安徽中医学院学报，

1998，17（1）：29-30.］袁毓梅等采用十枣汤加西药治疗重症肾病综合征出血热少尿期患者33例，取得满意疗效。这一结果提示，十枣汤可缓解重症肾病综合征出血热少尿期患者的临床症状，恢复其肾功能，改善微循环，调节免疫功能。［袁毓梅，王保瑞，邢聪，等．十枣汤加西药用于重症HFRS少尿期疗效观察［J］．山东医药，1996，36（8）．7-8.］

［3］本方作用峻猛，逐水同时也损伤正气，易导致脱水、电解质紊乱，只可暂用，不宜久服。若精神胃纳俱好，而水饮未尽去者，可再投本方；若泻后精神疲乏，食欲减退，则宜暂停攻逐；若患者体虚邪实，又非攻不可者，可用本方与健脾补益剂交替使用，或先攻后补，或先补后攻。使用本方应注意四点：一是三药为散，大枣煎汤送服；二是于清晨空腹服用，从小量开始，以免量大下多伤正，若服后下少，次日加量；三是服药得快利后，宜食糜粥以保养脾胃；四是年老体弱者慎用，孕妇忌服。

二十四、*黄连汤

出自《伤寒论》。

寒热平调，清上温下，和胃降逆，和解之剂。用于上热下寒，呕吐腹痛之证治。胸中有热而欲呕吐，胃中有寒而冲痛[1]。

黄连汤方歌

胸中有热外邪丽[2]，黄连甘草干姜桂。

人参夏枣理阴阳，呕吐腹痛为妙剂。

药品：黄连、炙甘草、干姜、桂枝各9g，人参6g，半夏9g，大枣4枚。

水煎，日2次，温服。

此方即小柴胡汤以桂枝易柴胡，以黄连易黄芩，以干姜易生姜。此证虽无寒热往来于外，而有寒热相搏于中，所以寒热攻补并用，仍不离少阳和解法，寓意类似小柴胡汤和解，只是归经不同。

胸中烦热，欲呕吐，舌苔黄，乃胸中有热之见证；腹中痛，肠鸣泄泻，脉弦紧系胃中有寒之见证。此证因胸热胃寒而致升降失司，方中黄连苦寒以清胸中之热；干姜辛温以去胃中之寒，二药合奏清上温下，平调寒热之功而为君。半夏和胃降逆，桂枝温阳升清，二药与共使升降复司，胃肠安和而为臣。党参、大枣补中益气，共奏扶正以驱邪之功可为佐，甘草调和诸药而为使。

[附注]

［1］本方临床不仅用于伤寒之类的外感病，而且用于内伤杂病，亦可用于疮疡热毒聚于胃，见腹痛呕吐，或妇人血气痛及疝瘕攻心痛诸病症。现代药理研究表明，本方具有抑制胃酸分泌、降低胃蛋白酶活性、提高胃黏膜前列腺素 E_2 的含量、增加胃黏膜血流、促进肠胃运动、抗炎、镇痛、抗溃疡、镇吐、提高机体免疫能力、抗菌等作用。临床可以治疗胃黏膜脱落、慢性浅表性胃炎、慢性萎缩性胃炎、胃术后倾倒综合征、胃及十二指肠溃疡、慢性肝炎、慢性胆囊炎、胃神经官能症及肠胃癌变等，还可用于心肌缺血、室性早搏、慢性肾炎等病的治疗。

［2］外邪丽：外邪附着之意。

二十五、*黄芩汤

出自《伤寒论》。

用于少阳郁火，下迫阳明，下利或呕的证治。

清热止利，和中止痛。热泻热痢[1]，身热，口苦，腹痛下利，舌红苔黄，脉数。

黄芩汤方歌

黄芩汤用甘芍枣，太阳少阳合病讨。

下利只需用本方，兼呕姜夏加之好。

药品：黄芩 9g，白芍 9g，炙甘草 3g，大枣 6 枚。

上四味，以水一斗，煮取三升，去滓，温服一升，日再，夜一服。

黄芩苦寒，清泻少阳郁火；芍药酸甘化阴，坚阴止利，又能缓急止痛；草枣补中益气。四味相伍，清热止利，被誉为治痢之祖方[2]。

若兼有呕吐痰水之症，可加降逆止呕的半夏 9g，生姜 3 片。

[附注]

［1］本方与芍药汤均治热痢。但本方的清热燥湿功用较逊，多用治湿热泄泻、大便不畅、口苦兼身热之症；芍药汤清热燥湿之力颇强，且能行气调血，多用治湿热痢疾、泻下赤白、腹痛里急、肛门灼热者。

［2］张保国等探讨黄芩汤及其加减方药效学和现代临床运用研究的概况，显示其具有抑菌、抗炎及免疫调节、保肝降酶、解痉止痛、抗促癌，以及抗病毒退热和镇静的药效学作用。原方或其加减方常用于治疗细菌性痢疾、急性胃肠炎、阿米巴痢疾等胃肠道疾病。另外，还可用于内科、妇科、皮肤科

等部分杂病的治疗。[张保国，梁晓夏，刘庆芳．黄芩汤现代药效学研究与临床运用［J］．中国中医药杂志，2008，33（22）：2587.]

二十六、*理中汤

出自《伤寒论》。

温中散寒，补气健脾，外疏内补。治脾胃虚寒证，自利不渴，呕吐腹痛，腹满不食，阳虚失血，如吐血、便血或崩漏，胸痹虚证，胸痛彻背，倦怠少气，四肢不温[1]。

理中汤方歌
理中白术草姜参，益气驱寒走太阴。
只取中焦交上下，辛甘相辅意殊深。

药品：人参4.5g，干姜（炮）6g，炙甘草3g，白术（土炒）9g。水煎服。

参草甘以和阴，姜术辛以和阳，辛甘相辅以处中，上交于阴，下交于阳，阴阳相和顺而百病愈矣。

若脐上筑者肾气也，去术加官桂，吐多者去术加生姜，下多者还用术，悸者加茯苓，渴欲饮水者加术，腹中痛者加人参，寒者加干姜，腹满者加附子。

[附注]

[1] 现代临床与实验研究证明，本方具有显著的促进胃溃疡愈合及胃黏膜的保护作用，并能促进胃黏膜细胞的修复和再生，能抑制攻击因子及强化防御因子，通过其综合作用而发挥抗溃疡的良好效果。可用于胃、十二指肠溃疡，慢性胃炎，胃窦炎，胃下垂；并可用于慢性结肠炎、慢性肾炎、消化不良、免疫功能低下等疾病的治疗。

二十七、桂枝加芍药汤

出自《伤寒论》。

辛温宣通，疏肝舒挛，通络止痛[1]。

药品：桂枝9g，芍药18g，生姜9g，甘草（炙）6g，大枣3枚。水煎服。

此方即桂枝汤倍芍药。

倍芍药者能坚桂枝深入阴分，升举误下之邪出于阳分，而腹痛自愈。

《古方选注》：桂枝加芍药汤，此用阴和阳法也，其妙即以太阳之方，求治太阴之病。腹满时痛，阴道虚也，将芍药一味倍加三两[2]，佐以甘草，酸甘相辅，恰合太阴之主药；且倍加芍药，又能监桂枝深入阴分，升举其阳，辟太阳陷入太阴之邪。复有姜、枣为之调和，则太阳之阳邪，不留滞于太阴矣。

[1] 易和清报道用本方加减扩大应用于多种寒痛症的治疗，取得满意疗效。如偏头痛、关节痛、痛经等，辨证均属寒痛症的发病机理，常加温热之品以增其功效。除方中重用白芍以止痛外，尚须辅以行气活血之品。若寒邪表浅，兼夹风邪，则加细辛、川芎、薄荷之类；若夹湿邪，则加防己、薏苡仁、菖蒲、苍术之类；若寒邪入里，则加附片、小茴香、吴茱萸、香附、干姜之类。在临床运用中往往能收到意想不到的效果。[易和清．桂枝加芍药汤治寒痛症举隅 [J]．安徽中医临床杂志，1999，11（1）：39.] 袁孟尧报道以小柴胡汤合桂枝加芍药汤治疗 34 例三叉神经痛临床观察，治愈 10 例，有效率为 76%。认为在三叉神经痛治疗初期或疼痛较轻者可单独使用，效果不明显者可加小剂量卡马西平，使其协同作用，取长补短。[袁孟尧．小柴胡汤合桂枝加芍药汤治疗三叉神经痛临床观察 [J]．河北中医，1998，20（5）：298.] 此外，蒙显军还报道了国外采用小柴胡汤合桂枝加芍药汤作为治疗癫痫的基础方与临床方面的研究概况，认为若能结合中医辨证，有望使其成为一种理想的抗癫痫药物。[蒙显军．小柴胡汤合桂枝加芍药汤治疗癫痫的国外研究概况 [J]．中国中医药信息杂志，1999，6（7）：79.]

[2] 古之一两可作今之一钱。

二十八、桂枝加大黄汤

出自《伤寒论》。

桂枝加大黄汤即桂枝加芍药汤再加大黄组成。本方以桂枝汤加芍药调和气血，通络缓急止痛，加大黄以泻实邪。用于治太阳病，当以汗解之，医者失察误治反下之，病邪陷入太阴，气血失调，因而腹满大实痛者[1]。

药品：桂枝（去皮）9g，大黄 6g，芍药 18g，生姜 9g，甘草（炙）6g，大枣 12 枚。水煎服。

[附注]

[1] 太阴病大实痛乃因肠间腐秽阻结，性质属寒属实，且为虚中夹实，不同于阳明燥屎阻滞的里热实证，所以不用苦寒攻下的承气汤，而用桂枝加芍药汤以温阳和络，更加大黄以疏通里实。桂枝加大黄汤虽然是温通之剂，但大黄、芍药毕竟偏于苦泄，不利于脾阳虚弱，所以在脉弱而脾虚较甚的情

况下，即是当用大黄、芍药也应减少用量，以免过量伤正。这是因为脾虚则胃气必弱，易被损伤的缘故。现代用于感冒后腹痛及出疹性疾病腹痛等较多。如顾文忠报道二则感冒后腹痛患者，均有自汗，畏寒，腹痛，大便偏干难解，舌质淡红，苔白，脉缓等，辨为属营卫不和，阳明里实，用桂枝加大黄调和营卫，攻下里实而愈。[顾文忠．桂枝加大黄汤治案二则 [J]．实用中医药杂志，2006，22（3）：169.] 陈荣等报道运用本方治疗顽固性荨麻疹3则，其中典型患者患荨麻疹已4年余，迭经中西药物治疗，非但无效，反致病情加重，痛苦难忍。现患者周身有大小不等风疹块，此起彼伏，抓痒无度，昼夜不宁，恶寒，大便3~4日一行，燥结难下，腹部微痛，舌淡红，苔薄黄，脉弦缓。辨为太阳阳明两经合病，投桂枝加大黄汤加火麻仁10g以解肌祛风，兼以通阳明燥结。仅服1剂，即周身微汗，大便通畅，身痒及疹块明显减轻。继进3剂，诸症悉除，后以桂枝汤加何首乌、当归5剂调理善后。随访1年，未再发作。[陈荣，李冰．运用仲景方治疗顽固性荨麻疹3则 [J]．国医论坛，2007，22（3）：8.]

二十九、麻黄细辛附子汤

出自《伤寒论》。

温经发表。用于少阴兼表证，少阴兼表轻证的证治[1]。

麻黄细辛附子汤方歌

发热脉迟属少阴，麻黄细辛附子寻。

细辛不用加甘草，温肾驱寒用意深。

药品：麻黄（去节）6g，细辛6g（一般只用3g[2]），附子（炮，去皮）3g。

[附注]

[1] 本方具有解热镇痛、抗炎、抑制变态反应、增强免疫功能、止咳平喘、抗氧化等作用。临床除应用于治疗缓慢性心律失常外，还可应用于扩张型心肌病、慢性肺源性心脏病、风湿性心脏病、咳嗽变异性哮喘、糖尿病周围神经病变、低血压、血管神经性头痛、脉管炎、坐骨神经痛、慢性腰腿痛综合征、顽固性重症肌无力、过敏性鼻炎、冻疮、寻常型银屑病等疾病的治疗。

由此可见，本方应用于临床，其选择性极为广泛，既可治表，又可治里，乃表里兼用的良方。

[2] 昔有言："《伤寒论》中一两折今一钱。"李时珍《本草纲目》曰：

"今古异制，古之一两，今用一钱可也。"《伤寒论》之麻黄细辛附子汤中细辛二两，可作细辛二钱。又细辛有小毒，有"细辛不过钱"之说，故"细辛只用一钱"（3g）。

1979 年出版的由湖北中医药大学老师们主编的《伤寒论选读》具体地把《伤寒论》中汉代的 1 两折合为 3 克，1 升折合为 60~80 毫升或 18~30 克。此书沿用 1964 年出版的《伤寒论讲义》（中医学院试用教材）的观点，认为"关于剂量之标准，古今不一"。汉时以六铢为一分，四分为一两，即二十四铢为一两。处方应用时，一方面根据前人考证的量制折算，更重要的是依据临床实践，凡论中云一两者，折今约一钱。

三十、麻黄附子甘草汤

出自《伤寒论》。

助阳解表[1]。用于少阴阳虚，外感风寒证。症见恶寒身疼，无汗，微发热，脉沉微者；或水病身面浮肿，气短，小便不利，脉沉而小。

药品：麻黄（去节）6g，附子（炮，去皮）3g，炙甘草 6g。

上三味，以水七升，先煮麻黄一两沸，去上沫，内诸药，煮取三升，去滓。温服一升，日三服。

麻黄附子细辛汤与麻黄附子甘草汤均治阳虚外感风寒证。但前方病重势急，外寒与里寒均较重，故以麻、附配细辛，助阳发汗，使表里之邪速解；后方病轻势缓，故去香窜之细辛；加甘草缓之，以缓和麻黄发汗之力，不致发汗太过；更用熟附子，温补阳气，以防阳气随汗外泄而伤阳。

[附注]

[1] 现代临床将麻黄附子甘草汤运用于治疗内、外、妇、儿各科病证，如哮喘、发热、疼痛、水肿、遗尿、腰椎间盘突出症、冠心病、病态窦房结综合征等。

三十一、*四逆汤

出自《伤寒论》。

温阳散寒，回阳救逆。少阴病脉沉，治以急温。

用于阳气衰微，阴寒内盛，亡阳之证。症见四肢厥逆，恶寒蜷卧，神衰欲寐，面色苍白，腹痛下利，呕吐不渴，舌淡，苔薄白，脉微欲绝。

四逆汤方歌

四逆姜附君甘草，除阴回阳为至宝。

彻上彻下行诸经，三阴一阳随搜讨。

药品：制附子 9g，炙甘草 6g，干姜 4.5g。

水一杯半，煎八分服。

附子、干姜，彻上彻下，开辟群阴，迎阳归舍，交接十二经，为斩关夺旗之良将，而以甘草主之，从容筹剧，自有将之能也。

此方少阴用以扶元海之阳，太阴用以温脏中之寒，厥阴薄厥，阳欲立亡，非此不救[1]。至于太阳误汗亡阳，亦用之。

若服药后出现呕吐拒药者，可将药液置凉后服用。本方纯用辛热之品，中病手足温和即止，不可久服。真热假寒者忌用。

［附注］

［1］ 本方常用于休克、心肌梗死、心力衰竭、急性胃肠炎吐泻过多、食管痉挛性狭窄、血栓闭塞性脉管炎、手足寒厥证、毒血证或某些急证大汗而见休克属阳衰阴盛者。

三十二、通脉四逆汤

出自《伤寒论》。

破阴回阳，通达内外，寓阴阳和。用于少阴病，阴盛格阳的证治[1]。

通脉四逆汤即四逆汤重用姜附用量，冀能阳回脉复。

通脉四逆加猪胆汁方（即前方煎成加猪胆汁少许或以黄连 0.6g 研末代之）。

通脉四逆汤方歌

四逆倍姜名通脉，疾呼外阳归其宅。

更加猪胆汁些微，籍其苦寒通拒格。

药品：附子 20g，干姜 9~12g，炙甘草 6g。水煎服。

名通脉者，以此时生气已离，亡在顷刻，若以柔缓之甘草为君，岂能疾呼外阳而使返耶。易以干姜而仍不减草者，恐涣散之余，不能当干姜之猛，还籍甘草以收全功也。

后方加猪胆汁或黄连末者，速催阳药之下行也。

加减法：面赤者加连须葱三根；腹痛者去葱加白芍 6g；呕者加生姜 6g；咽疼去芍加桔梗 3g；利止脉不出者去桔梗加人参 6g。

《伤寒论》："少阴病，下利清谷，里寒外热，手足厥逆，脉微欲绝，身反不恶寒，其人面色赤，或腹痛，或干呕，或咽痛，或利止脉不出者，通脉四逆汤主之。"

[附注]

[1] 临床上可用于雷诺病、下肢动脉硬化症、病态窦房结综合征等属于少阴病，阴盛格阳证。

三十三、甘草汤

出自《伤寒论》。

清热解毒利咽。治少阴客热咽痛，兼治舌肿。

甘草 18g。

水三杯煎一杯分两次服。

三十四、*桔梗汤

出自《伤寒论》。

即甘草汤加桔梗 9g。

桔梗汤方歌

缓以甘草开桔梗[1]，少阴客热不须猛。

咽痛分合先后宜，淡而不厌须静领。

用于清热利咽，少阴客热咽痛的证治。可宣肺止咳，祛痰排脓。治肺痈，咳而胸痛，振寒，脉数，咽干不渴，时出浊唾腥臭，久久吐脓如米粥者。

[附注]

[1] 甘草汤与桔梗汤实为疗风热疫毒咽痛之祖剂。后世医家在此基础上多有发展，《本草纲目》之化裁，颇有启迪之意义。另外据《金匮要略》所论，桔梗汤排脓消肿之效，亦为后世所崇。甘草汤现代多用于风热咽痛，口唇溃疡，肺痿涎沫多，舌卒肿大，满口塞喉，气息不通，痈疽，疔疮，过敏性紫癜，下肢静脉炎，小儿遗尿和尿血，小儿撮口发噤，溃疡病等病证。桔梗汤临床常用于肺部疾患及喉部病证。

三十五、苦酒汤

出自《伤寒论》。

清热涤痰，敛疮消肿。用于咽伤溃疡的证治。

苦酒汤方歌

少阴咽痛且生疮，半夏鸡清苦酒汤。

涤饮消疮除伏热，发声润燥有专长。

药品：半夏（洗）7 枚，切为 14 片，鸡子（去黄）1 个。

半夏破如 14 枚，鸡子 1 个，去黄，内上苦酒，着鸡子壳中，纳半夏于苦酒[1]中，以鸡子壳置刀环中（铁圈）安火上合二沸去渣，少少含咽之，不瘥再服[2]。

[附注]

[1] 苦酒为米醋。

[2] 现代用法：洗去生半夏黏液，每枚制成十几小粒，加米醋一二两，微煎，去半夏，留醋，趁热冲下鸡蛋清一枚，和匀，少少含咽之，可连作数剂服用。

三十六、猪肤汤

出自《伤寒论》。

滋肾润肺，补脾止利。用于少阴阴虚火炎咽痛的证治。

猪肤汤方歌

利余咽疼用猪肤，蜜粉和中助转输。

蠡主肾经肤主肺，谁将妙谛反三隅。

猪肤 120g，水七杯，煮三杯，入白蜜 30g，米粉 50g 熬香，分二三服。

少阴之脉，循喉咙挟舌本[1]，少阴二三日咽痛，是阴火上冲，可与甘草汤，甘凉泻火以缓其热，不瘥者配以桔梗（汤），兼辛以散之之义也。至下利咽痛是肾液下泄，不能上濡于肺络燥而咽痛者又非为甘桔[2]所能治，又当以猪肤（汤）润肺肾，白粉、白蜜缓之于中，而上中下之燥邪解矣。此三方为正治之轻剂也。若阴证似阳，恶寒而欲吐者，又非甘桔所能疗，当用半夏之辛温，散其上逆之寒，桂枝之甘温，散其阴寒之气，或散或汤[3]，随患者之意也。如喉痛且生疮不能言语者，不得即认为热症，仍取半夏之辛以豁痰，苦酒之酸以敛疮，鸡子白之清以发声，少少含咽[4]，内外兼治之法也。若夫里寒外热，手足厥逆，咽疼，用四逆汤，详于本方之下，宜合参之。

[附注]

[1] 舌本：即舌根。《素问·金匮真言论》："中央黄色，入通于脾，开

窍于口，藏精于脾，故病在舌本。"

［2］甘桔：此处指甘草汤、桔梗汤

［3］此处指半夏散及汤。

［4］此处指苦酒汤。

三十七、半夏散及汤

出自《伤寒论》。

半夏有治咽喉肿痛作用，本方是因其合于桂枝甘草汤中，故治桂枝甘草汤证，而咽喉肿痛，或痰涎多者。

药品：半夏（洗）、桂枝、炙甘草。

上三味等分，个别捣筛，合治之，白饮和，服 3g，日三服。若不能散服者，以水一杯煎沸，纳散 6g，更煮三沸，下火令小冷，少少咽之。半夏有毒，不当散服。

《伤寒论》："少阴病，咽中痛，半夏散及汤主之。"

方以桂枝性味辛温，通阳散寒；半夏涤痰开结；甘草和中缓急止痛；白饮保胃存津，兼防桂夏辛燥劫阴。

"半夏有毒，不当散服"，为后人所加。亦可服汤，即为半夏汤，故合称半夏散及汤。三药共奏散寒通咽，涤痰开结之功。

三十八、*黄连阿胶汤

出自《伤寒论》。

滋肾阴，清心火，交通心肾。治少阴病，得之二三日以上，心中烦，不得卧。

黄连阿胶汤方歌

心烦不卧主阿胶，鸡子芩连芍药交。

邪入少阴从热化，坎离交媾在中爻。

药品：黄连 6g，黄芩 7g，芍药 7g，阿胶 11g，鸡子黄 2 枚。

水一杯半煎八分去渣，入阿胶烊尽，少冷，入鸡子黄，搅匀冷服，日三服。

方中黄连泻心火，阿胶益肾水，黄芩佐黄连，则清火力大；芍药佐阿胶，则益水力强。妙在鸡子黄，乃滋肾阴，养心血而安神，数药合用，则肾水可旺，心火可清，心肾交通，水火既济，诸证悉平[1]。

[附注]

[1] 现代多用本方治疗神经衰弱、自主神经功能紊乱、高血压病、精神分裂症、脑出血、久咳、阳痿早泄、肝硬化、肝昏迷、各种皮炎、心律失常等属阴虚火旺证者。对于各种出血证，如鼻衄、咯血、吐血、便血、尿血、月经过多、崩漏、皮下出血等系阴虚火旺所致者，其他温热性疾病后期所表现出的虚性兴奋状态如烦躁、失眠、多梦、易怒、谵妄等也可用本方来治疗。

三十九、猪苓汤

出自《伤寒论》。

清热利水，育阴润燥。用于阳明津伤，水热互结的证治[1]。症见脉浮，发热，渴欲饮水，下利，咳嗽，呕吐，心烦，失眠等。而多以小便不利、下利、失眠等为本方使用着眼点。

猪苓汤方歌

少阴不眠烦呕逆，阳明热渴小便赤。

利水药中寓育阴，阿胶猪茯泽滑石。

药品：猪苓、茯苓、泽泻、石膏[2]、滑石、阿胶各3g。

水二杯煎一杯去渣入胶烊化温服。

此与五苓散有天渊之别，彼治太阳入本之里，太阳司寒水，故以桂温之，治水饮内停兼表证；此汤治阳明、少阴结热，二经两关津液，故以甘凉之药滋之，若汗多胃燥，即此方亦不可服，恐利水伤其津液也。

[附注]

[1] 现代多用本方治疗急慢性肾炎、尿路结石、肾盂肾炎、肾积水、膀胱炎、尿道炎等泌尿系疾病，咯血、子宫出血等出血证，急慢性肠炎、肝硬化腹水、失眠、遗精等辨证为水热互结而阴伤者。

[2] 原方无石膏。盖加石膏以强清阳明热之力。

四十、*桃花汤

出自《伤寒论》。

温中涩肠止痢。治虚汗下利，久痢不愈，便脓血，色黯不鲜，腹痛喜温喜按，舌质淡苔白，脉迟弱，或微细[1]。

桃花汤方歌

少阴下利便脓血，粳米干姜赤脂啜。

阳明截住肾亦安（石脂入手阳明，姜、米入足阳明），**腹痛尿短病如撤。**

药品：赤石脂30克（一半煎服，一半筛末冲服），干姜3克，粳米30克。

上三味，以水七升，煮米令熟，去滓，温服七合，纳赤石脂末6克，日三服。若一服愈，余勿服。

本方是治疗脾肾阳虚，统摄无权，致大肠滑脱的常用方。方中赤石脂温涩固脱以止泻痢为君；干姜温中祛寒为臣，与赤石脂合用，则有温中涩肠，止血止痢之效；粳米养胃和中为佐使，助赤石脂、干姜以厚肠胃。诸药合用，共奏温中涩肠之效。

[附注]

[1] 本方为少阴病，下痢便脓血的主方。方中君药赤石脂其色赤白相间，别名桃花石，加之本方煎煮成汤，其色淡红，鲜艳犹若桃花一般，故称桃花汤。赤石脂主要含有含水硅酸铝，尚含有相当多的氧化铁等物质，能吸附消化道内有毒的物质、细菌毒素及代谢产物，减少对肠道黏膜的刺激，而起到止泻作用；对胃肠黏膜有保护作用，能制止胃肠道出血。赤石脂使用时应一半煎服，另一半筛末冲服，使留着肠中以加强收涩之效。现代药理研究表明，本方具有抑菌、收敛、止血、镇痛、镇静、镇吐等作用。现代临床常用于治疗溃疡性结肠炎、上消化道出血、伤寒肠出血、慢性肠炎、慢性阿米巴痢疾、慢性细菌性痢疾、功能性子宫出血、带下等疾病。

四十一、乌梅丸

出自《伤寒论》。

温清并用，暖肝调脾，扶正制蛔。用于治疗蛔厥、久痢、厥阴头痛或脾胃虚引起之胃脘痛，肢体瘦弱[1]。

乌梅丸方歌

乌梅丸内柏连姜，参桂椒辛归附当。

寒热散收相互用，厥阴得此定安康。

药品：乌梅93粒，干姜30g，当归12g，黄连48g，蜀椒（炒）12g，桂枝、人参、黄柏、细辛、附子各18g。

各研末，以苦酒浸乌梅一宿，去核，饭上蒸之，捣成泥，和药研蜜，共捣千下，丸如桐子大，先饮食，白饮和服10丸，日3服，渐加至12丸。

现代临床多用作汤剂常规煎服，参考剂量如下：乌梅10~30g，细辛3~6g，干姜5~10g，黄连5~10g，当归10~15g，炮附子10~15g，蜀椒5~10g，桂枝10

~15g，人参 5~10g 或党参 10~20g，黄柏 10~15g。

《黄帝内经》云："伏其所主，先其所因，或收或散，或逆或从，随所利而行之，调其中气，使之和平。"此方深得经旨，所以为厥阴病之总方。

方中乌梅味酸，细辛、干姜、附子、蜀椒、桂枝均具有辛味，黄连、黄柏皆苦，外加参、归二味益气养血之品，是故后人总结本方的组成特点，也是治疗虫病的组方原则，认为蛔"得酸则静，得辛则伏，得苦则下"。所以，酸、辛、苦、四味并用是本方的配伍特点。

[附注]

[1] 现在临床多用本方治疗肠道寄生虫病如蛔虫、蛲虫等，消化系统疾病如慢性胆囊炎、胆结石、消化性溃疡、慢性胃炎、反流性食管炎、胃肠神经官能症、神经性呕吐、慢性结肠炎、溃疡性结肠炎、肠易激综合征、直肠息肉等，五官科疾病如慢性角膜炎、青光眼、复发性口腔溃疡、化脓性中耳炎等，其他疾病如糖尿病、高血压病、梅尼埃病、干燥综合征、神经性头痛、慢性盆腔炎等属寒热错杂证者。

四十二、*白头翁汤

出自《伤寒论》。

清热燥湿，凉肝解毒。用于厥阴热利的证治。

白头翁汤方歌

白头翁主厥阴利，下重喜水津液类。

连柏秦皮四味煎，坚下兼平中热炽。

药品：白头翁 15g，黄柏 12g，黄连 6g，秦皮 12g。

水煎服，不愈更作二服。

大苦以清中热，大苦以坚下焦，故止下痢。

方用苦寒而入血分的白头翁为君，清热解毒，凉血止痢；黄连苦寒，泻火解毒，燥湿厚肠，为治痢要药，黄柏清下焦湿热，两药共助君药清热解毒，尤能燥湿治痢，共为臣药；秦皮苦涩而寒，清热解毒而兼以收涩止痢，为佐使药。四药合用，共奏清热解毒，凉血止痢之功。治热毒痢疾[1]，症见腹痛，里急后重，肛门灼热，下痢脓血，赤多白少，渴欲饮水，舌红苔黄，脉弦数。

[附注]

[1] 本方常用于阿米巴痢疾、细菌性痢疾属热毒偏盛者。

四十三、吴茱萸汤

出自《伤寒论》。

温中补虚，降逆止呕。用于肝胃虚寒，浊阴上逆证。症见食后泛泛欲吐，或呕吐酸水，或干呕，或吐清涎冷沫，胸满脘痛，巅顶头痛，畏寒肢冷，甚则伴手足逆冷，大便泄泻，烦躁不宁，舌淡苔白滑，脉沉弦或迟[1]。

吴茱萸汤方歌

吴茱萸汤人参枣，重用生姜温胃好。

阳明寒呕少阴利，厥阴头痛[2]皆能保。

药品：吴茱萸9g，人参9g，生姜18g，大枣12枚。

水煎，每日1剂，分2次服用。

本方证乃肝胃虚寒，浊阴上逆所致。肝胃虚寒，胃失和降，浊阴上逆，故食后泛泛欲吐，或呕吐酸水，或干呕，或吐清涎冷沫；厥阴之脉夹胃属肝，上行与督脉会于头顶部，胃中浊阴循肝经上扰于头，故巅顶头痛；浊阴阻滞，气机不利，故胸满脘痛；肝胃虚寒，阳虚失温，故畏寒肢冷；脾胃同居中焦，胃病及脾，脾不升清，则大便泄泻；舌淡苔白滑，脉沉弦而迟等均为虚寒之象。治宜温中补虚，降逆止呕。

方中吴茱萸味辛苦而性热，归肝、脾、胃、肾经。既能温胃暖肝以祛寒，又善和胃降逆以止呕，一药而两擅其功，是为君药。重用生姜温胃散寒，降逆止呕，用为臣药。吴茱萸与生姜相配，温降之力甚强。人参甘温，益气健脾，为佐药。大枣甘平，合人参以益脾气，合生姜以调脾胃，并能调和诸药，是佐使之药。四药配伍，温中与降逆并施，寓补益于温降之中，共奏温中补虚，降逆止呕之功。

本方辛苦甘温，对热性呕吐、头痛、胃腹痛不宜使用。

[附注]

[1] 仲景用吴茱萸汤治疗阳明、少阴、厥阴三经病证，组方精练，配伍尤妙，有温肝暖胃、降逆止呕之效。吴茱萸汤主治虽有病在阳明、少阴、厥阴之别，但其症都有呕吐，说明病机是一致的，都是胃中虚寒，浊阴上逆所致。因此，吴茱萸汤证是"异病同治"治则的具体体现。

[2] 山西名医李可治疗蛛网膜出血之剧烈头痛，在加吴茱萸汤后一剂而止，吴茱萸辛苦大热，其气燥烈。开药之际，他曾有犹豫，恐不合于"脑出血"症，但伤寒论吴茱萸汤证，明白昭示"干呕吐涎沫，头痛者吴茱萸汤主之"。止

痛与止呕，正是吴茱萸的两大功效。中医虽无"蛛网膜出血"这样的病名，但患者头痛如破，剧烈呕吐，吐出物为酸苦涎沫，又自觉胃凉，正是肝胃虚寒，夹痰饮上冲巅顶（脑）之的据。病机既合，投剂之后，头痛如破及残余之呕吐立止。[节选自单书健的《重订古今名医临证金鉴·中风卷（下）》]

现代医学临床实验研究发现，吴茱萸汤是止呕止吐，治疗肝胃虚寒头痛的良方。它可以改善体内血液循环系统，防止偏头痛的发作，同时具有直接镇痛作用并伴有温和的镇静作用，有助于强化偏头痛的疗效。另外，对偏头痛的主要相关因子5-HT有很好的调节作用，在防治偏头痛方面起到了一个关键作用。[江菊仙，陈美珍.吴茱萸汤临床应用及研究 [J].中成药杂志，2000，22（10）：728-729.] 现代医学临床证明，吴茱萸汤用于神经性头痛，偏头痛和美尼尔氏综合征也有显著的疗效。[辜善腾.吴茱萸汤治疗美尼尔氏综合征 [J].新中医，1990，22（4）：18.] 吴茱萸汤现已被广泛应用于内科、妇科、神经科、五官科、外科、眼科等多种疾病的治疗。如耳源性眩晕、神经性头痛、慢性胃炎、消化性溃疡、慢性浅表性胃炎、妊娠呕吐、神经性呕吐等属肝胃虚寒者。

四十四、*当归四逆汤

出自《伤寒论》。

养血通脉，温经散寒。用于血虚寒凝致厥[1]的证治。手足厥寒，或腰、股、腿、足、肩臂疼痛，口不渴，舌淡苔白，脉沉细或细而欲绝。

药品：当归12g，白芍、桂枝各9g，细辛3g，炙甘草、通草各6g，大枣8枚。

水煎温服。

本方以桂枝汤去生姜，倍大枣，加当归、通草、细辛组成。方中当归甘温，养血和血；桂枝辛温，温经散寒，温通血脉，为君药。细辛温经散寒，助桂枝温通血脉；白芍养血和营，助当归补益营血，共为臣药。通草通经脉，以畅血行；大枣、甘草益气健脾养血，共为佐药。重用大枣，既合归、芍以补营血，又防桂枝、细辛燥烈大过，伤及阴血。甘草兼调药性而为使药。全方共奏温经散寒，养血通脉之效。温阳与散寒并用，养血与通脉兼施，温而不燥，补而不滞。

[附注]

[1] 本方常用于血栓闭塞性脉管炎、无脉症、雷诺病、小儿麻痹、手足

冻疮、肩周炎、颈椎病、风湿性关节炎、各种骨质增生、腰椎间盘突出、妇女痛经、产后身痛等各种疼痛性疾病证属血虚寒凝者。

四十五、当归四逆加吴茱萸生姜汤

出自《伤寒论》。

温中散寒，以暖肝胃，用于降逆止呕，治小腹疼痛。

当归四逆加吴茱萸生姜汤方歌

当归四逆甘通草，桂芍细辛并大枣。

通脉养血此为神，素寒加入姜萸好。

即前方加吴茱萸 6g，生姜 12g。酒、水各半煎。

四十六、*炙甘草汤

出自《伤寒论》。

益气滋阴，通阳复脉。用于心阴心阳两虚证治[1]。

心动悸[2]，脉结代[3]是本病特征。

炙甘草汤（也叫复脉汤）方歌

益虚参麦炙甘草，和调桂枝姜枣好。

生地阿胶麻子仁，结成心悸此方宝。

药品：炙甘草 15g，人参 5g（或党参 10g），干姜 5g，生地黄 30g，桂枝 6g，阿胶 6g，麦冬 10g，火麻仁 6g，大枣 30g。

水二杯，酒一杯，煎八分入胶烊服。

此仲景另开一补阴之门，疑为邪尽正虚病后补养之法，与竹叶石膏汤为一寒一温之对子。

[附注]

[1] 本方常用于功能性心律不齐、期前收缩、冠心病、风湿性心脏病、病毒性心肌炎、甲状腺功能亢进等而有心悸气短、脉结代等属阴血不足，阳气虚弱者。

[2] 心动悸：心脏跳动得很厉害。

[3]《伤寒论·辨太阳病脉证并治》："伤寒，脉结代，心动悸，炙甘草汤主之。"《伤寒论》（178 条）："脉按之来缓，时一止复来者，名曰结，又脉来动而中止，更来小数，中有还者反动，名曰结，阴也。脉来动而中止，不能自还，因而复动者，名曰代，阴也。得此脉者，必难治。"（结脉有两种，均以脉按之

动中有歇止为共同点，但也有相异点。一者，脉搏跳动迟缓，时而中止，中止
短暂，迅疾复来；二者，脉搏跳动，忽而中止，歇止之后，续来复动，稍微急
促。两种结脉皆属于阴脉，此为因气血凝滞，脉道不利所为。脉来歇止时间长，
不能自还，复动不见小数，称为代脉，此因真气衰极，气血虚甚所为，属阴证。
得此脉者，病属危重，预后不良。但也有例外，如霍乱病急性吐泻之后，或怀
孕数月的时候，间可见到代脉。或七情太过，或跌仆重伤，又风家、痛家，俱
不忌代脉，未可断其必死，所以也不能视作绝对。）

四十七、茯苓甘草汤

出自《伤寒论》。

温胃化饮，通阳利水[1]。

主心下停饮，心悸，汗出不渴，小便不利；膀胱腑咳，咳而遗溺；伤寒
汗出不渴者；伤寒厥而心下悸者。

茯苓甘草汤方歌

茯苓甘草姜桂枝，悸而汗出两般施。

五苓散证只必渴，辨证分明用勿疑[2]。

药品：茯苓、桂枝、炙甘草各6g，生姜9g。水煎服。

徐灵胎曰："此方治发汗后，汗出不止，则亡阳[3]。"重即当与真武汤，
其稍轻者，当与茯苓桂枝白术甘草汤。更轻者则与此汤。何以知之？以三方
同用茯苓知之。盖汗大泄，必引肾水上泛，非茯苓不能镇之。故真武则佐以
回阳之附子，此方则佐以桂枝、甘草，敛汗而茯苓皆以为主药，此方之义不
尽了然乎，此是阴阳平补之神方。

[附注]

[1] 现代医学研究提示，茯苓甘草汤能增强机体免疫功能，茯苓甘草汤
多糖有明显的抗肿瘤及保肝脏作用，但虚寒精滑或气虚下陷者忌服。

[2]《伤寒论》（73条）："伤寒，汗出而渴者，五苓散主之；不渴者，
茯苓甘草汤主之。"五苓散证为下焦蓄水，故多有小便不利等症，茯苓甘草汤
证为水停中焦，水饮最易上逆为患，故可出现肢厥、心下悸、小便通利等。

[3] 亡阳：冷汗出，恶寒，手足厥冷，气息微弱，喜热饮，舌淡，脉微
欲绝，多见于休克患者。

四十八、小建中汤

出自《伤寒论》。

温中补虚，和里缓急。用于中焦虚寒，肝脾不和证[1]。

症见腹中拘急疼痛，喜温喜按，神疲乏力，虚怯少气；或心中悸动，虚烦不宁，面色无华；或伴四肢酸楚，手足烦热，咽干口燥。舌淡苔白，脉细弦。

小建中汤方歌

二三日内烦而悸，尺迟荣虚又须记。

桂枝倍芍加饴糖，汤名建中温补治。

药品：饴糖30g，桂枝9g，芍药18g，生姜9g，大枣6枚，炙甘草6g。水煎服。

即桂枝汤倍用白芍加入饴糖烊服，呕者不可用，因甜故也。

方中重用甘温质润之饴糖为君，温补中焦，缓急止痛。臣以辛温之桂枝温阳气，祛寒邪；酸甘之白芍养营阴，缓肝急，止腹痛。佐以生姜温胃散寒，大枣补脾益气。炙甘草益气和中，调和诸药，是为佐使之用。其中饴糖配桂枝，辛甘化阳，温中焦而补脾虚；芍药配甘草，酸甘化阴，缓肝急而止腹痛。六药合用，温中补虚缓急之中，蕴有柔肝理脾、益阴和阳之意，用之可使中气强健，阴阳气血生化有源，故以"建中"名之。.

[附注]

[1] 本方常用于胃及十二指肠溃疡、慢性胃炎、慢性结肠炎、慢性肝炎、慢性胆囊炎、再生障碍性贫血、神经衰弱、溶血性黄疸、功能性消化不良等见中焦虚寒，肝脾不和者。

第五节 其他治疗药方

一、*双解散

双解散方歌

什么方剂叫双解，一宗三样说下边。

防风通圣合六一，兼治表里叫双解。

防芎归芍大麻黄，薄翘芒硝半两强。

芩梗石膏各一两，滑三草二要相当。

荆芥白术山栀子，二钱半重细参详。

自利便把硝黄去，自汗去麻桂枝入。

此是防风通圣散，外感病症有专长。

六倍滑石草一份，天水（散）一名六一散[1]。

少加朱砂益元散，这一药方两个名。

双解散本是防风通圣和六一散相合的，下面以双解散的剂量为例，其他合并的汤头可照此标准配合用之。

治风、寒、暑、湿、饥、饱、劳役，内外诸邪所伤以致气血怫郁，变成积热，发为汗病或杂病，非此不除。但觉不快，便可用此通解。小儿生疮疹，用此解出尤快。其方大黄、芒硝、麻黄三味，对症施入，自利去大黄、芒硝，自汗去麻黄。

这个汤头能治感冒、伤寒、温病、暑病、斑疹、杂病郁热，不管外感内伤皆可服。

防风、川芎、赤芍（白芍亦可）、当归、大黄、麻黄、薄荷、连翘、芒硝各 0.75g，石膏、黄芩、桔梗各 1.5g，滑石 4.5g（加 9g），甘草 3g（加 1.5g），荆芥、白术、栀子各 0.36g。

以上诸药，系防风通圣散。

滑石 9g，甘草 1.5g。

以上两味药，系六一散。

用时可把滑石加至 13.5g，甘草加至 4.5g，两方总合可做一服。用水二杯，生姜三片，葱白一寸，豆豉三十粒，煎至一杯去滓，入芒硝再滚三沸，热服（冷服肚疼也，无妨）。年壮、体壮之人，加倍服无妨。孕妇去硝。小儿减半。

名为双解，服药后发汗、利大便，若病不愈，连进几服。若服药后，无汗不解，可倍加防风、麻黄以汗之。若汗出了，腹未开，倍加黄、硝以下之，多进几服，务使汗出，下利而解，若服药之后，汗出了，病轻了，身热不止，病从热化，去麻黄加葛根以解肌肉之热，热太甚者需用人参白虎汤加苍术再解之。

［附注］

[1] 本方原名益元散，一名天水散，后人通称为六一散。既取"天一生水，地六成之"之义，又说明方药用量比例，以示区别加朱砂之益元散。

二、*小柴胡汤

出自《伤寒论》。

和解少阳，和胃降逆，扶正祛邪。

本方为治疗伤寒少阳证的基本方，又是和解少阳的代表方。用于往来寒热，胸胁苦满，默默不欲饮食，心烦喜呕，咳嗽脉弦而数，妇人热入血室，经水适断，疟发寒热等症[1]。

小柴胡汤方歌

脉弦胁痛小柴胡，夏草参芩姜枣扶。

和解少阳为正法，阳明兼证岂殊途。

药品：柴胡15g[2]，黄芩10g，人参（或党参）9g，炙甘草6g，生姜5g，半夏9g，大枣12g。

水二杯煎一杯去滓再煎八分温服。

本方临床应用极为广泛。方中柴胡苦平，入肝、胆经，透泄与清解少阳之邪，并能疏泄气机之郁滞，使少阳之邪得以疏散，是为主药；黄芩苦寒，清泄少阳之热，使柴胡之升散得黄芩之清泄，两药相配，助之以达到和解之目的；肝气犯胃，胃失和降，佐以半夏和胃降逆止呕；从太阳转入少阳，从表入里，缘由正气本虚，故佐以人参、大枣益气健脾，一为扶正祛邪，一为益气御邪内传，俾正气旺盛，则邪无内向之机，体现《黄帝内经》"正气内存，邪不可干"之义；加用炙甘草以助参、枣之力，并能调和诸药，此为使也。本方剂配伍少而精，用之得当，则邪气可解，肝脾和畅，胃肠调和，病患便可除之。

因方中柴胡升散，芩、夏性燥，故对阴虚血少者禁用。

咳嗽加五味子去参，或去参、枣、生姜，加干姜3g，五味子2.1g；

胸中烦而不呕者去半夏、人参加瓜蒌6g；

若渴者去半夏加人参1.5g，瓜蒌根6g；

若腹中痛者去黄芩加白芍4.5g；

若胁下痞硬去大枣加牡蛎6g；

若心下悸而小便不利者去黄芩加茯苓6g；

若不渴外有微热者去人参加桂枝4.5g，温服取微微汗；

若胸中烦加瓜蒌仁，胁下痞硬加枳实亦行；

若鼻衄加生地、白茅花；

痰多或喘加桑皮、乌梅。

注意事项：

1. 加减法则是指单独用此方时见证加减用之。若几个方子相合并的，不要加减。

2. 本方的歌诀系采用陈修园的伤寒方歌。歌中的方义是照《伤寒论》中的意义所编的，如单独用方可参酌方义或加减，如是合并用药的只记药品样数，不管方中意义，但药品的性质必须明了，这个必须参考《本草纲目》。

3. 方中药品的剂量标准，药品剂量的比例，可以灵活运用，参看病情及患者的体格强弱。

4. 一剂药的总合剂量，平常人一般是60g多一些[3]，体壮之人不要超过90g，体弱之人不要超过60g。或者把药煎好之后，每剂药看情形做两三次服之。小儿十岁以上的可用大人的一半，两三岁的可用三分之一。假如原方子的剂量，总合起来只有一两多或几钱，就照原方剂的剂量服用，不可勉强加成60g~90g。如果原方子的剂量多，或者两个方子以上相合并的汤头，把它照剂量按比例减少，或一剂药分几次服，每半日服一次。

5. 两三个方子合并的汤头，比如甲方上有滑石3g，乙方上又有滑石6g，那就合并用滑石9g。

[附注]

[1] 临床应用以往来寒热，胸胁苦满，默默不欲饮食，心烦喜呕，口苦，咽干，苔白，脉弦为辨证要点。临床上只要抓住前四者中的一二主症，便可用本方治疗，不必待其证候悉具。正如《伤寒论》所说："伤寒中风，有柴胡证，但见一证便是，不必悉具。"本方常用于流感、上呼吸道感染、慢性肺炎、急慢性胆囊炎、胆囊结石、肝癌、肝硬化、急性胰腺炎、产褥热、渗出性胸膜炎、急性乳腺炎、胆汁返流性胃炎、胃溃疡、肠炎、胰腺炎、疟疾、高脂蛋白血症、脑炎等疾病的治疗。

[2] 关于剂量之标准，古今不一，通常将古之一两折合成今之一钱，即3g。香港中文大学中医学院的李宇铭博士，赞同经方中的一两折算成当今15g多的研究成果，小柴胡汤中的柴胡原剂量为半斤，故他开出的小柴胡汤，柴胡用120~125g。《伤寒论》中小柴胡汤的煎服法是："以水一斗二升，煮取六升，去滓，再煎取三升，温服一升，日三服。"他悉遵原煎服法，只煎一次，12碗水煎成3碗，服3次。他的医案中记载了用小柴胡汤治疗感冒、发热、胁痛、下腹痛、癫狂等多种病症，无一例有副作用。湖南中医药大学彭坚教授受其启示，用柴胡加龙骨牡蛎汤加减，以重镇安神、疏肝解郁治疗抑郁症重度失眠，方中将柴胡一剂用到125g，煎药方法按上法只煮一次，收到好的

疗效。[节选自单书键的《重订古今名医临证金鉴（不寐癫狂癫痫卷）》中国医药科技出版社 2017 年 8 月版]

[3] 此为通常参考剂量。如遇病势急重，需遵吴鞠通氏"无粮之师贵在速战"，以"大军应战"之法，顿挫邪势，大剂图功，相机加减。但初学不可轻易效仿。近代医家颜芝馨认为，除重病急救，用药宜纯，药味宜少，药量宜重，使药力专一，方有卓效外，一般多以轻灵平淡拨动气机为主。引陆九芝所说，"病有本不是一剂药可愈者，用药亦不必重；病有必赖一剂药建功者，用药则不可轻，轻则药不及病，而反滋惑"。并认为凡人有病则内脏不和，用药宜从容和缓，以调其内脏之偏胜，使阴平阳秘，气血调和，除急性疫疠及伤寒、温热大证，需遵古人"治外感如将"，需用峻剂速战速决，即或内伤之体，亦当寓攻于补。其余一般外感病后或劳损杂病，皆当从古人所称"治内伤如相，用和缓之法治之，切勿以峻猛取快一时，急切图功，虽当时获效，而元气暗伤，祸患潜伏"。颜师这一论点，契合费伯雄在《医醇賸义》自序中所说，"夫疾病虽多，不越内伤、外感，不足者补之以复其正，有余者去之以归于平，是即和法也、缓治也"。毒药治病去其五，良药治病去其七，亦即和法也、缓治也。天下无神奇之法，只有平淡之法，平淡之极，乃为神奇；否则眩异标新，用违其度，欲求近效，反速危亡，不和不缓故也。

三、*凉膈散

出自《太平惠民和剂局方》。

泻火通便，清上泄下。为上中二焦火热证治。

治伤寒表不解，半入于里，下证未痊，下后燥热，怫郁于内，心烦懊恼不得眠，脏腑积热烦渴，头晕，唇焦咽燥，喉痹，目赤烦躁，口舌生疮，咳唾稠黏，谵语发狂，肠胃燥涩，便溺闭结，风热雍滞，疮疹发斑，惊风热极，黑陷将死（豆症）。

凉膈散方歌

凉膈硝黄栀子翘，黄芩甘草薄荷梢。

竹叶蜜煎疗膈上，中焦燥实服之消。

凉膈散又名连翘饮子。

药品：川大黄、朴硝、甘草梢各 60g，山栀子仁、薄荷（去梗）、黄芩各 30g，连翘 120g。

上药研为粗末，每服 6g，加蜜少许，竹叶几片，煎七分温服。

汪昂曰[1]："热淫于内，治以咸寒，佐以苦甘，故以连翘、黄芩、竹叶、薄荷升散于上，而以大黄、芒硝之猛利推荡其中，使上升下行，而膈自清矣。用甘草、生蜜者，病在膈，甘以缓之也。"临床运用中，量虚实加减[2]。

凉膈散加减法

咽喉痛、咳痰加桔梗 30g，荆芥 15g；

咳而呕者加半夏 15g，生姜三片；

衄血、呕血加当归、白芍各 15g，生地 30g；

淋者加滑石 120g，茯苓 30g；

风眩加川芎、防风各 15g，石膏 90g；

酒毒加葛根 30g；

斑疹加葛根 30g，荆芥、赤芍、川芎、防风、桔梗各 15g。

三岁小儿可服七八分，或痘热甚，黑陷，腹满，喘急，小便赤色而将死者，服此一服，更加大承气汤，约以下之得利者立效，退表里热加益元散效速。

凡言加者皆以本方加也。

[附注]

[1] 此出自清代汪昂的《医方集解·泻火之剂第十四》。汪昂（1615—1694 年），清代医家，安徽休宁人。编著有《医方集解》《素问灵枢类纂约注》《本草备要》等，流传甚广，对传统医学普及颇有贡献。

[2] 咽炎、口腔炎、急性扁桃体炎、胆道感染、急性黄疸型肝炎等属上、中二焦火热者，均可加减用之。

四、*大柴胡汤

出自《金匮要略》。

和解少阳，通下里实[1]。

治疗少阳阳明合病。症见往来寒热，胸胁苦满，呕不止，郁郁微烦，心下痞硬，或心下满痛，大便不解或协热下利，舌苔黄，脉弦数有力。

大柴胡汤方歌

脉弦而沉沉有力，相火热结下宜急。

芩芍枣夏枳柴姜，大柴汤是小柴翼。

药品：柴胡 15g，黄芩 9g，半夏（洗）9g，白芍 9g，枳实（炙）9g，生姜（切）15g，大黄 6g，大枣 5~10g。水煎服。

此方系小柴胡汤去人参、甘草，加枳实、芍药、大黄而成，亦是小柴胡汤与小承气汤两方加减合成，是和解为主与泻下并用的方剂，为少阳病传入阳明化热成实而投。具有和解少阳、内泻热结的功效，主要用于少阳、阳明合病，往来寒热，胸胁苦满，呕不止，郁郁微烦，心下痞硬或满痛，大便秘结或协热下利，舌苔黄，脉弦有力者[2]。

方中重用柴胡为君药，配臣药黄芩和解清热，以除少阳之邪；轻用大黄配枳实以内泻阳明热结，行气消痞，亦为臣药；芍药柔肝缓急止痛，与大黄相配可治腹中实痛，与枳实相伍可以理气和血，以除心下满痛；半夏和胃降逆，配伍大量生姜，以治呕逆不止，共为佐药；大枣与生姜相配，能和营卫而行津液，并调和脾胃，功兼佐使。总之，本方既不悖于少阳禁下的原则，又可和解少阳，内泻热结，使少阳与阳明合病得以双解，可谓一举两得。较小柴胡汤专于和解少阳一经者力量为大，故名曰"大柴胡汤"。

[附注]

[1] 里实：或称"内实"。指外邪化热入里，结于胃肠，出现壮热、烦渴、腹痛、便秘等腑实证候。泛指人体内部机能障碍引起气血郁结、停痰、食积、虫积等。

[2] 现代药理学研究证实，大柴胡汤具有利胆、降低括约肌张力、护肝、免疫激活、调节脂质代谢、改善血液流变、抗动脉粥样硬化、调节胃肠功能及抗炎的作用。临床上可用于治疗急性胰腺炎、胆囊炎、胆石症、胆管蛔虫、胆汁反流性胃炎等胆系疾病，小儿风热感冒、小儿高热、小儿疱疹性口腔炎等儿科疾病，糖尿病及其周围神经病变，肝癌及肝癌栓塞后综合征，术后腹痛等疾病。

五、*黄连解毒汤

出自《外台秘要》。

附：栀子金花汤、三黄石膏汤、半夏黄连解毒汤。

泻火解毒。用于一切实热火毒，三焦热盛之证治。

治伤寒或杂病热毒，烦躁，干呕，口渴，喘满，阳厥极深，蓄热内盛，或热病吐血、衄血；或热甚发斑，身热下痢，湿热黄疸；外科痈疽疔毒，小便赤黄，舌红苔黄，脉数有力[1]；世俗妄传为阴毒者，及汗、吐、下后，寒凉诸药不能退其热势者，两感证同治。

黄连解毒汤方歌（附栀子金花汤、三黄石膏汤）

阳毒热极疹斑呕，烦渴呻吟谵语狂。

下后便软热不已，连芩栀柏解毒汤。

里实便硬当攻下，栀子金花加大黄。

表实[2]**膏麻葱豆豉，下利除膏入葛良。**

药品：黄连9g，黄芩6g，黄柏6g，栀子9g。水煎，每日一剂，分2次服用。

本方证乃火毒充斥三焦所致，治宜泻火解毒。方中以大苦大寒之黄连清泻心火为君，兼泻中焦之火。臣以黄芩清上焦之火。佐以黄柏泻下焦之火；栀子清泻三焦之火，导热下行，引邪热从小便而出。四药合用，苦寒直折，三焦之火邪去而热毒解，诸症可愈。

加大黄名叫栀子金花汤；

加石膏、麻黄、豆豉、葱白名叫三黄石膏汤；

阳毒热极等证或下后便软，壮热不已，用黄连解毒汤；

若里实便硬当攻下者宜用栀子金花汤；

若表实无汗应当发汗者宜用三黄石膏汤；

如腹满呕吐或欲作利（痢）者，每服加半夏三枚，生用厚朴6g，茯苓6g，生姜三片煎热服，名叫半夏黄连解毒汤。

［附注］

[1] 本方常用于败血症、脓毒血症、痢疾、肺炎、泌尿系感染、流行性脑脊髓膜炎、乙型脑炎及感染性炎症等属热毒炽盛之患者。

[2] 表实：病证名。属表证的一种类型，指外邪侵袭，阳气集于肌表，正邪相争，腠理密闭所出现的证候。临床上除有表证症状外，以无汗、头身疼痛，脉浮紧为特征。

六、*三一承气汤

出自《宣明论》卷六。

治伤寒、杂病里热壅盛，大、小、调胃三承气汤证兼备。

治伤寒杂病，内外所伤，日数远近，腹满咽干，烦渴谵妄，心下按之硬疼，小便赤涩，大便结滞，热甚喘咳，闷乱惊悸狂癫，目疾，口疮，舌肿，喉痹，痈疡，阳明胃热，发斑，脉沉可下者[1]。

三一承气汤方歌

枳朴甘草合硝黄，方名三一承气汤。

燥坚痞满皆可下，脉数沉实更相当。

药品：大黄、芒硝、厚朴、枳实各15g，甘草30g。

水二杯，加生姜三片，煎至七分，入硝再煎一二沸，去滓，温服。

大黄苦寒，通九窍二便，除五脏六腑积热；芒硝咸寒，破痰散热，润肠胃；枳实苦寒，为佐使，散滞气，消痞满，除腹胀；厚朴辛温，和脾胃，宽中通气；四味虽下剂，有泄有补，加甘草以和其中。然以甘草之甘，能缓其急结，湿能润燥，而又善以和合诸药而成功，是三承气而合成一也。

伤寒大承气汤证腹满实痛，调胃承气汤证谵语下利，小承气汤证内热不便，三一承气汤合而为一也。及治中风僵仆，风痫发作。

[附注]

[1] 用于小儿热极的惊风、抽搐、烦喘，并斑疹黑陷，小便不通，腹满欲死，或斑疹热不退，久不作痂，或作斑痫疮癣，久不已者怫热内盛，疹癣坚结、黄瘦、疟疾久新、卒暴心痛、风痰酒嗝、肠垢积滞、久壅、风热暴伤、酒食、烦心闷乱、脉数沉实，卒中一切暴瘖不语，蓄热内伤，阳厥极深，脉反沉细，欲绝，或表之，冲和正气，与邪热并之于里，则里热亢极，阳极似阴，反为寒战，脉微而绝，或风热燥甚，客于下焦，而大小便涩滞不通者，或产妇死胎不下，及两感表里热甚需可下者。

七、瓜蒂散

出自《伤寒论》。

催吐痰饮。胸膈痰实证。治伤寒表证已罢，邪热入里，结于胸中，烦满不得息，而饥不能食，四肢微厥，而脉乍紧者以此吐之。

瓜蒂散方歌
胸中痞硬寸微浮，气上冲兮热汗流。
小豆匀平瓜蒂散，稀糜承载出咽喉。

瓜蒂、赤小豆各等分为末取 3g，用豆豉一撮，单入热汤中，煮作稀糜，和药末服。

方中瓜蒂味苦性升而善吐；赤小豆味苦酸，与瓜蒂配合，有酸苦涌吐之功；香豉轻清宣泄，煎汁送服，以增强涌吐的作用。本方药性较峻，宜从小剂量开始，不吐，逐渐加量，中病即止，不可过剂。虚人，亡血家[1]勿服。

[附注]
[1] 亡血家：有出血病史或出血倾向的人。

八、*白虎汤

出自《伤寒论》。

附苍术白虎汤，人参白虎汤。

辛凉解表。用于阳明病表里俱热的证治。

治伤风自汗，桂枝证，表未解，半入里；中暑自汗脉滑数而实，表里俱热；三阳合病，腹满身重，口燥面垢，谵语发黄，厥逆自汗；和解两感，解头痛，止自汗；杂病时疫，烦渴发斑；兼治小儿痘疱、疮疹、伏热。

白虎汤[1]方歌

白虎知母米甘膏，阳明大渴汗滔滔。

加参补气生津液，热逼亡阳此为高。

药品：石膏30~120g，知母15~30g，炙甘草5~10g，粳米30~60g。

水二杯，先煮石膏等三味，去渣后下米煎成米汤一样热服。

误服桂枝汤，汗出不止，大烦渴，脉洪者，此即亡汗[2]。

徐灵胎云："亡阳[3]之症有二，下焦之阳虚飞越于外，而欲上脱，则用参附等药以回之。上焦之阳盛逼阴于外，而欲上泄，则用石膏以收之。同一亡阳，而治法迥殊，细审之自明，否则生死立判。"

伤寒发汗不解，脉浮者加苍术3~6g，名苍术白虎汤。或汗吐下之后，烦渴口干舌燥，脉洪大，加人参9~12g，名人参白虎汤。

亡血家不可服。不恶寒反发热，大便不秘者亦可服。

[附注]

[1] 白虎汤：中医认为"白虎"为西方金神，对应着秋天凉爽干燥之气。以白虎命名，比喻本方的解热作用迅速，就像秋季凉爽干燥的气息降临大地一样，一扫炎暑湿热之气。历代中医奉它为解热退烧的经典名方，其清热力极强，而以身大热、汗大出、脉洪大或兼有口渴为使用本方的重要依据，是辛寒折热的代表方。《资生篇》以人参白虎治气分有热。《保赤全书》用以解麻疹斑疹。《活人辨疑》之化斑汤，也即此方。《证治准绳》治温邪湿重，则以白虎加苍术。唐容川用白虎加味治白痢。张锡纯对白虎汤及石膏之应用，也大有开拓。现代药理研究表明白虎汤除了具有解热作用外，还有增强机体免疫作用。现代临床可用本方治疗感染性疾病如流感高热、大叶性肺炎、流行性脑膜炎、乙型脑炎、流行性出血热、急性牙龈炎等具有气分实热证者，也可用于糖尿病、干燥综合征、变应性亚败血症、登革热、风湿性关节炎、痿躄、不明原因高热等属于里热炽盛者。

[2] 亡汗：汗往外逃，哗哗出汗。实为失血之证，皆风木之疏泄也。人体气、血、津、液是人体生存的根本，而这一切又是相互联系的，气可以生血，气血同源，津血液同源，故有"亡血者无汗，亡汗者无血之说"。

[3] 亡阳：冷汗出，恶寒，手足厥冷，气息微弱，喜热饮，舌淡，脉微欲绝。多见于休克的患者。

九、*五苓散

出自《伤寒论》。

利水渗湿，温阳化气，兼以解表。用于胃津不足与蓄水证或蓄水重症的证治。

治伤寒中暑，大汗后，胃口干燥，不得眠，脉浮，小便不利，微热烦渴，及表里俱热，饮水反吐，名曰"水逆"。或攻表不解，当汗而反下之，利不止，脉浮，表不解，自利[1]，或一切留饮[2]不散，水停心下，水湿内停的水肿，泄泻，小便不利，及霍乱[3]，吐泻惊风、头痛、发热、身疼痛，热多欲饮水者，痰饮，脐下动悸，吐涎沫而头眩或短气而咳者，并两感中湿而昏燥[4]。

五苓散方歌
不解而烦热且渴，泽苓桂术猪苓末。
积水留垢藉此行，方叫五苓表里夺。
药品：泽泻 15g，茯苓 10g，桂枝（去皮）7g，白术 10g，猪苓（去皮）10g。

共为末，以白饮和服 3g，日三服。多饮暖水，汗出愈。或以汤剂，水煎服，每日 2 次分服。

喘咳心烦不得眠者，加阿胶 15g，夏月大暑，新汲水调服立效，入汤剂不宜久煎，本方有中成药[5]。

临床运用本方，主要掌握舌苔薄白滑润，舌质不红，如果苔燥舌红，便非所宜。湿热者忌用，且本方不宜常服。

[附注]

[1] 自利：是指由于身体内部因素如脾肾阳虚或中气不运所致的慢性腹泻，一般不伴有其他胃肠道症状。《伤寒论》中有"自利而渴者，属少阴也""自利不渴者，属太阴也"，都是自利，渴的就属于少阴，不渴就属于太阴，这就区别了下焦的肾阳虚腹泻和中焦的脾阳虚腹泻。

[2] 留饮：病症名。痰饮之一，饮邪久留不散的病证。因水饮潴留部位不同，出现相应症状。《诸病源候论·痰饮诸病候》："留饮者，由饮酒后饮水多，水气停留于胸膈之间而不宣散，宜令人胁下痛，短气而渴。"

[3] 霍乱：是一种烈性肠道传染病，两种甲类传染病之一，由霍乱弧菌污染水和食物而引起传播。但传统中医古籍中所说的霍乱，多近似于现代医

学的急性肠胃炎等症状，此处即是。

[4] 临床常用于治疗肾炎、肾病综合征、泌尿系统结石、各种类型的水肿、肝硬化腹水、心力衰竭、恶性胸腔积液、脊髓损伤后尿潴留、尿路感染、高血压、高脂血症、脑梗死、老年基底动脉供血不足、单纯性肥胖、类风湿关节炎、婴幼儿腹泻、婴儿湿疹、高尿酸血症等疾病。

[5] 五苓散是国家基本目录药物，是一种常用中成药。

十、大陷胸汤

出自《伤寒论》。

峻攻水饮，泻热破结。用于表证误下，而成结胸及发黄的证治。主治水热互结之结胸证[1]。

治汗下之后不大便五六日，舌干而渴，日晡潮热[2]，从心至小腹，胀满疼不可近，按之石硬，脉当沉紧数滑，或但胸结，无大热者，头微汗出，脉沉涩者为水结胸。

邪在上者，宜用吐法治之，但结在胸中的病邪，坚固如石，非虚烦膈食消化不良者可比。上焦为高邪，必陷下以平之，故曰陷胸。

大陷胸汤方歌

短气烦躁邪上结，大黄甘遂芒硝泄。

阳邪下早陷胸中，苦寒荡涤内除热。

药品：大黄6g，芒硝3g，甘遂末0.9g。

水一杯，先煮大黄至六分，入芒硝，煮一二沸，纳甘遂末，得快利，勿再服，以免损伤正气。

荡平邪寇，将军之职也，所以大黄为君；咸能软坚，所以芒硝为臣；彻上彻下，破结逐水，佐以甘遂。此唯大实者，乃为合剂。如夹虚，或短气，或脉浮，不敢轻投也[3]。与承气汤有上下之区别[4]。

[附注]

[1] 本方常用于急性胰腺炎、急性肠梗阻、渗出性胸膜炎、胆囊炎、胆石症等属于水热互结者。

[2] 日晡潮热：潮热，指按时发热，或按时热势加重，如潮汐之有定时。的症状。下午3~5时（即申时）热势较高者，称为日晡潮热，常见于阳明腑实证，故亦称阳明潮热。

[3]《伤寒论》："结胸证，其脉浮大者，不可下，下之则死。"

[4] 大陷胸汤证以心下硬痛为主，大承气汤证实滞在肠，满痛限于腹部而不涉及心下。这是两者在腹诊方面的区别点。清代尤怡《伤寒贯珠集·太阳篇下·太阳救逆法第四》曰："大陷胸与大承气，其用有心下与胃中之分。以愚观之，仲景所云心下者，正胃之谓；所云胃中者，正大小肠之谓也。胃为都会，水谷并居，清浊未分，邪气入之，夹痰杂食，相结不解，则成结胸；大小肠者，精华已去，糟粕独居，邪气入之，但与秽物结成燥粪而已。大承气专主肠中燥粪，大陷胸并主心下水食。燥粪在肠，必藉推逐之力，故须枳、朴；水食在胃，必兼破饮之长，故用甘遂。且大承气先煮枳、朴，而后内大黄；大陷胸先煮大黄，而后内诸药。夫治上者制宜缓，治下者制宜急，而大黄生则行速，熟则行迟，盖即一物，而其用又有不同而如此。"

十一、大陷胸丸

出自《伤寒论》。

逐水破结，峻药缓攻。用于结胸偏于上的证治。

治发热而下之太早，因而结胸项亦强，如柔痉[1]之状。

结胸项强[2]者胸满硬痛，能仰而不能俯。有汗项强为柔痉，此虽有汗，其项强乃胸中满实而不能俯，非是中风痉急。前用大陷胸汤者，以其从心下至少腹皆硬痛，三焦皆实，故用汤以荡之，此唯上焦满实，用汤液恐伤中、下焦之阴，又因其邪结胸，而至如柔痉状，则非峻药不能逐之，故用丸剂攻之。

大陷胸丸方歌

陷邪迫处于心胸，俯则难宽势欲昂。

葶苈大黄硝杏合，别寻蜜遂煎丸攻。

药品：大黄 12g，芒硝、葶苈子、杏仁各 4.5g。

上四味，捣筛二味，纳杏仁，芒硝合研如脂，和散，取如弹丸一枚，入甘遂末 0.9g，白蜜半匙，水一杯煮取药液半杯，温服一宿乃下，不下再服，以下为度。

将上五味药研末和蜜为丸亦可。

本方为逐水之峻剂，不得尽除其邪，变汤为丸，小制其服，缓以图之。

[附注]

[1] 柔痉：病症名。痉病而见有汗者，一作柔痓。症见身热汗出，颈项强急，头摇口噤，手足抽搐，甚则角弓反张，脉沉迟。《金匮要略·痉湿暍病

脉证治》："太阳病，发热汗出，而不恶寒，名日柔痓（一作柔痉）。"

[2] 项强：病症名。颈项部肌肉筋脉牵强僵硬，语出《素问·至真要大论》，亦称颈项强急。因风寒湿邪侵袭太阳经脉，或感受暑温，或津血耗损、筋脉失养所致，是太阳病的主症之一。

十二、小陷胸汤

出自《伤寒论》。

清热涤痰散结。

小结胸病，多由表邪入里。由于误下，导致邪热内陷，与心下之痰相结而成。其病位在心下胃脘部，比大结胸范围小，症状比大结胸为轻。从心下至小腹按之石硬，而痛不可近者，为大结胸；病在心下，未及胁腹，按之则痛，未曾石硬者，为小结胸。大结胸是水结在胸腹，故脉沉紧；小结胸是痰结于心下，故脉浮滑。

水结胸亦宜服此。

小陷胸汤方歌

不按自痛大结胸，小结（胸）脉浮始按痛。

黄连半夏栝蒌实，痰沸驱除膈内空。

药品：黄连 3g，半夏 6g，瓜蒌实 9g（或加生姜）。

水二杯先煮瓜蒌实，至一杯余入二味，再煮至七分服，微下黄涎，止后服。

黄连之下热轻于大黄，半夏之破饮缓于甘遂，瓜蒌之润利和于芒硝，其下热、破饮、润利之法与大陷胸汤没有什么不同，故曰小陷胸汤。

此方所下者黄涎，涎者轻于蓄水，而未成水。审病之精，用药之切如此。大承气所下者燥屎，大陷胸所下者蓄水[1]。

柯韵伯曰："大、小青龙，攻太阳之表，有水火之分；大、小陷胸，攻太阳之里，有痰饮之别。"王海藏[2]曰："大陷胸汤，太阳药也；大陷胸丸，阳明药也；小陷胸汤，少阳药也。"

［附注］

[1] 徐大椿编释的《伤寒类方》谓："大承气，所下者燥屎；大陷胸，所下者蓄水；小陷胸，所下者黄涎。"

[2] 王海藏：即王好古。王好古，字进之，号海藏，为元代著名医学家，赵州（今属河北赵县）人。通经史，好医方，曾跟随金代名医李东垣学习，

精通医学。

十三、*茵陈蒿汤

出自《伤寒论》。

疏肝理气。用于清热利湿退黄、阳明湿热发黄的证治[1]。

治阳明里热极盛，烦渴，热郁，留饮不散，湿热相搏，而身发黄疸，但头汗出，身无汗，小便不利，渴饮水浆，身必发黄，宜茵陈汤，调下五苓散，利大小便。

茵陈蒿汤方歌

黄如橘色腹微满，身上无汗（头汗际颈而还）**小便难。**

三倍茵陈栀大黄，内外郁热如洗盥。

药品：茵陈 18g，栀子 12g，大黄 6g。

水三杯先煮茵陈至杯半，后入诸药，煎至八分，温服。病重者日可三服，以利为度，当下如鱼肚脓血胶质等物，小便多，色如金色，如皂荚汁，或见症将欲发黄者，用此汤一小剂调下五苓散 9g。凡治发黄证用此法最妙。

钱天来[2]曰："茵陈性虽微寒，而能治湿热黄疸，及伤寒滞热，通身发黄，小便不利。栀子苦寒，泻三焦火，除胃热时疾黄病，通小便，解消渴心烦懊恼，郁结气分[3]，更入血分。大黄苦寒下泄，逐邪热，通肠胃。三者皆能蠲湿热，去郁滞，故为阳明发黄之首剂云。"

麻黄连豆汤散太阳无汗之黄；若在太阳、阳明之间，用栀子柏皮汤[4]以清火；若在阳明之里，当用此汤。

[附注]

[1] 现代医学研究，茵陈蒿汤化裁可适用于黄疸型肝炎的治疗。王氏自拟茵陈汤治疗黄疸型肝炎 306 例，显效 206 例，占 64%；有效 75 例，占 25%；好转 23 例，占 7%；无效 5 例，占 4%。总有效率 96%。黄疸退除时间最短 5 天，最长 6 个月。平均退黄天数：热重于湿型 24 天，湿重于热型 53 天，湿热并重型 61 天。处方：茵陈 15g，车前草 15g，大叶金钱草 20g，金银花 20g，黄芪 20g，郁金 10g，甘草 10g。每日 1 剂，煎水 300 毫升分 2 次服，15~20 天为 1 疗程。随症加减：热重于湿型原方药量加倍；湿重于热型加苍术、厚朴各 10g；湿热并重型加赤芍、丹皮各 9g，板蓝根 30g，黄连 6g。[王立泉.自拟茵陈汤治疗黄疸型肝炎 306 例 [J].安徽中医学院学报，1987，6 (4)：38.]

[2] 钱天来：名潢，清代虞山（今江苏常熟县城西北）人，精研《黄帝内经》《伤寒论》，造诣甚深。先撰《素问注》20篇，惜已亡佚。复撰《重编张仲景伤寒证治发明溯源集》（简称《伤寒溯源集》）10卷，刊行于世。《伤寒论》辨证论治研究派的代表人物之一，其主张以治法作《伤寒论》分类的纲领，即对六经证中的每一经病变，皆从正治法和变治法两方面探讨，此种思路对帮助学者知常达变、抓住要领，颇有裨益，同时亦为伤寒研究开辟了新途径。

[3] 气分：①泛指气的范围及其病证。②病症名。指温热病卫气营血辨证的实热阶段，以中焦阳明为主，包括肺、胆、脾、胃、大肠等脏腑，范围较大。

[4] 栀子柏皮汤（《伤寒论》）：清热祛湿，主治伤寒身黄发热。处方：山栀子（劈）10g，甘草（炙）3g，黄柏6g。以水400毫升，煮取250毫升，去滓，分二次温服。

十四、麻黄连豆汤

出自《伤寒论》。

一名麻黄连轺赤小豆汤。解表发汗，清热利湿。

主治阳黄兼表证[1]。发热恶寒，无汗身痒，周身黄染如橘色，脉浮滑。

药品：麻黄（去节）6g，连轺（即连翘根）6g，杏仁6g，赤小豆10g，大枣（擘）12枚，生梓白皮（切）10g，生姜6g，甘草（炙）6g。

以水1升，先煮麻黄，去上沫，纳诸药，煮取300毫升，去滓，分二次温服。

方中麻黄、杏仁、生姜辛散表邪，宣发郁热；连轺、生梓白皮、赤小豆清泄湿热；大枣、甘草调和脾胃。诸药合用，使表里宣通，湿热得以清泄，表解里和而黄疸可愈[2]。

[附注]

[1]《伤寒论》262条曰："伤寒瘀热在里，身必黄，麻黄连轺赤小豆汤主之。"

[2] 本方广泛用于消化、泌尿、神经、循环、呼吸、传染病等各系统疾病中，其中以黄疸型肝炎、小儿肾炎最为常用。黄疸型肝炎，证属湿热内蕴兼表邪未解，适用麻黄连轺赤小豆汤治疗，谭素娟等经病案统计得出本方的临床多见症状是发热、恶寒、水肿、发黄（色鲜明）、食少、尿短赤。[谭素

娟，艾华. 麻黄连翘赤小豆汤的证治规律 [J]. 云南中医杂志，1993，14
（2）：11.］ 邬石保报道在临床治疗急性肾炎患者，症见颜面浮肿、尿少而黄、
身痒，或伴有发热、头痛、恶风，常用麻黄连轺赤小豆汤加车前草、泽泻、
冬瓜皮等利水消肿之药，以加强利湿功能。治疗肝炎时，症见身黄发热、无
汗恶寒、小便黄赤、脉浮，常用本方合茵陈蒿汤或茵陈五苓散加减。［邬石保
. 麻黄连轺赤小豆汤的临床运用 [J]. 中国厂矿医学，2000，13（5）：3901.］

十五、*栀子豆豉汤

出自《伤寒论》。

清宣郁热。用于汗吐下后，热扰胸膈、热郁胸膈的证治[1]。

治汗吐下后，胸满痛，头微汗，虚烦不得眠，反复颠倒，心内懊恼，乃
燥热怫郁[2]于内，而气不宣通故也。有物为吐，无物为呕。懊恼心不得安，
反复身不得宁。

栀子豆豉汤方歌

治后虚烦不得眠，懊恼反复实堪怜。

山栀香豉煎温服，胸腹余邪一切蠲。

药品：栀子 5~7 枚，香豉 12g。

以水四升，先煮栀子，得二升半，后入香豉，煮取一升半，去滓。分为
二服，温进一服。得吐者，止后服。

烦躁不宁是心肾之病，用此汤以吐而止呕[3]。

汗吐之后，虚烦不能眠，虚为正气虚，烦是邪气极，和建中汤证之无热
之虚烦不同。

[附注]

[1] 本方多用于反流性食管炎、糖尿病食管炎、精神障碍、更年期综合
征、痤疮、胃肠神经官能症、梅尼埃病、长期低热、睡惊症等疾病的治疗。

[2] 怫郁：郁结不舒。《伤寒论·辨太阳病脉证并治》："设面色缘缘正
赤者，阳气怫郁在表，当解之，熏之。"

[3] 本方非催吐之剂，但有一定的催吐解汗作用，服此方有吐者，有不
吐者。得吐者，说明药力顺应了病的本来趋势，虚烦得除，胸闷自然得解。
其不吐者，所过者化，即雨露之用，吐与不吐，均能起到清热除烦之效。

十六、*桂苓甘露散

出自《黄帝素问宣明论方》。

清暑解热，化气利湿。

治伤寒中暑，冒风[1]，湿热内甚，头痛，口干烦渴，吐泻，间或小便赤涩，大便急痛，霍乱[2]吐下，腹满烦闷及小儿吐泻惊风。

桂苓甘露散方歌

猪茯二苓泽术草，寒水加桂滑石膏。

每用三钱姜汤下，热内烦渴治之好。

药品：猪苓 15g，茯苓 30g，泽泻 30g，白术 15g，炙甘草 60g，寒水石 30g，官桂 15g，石膏 60g，滑石 120g。

上为末，每服 9g，姜汤调下，小儿每用 3g。

方中滑石清解暑热，利水渗湿，故为君药。石膏、寒水石清暑解热，为臣药。猪苓、茯苓、泽泻以利水祛湿；白术健脾而运化水湿；官桂助下焦气化，使湿从下焦而出，上五味均为佐药。甘草益气调药，清利而不伤正，为佐药。

本方是六一散合五苓散，再加石膏、寒水石而成，清暑利湿之力较大，宜于暑湿俱盛者，病情较重者。伤暑轻证，或汗泻过多，气液大伤者均不宜使用此方。

[附注]

[1] 冒风：病名。感受风邪所致的感冒轻症。《医学入门·风》卷五："冒风恶风，多属肺。"《时病论》卷二："冒风者，风邪冒于皮毛，而未传经入里也。"

[2] 霍乱：此处指近似急性胃肠疾患的病症。

十七、枳实栀子汤

出自明代方贤著《奇效良方》。

治伤寒大病瘥后食复[1]、劳复者。

枳实栀子汤方歌

劳复劳热多停滞，枳实山栀同豆豉。

水取清浆先后煮，宿食大黄以利之。

药品：枳实 6g，栀子 5 枚，豆豉 1 撮。

先用淘米水三杯（发酸者更好）空煮至一杯，入枳实、栀子煮五六沸，再入豆豉煎煮。服后复取微汗，若有宿食者加大黄 4.5g 以利之。

微汗微下方。以枳实为君而下气，以栀子为臣而散劳热，以豉为佐而泄热。

[附注]

[1] 食复：病症名。大病愈后，因饮食失节而致复发者。

十八、*白术散

出自《太平惠民和剂局方》。

治伤寒气脉不和，憎寒壮热，鼻塞，涕唾稠黏，咳嗽壅滞；或冒涉风湿，憎寒发热，骨节疼痛；或中暑呕吐眩晕及大病后休养调理失宜，食复、劳复，病证如初者。

又治五劳七伤，气虚头眩，精神恍惚，睡卧不宁，肢体倦怠，潮热盗汗，脾胃虚损，面色萎黄，饮食不美，口吐酸水，脏腑滑泄，腹内虚鸣，反胃吐逆，心腹绞痛，久疟久痢；及膈气咽塞，上气喘促，坐卧不安；或饮食所伤，胸膈痞闷，腹胁膨胀；妇人妊娠，宿有风冷，胎萎不长；脾胃虚寒，痰饮内停，呕吐酸水，胸闷心悸者。

白术散方歌
桔梗茯苓干姜术，芷陈香附甘草炙。
青皮山药加姜枣，可治病后食劳复。
木瓜一片苏三叶，每服五钱加薄荷。
若凡吐泻加白梅，喘把桑皮杏仁入。
木通三寸射少许，加入能治膈气浊。
霍乱加上木香煎，中暑呕逆入香薷。
产后加芥和气血，气厥盐汤下药末。

药品：桔梗90g，茯苓（去皮）90g，干姜（炮）60g，白术120g，白芷、陈皮（去白）、香附子、青皮（去白）、甘草（炙）、山药各90g。

捣筛为散，每服6~15g，水1杯，姜3片，枣3枚，干木瓜1片，紫苏3叶，煎七分，食前服。加减法详歌中，若气厥则药末入盐汤调下。

以上共一十八方，调理伤寒，曲尽其妙，后之学者，详辨脉证，审而用之。

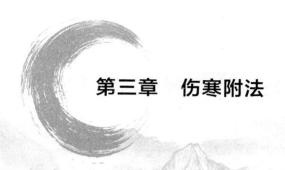

第三章 伤寒附法

第一节 河间两解法

伤寒传变大法，已在《伤寒论注》[1]及《伤寒心法要诀》[2]中做了详尽的论述。然而现今治疗四时伤寒的医家，用河间[3]两解等法，每多神效。现将河间双解散、防风通圣散等名方编为歌诀，以便后学的医家知所变通。在伤寒的治疗上，既要继承和遵循前人留下来的医理法则，又须辨证求因，审因论治，这样才能以常达变，圆机活法。

一、*河间双解散解利初法

双解散方歌

双解通圣合六一，四时温热正伤寒。

两许为剂葱姜豉，汗下兼行表里宣。

强者加倍弱减半，不解连进自然安。

若因汗少麻倍入，便硬硝黄加倍添。

此方名叫双解散，因为它既能发表又能攻里。双解散就是防风通圣散与六一散两个方子合并在一起。刘河间以此方，治疗四时的感冒伤寒、冬温、夏热、秋燥等病。凡伤寒病邪在三阳，表里不解者，以此方总量30g作一剂，加入葱、姜、豆豉煎服，使它汗下兼行，表里即解，疾病转愈；体健之人，以此方总量45~48g作一剂；体质偏弱者以此方总量15~18g做一剂。若初服因汗少不解，是表实，倍加麻黄以汗之，若因便硬不解，倍加芒硝、大黄以下之。连进二三服，必令汗出下利而解也。

今人不知其妙，认为河间过用寒凉，仲景伤寒初无下法，弃而不用，真是可惜。不知其法神捷，莫不应手取效。从无寒中痞结之变，即有一二不解者，并非治法不对，是病已传入阳明，故不解也。

［附注］

［1］《伤寒论注》：①清代柯琴编注，共四卷。此书贯串了"仲景之六经为百病立法，不专为伤寒一科"的思想，对《伤寒论》原文逐条逐句地加以研究、校正。其特点是，以证为主分篇汇论，挈其大纲，详其细目。证因类聚，方随证附，辨明异说，发挥隐旨。②清代王丙撰，共六卷。王氏按《千金翼方》卷九、十所辑《伤寒论》原文，并据《脉经》参校后作为原文定本加以注释。

［2］《伤寒心法要诀》：伤寒著作，共三卷，即《医宗金鉴》卷三十六至三十八，由清代吴谦等编撰。

［3］河间：即刘完素。金代医学家，字守真，河北河间人，故人称刘河间。金元四大家之一，为寒凉派创始人和温病学的奠基人。

二、*河间解利后法

汗下已通仍不解，皆因不彻已传经。
内热烦渴甘露饮，甚用白虎解毒清。
有表热烦柴葛解，表实大热三黄宁。
里热尿赤凉天水，胃实不便大柴承。

服双解散汗下，大便已通而仍不解者，皆因汗之不彻，或已传经治之不及也。若表已解而里有微热烦渴者用桂苓甘露饮，以和太阳之里。若内热太甚、大热、大烦、大渴者用白虎汤合黄连解毒汤，以清阳明之里。若表未解又传阳明，身热而烦，用柴葛解肌汤，以解两阳之邪。若表实无汗，大热而烦，用三黄石膏汤，以清表里之热。若里有热、尿赤而涩者，用凉膈散合天水散以清利之。若胃实潮热，不大便，有表证者，用柴胡汤下之（大柴胡汤），无表证者用三承气汤下之，选方用药需省察病情。

1.*桂苓甘露饮

治胃中湿热、口疮吐衄。

桂苓甘露饮方歌
甘露两地与茵陈，芩枳枇杷石斛伦。
甘草二冬平胃热，桂苓犀角可加均。

药品：生地、熟地、茵陈、黄芩、炒枳壳、枇杷叶、石斛、炙甘草、天冬、麦冬、肉桂、茯苓各等分，共研粗末，每次水煎6g。

上方为甘露饮加肉桂、茯苓而成。二地、二冬、甘草、石斛，平胃肾之虚热，清而兼补，黄芩、茵陈折热而去湿，枳壳、枇杷抑气而降火。每次加犀角粉 0.9~3g 通治胃中湿热、口疮、吐衄。

2. 柴葛解肌汤（《伤寒六书》）

清凉解肌、清泻里热。用于三阳合病证治。治疗外感风寒，郁而化热证。症见恶寒渐轻，身热增盛，无汗头痛，目疼鼻干，心烦不眠，眼眶痛，舌苔薄黄，脉浮微洪[1]。

柴葛解肌汤方歌

四时合病在三阳，柴葛解肌柴葛羌。

白芷桔芩膏芍草，利减石膏呕半姜。

药品：柴胡 6g，葛根 9g，甘草 3g，黄芩 6g，羌活 3g，白芷 3g，芍药 6g，桔梗 3g，石膏 12g，生姜 3 片，大枣 2 枚。水煎温服。

此方为陶华[2]所制，以代葛根汤。凡四时太阳、阳明、少阳合病，轻证均宜用此汤增减治之。如无太阳证减去羌活；无少阳证者减柴胡也；下痢减石膏，以避里虚也；呕加半夏、生姜，以降逆。

此证乃太阳风寒未解，郁而化热，渐次传入阳明，波及少阳，故属三阳合病。治宜辛凉解肌，兼清里热。

[附注]

[1] 本方常用于感冒、流行性感冒、牙龈炎、急性结膜炎等属外感风寒，邪郁化热者。

[2] 陶华：字尚文，号节庵，明代医学家，余杭（今属浙江）人。习儒精医，于伤寒尤有研究。著有《伤寒六书》（又名《陶氏伤寒六书》）六卷（1445 年），流行较广，颇有影响。此外，尚著有《痈疽神秘验方》《伤寒点点金书》《伤寒全生集》等。

3. 消毒犀角饮（《痘医大全》卷十五）

主治：内蕴热邪，咽膈不利，重舌、木舌[1]，一切热毒。

药品：牛蒡子（微炒）12g，荆芥 3g，黄芩 3g，甘草 3g，防风 15g，犀角 15g。水煎服。

[附注]

[1] 重舌即舌体转动不利，语言不清，舌咽受阻，颊下多浮肿，饮食剧痛，口流热涎。木舌指舌肿满口坚硬不能转动。

4. 消斑青黛饮

胃热散斑，泻火之剂。治伤寒热邪传里，里实表虚，阳毒发斑。

消斑青黛饮方歌

消斑青黛消斑毒，参虎[1]柴犀栀地元。

黄连热实减参去，苦酒[2]加入大黄煎。

药品：青黛、人参、石膏、知母、甘草、柴胡、犀角、栀子、生地、玄参、黄连（用量可据病情斟酌决定），用苦酒与水煎服。

热盛便实者减去人参加大黄。

青黛、黄连以清肝火；栀子以清心肺之火；玄参、知母、生地以清肾火；犀角、石膏以清胃火；引以柴胡使达肌表；其用人参、甘草者，以和胃也，胃虚故热毒乘虚入里，而发于肌肉；加苦酒，取酸收之义。

[附注]

[1] 参虎：是人参白虎汤，即人参、石膏、知母、甘草。

[2] 苦酒：即米醋。

5. 普济消毒饮（《东垣试效方》）

清热解毒，疏风散邪。治天行[1]传染，大头瘟疫[2]，无里[3]可下者（是其邪热客于高巅），及恶寒发热，头面红肿灼痛，目不能开，咽喉不利，舌燥口渴，舌红苔白兼黄，脉浮数有力等[4]。

普济消毒饮方歌

普济大头天行病，无里邪热客高巅。

芩连薄翘柴升桔，蚕草陈勃蒡蓝元。

药品：黄芩（酒炒）15g，黄连（酒炒）15g，陈皮6g，甘草6g，玄参6g，柴胡6g，桔梗6g，连翘3g，板蓝根3g，马勃3g，牛蒡子3g，薄荷3g，僵蚕2g，升麻2g。

水煎，每日1剂，分2次服用。

[附注]

[1] 天行：传染性疾病。见《症因脉治·外感头痛》："头痛之症，初起不因内伤，忽而头额作痛，沿门多病，大小传染，此外感岁运之气，所谓天行症也。"多因湿毒侵袭，搏于经络所致。症见头痛，身发寒热，头面浮肿，赤色焮红等，

[2] 大头瘟：因感受天行邪毒侵犯三阳经络而引起的以头面焮红肿痛、

发热为主要特征的疾病,又称大头病、大头风、大头天行等。多发于冬春两季。由于人体正气不足,感受时行风热邪毒而形成,该病具有较强的传染性。

[3] 无里:此指无里证之意。里证是相对表证而言的,表证是病邪经皮毛、口鼻入机体,正气抗邪所表现的轻浅症候,一般见于外感病的初期阶段。而里证则是疾病入脏腑、气血、骨髓所表现的症候,一般以各种脏腑症状为主。

[4] 本方常用于腮腺炎、传染性单核细胞增多症、水痘、带状疱疹、痤疮、扁平疣、丹毒、急性扁桃体炎、急性咽喉炎、淋巴结炎伴淋巴管回流障碍等属风热邪毒的证治。还可用于治疗病毒性角膜炎、乳腺炎、病毒性脑膜炎、急性胰腺炎、流行性感冒、面神经炎等。

6. *连翘败毒散(《准绳·伤寒》卷七)

一名小败毒。

辛温发表。治发颐[1]初肿,紫癜。起病较急,紫癜反复发作,以小腿及臀部为多,颜色较鲜明,伴有瘙痒,或发热,偶有腹痛、关节肿痛、尿血等症,舌红,苔薄黄,脉浮数。

连翘败毒散方歌
连翘败毒散发颐,高肿焮红痛可除。
花粉连翘柴胡蒡,荆防升草桔羌独。
红花苏木芎归尾,肿面还加芷漏芦。
肿坚皂刺穿山甲,便燥应添大黄疏。

药品:连翘、天花粉、柴胡、牛蒡子、荆芥、防风、升麻、甘草、桔梗、羌活、独活、红花、苏木、川芎、归尾。水煎分三次温服。

两颐面皆红肿,加白芷、漏芦,肿坚不消加皂刺、穿山甲,大便燥结加酒炒大黄。

[附注]

[1] 发颐:凡伤寒汗出不彻,邪热结耳后一寸二三分,或耳下俱肿硬者,名曰发颐。

7. *都气汤

为固涩剂,具有补肾纳气,涩精止遗功效。用于虚不能纳气之喘促,或久咳而咽干气短,遗精盗汗,小便频数[1]。

药品:熟地 24g,山茱萸肉 12g,山药 12g,丹皮 10g,泽泻 10g,茯苓 10g,五味子 6g。水煎服。

都气汤即六味地黄汤加五味子，又名七味都气汤。七味都气丸为中成药。

[附注]

[1] 据报道，采用七味都气汤加味治疗尿道综合征（又称无菌性尿频、排尿困难综合征，是一组病因复杂的症候群），取得较好疗效。[牛凯云，孟小丽．七味都气汤治疗尿道综合征疗效观察 [J]．中国中医药信息杂志，2008，07：66．] 用七味都气汤治疗绝经前期月经紊乱和功能性子宫出血，能收到良好效果。[刘继生，刘树鹏．七味都气汤妇科病新用 [J]．湖北中医杂志，1996，04：44．]

8. *橘皮竹茹汤 （《金匮要略》）

为理气剂，具有降逆止呃，益气清热之功效。主治胃虚有热之呃逆。症见呃逆或干呕，虚烦少气，口干，舌红嫩，脉虚数[1]。

橘皮竹茹汤方歌
橘皮竹茹治呕逆，人参甘草枣姜齐。
胃虚有热失和降，久病之后更相宜。

药品：橘皮、竹茹各 15g，生姜 9g，甘草 6g，人参 3g，大枣 5 枚。

上六味，以水一斗，煮取三升，温服一升，三服。

本方为《金匮要略》中治疗呃逆或干呕的著名方剂。方中橘皮辛温，行气和胃以止呃；竹茹甘寒，清热安胃以止呕，皆重用为君药。人参甘温，益气补虚，与橘皮合用，行中有补；生姜辛温，和胃止呕，与竹茹合用，清中有温，共为臣药。甘草、大枣助人参益气补中以治胃虚，并调药性，是为佐使药。

本方是胃虚有热呕逆之常用方，若为实热或虚寒而致者不可用之。若胃热呕逆兼气阴两伤者，可加麦冬、茯苓、半夏、枇杷叶以养阴和胃；兼胃阴不足者，可加麦冬、石斛等养胃阴；胃热呃逆，气不虚者，可去人参、甘草、大枣，加柿蒂降逆止呃。

[附注]

[1] 现代药理研究表明，方中橘皮能抑制胃肠平滑肌的收缩，起解痉作用；生姜有抗炎、镇痛、镇吐作用；人参有镇静、调节植物神经系统和胃肠功能的作用。全方配合，有镇静、抗炎、解痉、镇吐、调节植物神经系统和胃肠系统等多方面功能。临床常用于治疗妊娠呕吐、幽门不完全梗阻、化疗后消化道反应、慢性肾衰竭、反流性胃炎、反流性食管炎及术后呃逆不止等。

9. 葳蕤汤 (《备急千金要方》)

滋阴清热，宣肺解表。风温初起，六浮脉盛，表实壮热汗少者宜葳蕤汤以发散风邪。治阴虚外感风热，发热头痛，咽干舌燥，气喘有汗，胸脘痞闷，体重嗜睡，苔白，脉浮者。

葳蕤汤方歌

风温浮盛葳蕤汤，白薇麻独青木香。

芎草石膏葳蕤杏，里实热甚入硝黄。

药品：葳蕤、白薇、麻黄、独活、杏仁、川芎、甘草、青木香各 6g（如无木香，可用麝香 0.3g 代之），石膏 9g。

里实热甚汗多者加芒硝 7.5g，大黄 9g 以攻里热。

用葳蕤滋阴生津为君；白薇、石膏清热凉血为臣；麻黄、杏仁宣降肺气而透邪平喘，独活、川芎、青木香以舒经活络，理气行血为佐；甘草清热解毒，调和诸药为使。故可用于外感而兼津液不足者。

10. 桂枝白虎汤 (《张氏医通》卷十六)

清热通络止痛。症见温疟，其脉如平，身无寒但热，骨节疼烦，时呕，风湿热痹，壮热汗出，气粗烦躁，关节肿痛，口渴苔白，脉弦数。

桂枝白虎汤方歌

风温虚热汗出多，难任葳蕤可奈何。

须是鼾睡而燥渴，方宜桂枝虎参合。

药品：知母 180g，甘草（炙）60g，石膏 500g，粳米 60g，桂枝（去皮）90g。

上锉为粗末。每服 15g，用水 250 毫升，煎至 200 毫升，去滓温服。汗出愈。

风温初起、脉浮有力、汗少壮热宜于葳蕤汤。若脉虚身热、汗多，难用葳蕤汤，合与桂枝白虎加人参汤。如不鼾睡，口中和而不燥不渴，身热汗多脉浮盛者，乃亡阳之证，非风温也，即桂枝白虎加人参汤亦不可用。

11. 泻心导赤各半汤

泻心导赤各半汤方歌

越经无证如醉热，脉和导赤各半汤。

芩连栀子神参麦，知滑犀草枣灯姜。

越经为病名。无证，谓无表里证。脉和而身热不解，形如醉人者，是越经证也。宜泻心导赤各半汤治之。

药品：黄连、黄芩、栀子、茯神、人参、麦冬、知母、滑石、犀角、甘草、灯芯、生姜、大枣。

12. 大羌活汤（《此事难知》卷上）

发散风寒，祛湿清热。用于外感风寒湿邪兼有里热证。症见头痛身重，发热恶寒，口干烦满而渴，舌苔红黄而干，脉细数。

大羌活汤方歌

两感伤寒病二经，大羌活汤草川芎。

二防二术二活细，生地芩连知母同。

药品：防风9g，羌活9g，独活9g，防己9g，黄芩9g，黄连9g，苍术9g，炙甘草9g，白术9g，细辛9g，知母30g，川芎30g，地黄30g。

上药相合为粗末，每服15g，入水二盏，煎至一盏半，去滓，得清药一大盏，热饮之；不解，再服三四盏解之亦可，病愈则止。

加减法：喘加杏仁，或再加厚朴；无汗加麻黄，有汗加桂枝；胸膈满闷去生地，加枳壳、桔梗，以快膈气；烦渴引饮，加知母、石膏，热自瘥也。

注意：若内伤，不系外感传里者，忌用。

吴昆曰[1]："伤寒两感者，此方主之。两感者，一曰太阳与少阴俱病，谓有太阳证之头痛、身热、脊强，而又有少阴证之口干、烦满而渴也；二曰则阳明与太阴俱病，谓有阳明证之身热、谵语，而又有太阴证之腹满、不欲食也；三曰则少阳与厥阴俱病，有少阳证之耳聋、胁痛，而又有厥阴之囊缩、厥逆也。凡此两感之证，欲汗之则有里，欲下之则有表，表里不能一治，故《黄帝内经》、仲景皆称必死而无治法。"易老[2]意曰："证虽有表里之殊，而无阴阳之异，传经者皆为阳邪，一于升阳散热，滋养阴脏，则感之浅者，尚或可平矣。"经曰："气薄则发世故用羌活、独活、防风、苍术、细辛、川芎，气薄者，以升发其传经之邪。"又曰："寒胜热，故用黄连、黄芩、防己、生地、知母之寒苦者，以培养其受伤之阴，以升散诸药而臣以寒凉，则升者不峻；以寒凉诸药而君以升散，则寒者不滞。白术、甘草，脾家药也，用之者所以益其脾而建中营之帜尔。呜呼！于不可治之中而求为可治之策，大羌活者，其万死一生之兵乎！"

[附注]

[1] 此处语出明代吴昆的《医方考·伤寒门第二》。吴昆，字山甫，号鹤皋，徽州府歙县澄塘村人，明代医家，新安医学名家之一，共撰述医书6种，其中《医方考》6卷、《脉语》2卷、《素问吴注》24卷、《针方六集》6卷4种现存于世，《十三科证治》《药纂》2种成书年代不详，已经亡佚。

［2］易老：即张元素，字洁古，世称"张易水"，金代易州（今河北易县）人。以研究脏腑病机为中心，对于脾胃病的治疗方法成为易水学派相传的家法，其弟子李东垣、王好古均为中国医学史上青史留名的人物。著有《医学启源》《脏腑标本寒热虚实用药式》《药注难经》《医方》《洁古本草》《洁古家珍》及《珍珠囊》等。

13. 还阳散、退阴散、黑奴丸

还阳散、退阴散、黑奴丸方歌

阴毒还阳硫黄末，退阴炮乌干姜均。

阳毒黑奴小麦疸，芩麻硝黄釜灶尘。

还阳散主治伤寒阴毒，面色青，四肢逆冷，心碾瞻癌。

还阳散，即石硫黄末，每服6g，新汲水调下，良久，寒热不出，再服之，汗出愈。

退阴散主治阴毒伤寒，手足逆冷，脉息沉细，头痛腰重。

退阴散，即炮变色的川乌，微炒干姜，等分为末，每服3g，盐汤滚数沸服。四肢不温，连服三次即温。热服若吐，冷服亦可。

黑奴丸主治阳毒发斑，烦躁大渴。

黑奴丸，即小麦成黑疸者，名曰小麦奴。黄芩、麻黄、芒硝、大黄、釜底煤、灶突烟、梁上尘也。共为末，蜜丸重12g，新汲水下。服后若渴欲饮冷水者，令恣意饮之，须臾自当寒振汗出，腹响微利而解也。若不渴者，恐是阴极似阳，服之反为害也。

渴与不渴，是分阴阳最重要之着。

14. 九味羌活汤（《此事难知·太阳六传》）

一名冲和汤。发汗祛湿，兼清里热。四时感冒发散之通剂。治外感风寒湿邪，内有蕴热证。临床应用以恶寒发热、无汗、头痛项强、肢体酸楚疼痛、口苦微渴、舌苔白或微黄、脉浮为辨证要点[1]。

九味羌活汤方歌

冲和汤内用防风，羌芷辛苍草与芎。

汗本于阴芩地妙，三阳解表一方通。

药品：羌活、防风、苍术各9g，白芷、川芎、黄芩、生地、甘草各6g，细辛3g。加生姜、葱白水煎。

陈修园曰："羌活散太阳之寒，为拨乱反正之药，能除头痛项强及一身尽痛无汗者，以此为主。防风驱太阳之风，能除头痛项强，恶风自汗者，以此为主。又恐风寒不解，传入他经，以白芷断阳明之路，黄芩断少阳之路，苍术断太阴之路（多汗者，易白术），川芎断厥阴之路，细辛断少阴之路。又以甘草协和诸药，使和衷共济也。佐以生地者，汗化于液，补阴即托邪之法也。"（清代陈修园《时方歌括·轻可去实》）

加减法：喘加杏仁，或再加厚朴，无汗加麻黄，有汗加桂枝，胸膈满闷去生地，加枳壳、桔梗，以快膈气。烦渴引饮，加知母、石膏，热自瘥也。

风热表证及阴虚内热者不宜使用。

[附注]

[1] 临床常用于治疗感冒、急性肌炎、风湿性关节炎、头痛、偏头痛、溃疡性结肠炎、面神经炎所致面瘫、三叉神经痛、颈椎病、腰肌劳损、带状疱疹后神经痛、疖肿、中耳炎、慢性鼻炎、硬皮病、白癜风、牙痛、过敏性鼻炎、荨麻疹、肩周炎等多种疾病。

15. *十神汤（唐代孙思邈《千金翼方》）

治时气瘟疫，瘟疫妄行，头痛发热、恶寒无汗、咳嗽、鼻塞声重及风寒湿痹或欲出疹，不问阴阳，两感风寒，并皆治之。

十神汤方歌
十神外感寒气病，功在温经利气殊。
升葛芎麻甘草芍，姜葱香附芷陈苏。

药品：升麻、葛根、川芎、麻黄（去节）、甘草（炙）、白芍、香附、白芷、陈皮、紫苏各 4.5g。

上作一服，水二盅，生姜五片，煎至一盅，不拘时服。

发热头痛，加连须葱白二根；中满气实，加枳壳煎。

此方不犯三阳禁忌，大人小儿皆可用。春夏季或病情热实，酌加黄芩、石膏。

16. *人参败毒散、仓廪散、荆防败毒散

人参败毒散方歌
人参败毒虚感冒，发散时毒疹痢良。
参苓枳桔芎草共，柴前薄荷与独羌。
时毒减参加翘蒡，血风时疹入荆防。
表热噤痢加苍术，温热芩连实硝黄。

人参败毒散具有解热，镇痛，护肝等功效[1]。治气虚感冒时气之病。

药品：枳壳、桔梗、川芎、茯苓、人参、柴胡、前胡、独活、羌活各30g，甘草 15g。

上药十味，研为粗末。每服 6g，用水 150 毫升，入生姜、薄荷各少许，同煎至 100 毫升，去滓，不拘时候，寒多则热服，热多则温服。

时毒，谓受四时不正之气或两腮、两颐或咽喉肿疼。依本方减去人参加牛蒡、连翘治之。

表热无汗，噤口痢疾，依本方加陈仓米 300 粒治之，名仓廪散。

温病、热病、热甚，俱加黄连、黄芩。胃实便硬，加芒硝、大黄。

时疹，谓初病即有之疹。血风，谓遍身瘙痒之疹。依据本方减人参加荆芥、防风治之，名荆防败毒散。亦治肠风下血清鲜[2]。

人参败毒散能托邪扶正，虚人及老人、小儿感冒等病，加减用之很好。**若痢症加黄芩，感冒病加姜三片、葱白三寸，口渴加黄芩 3g，花粉 3g，咳嗽加陈皮、半夏各 3g，热毒喉痛加牛蒡子、栀子（炒黑）各 3g，兼疮毒加连翘、金银花各 3~6g。**

[附注]

［1］临床上用于急性病毒性肝炎、肺炎、婴幼儿腹泻等症。

［2］清代汪昂《医方集解·发表之剂第二》：本方除人参，名败毒散，治同。有风热，加荆芥、防风，名荆防败毒散，亦治肠风下血清鲜。本方去人参，加连翘、金银花，名连翘败毒散，治疮毒。除人参，加黄芩，名败毒加黄芩汤，治温病不恶风寒而渴。除人参，加大黄、芒硝，名硝黄败毒散，消热毒雍积。败毒散合消风散（由当归、生地、防风等组成），名消风败毒散，治风毒隐疹，及风水、皮水在表，宜从汗解者。本方加陈仓米，名仓廪散，治噤口痢。

17. *五积散（《仙授理伤续断秘方》）

发表温里，顺气化痰，活血消积。治外感风寒，内伤生冷。症见身热无汗，头痛身疼，项背拘急，胸满恶食，呕吐腹痛。妇女血气不调，心腹疼痛，月经不调等属于寒证者[1]。

五积散方歌

内伤生冷外感寒，五积平胃半苓攒[2]。

麻桂枳桔归芎芍，姜芷加附逐阴寒。

腹痛呕逆吴萸入，有汗除麻桂枝添。

虚加参术除枳桔，妇人经痛醋艾煎。

药品：苍术 72g，陈皮 18g，厚朴 12g，甘草 9g，半夏 9g，茯苓 9g，麻黄 18g，肉桂 9g，枳壳 18g，桔梗 36g，当归 9g，川芎 9g，白芍 9g，干姜 12g，白芷 9g。水煎服。

表重用桂枝，阴寒肢冷加附子，腹痛呕逆加吴黄，有汗去麻黄加桂枝，气虚加人参、白术去枳、桔。妇人经痛加艾叶，加醋少许煎服。

本方中重用苍术以为君，辅以麻黄、干姜为之臣。苍术气味苦温辛烈，其苦燥之质能燥湿运脾，其辛烈之性则能有助发汗，故为君药。麻黄辛温，入肺经，助苍术发汗解表；干姜辛热，入脾胃之经，能温中祛寒，以助苍术温散寒湿；桔梗苦辛而平，一方面能助麻黄以宣肺解表，另一方面亦能助术、姜治疗因寒凝所致之腹痛，故三者共为臣药。白芷辛温，助麻黄解表散寒；半夏、陈皮、茯苓、厚朴、枳壳助苍术利气、祛湿、除满；肉桂辛热，助干姜温里祛寒，以上共为佐药。当归、芍药、川芎引诸药入血分，以除血分之寒湿，且有活血止痛之功；炙甘草调和诸药，以上共为使药。全方共奏散寒、祛湿、理气、活血、化痰之功。是治疗寒、湿、气、血、痰五积的主方，故名"五积散"。

素体阴虚、湿热者忌用。

[附注]

[1] 现代临床可用于胃肠型感冒、慢性肠炎、急性胃肠炎、类风湿关节炎、痛风、冠心病、骨折陈伤疼痛不愈、不孕症、痛经、闭经及产后发热等疾病。

[2] 五积散组方先有半苓平胃散奠定，即半夏，茯苓，苍术、陈皮，厚朴、甘草。该方具有健脾化湿，行气除满，消痞散结之功。主治呕吐清水，胸前饱满。

18. *升麻葛根汤（《太平惠民和剂局方》）

主治麻疹初起。症见疹发不出，身热头痛，咳嗽，目赤流泪，口渴，舌红，苔薄而干，脉浮数[1]。

升麻葛根汤方歌
升葛芍草表阳明，下利斑疹两收功。
麻黄太阳无汗入，柴芩同病少阳经。

药品：升麻、葛根、白芍、甘草（炙）各等分。

上为粗末，每服 9g，用水一盏半，煎至一盏，去滓，稍热服，不拘时候，一日二三次。以病气去，身清凉为度。现代用法：汤剂，水煎服，用量按原方比例酌减。

阳明表邪不解，或数下利斑疹不透者均宜主之。若兼太阳无寒之表证入麻黄，若兼少阳口苦、耳聋、寒热往来的半表半里之证加柴胡、黄芩。

若麻疹已透，或疹毒内陷而见气急而粗、喘息抬肩、鼻翼煽动者，则当禁用。

[附注]

[1] 本方除用治麻疹外，亦治带状疱疹、单纯性疱疹、水痘、腹泻、急性细菌性痢疾等属邪郁肌表，肺胃有热者。

19. 二圣救苦丹

二圣救苦丹方歌
初起时疫温热病，救苦汗出下俱全。
热实百发而百中，大黄皂角水为丸。

大黄 120g，皂角 60g 为末，水为丸，每服 9g，无根水[1] 下。老弱幼者减量服之。

此药用于时疫传染初起，伤寒温病热病，热甚形气俱实者，百发百中。服后或汗或吐或下，三法俱全，其病立解。

[附注]

[1] 无根水：指初汲的井水或天上初降下不沾地的雨水。是古代服药时常用的一种药引或制药时用的材料。用于服药时送药物咽下，或调制解痈肿毒的敷药等，是与童子尿齐名的药引。

20. 温胆汤（《三因极一病证方论》）

清热化痰，和胃降逆。治大病后，虚烦不得眠及惊悸自汗，触事易惊者。
温胆汤方歌
伤寒病后津液干，虚烦躁渴不成眠。
乃是竹叶石膏证，胆经余热此方先。
口苦呕涎烦惊悸，半苓橘草枳竹煎。
气虚加参渴去半，再加麦粉热芩连。
伤寒病后，燥渴虚烦，乃竹叶石膏汤证，非温胆汤证，详在伤寒要诀。
若少阳胆经余热，则口苦呕烦惊悸，是温胆证也。
药品：半夏 60g，竹茹 60g，枳实（麸炒，去瓤）60g，陈皮 90g，甘草

（炙）30g，茯苓 45g。

上锉为散。每服 12g，用水 250 毫升，加生姜 5 片，大枣 1 枚煎，去滓，食前服。现代用法：加生姜 5 片，大枣 1 枚，水煎服，用量按原方比例酌减。

形气俱虚，或因汗吐下后气虚者，均加人参。渴去半夏，加麦冬、花粉以生津也。有热加黄连、黄芩以清热也。

本方为治疗胆郁痰扰所致不眠、惊悸、呕吐、眩晕、癫痫证的常用方[1]。临床应用以心烦不寐，眩悸呕恶，苔白腻，脉弦滑为辨证要点。

[附注]

[1] 临床常用于神经官能症、脑动脉硬化、反流性食道炎、慢性胃炎、消化性溃疡、慢性支气管炎、慢性阻塞性肺疾病、慢性咽炎、梅尼埃病、更年期综合征、癫痫等疾病的治疗。

第二节 景岳内托法

河间两解之法，利于实热之病，陈修园[1]又续景岳[2]内托之法，利于虚寒之病，正法之外，得此两法，治伤寒无余蕴矣。

发表无汗病为逆，须审阴阳施补益。

阳虚再造散如神，小建中汤生津液。

东垣变用益气汤，只缘饥饱与劳役。

又有无汗属阴虚，理阴归柴二方择。

若宜凉解归葛煎，阳明温暑及时疫。

阴阳两虚汗最难，大温中饮当考核。

仲景驱外是恒经，各家内托亦上策。

李东垣[3]曰："伤寒外感者用仲景法，但是挟内伤者十居八九，劳役饥饱过度谓之内伤。只用补中益气汤加减。"又云："尺脉迟者不可发汗，当与小建中汤和之。和之而邪解，设不解，服至尺脉有力，乃与麻黄汤汗之。"

喻嘉言[4]云："宜小建中汤生其津液，津液充便自汗而愈。"

陶节庵曰："伤寒服发表药不出汗，名为无阳证，宜再造散，助阳以作汗。"

张景岳云："阳根于阴，汗化于液，从补益而散。此云腾致雨之妙，则仲景尤所未及。观其自制数方，平散如归柴饮。温散如大温中饮及理阴煎，凉散如归葛饮，皆取邪从营解之义也。"

仲景重在驱邪，此则重在补正。驱邪是躯之于外，补正是托之于内，法虽不同，而散寒之义则是一致的。

[附注]

[1] 陈修园：清代名医，本名陈念祖，字修园，长乐（今福建）人，世医，曾从师泉州名医蔡茗庄，著有《医学从众录》。《医学从众录》共八卷，卷一至卷七论述内科杂病证治，卷八记述妇人杂病方，并补述"近世治四时伤寒"之河间两解法及景岳内托法。

[2] 张景岳：明代杰出医学家，为温补学派的代表人物，著《类经》《景岳全书》《类经图翼》和《类经附翼》等，学术思想对后世影响很大。

[3] 李东垣：又名李杲，金元时期著名医学家，主要著作有《脾胃论》《内外伤辨惑论》《用药法象》等。

[4] 喻嘉言：明末清初著名医学家，本名喻昌，字嘉言，著有《寓意草》《尚论篇》《尚论后篇》《医门法律》等。

1. 再造散（《伤寒六书》）

用于阳气虚弱，外感风寒证治。兼有益气健脾，调和营卫之功。主治恶寒发热，热轻寒重，无汗肢冷，倦怠嗜卧，面色苍白，语声低微，舌淡苔白，脉沉无力或浮大无力。

再造散方歌

阳虚再造散称奇，附子辛参草桂芪。

羌活芎防姜枣入，或加芍药水煎之。

药品：人参 3g，黄芪 6g，桂枝 3g，甘草 1.5g，附子 3g，细辛 2.1g，羌活 2.4g，防风 2.1g，川芎 3g，煨姜 2 片。水二盅，加大枣 3 枚，煎至一盅。再加炒白芍一撮，煎三沸，温服。夏加黄芩、石膏。水煎服。

2. *补中益气汤（《内外伤辨惑论》）

补中益气，升阳举陷，甘温除热[1]。

用于脾虚气陷证。治饮食减少，体倦肢软，少气懒言，面色萎黄，大便稀溏，舌淡脉虚；及脱肛，子宫脱垂，久泻久痢，崩漏等。

气虚发热证。治身热自汗，渴喜热饮，气短乏力，舌淡，脉虚大无力。

补中益气汤方歌

补中益气术归芪，炙草人参与橘皮。

姜枣柴升煎水服，六经加味始相宜。

药品：黄芪 15g，人参 5g（或党参 15g），白术 12g，炙甘草 6g，当归 9g，陈皮 6g，升麻 6g，柴胡 3g，大枣 6g，生姜 3g。

水煎，每日 1 剂，分 2 次服用。

本方由金元四大家之一的李东垣所创立，是治疗"中气下陷"的代表方剂。其特点是以补气健脾的黄芪、党参、白术、炙甘草和具有升提作用的升麻、柴胡配伍，并加补血的当归及理气和胃的陈皮、生姜、大枣等药组成。

兼有太阳病症状加羌活、藁本、桂枝；兼阳明加葛根，倍升麻；兼少阳加黄芩、半夏、川芎，倍柴胡；兼太阴加枳实、厚朴；兼少阴加甘草、陈皮；兼厥阴加川芎；如其发斑，加干葛、玄参，倍升麻。

[附注]

[1] 本方常用于内脏下垂、久泻、久痢、脱肛、重症肌无力、乳糜尿、慢性肝炎等；妇科之子宫脱垂、妊娠及产后癃闭、胎动不安、月经过多；眼科之眼睑下垂、麻痹性斜视等属脾胃气虚或中气下陷者。

3. 理阴煎（《景岳全书》卷五十一）

益肾健脾，活血调经。主治阳气虚弱，痰饮内停。胀满呕哕，恶心吐泻，腹中疼痛，妇女经迟血滞。

理阴煎方歌

熟地当归炙草姜，理阴煎剂最为良。

方中加减须消息，肉桂加之用亦强。

药品：熟地 12g，当归 6g，炙甘草 3g，干姜（炒）4.5g，或加肉桂 3g。水二盅煎八分服。

命门火衰，阴中无阳，加附子、人参；外感风寒，邪未入深，但见发热身痛，加柴胡 6g；寒凝阴盛而邪气难解，加麻黄 6g；阴盛之体，外感寒邪，恶寒脉细，加细辛 3~6g，甚者再加附子 3~6g，或加柴胡以助之；阴虚内热，宜去姜、桂，单用三味，或加人参；脾肾两虚，水泛为痰，或呕或胀，加茯苓 4.5g，或加白芥子 1.5g；泄泻不止，少用当归或去之，加山药、扁豆、吴茱萸、补骨脂、肉豆蔻、附子；腰腹疼痛，加杜仲、枸杞；腹胀疼痛，加陈皮、木香、砂仁。

4. 归柴饮（《景岳全书》卷五十一）

营虚不能汗，及真阴不足，外感寒邪难解者。主治早泄、阳痿、月经不调。

归柴饮方歌

归柴二味及甘草，伤寒平散用之好。

大便多溏归易术，还有加减方中讨。

药品：当归30g，柴胡15g，炙甘草2.4g。以水300毫升煎服。或加生姜3~5片，或加陈皮3g，或加人参，水煎服。如大便多溏者，以冬术代当归亦佳。

5. 大温中汤

温中补虚，解表祛邪。主治阳虚伤寒及一切四时劳倦寒疫阴暑之气。身虽炽热，时犹畏寒，即在夏月亦欲衣被覆盖，或喜热汤，或兼呕恶泄泻，但六脉无力，肩脊怯寒，邪气不能外达者。小儿痘疹，气虚兼寒者。

大温中汤方歌

伤寒温散大温中，参术柴胡肉桂同。

草地麻黄姜归用，水煎去沫服为功。

药品：熟地15g，白术9g，当归3g，人参3g，炙甘草2.4g，柴胡3g，麻黄3g，肉桂0.3g，干姜3g。

水二盅，煎一盅，去沫温服，或略盖微汗。

如气虚，加黄芪6~9g；寒甚阳虚者，加制附子3~6g；头痛，加川芎或白芷、细辛；阳虚气陷，加升麻；泄泻，宜少减柴胡，加防风、细辛亦可。

此方宜与理阴煎、归柴饮相参用。此方唯气血两虚而重感寒邪者宜之，非正伤寒治法。

6. 归葛饮 （《景岳全书》卷五十一）

养血解表，退热生津。用于阳明温暑时证，大热大渴，津液枯涸，阴虚不能作汗。

归葛饮方歌

当归干葛两般宜，凉散方中此法奇。

煎后好将凉水浸，徐徐服下汗来时。

药品：当归9g，干葛3g。水煎，冷水浸凉服。

方中干葛味甘，辛平，升阳解肌，除烦止渴；当归味甘，辛温，补血和血，滋阴润燥而滋汗源，助干葛以为汗。两药合用，滋阴而发汗解表。

《伤寒论》中"亡血忌汗"之说，是治疗失血而无表证的禁例。若有表证则不拘此说，可以养血与解表同用，使其邪去正复。本方当归补血养血，葛根解肌发表，两相配伍，邪正兼顾，对血虚而又有外邪者较为适用。

如恶寒重，可加荆芥、防风；发热重，加黄芩、金银花、连翘；如出血未止，加阿胶、藕节、三七；如食欲不佳，加陈皮、麦芽，以期更切病情。

以上把伤寒病的治法大要，已经列了出来。伤寒论的六经提纲及伤寒病的传变大概，并其治法、汤头，都须要熟记，作为一个入门的阶梯。以后更要熟读张仲景先生的《伤寒论》及各大名家的注解和引申，以求深入理解。治疗伤寒病的捷法，也就是变通的办法，都已详细列举，需要记熟。正法和捷法全部掌握，再参考伤寒附法，细察脉理和病情，遵法治疗，灵活应用，虽然一时还难以达到圆机活法的境地，但离我们追求的目标也不会太远了。

第三节　伤寒病治疗的要点

伤寒病必须具备六个经所列举的症状的一部分，才能称之为伤寒病，否则就不是伤寒病。例如患者头痛项强、发热恶寒、脉浮缓，就知道病是太阳经的病证，是伤寒病。又例如患者口苦目眩、咽干，或有时发热，有时发冷，胁痛满呕吐心烦，这就是伤寒病，就是少阳伤寒所说的症状。判断是不是伤寒不是需要所有症状都有，有三两样就行了，就可以知道他是不是伤寒，是哪一经的伤寒。上面举的两个例子，遇到具体情况可以比照类推。

伤寒有两个经同病的，有三个经合病的，就是要看他表现出来的症候和脉象，细细地察看他是不是伤寒。如果是伤寒，再看是哪一经的病，或者是两个经同病，或者是三个经同病，全靠六经提纲的症状（也包括八纲辨证）来判断。

至于治法，前面已经说了，有正法，有捷法，也有多经同病的治法。参照以上的办法，或用正法，或用捷法去治疗，那就要酌量病情，灵活应用了。

伤寒和感冒差不多，治法也大略相同，不过感冒病轻，用解表之药品发发汗就好了，用双解散或九味羌活汤或香苏饮或人参败毒散加减都行，不可轻用经方，如桂枝汤、麻黄汤。

伤寒、感冒、风温、中暑、中寒，这几种病，初得病的时候，患者所表现的症候大略相同，最要细心分辨。怎样分辨呢？在各病的专条之下，牢记发病的特殊证候，仔细比较，细心分别。假如把温病当成伤寒或者感冒，用温散之剂，那就要出现危险，轻病变重，病重就害人了。以上所列之病，除中寒病而外，首先就用防风通圣散或合六一散，最平稳最好。二三日以后，各种病症有他的特殊证候，也就能看出来从热化而为火证，或者病从寒化而为寒证，再对证用药，就无错误了。至于中寒病或阴证或直中三阴伤寒（病不从三阳递次转入，直接中于三阴）这些病好分辨。这些病一得病光冷不热，手足也冷，肚子也痛，脉沉细而微，或者摸不见脉，当快快用大热药治疗，如用五积、四逆等剂，切不可用双解或通圣。

第四节　外感内伤的辨别

一、外感（感冒）

四时感冒客邪侵，发热头痛嗽不禁。
发散香苏取微汗，须知病浅勿求深。
假若停饮外感寒，五积平胃治两端。

二、内伤

表证颇同外感而病从内起，非从外来，或者内有所伤，再感受外面的风、寒、暑、湿、燥的侵袭而发的病，就叫内伤。

三、*外感内伤的主要特征

饥饱劳役七情殃，气高而喘病内伤。
症候好像外感病，药用补中益气汤。
内伤外感怎样辨，两家对证在下方。
外感本是有余症，寒热都甚均发作。
鼻塞声重头带痛，满手里外一起热。
脉息浮大有力量，病人声壮气也强。
内伤本是不足症，寒热微小手心热。
脉息洪大无力量，有时头痛有时渴。
病人困倦声微小，气高而喘身热烦。
呼吸困难气也短，懒怕动作懒发言。
内伤脾胃热伤气，谨记须要温药治。
肌肤大热燥又热，心烦闷乱睡不安。
此病日久必不渴，也有表虚恶风寒。
劳者温之内经语，寒凉之药不可贪。
补中益气加减用，须要临症细详参。

外感、内伤的区别，要特别注意，需仔细辨别好好诊断。比如新疆的气候，与内地不同，内伤病特多，尤其是哈密，每年死于内伤者，常常遇见，触目伤心。一般的人只知道感冒了，伤风了，或者说是伤寒病。唯独内伤病忽略了，经常把内伤病按照外感病治疗，或者按照杂病治疗，使轻病变重，甚至重病死亡者很多。还有暑伤元气等病，也在医生的忽略之列。

凡诊断患者，一遇感冒一类的病症，要特别注意。先看是外感，还是内伤；是伤寒，还是感冒；是温病，还是暑病，抑或是暑伤元气等病，切勿粗心大意。

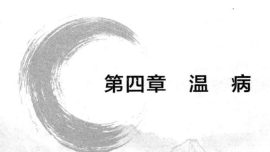

第四章　温　病

温病初起，类似伤寒病。因此把温病紧连在伤寒之后，是为了让初学者便于对照，以做详细的比较，进行充分的辨别。

《伤寒论》与《温病条辨》，在临床治疗中运用最为广泛。一般初学中医的人，对于《伤寒论》，或因其文辞古奥，未曾钻研者尚多，而未读《温病条辨》的则较少见。

《温病条辨》是吴鞠通[1]在《伤寒论》的基础上，结合历代医家及其个人的理论经验，进一步有系统地写成治疗温病的专书。虽不敢说白玉无瑕，但辨证论治，确是精、细、当，实为中医治疗热性病最有临床价值的著作。

近代李倩侠[2]先生喜其贴近临床，特取其上焦、中焦、下焦三篇编著《温病新解》一书，用浅近的语言，并结合理论的阐述，使读者更易于融会理解。

吴鞠通在《温病条辨》内，虽列温病之名有几种之多，而对于其治疗方法可统为两类：

第一、为风温、温热、瘟疫、温毒、冬温，概可以温病论治。

第二、为暑温、伏暑、湿温，概可以湿温论治。因暑兼湿热，证本一源。暑之偏于热者，可入温病范围治之；暑之偏于湿者，可入湿温范围治之；至于秋躁，在条辨内的条文极少，况前人有燥不为病之说，纵为病亦可以治温法则辨证治之。

邹仲彝[3]先生所编《温热便读》一书，其中，仅列风温、湿热（包括湿温）两门，盖深体会其旨也。简明扼要，有裨实用，李倩侠先生略加按语，以便读者诵习，为临床之一助（本章第一、二节录之）。

［附注］

［1］吴鞠通：清代中医温病学家，撰写《温病条辨》，提出温病的三焦

136

辨证学说，对温病学说贡献很大，是继叶天士、薛雪之后的温病学派重要代表人物。

　　［2］李倩侠：近代医家，编著有《温病新义》《实用针灸疗法》等。

　　［3］邹仲彝：现代中医内科专家。擅长于中医热性病和疑难杂症的治疗。著有《温热便谈》《麻疹概论》《金匮要略义疏》等。

第一节　风温便读

风温病，脉滑数；不恶寒，身热渴；咳嗽烦，晕汗出。

　　李倩侠按（下简称"李按"）：很多热性病之初起，每每有这些共通症状，不仅风温为然。

初起时，肺卫伤；解表法，宜辛凉。

　　李按：热性病初起，多侵袭呼吸道，发生咳嗽，所以宜用辛凉解热理肺的银翘散与桑菊饮一类的方剂。

1. *银翘散（《温病条辨》）

　　辛凉透表，清热解毒。用于风热感冒，发热头痛，口干咳嗽，咽喉疼痛，小便短赤，舌尖红，苔薄白或薄黄，脉浮数[1]。

银翘散方歌

银翘桔梗薄荷甘，蒡芥苇根豉竹全，

机体病因原有异，用方何必定伤寒。

　　药品：银花 30g，连翘 30g，桔梗 18g，薄荷 18g，竹叶 12g，生甘草 15g，荆芥穗 12g，淡豆豉 15g，牛蒡子 18g。

　　上杵为散。每服 18g，鲜苇根汤煎，香气大出，即取服，勿过煎。肺药取轻清，过煎则味厚入中焦矣。病重者，约二时一服，日三服，夜一服；轻者，三时一服，日二服，夜一服；病不解者，作再服。现代用法：作汤剂，水煎服，用量按原方比例酌定，亦可作丸剂或散剂服用

　　［附注］

　　［1］现代临床常用于治疗流行性感冒、急性扁桃体炎、麻疹初起，及乙脑、流脑、腮腺炎、咽炎、咽峡疱疹等属温病初起，邪郁肺卫者。

2. *桑菊饮（《温病条辨》）

　　疏风清热，宣肺止咳[1]。用治风温初起。但咳，身热不甚，口微咳。

桑菊饮方歌

桑菊杏仁蒲桔翘，苇根甘草一同熬，

咳而微渴轻伤表，勿失病机手眼高。

药品：桑叶 7.5g，菊花 3g，杏仁 6g，连翘 5g，薄荷 2.5g，桔梗 6g，甘草 2.5g，苇根 6g。

为风热咳嗽轻证的常用方剂。以咳嗽，发热不甚，微渴，脉浮数为证治要点。对于风寒咳嗽，则不宜使用。方中主要药物均属轻清宣透之品，故不宜久煎。

[附注]

[1] 常用于治疗流行性感冒、急性支气管炎、急性扁桃体炎、上呼吸道感染等属风热犯肺之轻证者。

传气分，苔溺黄，凉膈散，是奇方。

李按：温邪继续发展，出现口渴、苔黄、溺黄、烦闷等热象较重的症状时，宜用增损凉膈散中的连翘、栀子、薄荷、黄芩、甘草、桔梗、竹叶等药。

大热渴，汗洋洋；苔黄燥，白虎汤。

李按：若热继续蒸腾，出现大热大渴，大汗淋漓，脉搏洪大等症，宜辛凉重剂的白虎汤来解热。

气血燔，玉女良。

李按：假若证为白虎，而见舌绛色，或黑苔干燥等症，即所谓"气血两燔"[1]者，宜加减玉女煎治之。

3. *玉女煎（《景岳全书》）

清胃热，滋肾阴。用于胃热阴虚证[2]。症见头痛，牙痛，齿松牙衄，烦热干渴，舌红苔黄而干。亦治消渴，消谷善饥等。

药品：石膏 9~15g，熟地 9~30g，麦冬 6g，知母 5g，牛膝 5g。

水煎分二次服。

玉女煎去牛膝、熟地加玄参、细生地方（辛凉合甘寒法）。

药品：生石膏 30g，知母 12g，玄参 12g，细生地 18g，麦冬 6g。

水八杯煮取三杯分二次服，渣再煎一杯服。

[附注]

[1] 气血两燔：为症状名，温热病气分的热邪未解，而营血分热邪已盛。症见壮热、口渴、烦躁谵妄、斑疹透露，甚或吐血、衄血，舌绛苔黄，脉数

等。《温病条辨·上焦篇》："太阴温病，气血两燔者，玉女煎去牛膝加玄参主之。"

[2] 本方常用于牙龈炎、糖尿病、急性口腔炎、舌炎等属胃热阴虚者。

传心营，舌绛黑；昏谵狂，笑安默；神犀丹，牛宝雪；发斑疹，化斑急。

李按：温毒侵袭中枢神经，古人叫邪传心包，引起神昏谵语，可在神犀丹、安宫牛黄丸、紫雪丹、至宝丹等方中，择用一种，来解热败毒，强心开窍。若毛细血管中毒，而出现斑疹，见疹则用银翘散加减方，发斑则用化斑汤。

4. 神犀丹（《温热经纬》引叶天士方）

清热开窍，凉血解毒。用于温热暑疫，邪入营血证。症见高热昏谵，斑疹色紫，口咽糜烂，目赤烦躁，舌紫绛等。

神犀丹方歌
神犀丹中犀玄参，菖蒲地银板蓝根，
翘豉金汁天花粉，紫草合治热毒深。

药品：犀角（水牛角代）1800g，石菖蒲180g，黄芩180g，真怀生地（绞汁）500g，银花500g，金汁300g，连翘300g，板蓝根270g，香豉240g，玄参210g，花粉120g，紫草120g。

各生晒研细，以水牛角、地黄汁、金汁和捣为丸，每丸重约3g，凉开水化服，日二次，小儿减半。

用治邪入营血，热深毒重证，故以清热解毒为主，并用凉血、开窍，以使毒解神清。

5. 安宫牛黄丸（《温病条辩》）

清心开窍，泻火解毒。

症见神昏谵语，高热烦躁，舌红或绛，脉数。治疗温热病，邪陷心包或痰阻心窍，高热神昏急救用丸剂型中成药[1]。有清解高热神昏之效，而无寒凉泄下之弊。

心为君主之官，心包犹如君主之宫城，代君受邪，本方善清内陷心包之邪热，使心主能安居其宫，又以牛黄为主药，故名。

安宫牛黄丸方歌
强心救脱号安宫，牛箔朱连麝郁同，
芩片栀珠丸蜜炼，实随银薄虚从参。

药品：牛黄、郁金、犀角、黄芩、黄连、雄黄、栀子、朱砂各30g，冰片、麝香各7.5g，珍珠15g。共为细末，蜜炼为丸，金箔为衣，每丸重约3g，每日服半丸至 1 丸，日服 2 次，小儿减半。脉虚者用人参汤送下，脉实者用金银花、薄荷汤送下。

方中以牛黄清热解毒，豁痰开窍，息风止痉；犀角咸寒，清营凉血，安神定惊；麝香芳香，通达经络，开窍醒神，共为主药。辅以黄芩、黄连、栀子苦寒泄降，泻火解毒以助牛黄、犀角清泄心包之热；雄黄解毒豁痰；冰片、郁金通窍醒神，化痰开郁；朱砂、珍珠、金箔清心镇静安神，息风止痉定惊，共为佐使药。诸药合用共收清热解毒、豁痰开窍之效，为治疗高热神昏、中风痰迷的要药。

本品为热闭神昏而设，寒闭神昏不得使用。孕妇、过敏体质者、肝肾功能不全者慎用。

［附注］

[1] 安宫牛黄丸是我国传统药物中最负盛名的急症用药，中医将其与紫雪丹、至宝丹并称为"凉开（温病）三宝"，并奉为"三宝"之首。应用于风温、春温、暑温疫毒、燔灼营血、热陷心包、痰热上蒙清窍所致高热烦躁、神昏谵语或舌謇肢厥，及中风痰壅、突然昏迷、面赤气粗、口眼喎斜、小儿外感、热极生风、风痰上扰、喉间痰鸣、惊厥抽搐等疾病的治疗。现代常加减运用于治疗流行性乙型脑炎、流行性脑脊髓膜炎、中毒性痢疾、尿毒症、脑血管意外、中毒性肝炎、肝昏迷等病属于热毒内陷心包者。

6. 紫雪丹（《太平惠民和剂局方》）

清热解毒，开窍镇痉。

温热病，邪热内陷心包而致的高热烦躁、神昏谵语、痉厥、口渴唇焦，尿赤便闭，及小儿热盛惊厥抽搐，舌红绛，苔干黄，脉数有力或弦数等[1]。

紫雪丹方歌
四石三香二角麻，玄参炙草麝硝砂，
丹名紫雪昏谵效，一若安宫别等差。

药品：石膏 240g，寒水石 240g，滑石 240g，磁石 240g，犀角（水牛角代）25g，羚羊角 25g，青木香 25g，沉香 25g，丁香 5g，玄参 80g，升麻 80g，炙甘草 40g，朴硝 160g，硝石 160g，朱砂 15g，麝香 6.25g。

诸药制成，如霜雪而色呈紫色的药末，故名"紫雪"，每服 1~1.5g，日服 2 次，凉开水送服。一周岁内小儿每次 0.3g，每增 1 岁，递增 0.3g，一日 1 次，5 岁以上小儿酌情服用。

本方为治疗热盛惊厥的代表方剂，故本方以高热惊厥为主症。方中石膏、滑石、寒水石甘寒生津，清热泻火；羚羊角清肝息风，镇惊止痉；犀角清心以解热毒；麝香芳香以开心窍，上述各药均为方中主药。辅以玄参、升麻、甘草养阴生津，清热解毒；朱砂、磁石重镇安神；青木香、丁香、沉香行气宣通，再加朴硝、硝石泄热散结通便。诸药合用，主辅协调，有助于提高其清热解毒、开窍镇惊、息风止痉的效果。

本方药力峻猛，故使用时需注意，凡喃喃自语的虚证，体非强壮，证非实火，则非所宜。使用本方中病即止，不宜过用。孕妇忌服。

[附注]

[1] 现代临床常用于治疗乙型脑炎、流行性脑脊髓膜炎、猩红热、重症肺炎、化脓性感染败血症、小儿麻疹毒陷营血、斑疹伤寒、重症腮腺炎等急性热病，见有高热；还常用于中风、冠心病心绞痛、心律失常、高血压、脑血管痉挛、产后哺乳高热神昏、痉厥抽搐、口渴唇干等表现者及小儿急性中毒性脑病等疾病。

7. 至宝丹（《灵苑方》）

清热解毒，化浊开窍。治痰热内闭心包证。神昏谵语，身热烦躁，痰盛气粗，舌绛苔黄垢腻，脉滑数。亦用于中风、中暑、小儿惊厥属于痰热内闭者及一些急性病证的治疗[1]。

至宝丹方歌

局方至宝犀朱牛，琥玳麝安镇静求，

临证细参毒热势，三方酌用效殊优。

药品：生犀角屑30g，生玳瑁屑30g，琥珀（研）30g，朱砂（研细水飞）30g，雄黄（研细水飞）30g，冰片（研）3g，麝香（研）30g，牛黄（研）15g，安息香（黄酒飞过，滤去杂质）4g。

慢火熬成膏。金箔50片，一半为衣。银箔（研）50片。先将犀角、玳瑁为细末，入余药研匀，把安息香膏隔水煮烊，与药末调合为剂，烘干，诸药研细末，炼蜜为丸，每丸3g，每服1丸，小儿减半，用人参送服。

本方为治疗卒中昏厥的常用方之一。以热邪内陷为本，痰闭心包为标，表现为标急本缓，根据中医急则治其标的理论，先用化痰开窍药以治标为主，继用清热解毒药以治本为辅。方中以麝香芳香开窍醒神；牛黄豁痰开窍，合犀角清心凉血解毒，共为君药。臣以安息香、冰片辟秽化浊、芳香开窍，与麝香同用，为治窍闭神昏之要品；玳瑁清热解毒、镇惊安神，可增强牛黄、犀角清热解毒之力。由于痰热瘀结，痰瘀不去则热邪难清、心神不安，故佐以雄黄助牛黄豁痰解毒；琥珀助麝香通络散瘀而通心窍之瘀阻，并合朱砂镇心安神。原方用金银二箔，意在加强琥珀、朱砂重镇安神之力。

神昏谵语由阳盛阴虚所致者忌用，孕妇慎用。

鞠通谓安宫、紫雪、至宝三方主治皆同。大抵安宫最凉，紫雪次之，至宝又次之（以上均有中成药）。

[附注]

[1] 近年研究报道认为，本方具有保护脑细胞的良好作用，对内毒素及其所致的休克也有一定的拮抗效果。临床常用于脑血管意外、流行性脑脊髓膜炎、乙型脑炎、中毒性痢疾、癫痫等属于痰迷心窍而见昏厥的治疗，对产后昏迷、胎死不下、急性颅内血肿和脑血管性痴呆也有一定疗效。

8. 化斑汤（《温病条辨》）

清热凉血，滋阴解毒。症见气血两燔[1]之发斑、发热，或身热夜甚，外透斑疹，色赤，口渴或不渴，脉洪等。

化斑汤方歌

元犀白虎化斑汤，高热发斑用此良，

具证即投毋固必，究因何病尚难详。

药品：石膏30g，知母12g，生甘草10g，玄参10g，犀角（水牛角代）60g，白粳米9g。

水八杯，煮取三杯，日三服。滓再煮一盏，夜一服。

以清气生津药与凉血解毒药相配，白虎汤加犀角、元参组成，两清气血，使邪热退则血自止，而斑可化，故名"化斑汤"。

[附注]

[1] 气血两燔：病症名。本证见于温热性质的温病，多为气分邪热未解而营分或血分热毒又炽，以致成为气、营、血错综复杂的证候。

动肝风，变痉厥；却热法，将风息。

李按：温毒侵袭神经系统，而后生手足抽搐等症，古人称为肝风内动，宜用羚羊角、麦冬、地黄、菊花、钩藤等药煎送至宝、紫雪、牛黄丸之类，以解热败毒，强心开窍。

热郁久，必入血；犀黄汤，主血溢。

李按：热毒久不解，可出现衄血、吐血或大小便下血，宜用犀角地黄汤，以凉血止血，解热除毒。

9. ★犀角地黄汤（《小品方》）

清热解毒，凉血散瘀开窍。治血证，大便黑，脉微，发狂发黄当汗下，汗内有瘀血。

犀角地黄汤方歌

犀角地黄芍药丹，血升胃热火邪干，

斑黄阳毒皆可治，或益柴芩总伐肝。

药品：犀角 4.5g，生地黄 4.5g，芍药 4.5g，牡丹皮 4.5g。水煎。

犀角可用水牛角代替，用量为犀角的 10 倍，分三次服。

若郁怒而致肝火盛出血者，可用本方加柴胡、黄芩以清泻肝火[1]。

[附注]

[1] 适用于重症肝炎、肝昏迷、尿毒症、过敏性紫癜、急性白血病、败血症等。

蓄血病，宜桃核；入血室，妇女热。

李按：少腹坚满，小便自利，夜热昼凉，大便闭，脉沉实者，蓄血也。

10. 桃仁承气汤（又名桃核承气汤）

方歌、药味见第二章伤寒第四节。

传阳明，大便闭；呼吸粗，时谵语；苔老黄，黑芒刺；脉沉实，三承气；阴素亏，增液备。

11. ★三承气汤[1]（《伤寒论》）

三承气汤方歌

枳朴硝黄号大承[2]，去硝因作小承名[3]，

方中如去朴和枳，甘草加来调胃寻[4]。

[附注]

[1] "三承气汤"：是指调胃承气汤、小承气汤和大承气汤。小承气汤、调味承气汤皆为大承气汤类方。三个承气汤均用大黄以荡涤胃肠积热。处方见第二章第四节。

[2] 大承气汤硝、黄并用，大黄后下，且加枳、朴，故攻下之力颇峻，为"峻下剂"，主治痞、满、燥、实四症俱全之阳明热结重证。

[3] 小承气汤不用芒硝，且三味同煎，枳、朴用量亦减，故攻下之力较

轻，称为"轻下剂"，主治痞、满、实而燥不明显之阳明热结轻证。

[4] 调胃承气汤不用枳、朴，虽后纳芒硝，但大黄与甘草同煎，故泻下之力较前二方缓和，称为"缓下剂"，主治阳明燥热内结，有燥、实而无痞、满之证。

12. *增液汤（《温病条辩》）

增液润燥。治阳明温病（补伤寒论阳明疗法之不足），无上焦证，数日不大便，其阴素虚，不可用承气汤者[1]。

本方为治疗津亏肠燥所致大便秘结之常用方，又是治疗多种内伤阴虚液亏病证的基础方。临床应用以便秘、口渴、舌干红、脉细数或沉而无力为辨证要点[1]。

增液汤方歌

增液汤中麦地玄，阳明疗法更周全，

信能羽翼长沙法，卓尔温家岂偶然。

药品：玄参30g，麦冬（连心）24g，生地黄24g。水煎服。

方中重用玄参，苦咸而凉，滋阴润燥，壮水制火，启肾水以滋肠燥，为君药。生地黄甘苦而寒，清热养阴，壮水生津，以增玄参滋阴润燥之力；又肺与大肠相表里，故用甘寒之麦冬，滋养肺胃阴津以润肠燥，共为臣药。三药合用，养阴增液，以补药之体为泻药之用，使肠燥得润，大便得下，故名之曰"增液汤"。

[附注]

[1] 本方历来应用甚为广泛，凡阴虚津少者，特别是老年人温热病津亏肠燥便秘，及习惯性便秘者，尤为适用。现代药理研究认为，本方具有抗炎、增加唾液分泌、促进肠蠕动及排便、纠正水电解质紊乱、改善血液流变学、抗血液瘀滞、保护细胞、降低血糖及提高机体免疫功能等作用。临床用于治疗慢性咽炎、慢性扁桃体炎、干燥综合征、糖尿病及代谢综合征、口腔溃疡、妊娠恶阻、鼻衄、老年性皮肤瘙痒、小儿厌食症、急性放射性肺炎、月经失调、三环类抗抑郁剂不良反应等疾病，均有明显效果。

病久虚，滋即安；复脉法，妙难言。病解后，调养行；宜甘寒，益胃阴。

13. *益胃汤（《温病条辨》卷二）

滋养胃阴。治阳明温病，下后汗出，胃阴受伤者[1]。

用于慢性肝炎，脾胃阴虚，倦怠无力，食欲不振，烦热，口渴等症。以食欲不振，口干咽燥，舌红少苔，脉细数为证治要点。

益胃汤方歌

益胃汤中玉竹参，麦冬生地冰糖寻，

下伤水分汗犹出，营养滋柔法颇经。

药品：沙参 9g，麦冬 15g，冰糖 3g，细生地 15g，玉竹（炒香）4.5g。水煎。

若汗多，气短，兼有气虚者，加党参、五味子（与生脉散合用）以益气敛汗；食后脘胀者，加陈皮、神曲以理气消食[1]。

［附注］

［1］此方对慢性胃炎、糖尿病、小儿厌食症等属胃阴亏损者，均可加减应用。

第二节 湿热便读

湿热病，濡数脉，始恶寒，后但热；自汗倦，胸痞塞；渴不饮，溺短涩。

李按：此乃湿热病脉证之提纲。

伤卫气，苔白黄；化湿法，消毒方。

李按：湿热病之传变，也分卫气营血四个阶段，在卫分宜温脐化湿汤，在气分宜甘露消毒丹。煎汤服用。

1. 温脐化湿汤（《傅青主女科》）

见第五章妇科病。

2. 甘露消毒丹（《温热经纬》卷五）

又名普济解毒丹、甘露消毒丸。

利湿化浊，清热解毒。用治湿温时疫，邪在气分，湿热并重证[1]。症见发热倦怠，胸闷腹胀，肢酸咽痛，身目发黄，颐肿口渴，小便短赤，泄泻淋浊，舌苔白或厚腻或干黄，脉濡数或滑数。

甘露消毒丹方歌

甘露消毒蔻藿香，茵陈滑石木通菖，

芩翘贝母射干薄，湿温时疫是主方。

药品：滑石粉 450g，黄芩 300g，绵茵陈 330g，石菖蒲 180g，川贝母 150g，木通 150g，藿香 120g，连翘 120g，白蔻仁 120g，薄荷 120g，射

干 120g。

生晒研末，每服 9g，开水调下，或神曲糊丸，如弹子大，开水化服亦可。用法：散剂，每服 6~9g；丸剂，每服 9~12g；汤剂，水煎服，用量按原方比例酌定。有中成药。

若湿热入营、谵语舌绛者，则非本方所宜。

[附注]

[1] 本方以湿温、湿热并重口渴尿赤、身热困倦为依据，为夏令暑湿病证常用方。适用于蚕豆黄、荨麻疹、伤寒病、急性传染性黄疸型肝炎、急性胃肠炎、皮肤瘙痒症、钩端螺旋体病、咽喉炎等属湿热者。

表湿盛，辛散康；半表里，达原尝。
里湿盛，平陈良；能燥湿，能宣阳。
恋三焦，须斟酌；上焦湿，宜三仁。
热栀豉，咳苇茎；郁中焦，舌滑白。
胸痞满，倦寒热；呕吐哕，腹痛泄。
正气散，可损益。
温胆汤，治呕逆；泻心汤，主痞塞。
小陷胸，胸痛结；热渴汗，白虎捷。

李按：温胆汤可治湿热之呕逆。增损泻心汤可治胸痞、呕恶、舌白、脉缓等症。小陷胸用于湿邪郁结胸中而发生胀满或疼痛等症。

流下焦，渴泻频，宜分利，宜胃苓。
时圊血，白头平；少腹硬，导浊行；
漫三焦，分消宁。
陷营分，舌黑红；昏谵狂，神犀宗。
入血室，丹芍功；血外溢，犀黄雄。
巅顶疼，应息风。

李按：妇女患湿热病，月经适来，出现口渴、谵语、神昏、胸痞、腹痛、溺赤、舌红、脉滑等症，叫"热入血室"。宜神犀丹加丹皮、赤芍，以凉血解热，排毒开窍。若湿热久不解，致有或上或下失血者，宜用犀角地黄汤。若巅顶疼痛如破，壮热自汗，项背强，手足麻，舌绛、溺赤等症，宜新定息风汤治之。

3. 犀角地黄汤（《外台秘要》）

又名芍药地黄汤。

清热解毒，凉血散瘀。主治热入血分证[1]。

药品：犀角（水牛角代）30g，生地24g，芍药12g，牡丹皮9g。

水煎服，水牛角镑片先煎，余药后下。以水九升，煮取三升，分三服。

方用苦咸寒之犀角为君，凉血清心而解热毒，使火平热降，毒解血宁；臣以甘苦寒之生地，凉血滋阴生津，以助犀角清热凉血，又能止血，以复已失之阴血；用苦微寒之赤芍与辛苦微寒之丹皮共为佐药，清热凉血，活血散瘀，可收化斑之功。四药相配，共成清热解毒，凉血散瘀之剂。本方配伍特点是凉血与活血散瘀并用，使热清血宁而无耗血动血之虑，凉血止血又无冰伏留瘀之弊。

本方寒凉清滋，对于阳虚失血，脾胃虚弱者忌用。

[附注]

[1] 本方与本章第一节同名方相比，药品剂量更大，现代临床常用于重症肝炎、肝昏迷、弥漫性血管内凝血、尿毒症、过敏性紫癜、急性白血病、败血症等属血分热盛者。

病解后，卧不安；猪胆汤，复杯痊。
善后法，宜淡甘；调脾胃，是真诠。

李按：湿热病大体已解，唯目瞑惊悸，卧不安枕者，宜用猪胆皮、郁李仁、黄连、栀子、冬桑叶、竹茹等味煎汤，送下珍珠粉即痊。湿热愈后，未可骤用滋补，宜甘淡药品调理脾胃。

第三节 临床常见之证

一、里寒外热证

此阴盛格阳之证[1]，面赤口渴，欲卧于泥水之中，是外面热里面寒。用益元汤治之。

*益元汤（陈修园《时方歌括》）

回阳救逆，益气生脉。用于面赤身热，不烦而躁，饮水不得入口，脉微者。

益元汤方歌

益元艾附与干姜，麦味知连参草将，

葱白童便为引导，内寒外热是慈航。

药品：附片、艾叶、干姜、麦冬、五味子、知母、黄连、党参、炙甘草各 1.5g。

葱白 4 茎，童便煎服。

此汤姜附、艾叶加知连等药，与白通汤加人尿、猪胆汁同义，这是热因寒药为引用也。凡内热叫烦，为有根之火，外热不宁叫燥，是无根之火，故光燥不烦及先燥后烦者，都是不能治愈之病[2]。

[附注]

[1] 阴盛格阳，简称格阳证。指体内阴寒过胜，阳气被拒于外，出现内真寒而外假热的症候。临床常见某些寒证因阴寒过盛于内，反而外见浮热、口渴、手足躁动不安、脉洪大等假热症状。但患者身虽热，却反而喜盖衣被；口虽渴而饮水不多，喜热饮或漱水而不欲饮，手足躁动，但神态清楚；脉虽洪大，但按之无力。

[2] 此处"不能治愈之病"，为前人所说，当今医疗条件优越，前人所说的死候，并非都无法挽救，因此，应当积极设法抢救。

二、上热下寒证

面赤如装，下部寒冷，名叫戴阳证[1]。病因是阴虚，虚阳上亢。临床上经常遇到上热下寒之病，但不像戴阳证那样严重，可是用药是个矛盾局面，用热性药吧，有碍上热，用凉药吧，又有碍下部之寒，方用既济汤。

*既济汤（《医学衷中参西录》）

大病后阴阳不相维系，阳欲上脱，或喘逆，或自汗，或目睛上窜，或心中摇摇如悬旌；阴欲下脱，或失精，或小便不禁，或大便滑泻。用于一切阴阳两虚，上热下凉之证。

既济汤方歌

上热下寒既济汤，山芋山药熟地黄，

茯苓芍附平常用，龙牡捣细合成方。

药品：熟地 18~24g，山茱萸 12~18g，山药 12~18g，茯苓 9g，白芍 9g，附片（捣细）9g，龙骨 9g，牡蛎（捣细）9g。

［附注］

［1］戴阳证：病症名。阳气因下焦虚寒而浮越于上，出现下真寒而上假热的证候，称为"戴阳"。患者见气短，呼吸迫促，倦怠懒言，勉强说话即感上气不接下气，头晕心悸，足冷，小便清，大便稀溏，舌胖嫩，苔黑而润，这些都是真寒的表现。但面色浮红，口鼻有时出血，口燥齿浮，脉浮大，按之空虚无力，这些是假热的症状。"戴阳"与"格阳"都属真寒假热的病理变化。格阳证是内真寒而外假热，戴阳证是下虚寒而上假热。实际上病情发展到这种严重阶段，两者常可互见，不能截然分开。

三、寒热真假辨

录自《傅山男科》。

真热证，口干极而呼水，舌燥极而开裂生刺，喉痛，日夜不已，大热烙手而无汗。

真寒证，手足塞，久而不回，色变青紫，身战不已，口噤出声而不可禁。

假热证，口虽渴而不甚，舌虽干而不燥，即燥而无芒刺裂纹。

假寒症，手足冰冷，而有时温和，厥逆身战亦未太甚，而有时而安，有时而搐。

四、咋寒咋热辨

病有先恶寒而后发热者，盖阴脉不足，阳往从之，阳脉不足，阴往乘之。何谓阳不足，寸脉微名曰阳不足，阴气上入阳中则恶寒也。何谓阴不足，尺脉弱名曰阴不足，阳气下陷阴中则发热也。凡治寒热用柴胡升阳气，使不下陷阴中，则不热。用黄芩降阴气，使不升入阳中，则不寒。

真热证方用麻黄、黄连、黄芩、石膏、知母、半夏各9g，当归15g，枳壳6g，甘草3g，水煎服。一剂轻，二剂可愈。

真寒证方用附子9g，肉桂、干姜各3g，白术15g，人参30g，水煎服。急救之，此乃真中寒邪，肾火避出躯壳之外，而阴邪之气，直犯心宫，心君不守，肝气无依，乃发战发噤，手足现青色，然则用桂附干姜逐其寒邪足矣，何用参术，即用何至多加？盖元阳飞越，只一线之气未绝，只用桂附干姜一派辛辣之药，邪虽外逐，而正气垂绝，若不多加参术，怎么能挽救若存若亡的正气呢！

假热证方用黄连、当归、白芍、半夏各9g，茯苓、柴胡、栀子各6g，枳壳3g，菖蒲0.9g，水煎服。此方妙在黄连入心宫，佐以栀子，提刀直入，无邪不散，柴胡、白芍又塞敌运粮之道，半夏、枳壳斩杀党羽，中原既走，四隅不战而归。然火势居中，非用之得法，则贼势弥张，依然复入，又加菖蒲之辛热，乘热饮之，则热喜热，不致相反而更相济也。

假寒证用方，肉桂、附子各3g，人参9g，猪胆汁半个，苦菜汁13匙，水3盅煎1盅冷服。将药并器放入冷水中激凉，入胆、菜汁，调匀，一气服之。方中全是热药，倘服不入时，必然虚火上冲，将药呕出，必热药凉服，已足顺其性，况下行又有二汁之苦，这样可防被假象所骗。

五、真热假寒

此证身外冰冷，身内火炽，发寒发热，战栗不已，乃真热反现假寒之象，以欺人也。法当用三黄汤[1]，加石膏、生姜，热饮之，再用井水以扑其心，至二三十次，内热自止，外之战栗亦若失矣。后用玄参、麦冬、白芍各60g煎汤，任其恣饮后，不再发作。

六、真寒假热

此证下部冰冷，上部大热，渴欲饮水，下喉即吐，乃真寒反现假热之形，以欺人也。法当用八味汤[2]大剂，探冷与服，再令人以手擦其足心，为火之热，不热不已，以大热为度，用吴茱萸30g，附子3g，麝香0.9g，以少许白面入之，打糊作膏贴足心，少顷必睡，醒来下部热，而上之火息矣。

七、上热下寒

此证上焦火盛，吐痰如涌泉，面赤喉痛，上身不欲盖衣，而下身冰冷，此上假热而下真寒也。方用附子1个，熟地250g，山萸120g，麦冬30g，茯苓90g，五味子30g，丹皮90g，泽泻90g，肉桂30g，以水十碗煎三碗，探冷与服，二渣再用水三碗煎一碗，一气服之，立刻安静，此上病下治之法也。

八、*循衣撮空

循衣撮空[3]，此症非大实即大虚，当审其因，察其脉，参其症，而分黑白矣。实而便秘者，大承气汤。虚而便滑者，独参汤[4]。厥逆者加附子。

[附注]

[1] 三黄汤：《备急千金要方》卷八引张仲景方。主治中风、手足拘挛、百节痛烦、烦热心乱、恶寒、经日不欲饮食。以麻黄1.5g，黄芪0.6g，黄芩

0.6g，独活 1.2g，细辛 0.6g，水六升，煮取二升，分温三服，一服小汗，二服大汗。心热加大黄 0.6g，腹满加枳实一枚，气逆加人参 0.9g，心悸加牡蛎，口渴加瓜蒌根 0.9g，先有寒加附子一枚。

［2］八味汤：见于《杨氏家藏方》卷六。主治脾胃虚寒，气不升降，心腹刺痛，大便滑泻。吴茱萸（汤洗七次）60g，干姜（炮）60g，木香 30g，橘红 30g，肉桂（去粗皮）30g，丁香 30g，人参（去芦头）30g，当归（洗、焙）30g。上为粗末，每服 15g，以水 300 毫升，煎至 150 毫升，去滓，不拘时候，温服。

［3］撮空：又名两手撮空，指患者意识不清，两手伸向空间，像要拿东西样的症状，出自《中藏经》。如两手向上，拇指和食指不断地捻动，称为撮空理线。这是病重元气将脱的表现，实证、虚证均可见本症。

［4］独参汤：见于元代《十药神书》。主治元气大亏，阳气暴脱，症见面色苍白，肢冷，呼吸衰弱，脉微欲绝。人参 30g，研为粗末，加大枣五枚，水煎服。急救则选用高丽白参或野山参。临床主要用于治疗产后出血、心肌梗死、新生儿呼吸窘迫综合征等病症。

第四节　治疗温病捷要

根据临床经验，提出治疗温病捷要，作为后学之参考。

解热、败毒、保津、存液，在提神救脱的原则下，随证治之。

常见热病、心窝发热、四肢发冷，方用四逆散治之。即白芍 18g，生甘草 6g，枳实 9g，柴胡 9g。此为成人服量标准。

上焦邪热正盛，下焦亏虚湿泄，用滋阴清燥汤。小儿急疹、腹泻之立效。即山药、滑石各 30g，生白芍 18g，甘草 9g，小儿用量减半。

少阴病，上热口渴，下虚寒，小便色白。方用生地 30g，白芍 15g，附子、干姜各 3g，细辛 3g，共五样煎服。

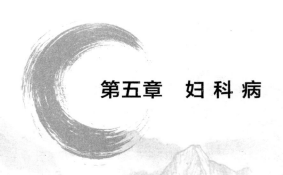

第五章　妇科病

　　傅山先生的女科很好，只要断证不错，投无不应[1]。但是有的地方，解释的医理，仍是深奥难解，且列汤头而无歌诀，对于初学者不易了解与记忆。又有些妇女常见的病，书中没有，有的一病只有一方，如遇不合适当前疾病时，就需要另找方剂治疗。所以编写本册[2]，主要是以傅青主先生的女科作为蓝本，通过简化病理、方解等，加上汤头歌诀，以便初学者掌握，再加入一些临床常用但书中未提及的内容，作为一个简单浅近的妇科学习参考。

［附注］

　　[1]　清代医家祁尔诚在《傅青主女科》序云："其方专为女科而设，其症则为妇女所同。带下血崩，调经种子，及胎前产后。人虽有虚实寒热之分，而方则极平易精详之至，故用之当时而效，传之后世而无不效……尝慨后世方书汗牛充栋，然或偏攻偏补，专于一家……读征君此书，谈症不落古人窠臼，制方不失古人准绳。用药精炼纯和，无一峻品，辨证详明，一目了然。病重者、十剂奏功，病浅者、数服立愈。"［傅山．傅青主女科［M］．沈阳：辽宁科学技术出版社，1997：8．］

　　[2]　此指原稿第四、五册，现为第五章妇科病和第六章产科病的相关内容。

第一节　经水不调

一、月经先期

　　月经周期提前7天以上，或20天左右一行，连续发生2个周期或以上。

1. 月经先期，经来量多。

病因：肾中水火太旺，经来甚多。

治法：少清其热，不泄其水。

药方：***清经散**（《傅青主女科》）。

清经散方歌

清经丹皮地骨皮，熟地白芍青蒿奇。

茯苓黄柏减半用，清火仍是把水滋。

药品：丹皮9g，地骨皮15g，白芍（酒炒）9g，青蒿6g，大熟地（九蒸）6g，白茯苓3g，黄柏（盐水浸炒）1.5g。水煎服。

二剂而火自平。虽是清火之品，但少清火而不伤水，故仍是滋水之品，火泄而水不与俱泄。诚为清火良方，调经妙法。

2. 月经先期，经来量少。

病因：并非血热之极，是肾中火旺而阴水亏。

同是先期之来，必须分别虚实。妇女之经最难调，如果不仔细分别，用药很难奏效。先期者是火气之冲，多寡者是水气之验。故先期而来经血量增多者，是火热而水有余；先期而来经血量少者，是火热而水不足。

治法：不必泻火，只专补水，水足而火自消。

药方：***两地汤**（《傅青主女科》）。

两地汤方歌

骨皮生地两地汤，麦芍玄参阿胶囊。

滋阴息火方意妙，清髓疗肾两相当。

药品：大生地（酒炒）30g，玄参30g，白芍（酒炒）15g，麦冬15g，地骨皮9g，阿胶9g。水煎服。

四剂而经调矣。地骨皮、生地能清骨中之热，骨中之热，源于肾经之热，清其骨髓，则肾气自清，而又不损伤胃气，此治法很妙，况且所用之药，又纯是补水之味，水盛而火自平，阴生而经自调。

以上两条参看，就不会误治月经先期之病了。

3. 月经先期，经量多色黑。

病因：多而黑者有热也。

治法：滋阴、凉血，以清热。

药方：用滋阴清血之剂

生地归身赤芍芎，骨皮知母甘麦冬。

月经超前色且黑，清血滋阴病可宁。

药品：归身 2.1g，川芎 2.1g，赤芍、生地、知母、麦冬、地骨皮各 3g，甘草 1.5g。

4. 月经先期，性急躁、多怨、多妒。

病因：性急躁、多怨、多妒者，气血俱热，且有郁也。

治法：疏肝、调气、清热而开郁。

药方：用调气疏肝清气血之热之剂。

香附归身芍川芎，生地黄连甘草芩。

解郁疏肝凉气血，畅快心怀调尔经。

药品：香附（炒研）、归身、川芎、白芍、条芩（炒）、黄连（炒）各 3g，生甘草 1.5g，生地 2.1g。

5. 月经先期，形瘦素无他疾。

病因：形瘦素无他疾者，血热也。

治法：专一凉血。

药方：清热凉血之剂。

四物黄连加甘草，熟地换用生地好。

身瘦血热月超前，幸无兼症从中扰。

药品：归身、生地、赤芍、川芎、黄连（炒）各 3g，生甘草 1.5g。水煎，饭前服用。

此症再兼服三补丸以和之。

6. 月经先期，形瘦多疾病。

病因：形瘦多疾病，冲任[1]内伤也。且多热。

治法：滋阴、清血、补气血。

药方：**四物人参知母汤**（《验方新编》卷九）。

用于冲任内伤，不及期而经先行，形瘦，素多疾且热者。

四物人参知母汤方歌

形瘦多热疾病多，月经超前冲任伤。

四物参母加冬草，气血双疗效乃彰。

药品：归身、白芍、台党参、熟地、知母、麦冬各 3g，川芎 2.1g，炙甘草 1.5g，姜枣引水煎，食前服。

此病更宜常服六味地黄丸。

[附注]

[1] 冲任：冲任二脉。冲为太冲脉，任为任脉。这两条脉都属于经脉的奇经八脉。冲脉为“十二经脉之海”掌管女子月经及孕育功能；任脉调理阴经气血，为“阴脉之海”，任主胞胎（子宫和卵巢）。冲任同起于胞宫，相互交通。

7. 月经先期，误服辛热暖宫之药，致冲任伏火者。

药方：**四物黄柏知母汤**（《内外科百病验方大全》卷一）。

四物黄柏知母汤方歌

四物黄柏知母汤，滋阴降火有奇长。

木通生草加味入，冲任伏火一扫光。

药品：赤芍、当归、生地、黄柏（炒）、知母、木通各3g，川芎2.1g，生甘草1.5g。

水煎食前服，更加服三补丸，见前。

如形肥多痰多郁者，是血虚气热，用调血、开郁、除痰、调经之品。

归身生地与云苓，陈皮法夏正川芎。

芩连香附和生草，气热多痰调经好。

药品：当归、川芎、生地各2.1g，陈皮（去白）、法夏、云苓、生甘草各1.5g，条芩、香附、黄连各3g，姜引水煎。

二、月经后期

后期经来少、血寒而不足；后期经来多、血寒而有余。

病因：血寒所致。经水后期[1]量少为血寒阳气不足，阴寒内盛，不能温养脏腑，气血生化不足，气虚血少，冲任不充，血海满溢延迟，故月经推迟而至。

治法：经本于肾，当大补肝、肾、脾之血与精，且补中温散之。

药方：**温经摄血汤**（《傅青主女科》）。

温经摄血汤方歌

温经摄血熟地黄，芍术川芎要相当。

续断柴桂五味子，经来后期是神方。

药品：大熟地（九蒸）30g，白术（酒炒）30g，川芎（酒洗）15g，白芍（土炒）15g，五味子0.9g，柴胡1.5g，肉桂（去粗，研）1.5g，续断3g。水煎服。

三剂而经调。此方补中有散，凡经水后期[1]者皆可用。后期者，亦有有余，亦有不足，不是尽属不足。倘元气不足，加人参3~6g。

[附注]

[1] 经水后期：月经周期推后7天以上甚至3~5个月一行，连续两个周期以上者称为月经后期。可伴有经量或经期的异常。

三、经水先后无定期

经水先后无定期[1]，经来断续，或前或后。

（一）肝气郁结

肝郁而肾亦连带受郁，肾郁而气必不宣通。经水先后之，或断，或续，肾气之或通或闭耳。

治法：舒肝补肾，养血调经[2]。

药方：*定经汤（《傅青主女科》）。

定经汤方歌

定经汤中菟芍当，茯苓山药熟地黄。

少用柴胡黑荆芥，补精舒郁自尔康。

药品：菟丝子（酒炒）30g，白芍（酒炒）30g，大熟地（九蒸）15g，当归（酒洗）30g，山药（炒）15g，白茯苓9g，黑荆芥6g，柴胡1.5g。

水煎服。二剂而经净，四剂而定。

注意：此方疏肝肾之气，非通经之药也；补肝肾之精，非利水之品也。肝肾之气通而经通，肝肾之精旺而水利。不治之治，正妙于治也。

此节方论里边，有微妙之学理存在，亦即我国医理之一斑。能领悟到此，方可以言医，能运用这种微妙的治法，才不愧当一个医生。

[附注]

[1] 经水先后无定期：月经不按正常周期来潮，时或提前，时或延后7天以上，且连续三个周期以上者，称"经水先后无定期"，亦称"经乱"等。

[2] 有临床研究报道称，本方对月经先后无定期的治疗具有显著疗效。本方对高催乳素血症、不孕症、先兆流产、痛经、子宫肌瘤、男性勃起功能障碍、乳腺增生、延缓衰老等疾病的治疗也有较好的效果，且无明显的不良反应。

（二）气血两虚

治法：悉从虚治。

1. 加减八珍汤

加减八珍汤方歌

四君芎当共丹参，陈附丹皮姜枣引。

十味等分用一钱，经无定期此方先。

药品：人参、白术、茯苓、炙甘草、川芎、当归、丹参、陈皮、香附、丹皮各 3g，姜枣引（前四味为四君）。

2. 乌鸡丸

此丸专治妇人脾胃虚弱，冲任损伤，血气不足，经候不调，以致无子者，服之屡验。

药品：白毛乌骨雄鸡一只，以糯米喂养七天，勿使食虫蚁野物，用绳吊死。去毛与肠等，以 500g，用生地、熟地、天冬、麦冬各 60g，放鸡肚内。以甜美醇酒十碗，入沙罐内煮烂取出，再用桑柴火上焙。去药更以余酒淹尽，焙至焦枯，研细末。再加杜仲（盐水炒去丝）60g，人参、炙甘草、肉苁蓉（酒洗）、补骨脂（炒）、小茴（炒）、砂仁各 3g，川芎、丹参、归身、茯苓各 60g，香附 120g，醋浸三日焙，共研末，和上末。酒调药末为丸，每服十丸，温酒或米汤下。

3. 乌鸡汤（与上乌鸡丸功同）

药品：白毛乌骨鸡一只。一切药品炮制与上方同。再加益母草 30g，小黑豆一茶杯，共放鸡腹内，水酒各半蒸熟，空腹食鸡与汤。食一两次，以后月经时刻不差，神效无比。

4. 治妇人经期前后皆可，兼带症亦可。

药品：当归 60g，川芎 60g，白芍 60g，熟地 90g，炙黄芪 90g，生地 105g，白果 12 枚，杜仲 75g，定经草 2.4g，香附 1.5g，洋参 45g，芡实 90g，炙甘草 2.4g，椿白皮 60g。水不拘，用前药煎汤蒸猪肚一个，服之即效。

5. 经水先后皆能治。

药品：熟地 60g，丹参 30g，当归 60g，香附 30g，淮牛膝 2.7g，肉桂 1.2g，炒泽泻 30g，水煎服。

如进前，加条芩 2.4g，白芍 2.4g。

如退后，加当归 2.4g，连子丸 60g，益母草 30g，川芎 2.4g。

四、经水过少

（一）气虚血少

病因：瘦人经来少者，气虚血少也。

药方：**四物加人参汤**（《万氏女科》卷一）。

补气补血，主营血亏虚。

四物加人参汤方歌

瘦人气虚血来少，四物加参香附炒。

炙草七味都二钱，推气行血方意妙。

药品：党参、川芎、白芍、归身、生地、香附（童便炒）、炙甘草各 6g，姜枣引，水煎服。

（二）痰凝经道

病因：胖人经来少者，痰凝经道也。

药方：**二陈加芎归汤**（《万氏女科》卷一）。

药品：陈皮、茯苓、归身、川芎、香附（炒）、枳实、半夏各 3g，甘草1.5g，滑石 0.9g。生姜为引，水煎服。

（三）肝肾阴虚

病因：冲任损伤及肾虚

药方：★**六味地黄丸**[1]（《小儿药证直诀》）

滋补肝肾，用于肝肾阴虚证[2]。腰膝酸软，头晕目眩，耳鸣耳聋，盗汗，遗精，消渴，骨蒸潮热，手足心热，口燥咽干，牙齿动摇，足跟作痛，小便淋沥，舌红少苔，脉沉细数。

六味地黄丸方歌

六味滋阴益肾肝，薯蓣（山药）山泽地苓丸。

女子冲任虚损好，补血填精九转丹。

药品：熟地黄 24g，山萸肉 12g，干山药 12g，泽泻 9g，牡丹皮 9g，茯苓9g。制蜜丸，每日两次，每次 1 丸，1 日 2~3 次；或作汤剂，水煎，每日 1剂，分 2 次服用。

方中重用熟地黄滋阴补肾，填精益髓，为君药。山茱萸补养肝肾，并能涩精，取"肝肾同源"之意；山药补益脾阴，亦能固肾，共为臣药。三药配合，肾肝脾三阴并补，是为"三补"，但熟地黄用量是山萸肉与山药之和，故仍以补肾为主。泽泻利湿而泄肾浊，并能减熟地黄之滋腻；茯苓淡渗脾湿，并助山药之健运，与泽泻共泻肾浊，助真阴得复其位；丹皮清泄虚热，并制山萸肉之温涩。三药称为"三泻"，均为佐药。六味合用，三补三泻，其中补药用量重于"泻药"，是以补为主；肝、脾、肾三阴并补，以补肾阴为主，这是本方的配伍特点。

如曾服热药，被辛热暖宫之药所误者是冲任有伏火，宜服四物黄柏知母汤。

[附注]

[1] 本方为中成药，执行标准参考《中华人民共和国药典》2010 年版一部。

[2] 本方是补益类中补阴的代表方剂。现代药理研究表明，本方具有抑制癌细胞生长、减少肿瘤和其他疾病过程中所产生的药物不良反应、升高白细胞的作用；同时，并能促进生精、改善生殖内分泌功能、提高雌激素水平和绝经后妇女心血管保护作用；此外，还有降低血糖和血压、减轻肾损害、保护和改善肾功能、提高免疫功能、促进骨骼生长、抗衰老、抗血栓等多种作用。临床常用于儿童性早熟、干燥综合征、更年期综合征、黄褐斑、甲状腺功能亢进、慢性前列腺炎、慢性肾炎、肾结核、肾病综合征、高血压、糖尿病、口腔溃疡、中心性视网膜炎、系统性红斑狼疮、帕金森病、血管性痴呆、功能性子宫出血、儿童多动症、睡眠障碍及肿瘤等病的治疗。

五、经水过多

（一）不问胖瘦，属于热者。

1. 四物加芩连知柏汤（《医钞类编》卷十六）。

四物加芩连知柏汤方歌

四物兼用生地黄，芩连知母黄柏将。

病重加服三补丸，治法一味把血凉。

药品：归身、白芍、知母、生地、条芩、黄连各 3g，川芎、熟地各 1.5g，黄柏 2.1g。

水煎服，兼服三补丸。

2. 三补丸（《丹溪心法》卷三）。

三焦积热，热毒血痢，眼目赤肿，口舌生疮，咽喉齿痛，脉瘘，肠风痔漏，妇女赤带；血痢日夜不止，腹中痛，心神烦闷，上焦积热。热痢腹痛，或口舌咽喉齿痛，大小便结涩，及一切实火之症；不及期而经先行，由于血热者；口疮，胃中有热，脉洪大；三焦积热上攻，眼目赤肿，小便赤涩，大便结燥，五脏俱热，血热之甚者。

药品：黄连（去须，微炒）30g，黄柏（炙微赤）30g，黄芩30g。

上为末，炼蜜为丸，如梧桐子大。每服15丸，食前以粥饮送下。

（二）妇女经水多而且久，过期不止或不时漏下。

治法：补中固中，养血而止血。

药方：*安冲汤（《医学衷中参西录》）。

安冲汤方歌

安冲汤治经行多，不时漏下皆堪尝。

芪术龙牡大生地，每样六钱要细详。

茜草乌贼权三四，生芍续断等样量。

药品：白术（炒）18g，生黄芪18g，生龙骨（捣细）18g，生牡蛎（捣细）18g，大生地18g，生杭芍9g，海螵蛸（捣细）12g，茜草9g，川续断12g。水煎。

大凡经血过多或过久的，均为人体中气虚，不能统血，故以黄芪、白术大补中气而加强其统血之力，又以生地、芍药养血而止血，以海螵蛸、茜草收敛止血，以龙骨、牡蛎加强收敛之力，以续断补其肾气。

注意：经血须与赤带分别开，有些妇女把赤带也叫流血。血是血，其质清，和一般月经一样。带是和痰一样而稀，色红者是赤带，其治法后文有述。

（三）经水过多，行后复行，面色萎黄，身体倦怠而困乏。

病因：血虚而不归经[1]。

治法：大补血而引之归经

药方：*加减四物汤（《傅青主女科》）。

药品：大熟地（九蒸）30g，白芍（酒炒）9g，当归（酒洗）15g，川芎（酒洗）6g，白术（土炒）15g，黑芥穗9g，山茱萸9g，续断、甘草各3g，水煎。

黑芥穗能引血归经，方秒极，不可轻易加减。四剂而血归经，十剂之后，加人参9g，再服十剂，下月行经，适可而止矣。四物汤乃补血之神品，加白术、荆芥，补中有利；加山茱萸、续断，止中有行；加甘草以调和诸品，使各得其宜。所以血足而经归，经归而血自静。

如系真正血热，当用四物加芩连汤。

[附注]

[1] 归经：即药物作用的定位。就是把药物的作用与人体的脏腑经络密切联系起来，以说明药物作用对机体某部分的选择性，从而为临床辨证用药提供依据。此处指血不循经，血液溢出脉外，不循经脉运行。

六、肝气郁结月经不调

药方：**逍遥散**（《太平惠民和剂局方》）。

疏肝解郁，养血健脾。用于肝郁血虚脾弱证。症见两胁作痛，头痛目眩，口燥咽干，神疲食少，或见往来寒热，或月经不调，乳房作胀，舌淡红，脉弦而虚者。

逍遥散方歌

逍遥散用芍当归，术草柴苓慎勿违。

散郁除蒸功最捷，丹栀加入有元机。

药品：柴胡、当归、生白芍、白术、茯苓各 4.5g，炙甘草 3g。煨姜、薄荷少许，共煎汤温服。

或做丸剂：柴胡、当归、生白芍、白术、茯苓各 30g，甘草 15g，法为丸，每服 6~9g，日服 2 次。

若加丹皮（炒）、栀子（炒），名丹栀逍遥散或八味逍遥散。

因肝郁血虚日久，则生热化火，此时逍遥散已不足以平其火热，故加丹皮以清血中之伏火，炒山栀善清肝热，并导热下行。

本方为肝郁血虚，脾失健运之证而设[1]。肝为藏血之脏，性喜条达而主疏泄，体阴用阳。若七情郁结，肝失条达，或阴血暗耗，或生化之源不足，肝体失养，皆可使肝气横逆，胁痛、往来寒热、头痛、目眩等症随之而起。"神者，水谷之精气也"（《灵枢·平人绝谷篇》），神疲食少，是脾虚运化无力之故。脾虚气弱则统血无权，肝郁血虚则疏泄不利，所以月经不调、乳房胀痛。此时疏肝解郁，固然是当务之急，而养血柔肝，亦是不可偏废之法。

方中以柴胡疏肝解郁，使肝气得以条达为君药。当归甘辛苦温，养血和血；白芍酸苦微寒，养血敛阴，柔肝缓急；归、芍与柴胡同用，补肝体而助肝用，使血和肝和，血充则肝柔，共为臣药。木郁不达致脾虚不运，故以白术、茯苓、甘草健脾益气，既能实土以御木侮，又使营血生化有源，共为佐药。用法中加薄荷少许，疏散郁遏之气，透达肝经郁热；煨生姜温运和中，且能辛散达郁，亦为佐药。白术、茯苓健脾亦能除湿，生姜用煨生姜，此三药作用于脾胃的同时，亦有除湿、散水之功，可以疏通气血津液。甘草和白术、茯苓相配，增强健脾、补脾作用，又能调和诸药，兼为使药。诸药合用，使肝郁得疏，血虚得养，脾弱得复，气血津液兼顾，肝脾同调。

[附注]

[1] 现代药理研究表明，逍遥散具有调节内分泌、调节中枢神经系统、镇痛、镇静、保肝、抗炎、调节子宫平滑肌收缩等作用。现代临床进一步拓宽了本方的应用领域，许多主要表现为肝郁脾虚血弱的疾病，均可以使用本方治疗。如精神、神经疾病方面，常应用于抑郁性精神症、焦虑症、神经官能症、睡眠障碍、偏头痛及多种躯体疾病继发的抑郁状态等；消化方面可用于慢性肝炎、胆囊炎、胃炎、肠易激综合征、功能性消化不良、慢性结肠炎等；妇科方面常用于治疗经前期综合征、经期水肿、更年期高血压、更年期综合征、高泌乳素血症、子宫肌瘤、乳腺增生、不孕症等；此外，还有皮肤瘙痒、斑秃、黄褐斑、寻常型银屑病、视神经乳头炎、中心性浆液性视网膜脉络膜病变、慢性前列腺炎等病机与逍遥散证吻合的疾病。

七、月经数月一行

月经本有数月一行者，亦有一年一行者。倘经常如此，并无或前或后之现象者，此非疾病，不必治疗。若有此前月行一次，突然数月一行，或甚至数月不行，兼见病象者，需治疗。

治法：健脾、益肾、散郁、清痰，不损天然之气而通经。

药方：**助仙丹**（《傅青主女科》）。

助仙丹方歌

茯苓陈皮白术芍，甘杜菟丝山药炒。

勿嫌方名助仙丹，和平通经为首要。

药品：茯苓15g，陈皮15g，白术（土炒）9g，白芍（酒炒）9g，菟丝子（酒炒）6g，山药（炒）9g，杜仲（炒黑）3g，甘草3g。

水煎服。四剂而经调，不可多服。健脾益肾补而不滞，解郁清痰清而不泄，不损天然气血，是调经之大法。

此方加当归6g，柴胡9g可增强活血解郁功效。

八、经闭不通

（一）血瘀经闭

治法：活血通经止痛。

药品：蚕沙 120g，炒半黄色，用黄酒或甜酒 750 毫升，用瓦罐煎滚，沥去蚕沙，将酒入瓶封好，温食一二杯即通，甚效。

（二）脾胃损伤经闭

病因：脾胃损伤，血枯不行。

治法：补气补血，调养脾胃。

药方：**加减补中益气汤。**

加减补中益气汤方歌

加减补中术归参，芎芍曲芽柴草陈。

炙芪共成十一味，补散兼施经可通。

药品：党参、白术各 6g，炙芪、柴胡各 2.1g，归身、白芍、川芎、陈皮各 3g，神曲（炒）、麦芽（炒）、炙甘草各 1.5g。

更宜服参术大补丸即前乌鸡丸，以经行为度。

（三）气郁血闭不行经闭

病因：气郁血闭不行。

药方：**开郁二陈汤**（《万氏女科》）。

开郁二陈汤方歌

二陈本是夏和陈，益以茯苓甘草臣。

苍芎开郁佐木香，青皮莪术附槟榔。

药品：陈皮、茯苓、苍术、香附、川芎各 3g，半夏、青皮、莪术、槟榔各 2.1g，甘草、木香各 1.5g，姜引水煎。

更宜服四制香附丸，以经行为度。

药方：**四制香附丸。**

此妇女常用之要药。

药品：净香附 500g，用酒、醋、盐水各浸三日焙研，乌药 240g，共为末，醋糊为丸。每丸 9g，每日两次开水下。

如因痰者，也服开郁二陈汤，去莪术加枳壳 3g 服。更服苍莎导痰丸。

药方：**苍附导痰丸**（《万氏女科》卷一）。

开痰散结，祛湿解郁。主治痰湿俱盛，数月而经一行者，亦治湿痰白带。

药品：炒香附、苍术各 60g，陈皮、云苓各 45g，枳壳、半夏、南星、炙甘草各 30g，生姜自然汁，浸麦饼为丸，每服 10g，淡姜汤送下。

（四）骨蒸潮热经闭

病因：骨蒸潮热脉虚。

治法：滋阴降火、疏肝行气。

药方：**增减八物柴胡汤**（《万氏女科》卷一）。

增减八物柴胡汤方歌

四君去术加麦冬，白芍生地伴归身。

里外清热柴知母，竹叶十五弄均匀。

有汗且把地皮加，无汗丹皮用几分。

血虚有热皆可服，热甚黑姜有机能。

药品：人参、茯苓各 3g，炙甘草 1.5g，归身、白芍、生地、麦冬、知母、柴胡各 3g。有汗加地骨皮 3g，无汗加丹皮各 3g，淡竹叶 15 片，水煎服。

凡妇人血虚、有热者、皆可服。如热太甚，服此不平者加黑干姜 3g，甚效。

（五）经闭发热、喉燥、唇干、脉实者

药方：**四物凉膈散**（《万氏女科》卷一）。

经闭发热，咽燥唇干，血实形盛，脉有力者。

四物方歌见前，凉膈散方歌列下。

凉膈硝黄栀子翘，黄芩甘草薄荷饶。

竹叶蜜煎疗膈上，中焦燥实服之消。

此歌与原方药品差一二味，但效力相同。

药品：归身、川芎、赤芍、生地、黄芩（酒炒）、黄连（炒）、栀子（炒黑）、连翘、桔梗各 3g，生甘草、薄荷各 1.5g，竹叶 10 片，水煎服。

（六）阴虚作热，阳虚作冷，以致经闭不行

妇女经闭不行，或产后恶露不尽，结为癥瘕[1]。以致阴虚作热，阳虚作冷，食少劳嗽，虚证沓来。

药方：*理冲汤（张锡纯《医学衷中参西录》[2]）。

治室女月闭血枯，亦治男子劳瘵[3]，一切脏腑癥瘕、积聚、气郁、脾弱、满闷、痞胀、不能饮食。

理冲汤方歌

理冲汤治经不行，补虚消瘀癥瘕通。

男女劳瘵经血枯，脾弱积聚郁胀疼。

参芪术母鸡山药，三棱莪术天花粉。

煎成加醋滚数沸，服后方知效力宏。

初服若觉胸满闷，减去白术药力平。

泻者白芍代知母，白术加用四钱整。

凉减知母花粉半，气弱减莪减三棱。

若还凉甚加桂附，瘀血坚顽水蛭攻。

只消癥瘕减山药，身无他疾病势轻。

未产妇女并室女，斟酌少用莪与棱。

加用生地减知母，濡养血分而润经。

血分虽瘀无癥瘕，月信未闭见莪棱。

身体羸弱脉虚数，除去莪棱用内金。

药品：生黄芪 9g，党参 6g，白术 6g，生山药 15g，天花粉 12g，知母 12g，三棱 9g，莪术 9g，生鸡内金（黄者）9g。用水三盅，煎至将成加醋少许，滚数沸服。

服理冲汤十余剂后，虚证自退，三十剂后，瘀血可尽消。

服之觉胸闷者，减去白术。觉气弱者，减三棱、莪术各 3g。泻者，以白芍代知母，白术改用 12g。热者，加生地、天冬各数钱。凉者，知母、花粉各减半，或皆不用。凉甚者，加肉桂（捣细冲服）、乌附子各 6g。瘀血坚甚者，加生水蛭（不用炙）6g。若其人坚壮无他病，唯用以消癥瘕积聚者，宜去山药。室女与妇人未产育者，若用此方，三棱、莪术宜斟酌少用，减知母之半，加生地黄数钱，以濡血分之枯。若其人血分虽瘀，而未见癥瘕或月信[4]犹未闭者，虽在已产育之妇人，亦少用三棱、莪术。若病人身体羸弱，脉象虚数者，去三棱、莪术，将鸡内金改用 12g，因此药能化瘀血，又不伤气分也。迨气血渐壮，瘀血未尽消者，再用三棱、莪术未晚。若男子劳瘵，三棱、莪术亦宜少用或用鸡内金代之亦可。初拟此方时，原专治产后瘀血或瘕症，后以治室女经闭血枯亦效，又间用以治男子劳瘵亦效验，大有开胃进食，扶羸起衰之功。《黄帝内经》有四乌贼骨芦茹丸，原是男女并治，为调血补虚之良方，此方即取其意。

[附注]

[1] 癥瘕：为腹中结块之病。坚硬不移动，痛有定处为"癥"；聚散无常，痛无定处为"瘕"。其涵盖了各种妇科良性肿瘤，病种较多，是妇科常见病、疑难病症。

[2]《医学衷中参西录》：河北盐山县近代名医张锡纯（1860—1933 年）所著，书中收录了大量的病例、方剂及张锡纯先生的点评文章。张锡纯先生是我国医学史上一位捍卫与发扬中医学的杰出人物，中西医汇通学派的代表人物之一。

[3] 劳瘵：指具有传染性的慢性消耗性疾病，或称"肺痨"。《明医杂著》指出：（患者）"睡中盗汗，午后发热，哈哈咳嗽，倦怠无力，饮食少进，甚则痰涎带血，咯吐出血；或咳血、吐血、衄血，身热，脉沉数，肌肉消瘦，此名痨瘵。"

[4] 月信：即月经。按月而至，如潮有信，故称。

（七）气郁肾虚经闭

病因：心肝脾之气郁而肾亦虚因而经闭。

治法：大补心肝脾肾，而散其郁。

药方：*益经汤（《傅青主女科》）。

益经汤方歌

熟地白术山药归，芍枣丹皮沙参陪。

柴胡杜仲人参好，补散兼施经自来。

药品：大熟地（九蒸）30g，焦术 30g，山药（炒）15g，当归（酒洗）15g，白芍（酒炒）9g，生枣仁（捣碎）9g，丹皮 6g，沙参 9g，柴胡 3g，杜仲（炒黑）3g，人参 6g。水煎。

连服八剂而经通，服三十剂而经不再闭，兼可受孕。此方心、肝、脾、肾四经同治。妙在补以通之，散以开之。倘徒补则郁不开而生火，徒散则气益衰而耗精。不可用攻坚之剂，或辛热之品。

附方：通经一服效。

茜草 30g，酒煎服。分三次服，不愈再服三次。

此方血虚发热者忌用，泄泻饮食不进者勿服。

又方：新刺之热猪血，饮一碗。凉者（不添水者）热水暖之亦可饮。

九、经水复行

五十岁以上或六七十岁经水已停之人，忽然行经，或下紫血块，或如红血淋，此是血崩之渐称经水复行[1]。

病因：或因精过泄，而动命门之火；或因气郁甚，而发龙雷之炎[2]；或二火交发，而血乃奔矣。

治法：补脾益肝，育阴止漏。大补肝脾之气血，使肝能藏，脾能统[3]。

药方：*安老汤（《傅青主女科》）。

安老汤方歌

参芪术山熟地当，胶甘黑芥木耳香。

大补肾水益肝脾，安老汤中语细详。

药品：人参30g，生芪30g，大熟地（九蒸）30g，白术（土炒）15g，当归（酒洗）15g，山萸（蒸）15g，阿胶（蛤粉炒）3g，黑芥穗、甘草各3g，香附（酒炒）1.5g，木耳炭3g。水煎服。

一剂轻，二剂尤轻，四剂愈，十剂痊愈。

此方补益肝脾之气，气足自能生血而摄血。尤妙在大补肾水，水足而肝气自舒，肝舒而脾自得其养。

此症如非虚证，以一味酒黄芩，常服亦可。

[附注]

[1] 经水复行：绝经期妇女月经停止一年或一年以上者，被称为绝经。绝经后再出现阴道出血者，则称为经水复行。本条为气血大虚的经水复行，临床应首辨良恶，排除恶性疾病，如宫颈癌、子宫肉瘤、子宫内膜癌等。

[2] 龙雷之炎：肾中所藏真阳，又指心肾之火。

[3] 现用于生殖道炎症、子宫内膜息肉所致的绝经后子宫出血，见上述症状者。

十、妇女漏下

药方：*加味凉血固经汤。

治妇女漏下之方。无火者不可用，药品多寒凉。

加味凉血固经汤方歌

加味凉血固经汤，胶橘柏芩芍地黄。

栀榆归母地骨皮，止血清热漏下康。

药品：阿胶、橘红、黄柏各9g，黄芩6g，白芍9g，生地9g，栀子6g，地榆6g，当归9g，知母6g，地骨皮9g。水煎服。

十一、经水或来忽断，时疼时止

有经水或来忽断，时疼时止，寒热往来[1]者，重则热入血室[2]，如狂。

病因：肝气不舒，行经之际受了风寒，经络不宣，其气行于阳分[3]则生热，行于阴分[4]则生寒。倘外感之风寒更甚，则内应之热气更深，往往有热入血室，变成如狂之症。

治法：补肝中之血，养血和血，通其郁而散其风。

药方：*加味四物汤（《傅青主女科》）。

加味四物汤方歌

四物加入白术煎，丹皮元胡柴胡甘。

滋血散风利腰脐，调和腹疼效如仙。

药品：大熟地 30g，白芍 15g，当归 15g，川芎 9g，白术 6g，粉丹皮 9g，元胡（酒炒）3g，甘草、柴胡各 3g。水煎。

方中加黑芥穗 3g 更好。

此方用四物以滋脾胃之阴血并和血调经；用柴胡、白芍、丹皮以宣肝经之风郁；用甘草、白术、元胡以利腰而和腹痛，入于表里之间，通于经络之内[5]。出血加黑芥穗效果尤佳。

[附注]

[1] 寒热往来：寒热往来是发热与恶寒交替出现的一种热型，其热时自热而不觉寒，其寒时自寒而不觉热，与恶寒发热的寒热同时并作不同。朱肱注《类证活人书》："往来寒热者，阴阳相胜也。阳不足则先寒后热，阴不足则先热后寒。"其病机是邪入半表半里，枢机不利而致。

[2] 热入血室：病名，出自《伤寒论》。邪热乘虚（经期、产后、流产后等）而入，由表入里，与血相搏结，脉道阻滞；血室瘀热致肝之经脉不利；血室之热上扰心神血分；邪热内传，月经不当停而停，必有瘀血与邪热相搏，血室瘀阻，气血不通，正邪相争，故使寒热交替，邪热迫血下行等，且火热炽盛，可出现损伤阴液的表现。其病机为中医六经辨证中太阳或阳明邪热乘虚内陷血室，侵入少阳，与血搏结，心神被扰，少阳经气不利，枢机不运而致，日久则可出现中医温病中灼伤津液，邪热入心营的表现。

[3] 行于阳分：《灵枢·邪客第七十一》云，"卫气者，出其悍气之慓疾，而先行于四末、分肉、皮肤之间，而不休者也。昼日行于阳，夜行于阴"。此指行于阳分阳气盛，则生热。

［4］行于阴分：此指卫气夜行于阴分，阴气盛则生寒。

［5］患功能失调性子宫出血、子宫内膜异位症、子宫腺肌症、宫内置节育环等疾病所致的月经忽来忽断，时疼时止，冲任损伤者，也可根据本方加减化裁。

以上调经诸方，如清经散、两地汤、温经摄血汤、定经汤，临床运用时当辨证明晰，立方微妙，但恐临时或有内感、外伤，不能见效。有外感者宜加苏叶3g，有内伤者加炒神曲6g，有肉食积滞者加山楂6g。

第二节　经水伴随症

一、痛经

（一）火热内生

宜清热散火，可用丹栀逍遥散加延胡索、香附。如兼郁者宜宣郁通经汤。

1. 丹栀逍遥散

又名八味逍遥散，出自宋代的《太平惠民和剂局方》。

养血健脾，疏肝清热。主治肝郁血虚，内有郁热证。

丹栀逍遥散[1]方歌

逍遥散用芍当归，术草柴苓慎勿违。

散郁除蒸功最捷，丹栀加入有元机。

药品：炙甘草1.5g，当归3g，芍药3g，茯苓3g，炒白术3g，柴胡1.5g，炒栀子1.5g，牡丹皮1.5g。

针对肝郁血虚，化火生热的种种表现，或月经不调、少腹作痛；或小腹胀坠、小便涩痛，在逍遥散基础上加牡丹皮、栀子以增强疏肝清热的作用，功能疏肝健脾，清热凉血，和血调经。

2. *宣郁通经汤（《傅青主女科》）

疏肝泻火，理气调经。主治妇女经前腹痛，少腹为甚，经来多紫黑瘀块者。

病因：肝中郁火热极，而火不化。

治法：补肝之血而解肝之郁，利肝之气而降肝之火。

宣郁通经汤方歌

宣郁通经芍归丹，栀芥柴芩附郁甘。

经水未来腹先疼，调肝化火自尔安。

药品：当归（酒洗）15g，白芍（酒炒）15g，柴胡 3g，丹皮 15g，黑山栀 9g，郁金（醋炒）3g，白芥子（炒，研）6g，香附（酒炒）3g，黄芩（酒炒）3g，甘草 3g。水煎服。

有用药化火的，如上方，化的是肝经之火。有用药化气的，如金匮治饮邪，阻滞心肺之阳，令呼气短。饮邪阻滞肝肾之阴，令吸气短。前者用桂苓甘术汤，后者用肾气丸。其神妙处，就是化气，使气化而饮邪从小便泄去。

[附注]

[1] 方歌同前逍遥散，药品剂量也有所调整。

（二）气滞血瘀

属血瘀的宜活血消瘀，琥珀散、折冲饮、桃仁四物汤均可选用；属气滞的宜行气导滞，可用加味乌药汤；若肝气郁结，宜调肝解郁，用逍遥散为宜。

1. *折冲饮

行瘀止痛剂。

折冲饮方歌

折冲当归桂桃仁，延胡牛膝丹皮攻。

红花芎芍走又镇，行瘀止痛有效能。

药品：当归 9g，桃仁 9g，桂枝 4.5g，川芎 4.5g，白芍 9g，牛膝 9g，延胡索 6g，丹皮 9g，红花 3g。水煎温服。

2. 桃仁四物汤（《万氏女科》卷一）

桃仁四物汤方歌

桃仁四物丹皮索，香附桃仁并红花。

血滞气实此能治，如有痰火照方加。

药品：归尾、川芎、赤芍、丹皮、香附（制）、延胡索各 3g，生地、红花各 1.5g，桃仁 25 粒。水煎服。

如瘦人有火加黄连（炒）、黄芩（炒）各 3g；如胖人有痰加枳壳、苍术各 3g。

3. *加味乌药汤（《济阴纲目》）

行气活血，调经止痛。痛经，月经前或月经初行时，腰腹胀痛，胀甚于痛，或连胸胁乳房胀痛，舌淡，苔薄白，脉弦紧。

加味乌药汤方歌

加味乌药顺气汤，乌药延胡砂木香。

香附甘槟等分服，调气镇痛一方通。

药品：乌药、缩砂仁、木香、延胡索各 10g，香附、甘草、槟榔各 5g，生姜 3 片。水煎温服。

痛而带胀者必须用香散之药如砂仁、木香、香附等。

（三）肝郁肾虚

治法：疏肝气、补肾经。

药方：*调肝汤（《傅青主女科》）。

调肝汤方歌

调肝汤内山药胶，归芍山萸戟草熬。

平调肝气补且达，经后腹痛一服消。

药品：山药（炒）15g，阿胶（白面炒）9g，当归（酒洗）9g，白芍（酒炒）9g，山萸肉（蒸熟）9g，巴戟天（盐水浸）3g，甘草 3g。水煎服。

此方平调肝气，补肾益精，既能转逆气，又善止郁痛。经后之症，以此方调理最佳，不特治经后腹痛之症。经行腹痛用此方极妙，不可加减。若有别症，亦宜以此方为主，另加药味治之，但原方不可减去一味。

（四）虚中有滞

药方：**加减八物汤**（《万氏女科》卷一）。

健脾养血，行气解郁。主治气血虚弱，虚中有滞，月经不调，早泄、阳痿。

加减八物汤方歌[1]

加减八物用八珍[2]**，香附青皮木香通。**

经后腹痛虚且滞，兼补气血散邪氛。

药品：台党参、白术、香附（炒）、茯苓、归身、川芎、白芍、生地各 3g，炙甘草、木香各 1.5g，青皮 2.1g。姜枣引，水煎服。

[附注]

[1] 此方与前加减八物汤有所不同，汤歌亦不同。

[2] 八珍：即四物汤合四君子汤，由当归、川芎、白芍、生地、人参、茯苓、白术、甘草组成。

（五）冲任虚寒

治法：宜温经散寒。大小温经汤为主。

1. ★大温经汤（《宋·太平惠民和剂局方》）。

治冲任虚损，月候不调，或来多不断，或过期不来，或崩中去血过多不止。又治曾经损娠，瘀血停留，少腹急痛，发热下利，手掌烦热，唇干口燥[1]。

大温经汤方歌
口干腹满掌心烧，三六痀该[2]带下[3]调。
归芍胶芎权各二[4]，桂参丹草数相侔[5]。
整升重用冬胜任，减半相须夏速求。
更用黄姜各三钱，闭崩不育各探幽。

药品：吴茱萸9g，人参、麦冬各6g，法半夏7.5g，阿胶、白芍、甘草、当归、川芎、丹皮、桂枝各6g，生姜9g。水煎温服，也可加红糖用。

这是温经散寒兼有强壮作用的方剂。

2. ★小温经汤（《妇科玉尺》卷一）

经候不调，血脏冷痛。冲任虚，月经不调，或曾半产，瘀血停留，唇口干燥，五心烦热，少腹冷痛，久不受胎。

药品：附子（炮）、当归各等分。

每服9g，水1盏，煎至8分，温服。

3. ★艾附暖宫汤

理气养血，暖宫调经。用于血虚气滞、下焦虚寒所致的月经不调、痛经，症见行经后错、经量少、有血块、小腹疼痛、经行小腹冷痛喜热、腰膝酸痛[6]。

艾附暖宫汤方歌
艾附暖宫四物汤，吴黄引桂暖宫房。
更有续断益肝肾，黄芪补气又扶阳。

药品：艾叶（炭）120g，香附（醋制）240g，吴茱萸（制）80g，肉桂20g，黄芪（蜜炙）80g，续断60g，当归120g，川芎80g，白芍（酒炒）80g，地黄40g。

四物汤加艾叶、香附、吴茱萸、肉桂、黄芪，治虚寒性的痛经甚效。此汤可与傅山的宣郁通经汤成一寒一热之对子。痛经病偏于热者，用宣郁通经汤；偏于寒者用艾附暖宫汤，经常应手取效。痛而且胀者加延胡索、木香或香附、藿香等品，有感冒者加苏叶 9~12g。

[附注]

[1] 常用于功能性子宫出血、慢性盆腔炎、不孕症等，属冲任虚寒，瘀血阻滞证候者。

[2] 三六疴该：①相关术语，因虚，因肝肾不足，表现为厥阴肝经血脉虚弱者。②谓十二瘕、九痛、七害、五伤、三痼，共三十六疾，详于《金匮浅注》中。

[3] 带下：古时指带脉以下，36 种妇科经带病之总称。

[4] 称其数各二钱。

[5] 相侔：相等。

[6] 临床用于治疗胃痛、慢性肠炎、尿频等属于虚寒所致的病症。

（六）气血亏虚

血虚者用当归建中汤，即桂枝汤加当归；若气虚者用黄芪建中汤，即桂枝汤加黄芪；气血俱虚者宜十全大补汤。

1. 桂枝汤（《伤寒论》）： 见第二章第四节

2. *十全大补汤[1]（《太平惠民和剂局方》）

温补气血。用于气血两虚的证治。症见面色萎黄，倦怠食少，头晕目眩，神疲气短，心悸怔忡，自汗盗汗，四肢不温，舌淡，脉细弱；妇女崩漏，月经不调，疮疡不敛等。

药品：人参、熟地、黄芪各 4.5g，白术、当归、白芍、肉桂各 3g，川芎、茯苓、甘草各 2.4g，加生姜、大枣。水煎服。

十全大补汤方歌（连同四君、四物、八珍、香砂六君子、人参养荣汤）

苓术参甘四味同，方名君子取谦冲。

增来陈夏痰涎涤，再入香砂（即香砂六君子汤）痞满通。

若与四物诸品合，双疗气血八珍崇（四君补气，四物补血）。

桂芪加入八珍煎，大补功宏号十全[2]（八珍加黄芪肉桂，名十全大补汤）。

再益志陈五味子，去芎辛窜养荣专（十全大补汤去川芎，加陈皮五味子远志，名人参养荣汤）。

[附注]

[1] 本方在药品剂量上有所调整。可同第六章第三节同名方互参。

[2] 本方系由四君子汤合四物汤再加黄芪、肉桂而成温补诸虚的基本方。

（七）其他方法

痛经因寒，可用益母草 30g，老生姜 15g；

痛经因热，可用地骨皮 9g，香附 9g；

痛经因虚，可用生艾叶 9g，童便一杯；

痛经因实（瘀）与痛经因寒同，生姜减为 6g。

以上各法均加红糖 60g 浓煎，每次月经到时，如有腹痛，即服至不痛为止。

针灸治疗：针灸对于痛经亦有很好的作用。一般多取用气海、关元、中极等穴位。如果痛经属虚寒性，宜用灸治；如果痛经属实热性，宜用针治。痛经时，用持久的强刺法，则效果良好。

灸法：宜用温和灸法。

痛经的寒、热、虚、实，若因气滞血者常谓之气裹血，此种病多胀疼；若因血滞气者常谓之血裹气，此病多疼痛，也有两种混合者。

另有一种腹痛，不在经期，不明原因，可用参、术、芪补气，归、地行血，白芍镇痛，再加香附、郁金、砂仁调气。若有食积加山楂、寒加干姜、桂枝等。注意当调气行血，因多为通则不痛。

处方：党参 15~18g，白术、黄芪、当归、熟地、白芍、香附、郁金、砂仁。

（八）痛经病辨证歌诀

这里有几个歌诀，是分别诊断不同痛经类型的，便于记忆。

实际上，妇女的气滞、血滞，抑或血气都滞，有无瘀结，属寒、属热、属实、属虚等，只要是牵涉到生殖系统的疾患，都应当如此地分辨一下。如果经带疾患合并着内科病，更应详细鉴别，以便论证施治，此歌诀不仅适用于痛经疾患，其他生殖系统的疾患也可参考。

风寒证

风寒侵袭血分中，经期少腹冷且疼。

血色紫黑不流利，面色青白头项强。

行经不爽忽停止，便泄怕冷腰酸痛。

舌苔薄白脉浮紧，也有沉紧用温经[1]。

虚寒证

虚寒痛经经后多，也有经前要端详。

痛势绵绵喜热按，面色苍白且带黄。

血淡量少唇淡白，头晕目眩枯瘦常。

心悸血少腰酸痛，舌苔白腻虚寒凉。

脉象迟细身困倦，大小温经是主方。

虚热证

经后少腹隐疼连，经期十九是超前。

经量减少颧时红，面色苍白黄而惨。

手心灼热脯潮热，心烦悸乱睡不安。

舌质红绛苔薄黄，口干舌燥便黄干。

丹栀逍遥把她治，脉象细数或带弦。

气滞证

经期累乱行不畅，经前初行肚疼胀。

胀多于痛须切记，或连胸肋带乳房。

多有头痛偏头痛，精神抑郁面白苍。

胸闷泛恶嗳时作，舌淡薄白脉弦涩。

腰酸作胀身困乏，药用加味乌药汤。

血瘀证

经前初行少腹酸，拘急块硬痛难堪。

也有剧痛发寒热，按之剧疼色紫黯。

行经不利时断续，血块下后痛稍减。

少腹时痛面苍紫，口干不饮皮肤干。

面色苍紫大便秘，自觉胸腹胀且满。

舌质紫暗脉沉涩，桃仁折冲治不难。

[附注]

[1] 温经：用具有温热扶阳作用的药物，治疗寒滞胞宫、寒凝经脉或阳虚证的方法。

二、经前腹痛、吐血

月经将行前 1~2 日出现腹痛和吐血症状。

病因：肝气上逆。与各经之吐血不同，各经之吐血，由内伤而成。经逆而吐血，乃内溢而激之使然也。经前腹痛吐血，乃肝气不顺、上逆所致，血随气上逆则为吐血，气安则血安。

治法：于补肾之中，用顺气之法。

药方：**顺经汤**（《傅青主女科》）。

顺经汤方歌

顺气汤中归地芍，丹皮沙参黑芥苓。

茜草牛膝加之妙，逆经吐血康复保。

药品：当归（酒洗）15g，大熟地（九蒸）15g，白芍（酒炒）6g，丹皮15g，白茯苓、沙参、黑芥穗各9g。

水煎服。一剂吐血止，二剂而经顺，十剂不再发。

此方于补肾调经之中，而用引血归经之品，是和血之法，实寓顺气之法也。

妇人年壮吐血，往往有之，不可作劳症治。若以为劳症，必至肝气愈逆，非劳反成劳矣。方加茜草3g，怀牛膝0.24g，尤妙。

三、经逆上行

经血由口鼻而出，属迫血上行之实热证。

药方：**加味犀角地黄汤**。

加味犀角地黄汤方歌

犀角地黄芍药丹，血升胃热火邪干。

枳实桔芩橘红草，再把锅底烟煤添。

药品：犀角、白芍、丹皮、枳实各3g，黄芩、橘红、百草霜（即锅底烟煤子，烧柴者为佳，烧煤者万不可用）、桔梗各2.4g，生地6g，甘草9g。水煎空腹服。数剂即愈。

四、倒经

经来从鼻内上行名叫倒经，又称逆经。

病因：多由于肺肾阴虚，血热而冲气上逆，迫血妄行所致。

药方：*加味麦门冬汤（《医学衷中参西录》上册）。

养血清热，调经降逆。主阴虚肺燥。

加味麦门冬汤方歌

门冬古方化新裁，妇女倒经治法该。

冬五参四半夏三，四钱山药生芍丹。

桃仁二钱带尖皮，大枣三枚甘草煎。

药品：连心麦冬15g，台党参12g，清半夏9g，生山药12g，生白芍9g，丹参9g，甘草6g，生桃仁（带皮尖捣）6g，大枣（瓣开）3枚。水煎服。

五、经水将来脐下先疼痛

经来三五日前，状如刀刺或寒热交作，所下如黑豆汁。

病因：下焦寒湿与冲任所出之经水相搏。

治法：温散寒邪，化湿利浊，调理冲任。

药方：**温脐化湿汤**（《傅青主女科》）。

温脐化湿汤方歌

温脐化湿白术苓，山药巴戟扁豆行。

白果十枚莲三十，温通去湿定冲任。

冲任之脉宜通不宜降，故化湿不用苍术、苡仁。余宜类参。

药品：白术（土炒）30g，茯苓 9g，山药（炒）15g，扁豆（炒、捣）9g，巴戟肉（盐水浸）15g，白果（捣碎）10 枚，建莲子（不去心）30 枚。水煎服。

必须经未来前十日服之，四剂而邪气去，经水调，兼可种子。

此方白术为君以利腰脐之气，用巴戟、白果以通任脉，扁豆、山药、莲子以卫冲脉，所以寒湿扫除而经水自调，可受孕矣。

六、经来小便如刀割

病因：血门不开。

经来小便疼如割[1]，血门不开经难出。

牛膝三两乳一钱，麝香二分水碗半。

煎成一碗磨乳香，临服好将麝香入。

如系火症益元散，临症细参勿混浊。

药品：用牛膝 90g，乳香 3g，麝香 0.6g，水一碗半煎牛膝至一碗，临服磨乳香，冲麝香入内。一剂即愈。

如系火症，用辰砂益元散。

药方：**辰砂益元散**（《种痘新书》卷十一）。

药品：滑石（水飞）180g，甘草 30g，辰砂 15g，木通 15g，车前草 15g，黄连 6g。

将辰砂与诸药末合研匀。灯心汤[2]送下。

主治：余热未尽，热乘于心，日夜烦躁，狂言妄语，人事不清者。

[附注]

[1] 经来小便痛如割：病症名。《女科秘宝》："经来小便痛如刀割，此血淋也。"

[2] 灯心汤：见于《普济方》，解血热，清心火。灯心草一把，鳖甲（醋煮）60g，搓为散，每服 30g，清水八分，煎取四分，去滓温服，量大小加减。

七、经前大便水泄

经来之前，水泄三日，而后行经者。

病因：脾气虚而湿气扰经。

治法：先补其气，气旺而血自能生。气旺而湿自能除，且气旺而经自能调矣。

药方：**健固汤**（《傅青主女科》）。

健固汤方歌

健固汤中参术苓，巴戟盐浸炒苡仁。

经前泄水此方治，化湿功归补气中。

药品：人参 15g，白茯苓 9g，白术（土炒）30g，巴戟（盐水浸）15g，薏苡仁（炒）9g。水煎，连服十剂愈。

此方补脾气以固脾血，则血摄于气之中，脾气日盛，自能运化其湿，湿既化为乌有，自然经水调和。

注意：人本是一阴、一阳、一气、一血，中气一虚，血也、痰也、水也，一切都停滞了。即大小便，也需要气来推动。临症用药，最要注意及此。

此条于胖人不孕参看，自得立方之妙。

八、经前大便下血

先便后血，先血后便，或便血杂下，或单纯便血，均称大便下血[1]。

（一）心肾不交[2]

病因：心与肾生理协调失常，肾阴亏损，阴精不能上承，因而心火偏亢，失于下降所致。

治法：若单止大便之血，则愈止而愈多。若击动三焦之气，则更拂乱而不可止。法宜大补心肾，使心肾之气交，而胞胎之气自不散。则大肠之血自不妄行，而经自顺矣。

药方：**顺经两安汤**（《傅青主女科》）。

药品：当归（酒洗）15g，白芍（酒炒）15g，大熟地（九蒸）15g，山萸肉（蒸）6g，人参9g，白术（土炒）15g，麦冬（去心）15g，黑芥穗6g，巴戟肉（盐水浸）3g，升麻1.2g。水煎服。

二剂大肠血止，经从前阴出矣；三剂经止，而兼可受孕矣。

此方乃大补心、肝、肾三经之药。全不去顾胞胎，因心肾之气相交，胞胎也就有所归依了。补心、肾而兼补肝者，使肝气往来于心肾之间，自然上引心而下入于肾，下引肾而上入于心。这是心肾相交的一大法则，不去特意调经的原因，学者须深详其医理。

（二）脾气亏虚

表现为精神短少，人愈消瘦。

病因：脾气不舒，久郁伤脾，脾伤不能统血。

此症与上条心肾不交[2]之证，要分别治疗。

注意：二证分别处，初病，精神如常，属于上条。若因脾不统血，精神即不能如常，属于本条。

药方：**补血汤**（《傅青主女科》）。

补血汤方歌

补血汤中黄芪归，焦术杜仲芍炭陪。

荆姜炒炭贯仲末，经行大肠任指挥。

药品：嫩黄芪（生熟各半）60g，归身（酒洗、炒黑）12g，杭芍炭6g，焦术15g，杜仲（炒断丝）6g，荆芥炭6g，姜炭6g，引用贯仲炭3g冲入服之。

四剂必愈，愈后减半再服两剂。

［附注］

［1］经前大便下血：经期大便呈黑色或血样，伴随月经周期出现。亦称"错经"。临证要排除痔疮、肛裂出血。大便下血一症，在历代医学文献中名称不同。《灵枢·百病始生》称"后血"；《素问·阴阳别论》称"便血"；《伤寒论》称"圊血"；《金匮要略》称"下血"，并依下血与排便之先后不同，提出"远血"和"近血"的名称。本症应与下痢脓血进行鉴别，下痢脓血之症，多呈脓血杂下，并有突出的腹痛。本症则表现为大便时血自下，而无脓样物，且无突出的腹痛及里急后重等症。

[2] 心肾不交：病症名。心肾不交指心与肾生理协调失常的病理现象。多由肾阴亏损，阴精不能上承，因而心火偏亢，失于下降所致。心在上焦，属火；肾在下焦，属水。心中之阳下降至肾，能温养肾阳；肾中之阴上升至心，则能涵养心阴。在正常情况下，心火和肾水就是互相升降，协调，彼此交通，保持动态平衡的。

第三节　带　下

一、白带

妇人终年累月下流白物，如涕如唾，甚则臭秽。

病因：行房饮酒七情之伤。以致脾气之虚，肝气之郁，湿气之侵，热气之逼。湿盛而火衰，肝郁而气弱，则脾土受伤，湿气下陷。脾土不能化荣血以为经水，反变成白物直下。

治法：大补脾胃之气，稍佐舒肝之品，使脾气健而湿气消。

1. *完带汤（《傅青主女科》）。

补脾疏肝，化湿止带。用于脾虚肝郁，湿浊带下[1]。带下色白，清稀如涕，面色㿠白，倦怠便溏，舌淡苔白，脉缓或濡弱。

完带汤方歌
二术山药伴人参，完带汤中车前陈。
柴胡黑芥草芍药，补散升消治三经。

药品：白术（土炒）30g，山药（炒）30g，人参6g，白芍（酒炒）15g，车前子（炒）9g，苍术9g，甘草3g，陈皮1.5g，黑芥穗1.5g，柴胡1.8g。水煎，

二剂轻，四剂止，六剂痊愈。此方脾胃肝三经同治之法，寓补于散之中，寄消于升之内。

妇科一门，最属难治。不难于用方而难于辨证也。此书[2]五带辨证极明，立方极善。倘用之不效，其人必经水不调。须于调经、种子二门，参酌治之，无不见效。例如白带症，倘服药不效，其人必经水过期，少腹迫急，宜服宽带汤，余宜类参。

带下证属湿热下注者，非本方所宜。

[附注]

[1] 本方常用于阴道炎、宫颈糜烂、盆腔炎而属脾虚肝郁，湿浊下注者。

[2] 指傅山著《傅青主女科》。

2. *宽带汤（《辨证录》卷十一）

宽带汤治少腹迫，焦术戟肉补骨来。

人参麦冬杜仲入，熟地苁蓉芍当归。

药品：白术（土炒）30g，巴戟天（酒浸）15g，补骨脂（盐水炒）15g，人参9g，麦冬（去心）9g，杜仲（炒黑）9g，大熟地（九蒸）15g，肉苁蓉9g，白芍（酒炒）9g，当归（酒洗）6g，五味子（炒）0.9g，建莲子（不去心）20粒。

3. 固下丸

固下丸亦治白带异常。

椿皮、黄柏、良姜各等分蜜丸，日服一两次，每次6~9g。

二、青带

带下而色青者，甚则绿如绿豆汁，黏稠不断，其气腥臭。

病因：肝经之湿热。肝郁不达，湿邪乘之，湿热聚于肝经，流注于下。

治法：清热利湿，舒肝解郁。

药方：**加减逍遥散**[1]（《傅青主女科》）。

加减逍遥散方歌

青带加减逍遥先，茯苓芍草柴陈煎。

茵陈栀子加味入，清逆去火总属肝。

药品：茯苓15g，白芍（酒炒）15g，生甘草15g，柴胡3g，陈皮3g，茵陈9g，栀子（炒）9g，水煎服。

二剂色不青，四剂愈。

方中茯苓健脾利湿，实土抑木；茵陈、栀子清利湿热；白芍养血柔肝，肝体得养，则肝气调达；柴胡舒肝解郁；陈皮理气健脾燥湿；生甘草清热解毒。全方利湿热，解肝郁，肝气清则青带止也。

[附注]

[1] 临床上常见的阴道炎、宫颈炎、盆腔炎性疾病等带下呈青绿相间质浓稠者，可参照本条方药治疗。

三、黄带

带下色黄者，宛如黄茶浓汁，气味腥臭。

病因：任脉之湿热所化。

治法：健脾化湿，清热止带。

药方：***易黄汤**[1]（《傅青主女科》）。

易黄汤方歌

易黄汤中芡实山，车前黄柏白果添。

妇女黄带功专擅，举凡带病四服安。

药品：山药（炒）30g，芡实（炒）30g，黄柏（盐水炒）6g，白果（碎）10枚，车前子（酒炒）3g，水煎。

连服四剂痊愈，凡带病皆可治。

山药、芡实专补任脉之虚，又能利水，加白果引入任脉之中。用黄柏以清肾中之火，肾与任脉相通，清肾火任脉之火亦清。

凡带症多系脾湿，初病无热，但补脾土兼理冲任之气其病自愈，若湿久生热必须清肾火使湿有去路，方用黄柏、车前子妙。

临床上所见病症如同青带，且青带、黄带常相兼出现，治疗时加减逍遥散与易黄汤临证可合并加减应用。

[附注]

[1] 傅青主对本方的评价是："此不特治黄带之方也，凡有带病者，均可治之，而治带之黄者，功更奇矣。"本方原用于治疗带下病，目前也被用于内科、儿科等其他疾病中，临床多用于治疗湿热类病症，诸如尿路感染、神经性皮炎、乳糜尿、慢性肾炎、慢性结肠炎、慢性前列腺炎、慢性盆腔炎、老年性阴道炎、排卵期出血、婴儿腹泻等疾病。由此可见，"异病同治"的治疗原则在易黄汤的现代临床应用中得到很好的体现。

四、黑带

黑带[1]下，色如黑豆汁。

病因：此胃火太旺，与三焦命门之火相结合。其症必腹中疼痛，小便时如刀刺，阴门发肿，面色发红，日久必黄瘦，口中必热，饮以凉水少觉宽快。

治法：以泻火为主。

药方：**利火汤**（《傅青主女科》）。

利火汤方歌

火极黑带利火汤，茯苓白术大黄将。

车前黄连栀子膏，知母不留刘寄奴。

药品：大黄 9g，白术（土炒）15g，茯苓 9g，车前子（酒炒）9g，黄连 9g，栀子（炒）9g，知母 6g，王不留行 9g，石膏（煅）15g，刘寄奴 9g，水煎服。

一剂小便痛止，二剂黑带变为白，三剂白亦减少，再三剂痊愈。用黄连、石膏、栀子、知母，一派寒凉之品，入于大黄之中，则火可迅速扫除。又得刘寄奴与王不留行之利湿，则湿热俱无停留之机。佐白术以补土，茯苓以渗湿，车前子以利水，则火退水进，便成既济之卦[2]矣。

[附注]

[1] 临证时要排除子宫颈、子宫腔的出血性疾病，当详细检查。

[2] 既济之卦：是 64 卦中的第 63 卦，表明成功与完结之意。

五、赤带

带下而色红者，似血非血，淋漓不断[1]。

病因：忧思伤脾，郁怒伤肝，肝经之郁火内炽，脾受攻而不能运化，湿热之气下陷。

治法：清肝火扶脾气。

药方：***清肝止淋汤**（《傅青主女科》）。

清肝止淋汤方歌

归芍胶地四般全，止淋汤中用粉丹。

黄柏牛膝香附枣，黑豆加入清水煎。

药品：白芍（醋炒）30g，当归（酒洗）30g，生地（酒炒）15g，阿胶（白面炒）9g，粉丹皮 9g，黄柏 6g，牛膝 6g，香附（酒炒）3g，红枣 10 个，小黑豆 30g，水煎服。

方中白芍、当归、生地、阿胶、黑豆、红枣补血平肝、柔肝，丹皮清肝泻火，香附疏肝解郁，黄柏清热燥湿，牛膝引药下行。

一剂少止，二剂又少止，四剂痊愈，十剂不再发。此方专补肝血而平肝血，治血火自灭而湿自愈。

[附注]

[1] 临证时要与经期间（排卵期）出血、漏下少量出血相鉴别。要详细

检查以排除子宫颈或子宫内膜的病变，特别是恶性病变。

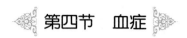

第四节　血症

一、概述

血症，指血液不循经脉运行而溢出的病症。清代医家沈金鳌《杂病源流犀烛·积聚症瘕痃癖痞源流》："其有脏腑虚弱，寒热失节，或风冷内停，饮食不化，周身运行之血气，适与相值，结而生块，或因跌仆，或因闪挫，气凝而血亦随结，经络壅瘀，血自不散成块，心腹胑胁间苦痛，渐至羸瘦，妨于饮食，此之谓血症。"血症忌用肉桂。

血症经验方

上部见血：用茜草、牛膝、丹皮、侧柏、天冬、麦冬。

下部见血：用生地、槐花、地榆。

治一切血症方：大蓟、小蓟、血余、棕榈、侧柏、莲房、茜草、蒲黄、丹皮等分烧存性[1]，藕汁法丸。

吐血不止：用小蓟、生地、山楂，一服可止。

黑干姜配归、地能生血、能止血。五灵脂炒令烟尽，或半生半熟，能行血、止血，治血崩甚好。有瘀血能行，无瘀血即止。

当归、黑芥穗都能引血归经；黑姜能止血；生地、黄芩合当归能凉血。

肉桂合当归能热血；天冬、地骨皮能凉血。

[附注]

[1] 烧存性：把植物药制成炭剂，以外部枯黑里面焦黄为度，使药物一部分炭化，另一部分仍能保存原有的性味，这就是存性，作为止血药的炭剂，常用此法炮制。

二、血崩

血崩：妇女不在经期而突然阴道大量出血的急性病症。

（一）血崩不止方

用陈烟袋杆，以紫色油透者为佳，截一寸烧灰，黄酒调服，下咽即止。对于诸药不效者，疗效肯定。

又方：当归 30g，荆芥 30g，酒水各 1 盅。煎服立止。

（二）血崩昏晕

血崩两目黑暗，不省人事。

病因：阴虚虚火动。

治法：补阴之中，行止崩之法。

药方：**固本止崩汤**（《傅青主女科》）。

固本止崩汤方歌

血崩昏暗固本汤，生芪归术熟地黄。

人参黑姜配血品，兼补气血效彰彰。

药品：大熟地（九蒸）30g，焦术 30g，生芪 9g，当归（酒洗）15g，黑姜 6g，人参 15g，水煎服。

一剂止，十剂不再发。倘畏药味之重而减半，则力薄而不能止。

方妙在不去止血而唯补血。又不止补血而更补气，非唯补气而更补火。盖血崩而至于昏晕，则血已尽去，仅存一线之气，必须急补其气以生血。又恐单补气，血仍难生，又兼补血又兼补火，使血不凝滞而易生。黑姜能引血归经，是补中又有收敛之妙，故加用之。

若血崩数日、血下数斗、六脉俱无，不可服此方，恐气将脱不能受峻补也。有力者用辽人参（去芦）9g 煎成，冲贯众炭末[1]3g 服之。待气血微旺，然后服此方，仍加贯仲炭末 3g 服之，无不见效。无力者用无灰黄酒冲贯仲炭末 9g 服之，待其气接神清方可服此方。人参以党参代之，亦加贯众炭末 3g，冲入服之。亦有寡妇年老血崩者，必系气冲血室。原方加杭芍炭 9g，贯众炭 9g 极效。

［附注］

［1］贯众炭末：将贯众烧成灰白色炭末。

（三）年老血崩

其症与前血崩昏晕者同。

病因：不慎房帏。

治法：大补气血兼止血。

药方：**加减当归补血汤**（《傅青主女科》）。

加减当归补血汤方歌

三七根末用三钱，桑叶十四对君言，

当归生芪各一两，老妇血崩四剂安。

若求体健再加味，熟地术麦五味山。

药品：当归（酒洗）30g，生芪 30g，三七根末 9g，桑叶 14 片，水煎。

二剂而血少止，四剂不再发。

补血汤是气血两补之圣剂。三七根末乃止血之圣药，加入桑叶能滋肾阴，又有收敛之妙。但老妇阴精即亏，用此止暂时之崩漏，不能见永久之功，盖补精之味尚少也。服此四剂后再加入白术 15g，熟地 30g，山药 12g，麦冬 9g，北五味 3g，服百剂，则崩漏之根可除。

老妇血崩不止单方。

药方：**胶红饮**（《续名医类案》）。

老妇血海大崩不止，名曰倒经。

陈阿胶（米粉炒）30g，全当归 30g，西红花 24g，冬瓜子 15g，天泉水（雨水）煎服。其渣再煎服之，屡试如神。

少妇减去红花一半，服之。

经血止后可用六君子汤加当归、白芍调理至痊愈。

（四）★孕期血崩

怀孕三月，血崩胎堕。

病因：元气衰弱，行房不慎。

治法：补气为主，少助补血之品。

药方：**固气汤**（《傅青主女科》）。

固气而兼补血。已去之血，可以速生，将脱之血，可以尽摄。

固气汤方歌

固气汤中用四君，归地山萸五味群。

杜仲远志水煎服，补气摄血两收功。

药品：人参 30g，焦术 15g，大熟地（九蒸）15g，当归（酒洗）9g，白茯苓 6g，甘草 3g，杜仲（炒黑）9g，山萸肉（蒸）6g，远志（去心）3g，五味子（炒）10 粒，水煎服。

一剂血止，十剂痊愈。此方不止血，而用补气摄血之法。凡气虚而崩漏者，此方可通治。

（五）郁结血崩

妇人心怀郁闷，口干舌渴，呕吐吞酸，而血下崩者。

病因：肝气郁结。

治法：平肝、舒郁、清热、止血。

药方：**平肝开郁止血汤**（《傅青主女科》）。

平肝开郁止血汤方歌

平肝舒郁止血汤，芍术当归一两将，

丹皮生地三七末，柴甘黑芥要相当。

药品：白芍（醋炒）30g，焦术 30g，当归（酒洗）30g，丹皮 9g，生地（酒炒）9g，甘草 6g，三七根（研末）9g，黑芥穗 6g，柴胡 3g。水煎，加入贯众炭 9g 更妙。

此方一剂呕吐止，二剂干渴除，四剂血崩愈。方中妙在白芍之平肝，柴胡之开郁，白术利腰脐，则血无积住之忧患；荆芥通经络，则血有归还之乐。丹皮又清骨髓之热，生地又清脏腑之热，当归、三七于补血之中以行止血之法，自然郁结散而血崩止。

此方加入贯众炭以清热止血。

（六）闪跌血崩

闪挫受伤，似崩非崩，手按之而疼痛。

病因：因跌挫损伤，瘀血作祟。

治法：活血祛瘀，止血固经。

药方：*逐瘀止血汤（《傅青主女科》）。

逐瘀止血汤方歌

逐瘀止血生地丹，归尾龟板桃仁添，

枳壳大黄赤芍药，跌打损伤服之安。

药品：生地（酒炒）30g，大黄 9g，赤芍 9g，丹皮 3g，枳壳 15g，归尾 15g，龟板（醋炙）9g，桃仁（泡、炒、研）10 粒，水煎服。

一剂痛轻，二剂痛止，三剂血全止。

此方之妙在活血之中，佐以下滞之品，故逐瘀如扫，而止血如神。或疑跌闪升坠，是由外而伤内，虽不比内伤之重，而既已血崩而内之所伤亦不为轻，为什么只治其瘀不顾其气？殊不知闪跌升坠，非由内及外伤者可比，宜用"瘀血不去，血不归经，新血难安，血又暴下""急则治其标"的原则，运用"活血之中，佐以下滞之品"的方法，故逐瘀如扫，而止血如神。

凡跌打损伤，以致呕血、吐血皆宜如此治法，若血聚胃中加川朴（姜汁炒）4.5g。

（七）血海太热血崩

每行人道[1]，经水即来，一如血崩。

病因：血海[2]太热。

治法：必须滋阴降火，清血海和子宫。

药方：**清海丸**（《傅青主女科》）。

药品：大熟地（九蒸）500g，山萸（蒸）300g，山药（炒）300g，麦冬300g，北五味（炒）60g，丹皮300g，焦术500g，白芍（酒炒）500g，地骨皮300g，龙骨60g，玄参500g，干桑叶500g，沙参、石斛各300g。

以上十四味炼蜜丸桐子大，每服15g开水下。

此方补阴而无浮动之虑，缩血而无寒冷之苦。倘舍本逐末而以发灰、白矾、黄连炭、五倍子等药末外治之幽隐之处，恐愈涩愈流，终至败亡。

此方主要治疗冲脉太热所致血崩，治疗时需缓缓图之以收敛，日计不足，月计有余，潜移默守，子宫清凉而血海自固。一般需三个月左右时间，治疗期间须避房帏，以免复发而久则成劳。

[**附注**]

[1] 人道：指性生活。

[2] 血海：指冲脉，又称十二经之海。冲脉："冲"字，含有冲要、要道之意，因起于胞宫，又称"血室""血海"。冲脉为奇经八脉之一，上至于头，下至于足，贯串全身，为总领诸经气血的要冲。能调节十二经气血，故为"十二经之海""五脏六腑之海"和"血海"之经气血的要冲。《素问·上古天真论》有言："太冲脉盛，月事以时下，故有子。""太冲脉衰少，天癸竭地道不通。""太冲脉"，即指冲脉而言。从而，通过调节冲脉的功能，具有以整体上调节全身的机能、生殖的机能，和从局部上调节某些脏腑如肝、肾、脾胃气机升降的功能作用。

三、交感出血

亦名交结出血。

病因：精冲血管。月经未净而行房。

治法：先通其胞胎之气，引旧精外出，然后以补气补精之药补益血管之伤。

药方：**引精止血汤**（《傅青主女科》）。

引精止血汤方歌

引精止血参术苓，熟地山萸芥穗行。

黄柏引导黑姜止，疏通水道用车仁。

药品：人参 15g，焦术 30g，茯苓（去皮）9g，熟地（九蒸）30g，芥穗 9g，黑姜 3g，黄柏 1.5g，山萸肉（蒸）15g，车前子（酒炒）9g，水煎。连服四剂愈，十剂不再发。

此方用参、术以补气，用地、萸以补精，精气既旺，则血管流通。加茯苓，车前子以利水与窍，水利则血管亦利。又加黄柏为引，直入血管之中，而引精出于血管之外，芥穗引败血出于血管之内，黑姜以止血管之口。此方有调停曲折之妙。必须忌房帏三月。

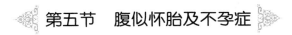

第五节　腹似怀胎及不孕症

一、腹似怀胎

（一）鬼胎[1]

腹似怀胎，终年不产，甚至二三年不生，此鬼胎也。其人必面黄肌瘦，腹大如斗。

病因：感受邪气。

治法：因正虚邪旺，不可纯用迅利之品，必于补中逐之。

药方：**荡鬼汤**（《傅青主女科》）。

药品：人参、当归、大黄各 30g，川牛膝、雷丸、红花、丹皮各 9g，枳壳、厚朴各 3g，桃仁 30 粒，水煎服。

一剂腹必大鸣，二剂泻恶物而愈，断不可复用三剂。此方用参、当托住正气，虽属大泻，比较平妥。

（二）室女鬼胎

似胎非胎，似瘕非瘕，面色乍赤乍白，六脉乍大乍小，腹大如孕[2]。

病因：与上条相同。先逐邪而后补正。

药方：**荡邪散**（《傅青主女科》）。

药品：雷丸 18g，桃仁 60 粒，当归 30g，丹皮 30g，甘草 12g，水煎服。

一剂必下恶物半桶，再服调正汤治之。

药方：**调正汤**（《傅青主女科》）。

药品：白术 15g，苍术 15g，茯苓 9g，陈皮、贝母各 3g，薏米 15g。水煎服。

连服四剂，则脾胃之气转，而经水渐行矣。此方补胃之阳气，气旺血自生，不必直接补气也。

若服此方不应，再服桂香散，无不见效，服后调养气血节饮食。

药方：**桂香散**（《傅青主女科》）。

药品：肉桂 3g，麝香 3g。共研细末，开水为丸如桐子大，温水空腹服，服后半日，煎平胃散一剂服之。

药方：**平胃散**（《傅青主女科》）。

药品：苍术 9g，厚朴（姜汁炒）6g，广皮 3g，枳实（土炒）6g，全当归 9g，川芎（酒洗）3g。服后必下恶物，若不见下恶物，次日再服平胃散，不服桂香散。

[附注]

[1] 鬼胎：类似于现代医学的葡萄胎。此条所述疾病近似于"血膨"。临床表现为两胁胀痛，脉滑数，苔薄白，病因由于瘀阻气滞，血行不畅，凝聚成臌。《血证论》卷五-血臌（血肿）中记载血臌之证，满小腹胀，满身上看血丝缕，烦躁漱水，小便赤，大便黑，腹上青筋是也。封建时代统治阶级为束缚妇女谨守闺范，故设鬼神之说，作为精神枷锁以愚弄压迫女性。但傅山所制"荡鬼、祛邪"两方，均以活血化瘀为主，佐以扶正，故其扶正祛邪的治则对于当今临床治疗"血膨""癥瘕"仍具一定的借鉴意义。

[2] 此条所述疾病类似于"癥瘕"。

二、不孕症

（一）身瘦不孕

病因：血虚肾弱。

治法：大补肾水而平肝木，水旺则血旺，血旺则火消。藉温养肾气填精益血，调理冲任胞宫气血之功，使经调病除。

药方：*养精种玉汤*（《傅青主女科》）。

补肾养血。治肾亏血虚，身体瘦弱，久不受孕。

养精种玉汤方歌

身瘦不孕肾血虚，归地白芍配山萸。

服药三月身健孕，不效苓术杜断辅。

药品：大熟地（九蒸）30g，当归（酒洗）15g，白芍（酒炒）15g，山萸肉（蒸熟）15g。水煎服，服三月，可以健身受孕。

服三月仍不受孕，用原方加杜仲（炒断丝）6g，续断6g，白术（土炒焦）15g，云苓9g，服数剂后必受孕。

（二）胸满不思食不孕

病因：肾气虚而脾胃之气下陷，务使肾中之水火足，脾胃之气方能化升，方不下陷，则带脉胞中之气充暖而能受孕。

治法：以补肾气为主。但补肾而不兼补脾胃之品，则肾之水火二气，不能提于至阳之上。

药方：*升提汤 （《傅青主女科》）。

升提汤方歌

升提汤中参术芪，熟地巴戟并山萸，

枸杞少把柴胡配，补精升气弄玄机。

药品：大熟地（九蒸）30g，巴戟天（盐水浸）30g，白术（土炒）30g，人参15g，生芪15g，山萸肉（蒸）9g，枸杞6g，柴胡1.5g。水煎服。三月而肾气大旺，再服一月，必能受孕。此方补气之药多于补精，以补脾胃为主矣。

但脾胃健而生精自易，是补脾胃之气血，此所以补肾之精与水也。又益以补精之味，则阴气自足，阳气易升，脾胃之气不复下陷，则带脉气充，胞胎气暖，自然受孕。

（三）下部冰冷不孕

病因：心肾二火[1]衰微。

治法：补心肾之火而散子宫之寒。

药方：*温胞饮 （《傅青主女科》）。

温胞饮方歌

温胞饮中术戟参，杜仲菟丝山药新，

桂附芡实补骨脂，能治胞中寒气凝。

药品：白术30g，巴戟天（盐水浸）30g，人参9g，杜仲（炒黑）9g，菟丝子（酒浸，炒）9g，山药（炒）9g，芡实（炒）9g，肉桂（去粗，研）6g，附片0.9g，补骨脂（盐水炒）6g，水煎服。

一月而胞胎热。此方之妙，补心而即补肾，温肾而即温心。心肾之气旺，则心肾之火自生。心肾之火生，则胞胎之寒自散。若改汤为丸，朝夕服之，尤能摄精。若胞胎有热，则不宜服。

[附注]

[1] 心肾二火：此指君火与命火。心主君火，肾主命火，二者相得益彰。君火在上为阳气之用，命火在下为阳气之根。君火为命火之统率，命火为君火之根基。人体五脏六腑功能正常，一靠君火统率，二靠命火的温煦激发。心肾之气旺，心肾之火生，则子宫之寒自散。

（四）胸满食少不孕

素性恬淡，饮食多则难受或胀呕。

病因：脾胃之虚寒原因心肾之虚寒。

治法：温补脾胃，脾之母原在肾之命门，胃之母原在心之包络。欲温补脾胃，必须补二经之火，此子病治母[1]之义也。

药方：**温土毓麟汤**[2]（《傅青主女科》）。

温土毓麟汤方歌

温土毓麟巴戟盆，参术山药曲六神。

温补脾胃重心肾，子母兼顾治四经。

药品：巴戟天（去心，酒浸）30g，覆盆子（酒浸，蒸）30g，白术（土炒）15g，人参9g，怀山药（炒）15g，神曲（炒）3g。水煎服。

一月可以种子矣。此方妙在温补脾胃而又兼补命门与心包络之火。药味不多而四经并治。命门心包之火旺，则脾胃自不寒冷矣。

注意：少食不孕，与胸满不思饮食有别。一补肾中之气，一补命门与心包之火。药味不多，其君臣佐使之妙，宜细参之。

[附注]

[1] 子病治母：五行之间，邻位相生（促进、滋生）：肝（木）、心（火）、脾（土）、肺（金）、肾（水）依次邻位相生；隔位相克（制约、抑制）：肝（木）克脾（土），脾（土）克肾（水），肾（水）克心（火），心（火）克肺（金），肺（金）克肝（木）。"生"与"克"是动态时的平衡，通过促进与抑制作用维持人体脏腑的正常生理活动。在相生关系中，任何一行都有"生我"与"我生"两方面的关系，《难经》把它比喻为"母子关系"。心（火）与脾（土）是母子关系；肾（水）与心（火）是相克关系。

心肾阴阳平衡，构成水火既济；君火相火各安其位，则心肾上下交济。故温补脾胃必须补二经之火，子病治母即此义也。

[2] 毓麟：毓同育，麟，麒麟。此为育子之意。

（五）少腹急迫不孕

妇人有少腹之间自觉有紧迫之状，急而不舒，不能生育。

病因：带脉拘急。

治法：宜宽其带脉之急。而带脉之急不能遽宽也，宜利其腰脐之气，而腰脐之气不能遽利也，必须大补脾胃之气血，而腰脐可利，带脉可宽，自不难于孕育矣。

药方、药品，均见前面治白带条下（方用宽带汤）。

四剂少腹无迫急之状，服一月即可受胎。

（六）肝郁不孕

有怀抱素恶不能生子者。

病因：肝气郁结。

治法：舒肝解郁，调畅气血，使心肾相济，任带通达，胞胎自启。

解肝、脾、心、肾四经之郁。

药方：**开郁种玉汤**（《傅青主女科》）。

药品：白芍（酒炒）30g，香附（酒炒）9g，当归（酒洗）15g，白术（土炒）15g，丹皮（酒洗）9g，茯苓（去皮）9g，花粉6g。水煎服，一月而郁解。

此方重用白芍，养肝调肝解其郁为君；当归、香附养血舒肝，解郁柔肝为臣；白术培土健脾，制约肝克脾土；佐以茯苓健脾宁心，丹皮清泻郁火；配天花粉滋阴生津，再助养肝阴为最妙。全方开郁舒肝贯彻始终。

（七）肥胖不孕

妇人有身体肥胖，痰涎甚多不能受孕者。

病因：脾土内病之湿。又内肉肥满，阻碍男精。

治法：泄水化痰。提脾气而升于上，助胃气而消于下。

药方：*加味补中益气汤（《傅青主女科》）。

加味补中益气汤方歌

补中参草术归陈，芪得升柴用更神。

劳倦内伤功独擅，阳虚外感亦堪珍。

加入苓夏湿痰去，能使胖妇兆毓麟。

十剂之后不见效，杜断加入定准衡。

药品：人参9g，生芪9g，柴胡、甘草各3g，当归（酒洗）9g，白术（土炒）30g，升麻1.2g，陈皮1.5g，茯苓15g，半夏（制）9g。

八剂痰涎尽消，十剂水湿利，子宫涸出[1]，易于受精而成孕矣。

方中白术、茯苓、制半夏健脾利水；人参、黄芪大补元气，以助脾运；当归活血养血，为"血为气之母"意；佐以柴胡、陈皮行气助利水湿，升麻有疏通三焦，升提气机之义。再十剂后，加杜仲（炒断丝）4.5g，续断（炒）4.5g，补生殖之本，为受孕做好充分准备。

[附注]

[1] 子宫涸出：枯竭后露出之意。此指水湿退去后子宫显露。

（八）骨蒸夜热不孕

阴虚火旺、遍体火焦、口干舌燥、咳嗽吐沫、骨蒸夜热[1]。

病因：骨髓内热，肾虚水缺。

治法：补肾水而清骨中之热。

药方：***清骨滋肾汤**（《傅青主女科》）。

清骨滋肾汤方歌

清骨滋肾地骨皮，丹皮沙参元麦施，

术斛少用五味子，滋肾疗骨总相宜。

药品：地骨皮（酒洗）30g，丹皮、沙参各15g，麦冬（去心）15g，玄参（酒洗）15g，五味子（炒，研）1.5g，白术（土炒）9g，石斛6g。

方中地骨皮、丹皮清骨蒸夜热为君；沙参、麦冬、玄参滋阴清热，益水之源为臣；佐以白术、石斛健脾运益气血，以后天补先天；配以五味子益气生津，补肾养心，为使药，是阴中有阳，阳中有阴，通于变化，协调阴阳，以达摄精成孕。

此方可多服，服之骨热解后方止。治骨热不用熟地，极妙。用者切勿加减。

[附注]

[1] 骨蒸夜热："骨"表示深层的意思，"蒸"是熏蒸的意思，形容其热气自骨髓透发而出，故称为骨蒸。骨蒸多由阴虚内热所致，夜晚发热是其特征。

（九）腰酸腹胀不孕

腰酸背痛，胸满腹胀，甚则疝瘕[1]之病起。

病因：任督之脉虚，因而疝瘕之病起。

治法：先去其疝、瘕之病，而补任督之脉，以升带脉。

药方：*升带汤（《傅青主女科》）。

升带汤方歌

升带汤治任督脉，腰痛腹胀背也酸，

参术沙桂荸荠粉，鳖甲夏苓神曲需。

若无疝瘕去荸甲，加入杜泽并枸杞。

药品：白术（土炒）30g，人参9g，沙参15g，肉桂（去粗，研）3g，荸荠粉9g，鳖甲（炒）9g，茯苓9g，半夏3g，神曲（炒）3g。

此方利腰脐之气，正升补督任之气也。任督之气生，疝瘕自除。况方中肉桂以散寒，鳖甲攻坚，荸荠去积，茯苓去湿，有形自化于无形，可以受孕矣。

沙参、荸荠粉、鳖甲用以破坚理气，若无疝瘕去此三味加杜仲（炒）4.5g，泽泻4.5g，枸杞6g，腰酸腹胀自除。鳖甲破气不可误服。唯有疝、瘕与肝郁者可用。

［附注］

［1］疝瘕：病名，由寒邪与脏腑相搏所成。其病腹内急痛，腰背相引痛，亦引小腹痛。《素问·玉机真脏论》："脾风勿治。脾传之肾，病名曰疝瘕，少腹冤热而痛，出白，一名曰蛊。"

（十）便涩腹胀足浮肿不孕

病因：膀胱之气不化，肾气不通，水湿之气浸子宫。

治法：必须壮肾气，益肾火，使膀胱之气化，胞胎之湿除。

药方：*化水种子汤（《傅青主女科》）。

化水种子汤方歌

化湿种子戟术苓，菟丝芡实车桂参。

温补肾脏火不燥，气化膀胱水自行。

药品：巴戟天（盐水浸）30g，白术（土炒）30g，茯苓15g，人参9g，菟丝子（酒炒）15g，芡实（炒）15g，车前子（酒炒）6g，肉桂（去粗，研）3g。水煎服。

二剂膀胱之气化，四剂艰涩之症除，又十剂虚胀足肿之病形消。再服数十剂，肾气大旺，胞胎温暖，易受胎而生育矣。此方利膀胱之水，补肾中之气。暖胞胎之气，全在壮肾中之火。至于补肾中之药多是濡润之品，不以湿而益助其湿乎。然方中之药妙在补肾中之火，而非补肾中之水，尤妙补火而无燥烈之虞，利水而非荡涤之猛。所以膀胱气化，胞胎不湿，而滋养旺盛也。

以上关于不孕症治疗的各条，均是治疗的法则，如类似表现，就按照以上方法来治疗。这些方法并不是解决生养问题的特效疗法，身体健康自然能生养，所以主要是要治好原发疾病，使身健无病，再加上清心寡欲就可以正常生养了。

第六节　妇科病总结

一、概述

1. 妇人病治疗歌诀

男女症治本一样，唯有经病不相同。
初治妇女经产病，四物加减最妥平。
四物归地芍川芎，血气诸方括此中。
妇女本是血为主，补血治病两收功。
胎前产后更重要，加减适用保安宁。
胎前加药两三味，治病获胎有功勋。
或以本病主药合，两方合并也能行。
知母骨皮柴芩加，若因骨蒸劳且热。
胎动不安血不止，艾叶阿胶黄芪加。
胶艾加入四物中，血脏虚冷又崩中。
生地蒲黄与黄芩，加入四物治血崩。
血崩单用五灵脂，行血止血稳且灵。
血虚腹疼汗恶风，莪术官桂加几分。
羌活秦艽加进去，只因风虚头脑晕。
妇人气虚无力量，四物加入厚朴陈。
发热心烦不得眠，四物栀子并黄连。
虚寒脉微自汗出，气短自利加附姜。
中湿[1]身重无力量，身凉微汗加苓术。

筋骨肢筋疼难堪，头痛呻吟又增寒，
加入羌活并防风，蒿本细辛弄周全。
脐中虚冷肚腹疼，连带疼痛腰脊间，
元胡加入四物内，再把川陈用几钱。
经水太多加芩术，须是热症才可煎。
四物葵花红花煎，若因经水涩且难。
姜朴枳实合四物，虚劳气弱咳嗽喘。
一味凉血再叮咛，经水暴下加黄芩。
血积块疼芪术好，三棱官桂干漆炒。
赤白带下香附桂，血痢胶艾黄连好。
产后血痢腹疼加，槐花黄连罂粟壳。
血热相搏口干渴，花粉又把麦冬入。
大渴引饮知母膏，脏腑秘涩大黄桃。
呕吐白术参藿香，四物引子用生姜。
虚寒滑泄加桂附，大热之品能固肠。
虚烦不眠四物将，竹叶人参枣仁汤。
二防羌活草龙胆，眼目暴赤翳疼障。
恶漏不下腹刺疼，当归赤芍加中停。
身热脉燥头也晕，项强四物加柴芩。
病人无故发寒热，干姜丹皮芍叶加。
因热生风加柴胡，减半分两用川芎。
腹胀厚朴枳实炒，宽胸下食病气消。
猪苓茯苓并防己，水停心下微吐逆。
状似伤寒虚寒证，人参柴胡防风并。
气血不调用吴萸，甘草减半正相须。
干姜甘草用几钱，加入四物补下元。
血崩淋漓不得断，赤石脂肉配附片。
便血带下荆芥椒，血滞气疼加桂好。
产后伤风头正疼，四物石膏加甘草。
四物柴胡荆芥炒，能治妇人血风劳。
潮热不退干戈前，人参好配黄芩煎。
产后虚懑血热烦，好把生地加几钱。
产后恶漏肚腹疼，牛膝苏木配桃仁。

产后腹胀枳壳桂，寒热往来柴麦配。

经血淋漓不能断，干瑞莲房入药炒。

血滞不通红花桃仁，产后闷乱远志茯苓。

虚而汗多牡蛎粉，还须再加麻黄根。

四物加入竹茹煎，只因胎妇心腹烦。

经事欲行腹绞疼，病因血滞经难行，

槟榔木香加倍入，好把元胡配金铃。

黄芩黄连配四物，经水下为黑豆汁。

经水很少面色和，熟地当归并四物。

经水适来又适无，寒热往来似少阳，

先用小柴去寒热，后用四物汤调和。

官桂四物香附子，赤白带下也能医。

血虚心腹疼难当，药方须用四神汤，

四物汤内去地黄，归芍川芎加干姜。

若凡妇女虚热病，四物并合参苏饮。

四肢肿疼难举动，四物苍术各半汤，

诸疼若凡系有湿，四物各半与白术，

再加三味酒煎服，天麻茯苓穿山甲。

或因饮酒伤元气，或因生产去血多，

五心烦热虚劳症，药用四物二连汤，

胡黄连与黄连合，四物再加生地黄。

产妇若遇伤寒病，四物仲景药品合。

以上所列药品，除特地指出与某方相合之外，全都是与四物汤合并服用。血崩用五灵脂不拘多少，炒令烟尽捣面子，每服 9g。

[附注]

[1] 中湿：一身尽疼，重者发黄、关节烦疼、发热、鼻塞，时或腹满胀大、便利，脉沉而缓。

2. 妊娠风、寒、热病六合汤歌诀

胎前表虚六合汤，骨皮桂枝四物襄[1]。

妊娠伤寒病中风，表虚自汗头也疼，

项强身热又恶风，脉浮而缓太阳经[1]。

表实六合四物汤，麻黄细辛合成方[1]。

头痛身热脉浮紧，无汗怕冷用麻黄[2]。
胎前伤寒中风湿，四物防风加苍术[3]，
肢节疼痛脉浮涩，太阳标病湿六合。
胎前伤寒汗下完，过经不愈发湿斑，
斑毒遍身如锦纹，四物升麻连翘添。
妊娠伤寒胸胁满，痛而脉弦少阳篇，
头晕口苦项又强，柴芩四物甚相当。
大便硬满小便赤，阳明本病脉沉数，
四物大黄加桃仁，急下热邪里病夺。
胎前伤寒汗下后，本病不愈又咳嗽，
四物人参五味子，人参六合六样够。
四物厚朴加枳实，下后虚痞腹胀啜，
阳明本虚宜用此，咳嗽喘满亦可服。
伤寒下后不得眠，四物栀子黄芩添。
胎前伤寒身蒸热，口渴而烦脉大长，
四物石膏加知母，方名石膏六合汤。
四物泽泻并茯苓，小便不利太阳本。
小便赤红有如血，四物茯苓加琥珀。
伤寒下后胎气伤，血漏不止可奈何，
胶艾六合加甘草，或加甘草芪干姜。
四肢拘急腹中疼，身凉微汗少阴病，
须是脉沉而又迟，四物桂附有效应。
胎前伤寒证蓄血[4]，不宜直用堕胎药，
四物酒军加生地，胎前蓄血无大忌。

[附注]

[1] 伤寒太阳经病分为中风、伤寒和温病三种证型，同属于表证范畴，均有脉浮、恶寒发热、头痛的见症。中风为表虚证，脉浮缓而自汗出；伤寒为表实证，脉浮紧而无汗。四物汤加地骨皮叫"表虚六合汤"，适用于中风；四物汤加麻黄、细辛为"表实六合汤"，适用于伤寒。

[2] 太阳伤寒表实证的代表方为麻黄汤。

[3] 四物汤加防风、苍术名"风湿六合汤"；加升麻、连翘名"升麻六合汤"；加柴胡、黄芩名"柴胡六合汤"；加大黄、桃仁名"大黄六合汤"；加人参、五味子名"人参六合汤"；加厚朴、枳实名"朴实六合汤"；加栀

子、黄芩名"栀子六合汤";加泽泻、茯苓名"茯苓六合汤";加茯苓、琥珀名"琥珀六合汤";加阿胶、艾叶名"胶艾六合汤";加炮附子、肉桂名"附子六合汤"。

[4] 蓄血:病症名。瘀血内蓄的病证。

二、注意事项

女科以调经为主,月经准确,百病不生。其次胎前产后各病,亦非常重要,简单总结为以下几条。

1. 月经先期,用清经汤;
2. 月经后期,用温经摄血汤;
3. 月经先后无定期,用定经汤;
4. 有带病的一时分之不清,用易黄汤;
5. 经前腹痛,用宣郁通经汤;
6. 经后腹痛,用调肝汤;
7. 倒经上行吐血,用顺经汤;
8. 血崩先用五灵脂炒令烟尽,捣成面子服三钱以止血,然后再服药调养;
9. 产前以补气养血、安胎为主;
10. 临产及产后,以大补气血为主;
11. 产前动胎,势欲小产者,用固气填精汤及神效保产方;
12. 临产难产用神效保产方;
13. **女子多郁,平素治妇女之病,注意调肝解郁。即是于疏肝解郁之中,兼补肝血,用柴胡、香附、川芎、白芍等,配当归、熟地以补血。因此四物汤统治妇女百病,川芎、苍术总解诸郁,白芍、柴胡补肝血而疏肝。**

久病必郁,无论男女,久病兼开郁;久病血亏,无论男女,久病兼补血;上述两条,妇女更为重要。

三、其他妇科病治法

妇女行经之际,有了感冒,不必用药治疗,经净病自愈。倘遇患者要求用药,可用四物汤酌加一二味清解药如连翘、薄荷等,每样用几分,切勿多用。因风能胜湿,月经期间,如果多用风药,可能使月经量少,或月经没有,反而不利,如用羌活、防风、麻黄等药,危害更大。

(一)*热入血室

妇女行经之际,受了风、热、暑、燥等侵害,月经突然没有,其人发狂,或有发寒、发热等现象，或有不知道是什么病的情况，这叫热入血室。邪热之气，侵入子宫，需要赶快治疗，失治往往酿成重病。

治法：先用小柴胡汤去其寒热，然后再用四物汤和之，或用四物汤加益母草治之。

（二）★妇女阴痒

龙胆泻肝汤[1]（《太平惠民和剂局方》）加蛇床子治之[2]。

龙胆泻肝汤方歌

龙胆泻肝通泽柴，车前生地草归偕。

栀芩一派清凉品，湿热肝邪力可排[3]。

药品：龙胆草0.9g，栀子、柴胡、黄芩、泽泻各3g，木通1.5g，车前子1.5g，当归0.9g，生地、甘草各0.9g，蛇床子6~9g。

[附注]

[1] 本方以龙胆草为君，以泻肝为主要作用，故名龙胆泻肝汤。其作用有二：一是肝胆实火证。"火日炎上"，故其发病部位多在上焦，主要表现为头痛目赤，胁痛，口苦，耳聋，耳肿，鼻流黄涕等，其舌质多红，舌苔黄或黄腻，脉弦数有力。二是肝胆湿热证。湿为阴邪，其性重浊而易趋下，从而表现为湿热下注证，病位多在下焦，症见阴肿，阴痒，阴汗，小便淋浊，大便溏而黏滞不爽，或妇女带下黄臭等，舌质红，苔黄腻，脉弦数有力或滑数。

[2] 原方无蛇床子。蛇床子性温，味辛、苦，归肾经，起燥湿、祛风、杀虫、止痒之功。治妇人阴痒、滴虫性阴道炎。

[3] 现代临床多用本方（去蛇床子）治疗顽固性偏头痛、头面部湿疹、头面部疖肿、化脓性中耳炎、急性结膜炎、虹膜睫状体炎、急慢性鼻炎、鼻窦炎等证属肝胆实火上炎者。对于急性病毒性肝炎、急性胆囊炎、急性肾盂肾炎、急性膀胱炎、急性睾丸炎、急性盆腔炎、急性阴道炎、带状疱疹、急性湿疹等证属肝胆湿热下注者也是本方的适应证。

（三）★治阴痒肿痛方

药品：蛇床子9g，巴戟9g，牛膝6g，续断9g，生地9g，黄柏6g，鹿角胶12g。

（四）★发寒发热

妇女并无感冒，一阵一阵发寒发热，此是肝经虚，非山茱萸不可，用净山茱萸肉60g煎服。

(五)＊咽中如脔肉

妇女咽中如脔肉，吐之不出，咽之不下，好像咽中塞上一块棉絮。

药方：**半夏厚朴汤**（《金匮要略》卷下）。

是主治咽喉部有异物感的专方。

药品：半夏9g，厚朴9g，茯苓12g，生姜6g，苏叶9g。

此病见《金匮要略》妇人篇，可参考之。

上方（半夏厚朴汤）是疏气化痰之法，加大枣名四七汤，统治一切气病，再加赭石数钱，针合谷。

(六) 转胞[1]

妇女小便困难、淋漓不尽、点滴或太多，尿久不断，用白术饮治之。

白术饮即八珍汤（四君合四物）去茯苓加入半夏6~9g，陈皮6~9g。

[附注]

[1] 转胞：指妊娠小便不通。即孕妇因胎压迫膀胱，出现下腹胀而微痛，小便不通的一种病症，多与中气不足有关，本病常见于西医学所说的妊娠合并尿潴留。

(七)＊阴吹[1]

《金匮要略》妇人妊娠病脉证篇："胃气下泄、阴吹而正喧、此谷气之实也。"

按：此症因谷气既不能上升清道，又不能从经道下走后阴，阴阳乖僻所致。亦有因产后食葱所致者，有如放屁之响。用补中益气汤加味治之，方歌见前。

药品：党参15g，白术6g，黄芪9g，当归9g，柴胡3g，陈皮3g，升麻3g，炙甘草3g，加枣、姜煎服。

[附注]

[1] 感觉阴道经常有气排出，状如放屁，自己无法控制，严重时簌簌有声，连续不断，此谓"阴吹"。祖国医学所说的阴吹之疾，多指阴道壁和盆底组织松弛及一些神经官能症。常发生于身体虚弱，精神抑郁，气机不畅的经产妇。产后阴吹人群比较多，西医认为这是由于自然产甚至人流均会引起弹性纤维断裂，萎缩，使得肌肉松弛，以至于在摩擦的过程中产生大量气体。

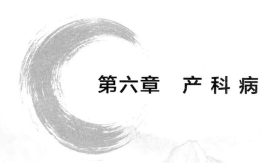

第六章 产科病

第一节 妊娠

一、妊娠恶阻

怀娠之后，恶心呕吐，思酸解渴，见食憎恶，困倦欲卧，名为妊娠恶阻。

病因：肝血太燥。

治法：于平肝补血之中，加以健脾开胃，降逆止呕。

药方：*顺肝益气汤（《傅青主女科》）。

顺肝益气汤方歌

顺肝益气参当归，苏子炒研苓术陪。

熟地芍麦陈砂曲，统治恶阻照方给。

药品：人参30g，当归（酒洗）30g，苏子（炒，研）30g，白术（土炒）9g，茯苓6g，陈皮0.9g，熟地（九蒸）15g，白芍（酒炒）9g，麦冬（去心）9g，砂仁（炒，研）1粒，神曲（炒）3g。水煎服。

一剂轻，二剂平，三剂痊愈。此方平肝则肝逆除，补肾则肝燥息，补气则血易生。凡胎病而少带恶阻者，俱以此方投之无不安，最有益于胎妇，其功更胜于四物汤。

治孕妇呕方

药品：红枣（去核）1粒，肉豆蔻1粒，生姜2片，水竹茹1丸，约9~12g，姜汁炒。

此方先将红枣去核，将肉豆蔻装枣中，外夹生姜片，用粗纸包裹水浸湿，放柴火中煨热去纸放碗中，捣烂。次取水竹茹煎汤冲服，呕即止。

红枣一粒挖去核，纳入肉蔻一大粒。

生姜二片外边夹，纸包柴煨捣如泥。

竹茹一丸姜汁炒，煎汤冲服呕可止。

又方：竹茹 9g，陈皮 3g，煎服自愈。

又方：香附子 60g，藿香叶、甘草各 6g 为末，每服 6g，淡盐汤下。

治妊娠剧吐方

药品：半夏 9g，乌梅 3g，黄连 1.8g，干姜 3g。一日量。水煎服。

二、肝郁气滞，胸膈膨闷

亦有肝郁气滞，胸膈膨闷，见食不恶，不能多食，虽系妊娠，而非恶阻。

病因：肝郁气滞。

治法：平肝降逆，健脾和胃，清热安胎。

药方：**疏肝化滞汤**（《傅青主女科》）。

药品：全归（酒洗）18g，杭芍（酒炒）9g，党参（去芦）9g，白扁豆（去皮）12g，云苓 6g，香附（炒焦）6g，砂仁（炒）4.5g，条芩（炒焦）2.4g，神曲（炒焦）4.5g，广皮 2.4g，薄荷 1.8g，甘草 1.5g。

全方疏肝理气，调补脾胃，顺降逆气，清热安胎。

三、浮肿、乳痛

（一）妊娠浮肿

1. 脾肺气血亏虚

胎到五六月，身肢倦怠，饮食无味，先两足肿，渐渐遍身面目皆肿。

妊娠总以健脾、补肺为大纲。盖"脾统血，肺主气"，胎非血不荫，非气不生。健脾则血旺而胎荫，肺清则气旺而生子。肺衰则气衰，气衰则不能运气于皮肤矣。脾虚则血少，血少则不能运血于肢体也。气血两虚，脾肺失职，所以饮食难消，精微不化，势必至气血下陷，不能升举，而湿邪即乘其所虚之处，积而成浮肿症。

治法：补脾之血与肺之气，不必去湿，而湿自愈矣。

药方：**加减补中益气汤**[1]（《傅青主女科》）。

药品：人参 15g，生芪 9g，柴胡 3g，甘草 0.3g，陈皮 0.9g，当归（酒洗）9g，白术（土炒）15g，茯苓 30g，升麻 0.9g。

四剂即愈，十剂不再犯。补中益气汤本是升提脾肺之气，似乎益气而不补血，然而血非气不生，补气则所以生血。试看当归补血汤，用黄芪为君，很为明显。此方即补中益气汤，加茯苓 30g 以利水渗湿[2]，且茯苓配参术实补多于利。

注意：上面所说脾统血，是因脾健能运化水谷而生血，并不是说人身之血完全统归于脾。统者，统治之意也。

[附注]

[1] 此方和第五章第一节经水不调中所用的加减补中益气汤有所不同。

[2] 渗湿：①渗透泄下。《素问·五常政大论》："其气滞，其用渗泄。"②利尿。《素问·至真要大论》："咸味涌泄为阴，淡味渗泄为阳。"

2. 脾虚不能制水

妊娠 20 周以后出现单纯性水肿者称为"子肿"，又称"妊娠肿胀"。子肿者，为脾虚不能制水。

治法：仍从皮肤施治，不伤中气。

药方：**五皮饮**（《华氏中藏经》）。

健脾化湿，利水消肿。此方是通治皮肤水肿、气肿之方[1]。男女通用，按病情加减。

五皮饮方歌

胎妇水肿用五皮，陈茯姜桑大腹奇。

也有桑皮易白术，芎通加减是丹溪。

药品：陈皮 9g，茯苓皮 24g，生姜皮 6g，桑白皮 9g，大腹皮 9g。水煎服。丹溪除姜皮、腹皮加川芎、木通，以补中导水行气。

[附注]

[1] 临床不仅用于皮肤水肿、气肿、下肢水肿等症，还应用于急慢性肾炎、糖尿病肾病、癌性腹水、恶性胸腔积液、卵巢过度刺激综合征、荨麻疹等疾病的治疗。

（二）乳痛

白芷、木通、茴香各少许煎服使汗出，重者服三服痊愈。

四、胎动不安

（一）妊娠少腹痛

胎动不安[1]，少腹作痛，如有下坠之状。

病因：脾肾虚损，带脉急，胞胎有下坠之势。

脾为后天，肾为先天。脾非先天之气，不能化；肾非后天之气，不能生。胞胎系于带脉，而带脉实关于脾肾。补肾不补脾，则肾之精不能遽生。治宜补脾与肾，以固胞胎之气与血。

治法：必须大用参、术、熟地，补阴补阳之品，以挽回于顷刻。

药方：*安奠二天[2]汤（《傅青主女科》）。

安奠二天汤方歌

安奠二天汤名好，参术熟地山药草。

杜仲山萸扁豆杞，少腹疼痛脾肾疗。

药品：人参（去芦）30g，熟地（九蒸）30g，白术（土炒）30g，山药（炒）15g，炙甘草3g，杜仲（炒）9g，枸杞6g，山茱萸（蒸，去核）15g，扁豆（炒，去皮）15g。水煎服。

一剂痛止，二剂安。

此方大补脾肾，因胎动，因于脾肾双亏也。人参无力者，以党参代之，无上党者以嫩黄芪代之。

[附注]

[1] 胎动不安：妊娠期出现腰酸腹痛，胎动下坠，或阴道少量流血者，称为"胎动不安"，又称"胎气不安"。本病类似于西医学的先兆流产、先兆早产。

[2]"安奠"即稳稳地奠定，"二天"指脾肾。

（二）妊娠口干咽痛

妊娠三四个月，口干舌燥，咽喉微疼，胎动不安，甚则血流如经水。

病因：水亏之甚，肾火动。

治法：滋肺使生水，补肾少加清火之品。

药方：**润燥安胎汤**（《傅青主女科》）。

润燥安胎汤方歌

生熟两地萸麦冬，五味芩胶益母群。

润燥安胎名符实，舌干咽疼有奇能。

药品：熟地（九蒸）30g，生地（酒炒）9g，山茱萸（蒸）15g，麦冬（去心）15g，黄芩（酒炒）6g，五味子（炒）3g，阿胶（蛤粉炒）6g，益母草6g。

二剂而燥息，再二剂胎安，十剂胎不再动。补肾兼补肺，使肾不干燥，火不灼胎，方极妙，用之立应。万不可因咽疼而加豆根、射干等药，亦不可因过润而加云苓。

（三）妊娠吐泻腹疼

上吐下泻，腹疼难忍，胎动欲堕，刻不容缓。

病因：脾胃虚极。

治法：急救脾胃，兼补心肾之火，使土生而两相接续。

药方：*援土固胎汤（《傅青主女科》）。

援土固胎汤方歌

援土固胎白术参，山药桂附续断行。

杜仲炒黑山萸肉，枸杞炙草菟砂仁。

药品：人参30g，白术（土炒）60g，山药（炒）30g，肉桂（去粗，研）6g，附子1.5g，续断9g，杜仲（炒黑）9g，山萸肉（蒸）30g，枸杞9g，炙甘草3g，菟丝子（酒炒）9g，砂仁（炒，研）3粒。

此方救脾胃之药，十之八；救心肾之火之药，十之二。盖土崩非重剂不能援，火衰虽小剂而可助。妊娠忌桂附，又恐伤胎，且大热之药，应以分计，小热之药，以钱计。

（四）孕妇腰疼方

用黑料豆300g，炒焦热，白酒一大碗，煮至七分，空腹服自愈。

（五）孕妇心痛方

用大红枣14个，烧焦为末，以童便服之立愈。

（六）胎漏

妊娠下血名胎漏也称漏胎。胎不动，腹不痛[1]，时常有血流出者。

病因：气虚不能摄血，血热随气而下陷。

治法：补气泻火。

药方：**助气补漏汤**（《傅青主女科》）。

助气补漏汤方歌

助气补漏参芍芩，生地益母续草根。

补阳泻火治法巧，气血双调病乃宁。

药品：人参30g，白芍（酒炒）15g，黄芩（酒炒黑）9g，生地（酒炒黑）9g，益母草3g，续断6g，甘草3g。

人参为君药大补阳气、补脾调中；黄芩为臣药以泄阴火、安胎止血；白芍、生地亦为臣药，养血滋阴清热而止血；益母草为佐药，活血祛瘀使新血归经而止血；续断亦为佐药固肾壮腰以系胎；甘草为使药以调和诸药。火泄则血不热而无欲动之机，气旺则血有依而无可漏之窍。

一剂血止，二剂再不漏。此方补血不用当归妙。

又胎漏下血方：用五倍子末，酒服 6g。

又胎漏下血方：益智仁 18g，砂仁 9g。共为末，开水下 9g，三服效。

[附注]

[1] 胎漏腹不痛：比先兆流产症状轻。先兆流产指妊娠 28 周前，先出现少量的阴道流血，继而出现阵发性下腹痛或腰痛，盆腔检查宫口未开，胎膜完整，无妊娠物排出，子宫大小与孕周相符。如症状加重，可能发展为难免流产。

（七）妊娠子悬胁痛

妊娠子悬[1]胁痛。怀抱忧郁，以致胎动不安，两胁闷疼，如弓上弦。

病因：肝气郁结不通畅，不能分血助肾以养胎。

治法：开肝气之郁结而补肝血之干燥。

药方：**解郁汤**（《傅青主女科》）。

养血解郁，清热泻火。

解郁汤方歌

解郁汤中参术苓，归芍枳荷配砂仁。

清火一味山栀子，补血舒肝郁自平。

药品：人参 3g，白术（土炒）15g，茯苓 9g，当归（酒洗）30g，白芍（酒炒）30g，枳壳（炒）1.5g，砂仁（炒，研）3 粒，山栀子（炒）9g，薄荷 6g。

一剂闷痛除，二剂子悬定，至三剂而全安。去栀子，多服不复发。方中枳壳、薄荷理气解郁；白芍、当归养血和血，柔肝缓急；山栀子清肝泄热；人参、白术、茯苓益气扶脾；砂仁行气调中。配合同用，适用于肝郁脾虚、胎气上逆者。方加薏米 9~12g，尤妙。

[附注]

[1] 子悬：指妊娠胸胁胀满，甚或喘急，烦躁不安者，又称胎上逼心。《妇人大全良方》卷十二："紫苏饮治妊娠胎气不和，怀胎迫上胀满疼痛，谓之子悬。"

（八）又子悬

胎气不和，凑上心腹，或胀满头痛，心腹疼、胁腰痛。

病因：下焦气实，相火[1]旺盛，举胎而上，上迫心胸。

药方：**紫苏饮**（《普济本事方》卷十）。

紫苏饮方歌

苏归芍芎参腹陈，少用姜草紫苏饮。

怀胎迫上胀满痛，病名子悬相火升。

药品：紫苏 3g，当归 2.1g，川芎、白芍、陈皮、人参、大腹皮各 1.5g，甘草 0.9g，生姜 2 片。

[附注]

[1] 相火：《素问·天元纪大论》说道："君火以明，相火以位。"与"君火"（心火）相对而言。君火者，即使事物生长和变化的最高主持者和动力。以人体变化来说，它是人体生理活动的中枢，有了它生理活动才能进行。相火是在君火指挥下具体完成、促进人体生长发育的火。它是在君火主持指挥下发挥其作用的，处于臣使地位。有了它，君火的作用才能具体落实，此火乃相火也。故所谓"君火以明，相火以位"者，即君火的主持作用正常，相火的作用才能正常。君火相火的作用正常，人体的生理活动才能够正常进行。一般认为，肝、胆、肾、三焦均内寄相火；而其根源则在命门。

（九）妊娠跌损

胎妇有失足跌损，致伤胎元者，则腹痛胎动。

病因：气血素亏，又受闷挫，治须内外兼顾大补气血。

治法：去瘀而不伤胎，补气补血而不凝滞，固无通利之害，亦痊跌闪之伤。有益无损，即无胎闪挫者亦可用之。补气养血，祛瘀安胎。

药方：*救损安胎汤（《傅青主女科》）。

救损安胎汤方歌

救损安胎归地芍，参术炙草加苏木。

去瘀止疼没药乳，跌闪损伤皆可服。

药品：当归（酒洗）30g，白芍（酒炒）9g，生地（酒炒）30g，白术（土炒）15g，炙甘草 3g，人参 3g，苏木（捣碎）9g，乳香（去油）3g，没药（去油）3g。水煎服。

一剂疼止，二剂愈。

方中当归、白芍、生地滋阴养血安胎；人参、白术、炙甘草益气健脾；苏木、乳香、没药消散瘀血。全方大补气血之中，而稍加散瘀之品，又宜补血之品多于补气之药，则瘀散胎安矣。

（十）妊娠子鸣

胎至七八个月，忽然儿啼腹中，腰间隐隐作痛。

病因：胎妇气虚之甚。

治法：大补气使子母气和而啼止。

药方：**扶气止啼汤**[1]（《傅青主女科》）。

扶气止啼汤方歌

止啼汤中参芪冬，当归花粉草橘红。

大补肺气配合巧，强化母气治子鸣。

药品：人参30g，生芪30g，麦冬（去心）30g，当归（酒洗）15g，橘红1.5g，甘草3g，花粉3g。水煎服。

一剂啼止，二剂不再啼。

此方用人参、生芪、麦冬为君药大补脾肺之气，使肺气旺而啼止；当归为臣药补血，血足则气旺而能扶气；橘红为佐药理气而顺其子母呼吸；花粉亦为佐药滋阴润肺；甘草为使药以益气补中、调和诸药。

［附注］

［1］扶气止啼汤：临床多用于治疗气虚甚之妊娠子鸣，结合现代医学，妊娠七八个月是孕妇心脏负担较重的时期，由于血容量的增加引起心排出量增加和心率加快，出现心悸气短等症，临床需严格检查，除外妊娠合并心脏病。

（十一）妊娠腰痛腹痛渴汗狂躁

有胎妇口渴汗出，大饮冷水，而烦燥发狂。腰腹疼痛，以致胎欲坠者。

病因：胃火炽盛，煎熬胞胎之水，胞胎水涸失其所养，故胎动不安。甚至犯心越神，胎儿受迫，安能不下坠乎。经所谓二阳之病发心脾者[1]，正此义也。

治法：清热滋阴，健脾安胎。

药方：**息焚安胎汤**（《傅青主女科》）。

息焚安胎汤方歌

息焚安胎生地黄，参茯白术青蒿尝。

知母花粉凉且润，滋水泻火镇躁狂。

药品：生地（酒炒）30g，青蒿 15g，白术（土炒）15g，茯苓 9g，人参 9g，知母 6g，花粉 6g。水煎服。

三剂痊愈。此方药料颇重，恐人不敢用，不得不再为嘱之。怀胎而火盛若此，非大剂不能除。火不息，狂不止，胎不能安。况药味虽多，均是滋水之品，益而无损，原方不可加减。妊娠狂、燥，每误为别证，不曰痰甚，即云时疾传经。误服多药，数月不愈，甚至有打去胎而顾全大人生命为名者，更属糊涂至极。

对症用药，效与不效，固非容易，而所更难者，全在认识病证。单纯的同样的病，尚易辨识。倘有兼证，或由误药，或由气候，或由脏腑的阴化、阳化而转变，难辨本病的真面目，则标本难分，用药困难。医者务仔细，而再仔细。

[附注]

[1] 二阳之病发心脾：见于《素问·阴阳别论篇第七》，是指足阳明胃与手阳明大肠之病，因心脾有病而影响到胃肠而发病的。因隐曲而肝郁，因肝郁影响到心脾气郁不舒，即木克土、母病及子；脾胃相表里，以致二阳胃病。此处是因心脾先病影响到胃病，因胃火太旺而烁水。

（十二）妊娠中恶

怀孕在身，痰多作怪，疑为鬼神祟恶，腹中疼痛，胎向上顶。

病因：痰多作祟，以至胎动上行。妊娠中恶[1]而胎不安。

治法：补气以生血，补血以活痰，再加清痰之品，则气血不亏，痰亦易化矣。

药方：**消恶安胎汤**（《傅青主女科》）。

应改为消痰安胎汤。

药品：当归（酒洗）30g，白芍（酒炒）30g，白术（土炒）15g，茯苓 15g，人参 9g，甘草 3g，陈皮 1.5g，花粉 9g，苏叶 3g，沉香（研末）3g。

此方大补气血以逐痰。

[附注]

[1] 中恶：病名。又称客忤、卒忤。《证治要诀·中恶》："中恶之证，因冒犯不正之气，忽然手足逆冷，肌肤粟起，头面青黑，精神不守；或错言妄语，牙紧口噤，或头旋晕倒，昏不知人。感受秽毒或不正之气，突然厥逆，

不省人事。"

（十三）妊娠多怒堕胎

妊娠之后多怒。妊娠已成形，或未成形，气血衰微，不能固胎，其胎必堕。

病因：性急怒多，肝火大动而不静。

治法：平其肝中之火，利其腰脐之气，使气生夫血，而血清其火。

药方：**利气泻火汤**（《傅青主女科》）。

药品：人参 9g，白术（土炒）30g，甘草 3g，熟地（九蒸）15g，当归（酒洗）9g，白芍（酒炒）15g，茨实（炒）9g，黄芩（酒炒）6g。水煎服。

服数十剂后胎安不堕。

此方于补气药中加泻火之品，使之气旺而火平。故于补气药中加黄芩以泻火。又有熟地、归、芍以滋肝而壮水之主，则血不燥而气得和，怒气息而火自平。性急多怒，不用舒肝药是因为有胎之故。

注意：妊娠一门，总以补气、养血、安胎为主，胎安则百病自除。试看妊娠门诸方，多用参、术、苓、芪、归、地、芍即以补气、养血为主。气血旺，而胎自安，再辅以本病主药，则治病、安胎平稳而神效矣。

此节中症状、治法权宜轻重，包括了一个治病的总则。学者务需细心体会而熟记之，并宜参看《傅青主女科》原文。

第二节 小 产

一、行房小产

病因：因不慎房事，动胎而小产。气虚脱而血崩[1]，肾水亏而火盛，虚火也。

治法：大补气，精血自生而血自止，火自清。

药方：*固气填精汤（《傅青主女科》）。

固气填精汤方歌

固气填精参芪术，熟地当归三七末。

引血归经黑芥穗，大补气血防气脱。

药品：人参 30g，生芪 30g，焦术 15g，大熟地（九蒸）30g，当归（酒洗）15g，黑芥穗（炒黑）6g，三七（研末冲服）9g。水煎服。

一剂血止，二剂身安，四剂痊愈。

注意：小产、血崩，多由行房而致。若年逾四十，参、芪宜倍用，熟地宜减半用，以其气虚火衰也。否则，每令气脱不救。

此方之妙，妙在不清火，而唯补气补精。其取得收效的神妙之处，就在于诸药温润能除大热，而热是虚，故补气自能摄血，补精自能止血，意在治本。

[附注]

[1] 血崩：血崩亦称崩中、暴崩，指妇女不在经期而突然阴道大量出血且量多不止的急性病证。崩之病名首见于《黄帝内经》："阴虚阳搏谓之崩。"

二、安胎、催生方

1. *保产神效方 （《傅青主女科》补集）

一名开骨散，一名保产无忧散[1]。有"十三太保"方之称，具安胎、催生之功。

保产神效方方歌
归芎菟丝一钱半，胎产圣药对君言。
荆芥八分芍钱二，川贝面子冲一钱。
生芪八分能补气，枳朴艾叶七分煎。
姜草五分水二盏，生姜三片引在前。
若还妇人体太虚，人参五分加里边。
药名无忧易生散，安胎催产两周全。
横生逆养全不怕，死胎难产效如仙。

药品：当归（酒洗）4.5g，川芎4.5g，菟丝子（酒泡）4.5g，荆芥穗2.4g，白芍（冬用6g，酒炒）3.6g，川贝母（去心，净煎好，方和入）3g，黄芪（蜜炙）2.4g，厚朴（姜炒）2.1g，蕲艾（醋炒）2.1g，川羌活1.5g，枳壳（面炒）1.8g，甘草1.5g，生姜3片，水二盏煎八分，渣水一盏，煎六分。产前空腹服两剂，临产随时热服。

如临产及胎动不安并势欲小产者，皆临时热服。如人虚极加人参1.5g。此方有胎能安胎，临产能催生。

[附注]

[1] 本方适用于孕晚期胎动不安，腰酸腹痛难产，并可用于纠正胎位，也用于妊娠呕吐痰水、心中郁闷、头重目眩、恶闻食气等。因方中有活血行

气之品，故妊娠早期不宜用，而且没有胎动不安情形者，也不宜随便服用。在胎儿月份较大，有阻碍气血流通时，才可斟酌使用。故临证用药，应详审病情，仔细辨证。保产无忧散并非胎产通用之方。

2. 束胎丸（《丹溪心法》）

一名八月束胎丸。扶助母气，紧束儿胎。治妊娠七八月后，肚腹过火，服之使胎气敛束易产。胎妇盛壮者宜之。

束胎丸方歌
胎妇腹大束胎丸，白术茯苓陈芩添。
产母体壮甚相宜，收敛胎气易生产。

药品：白术 60g，茯苓 22.5g，陈皮（忌火）90g，黄芩 22.5g。分作五剂，水二盅，煎至六七分服。

凡患难产者，多由内热灼其胞液，以致临产之际，干涩而难；或脾气怯弱，不能运化精微，而令胞液不足，亦难产之道也。用白术、茯苓益其脾土而培万物之母；用黄芩清其胎热，泻火而存胞液；用陈皮者，取其辛利，能流动中气，化其肥甘，使胎气不滞，儿身勿肥耳。此束胎之义也。（《医方考》）

第三节　胎产前后其他病症

一、胎产前后下血

治怀胎后，经水又来，或生产后下血，腰酸腹疼。胎上抢心或胎动不安等症。

药方：**胶艾汤**（《外台》卷三十三引《小品》）。

胶艾汤方歌
阿胶艾叶两般全，能治胎动腰腹酸。
腹痛下血皆可治，胎上抢心服之安。

药品：阿胶 60g，艾叶 60g，以水 5 升，煮取 2 升半，分 3 次服。

胎动下血危急等症验方
一两砂仁作末捣，生地二两酒微炒。
胎动将坠危急症，两次分服安胎妙。

药品：生地（酒微炒）60g，砂仁（作末）30g。黄酒一碗，水一碗，煎好分二次服，立愈。

二、胎死腹中

1. *佛手散（《删补名医方论》）

怀胎六七月后，因跌磕伤胎，或子死腹中疼痛不已。口噤昏闷，或心腹饱满血上冲心者服之，生胎即安，死胎即下。又治横生倒产、产后腹痛发烧、头痛。逐败血，生新血，能除诸疾。

佛手散方歌

大补精血有奇能，当归川芎两样平。

六七月后伤了胎，因事跌磕痛难忍。

腹疼口噤闷又晕，心腥胀满血上冲。

生胎即安死胎下，又治倒产或横生。

产后发热头腹疼，逐淤生新百病宁。

当归、川芎各等分，水七分，酒三分，煎服。

横生逆产，子死腹中，加黑豆150g，炒焦，乘热淬于水中，加童便一半煎服，少须再服。加龟板一具，梳发一团，名开骨散。

不以归芎命名而曰佛手，是因为此方治妇人胎前产后诸疾，犹如佛手之神妙。

当归、川芎为血分之主药，性温而味甘辛，以温能和血，甘能补血，辛能散血；川芎辛窜，捷于升散过则伤气，故不可单服久服。

2. *平胃散[1]

燥湿健脾，消胀散满。主治脾土不运，湿浊困中，胸腹胀满，口淡不渴，不思饮食，或有恶心呕吐，大便溏泻，困倦嗜睡，舌不红，苔厚腻，又治胎死腹中[2]。

平胃散方歌

平胃散用草陈皮，苍术厚朴四味宜。

倍加朴硝下死胎，酒水各半煎服之。

苍术、厚朴、陈皮各9g，炙甘草3.6g，酒水各半煎好。投朴硝12~15g，再煎三五沸，去渣温服，其胎即化为秽水而出。若仓促无药，只用朴硝15g亦效，以童便温调服。

如猫犬胎死腹中，不能下而号叫者，灌之立效。

无死胎者，去朴硝。

脾虚无湿或阴虚之人，症见舌红少苔，口苦而渴，或脉数者，都禁用。

[附注]

[1] 此方为下死胎之用。本书第八章泄泻中的平胃散用于燥湿运脾、行气和胃，治脾胃不和等症。两处方剂同名，但用药有所不同（此方加朴硝），汤歌亦不同。

[2] 平胃散治胎死腹中：有研究认为，平胃散下死胎的作用在于，胎已死，保母就是救治的基本原则。冲脉起于胞宫，胎死腹中必损伤冲脉。《难经·二十八难》曰"冲脉者，起于气冲，并足阳明之经"，据此后人提出"冲脉隶属阳明"的观点。针对胎死腹中羊水破裂子宫中腥臭的情况，用芳香避秽、燥湿运脾、行气和胃的平胃散正好发挥其作用，而用朴硝下死胎，在《千金方》《外台秘要》等唐代大部头方书中都有记载。因此，真正能下死胎的是朴硝而非平胃散。妊娠期各种病症若符合平胃散适应证的均可放心大胆使用。[郭彦宝，单志丹，姚文轩. 能下死胎的是朴硝而非平胃散 [J]. 环球中医药，2013，6（12）：929-930.]

三、子痫

药方：*羚羊角散[1]。

治子痫。胎妇数月，忽然中风，涎潮晕朴，目吊口噤，角亏反张，名为子痫。

羚羊角散方歌
胎前中风涎潮朴，目吊口噤角反弓。
羚羊角末一钱整，芎归独防薏苡仁。
记取五加神酸枣，八味半钱草三分。

药品：羚羊角末 3g，川芎、当归、独活、防风、薏苡仁、五加皮、茯神、酸枣仁（炒）各 1.5g，甘草 0.9g，姜 2 片。

方用羚羊角、酸枣仁、茯神等息风镇痉、安神，配用当归、川芎、五加皮养血通络，为其配伍特点。临床如见筋脉挛急、手足搐搦之肝风内动甚者，可加钩藤、石决明、龙骨、牡蛎等。

[附注]

[1] 本方与原方相较，去杏仁、木香，药品剂量也有所调整。

四、子气

药方：**天仙藤散**（《宋·校注妇人良方》）。

治子气。妇人冲任，素受血风[1]，因怀胎而足肿，喘闷妨食，甚则脚指出黄水，病名子气，非水也。

天仙藤散方歌

仙藤香附乌草陈，五样调和各等分。

苏叶木瓜生姜引，胎妇子气此方平。

药品：天仙藤（即青木香藤微炒）、香附（炒）、乌药、陈皮、甘草等分，每服9g，加苏叶、木瓜、生姜各3片同煎。日三服。

方用天仙藤行气化湿，为治妊娠气滞肿胀之要药；助以香附、陈皮、苏叶理气安胎，木瓜佐其化湿消肿；全方共奏理气化湿、安胎消肿之功，为其配伍特点。临床应用以妊娠肿胀、胸胁满闷、饮食减少、苔薄腻、脉弦滑，为其辨证要点。

[附注]

[1] 血风：血虚生风。一见风全身就疼痛、头痛，还伴有呕吐。

五、子烦

怀胎之后，心惊胆怯，终日烦闷，名子烦。

药方：**竹叶散**。

受胎四五个月，相火[1]用事，或盛夏君火[2]大行，俱能乘肺，以致烦躁，胎动不安，亦有停痰积饮，滞于腹膈，以致烦躁者。

竹叶散方歌

胎妇胆怯心又惊，烦闷不安名子烦。

钱半冬苓竹十叶，人参五分配合全。

药品：淡竹叶10片，麦冬4.5g，茯苓4.5g，人参1.5g。

假如要用茯苓为君，无人参有防风；如有痰者加竹沥；如相火盛者，用知母丸；君火盛者，单黄连丸；心神不安者，用朱砂安神丸。切不可当作虚烦用栀豉等药治。

[附注]

[1] 相火：指寄居于肝肾二脏的阳火，是人体生命活动的动力。一般认为，肝、胆、肾、三焦均内寄相火，而其根源则在命门。

[2] 君火：指心火。因心为君主之官，故名。君火居于上焦，主宰全身；相火居于下焦，温养脏腑。二者各安其位，共同维持机体正常功能。

六、怀胎咳嗽

怀胎数月，咳嗽不止，胎气不安。

紫苏汤方歌

紫苑桔梗并天冬，桑皮竹茹草杏仁。

利气清肺入蜜服，胎前咳嗽有奇能。

药品：紫苑 3g，桔梗 1.5g，天冬 3g，甘草 1.5g，桑白皮 1.8g，杏仁 1.8g，竹茹 1.2g。水煎入蜜温服。

七、怀胎转胞

转胞者，指妊娠小便不通，即孕妇因胎压迫膀胱，脐下急疼、溲数[1]，或闭也因气血虚弱，痰饮壅滞所致，多与中气不足有关。

药方：***参术饮**（《丹溪心法》卷五）。

调养荣卫，化痰理气，清升浊降。治怀胎转胞。

参术饮方歌

八珍汤内去茯苓，加入陈夏参术饮。

胎妇转胞此能医，溲数溲闭保安宁。

药品：当归 3g，熟地 4.5g，川芎 1.8g，白芍 2.4g，人参 3g，白术 4.5g，陈皮 2.4g，半夏 2.1g，炙甘草 1.5g，姜 3 片。

此即八珍汤去茯苓，加陈皮、半夏以除痰。脾虚补以四君，血虚补以四物，痰饮消以二陈，使气得升举而胞自通也。

[附注]

[1] 溲数：即小便频数、排尿次数频多

八、胞衣不下

（一）胞衣不下心烦意乱

产后二三日，胞衣不下，心烦意乱，时欲昏迷。

病因：血少干枯，粘连腹内，瘀血难行，恐有血晕[1]。

治法：宜大补气血，使血生以送胞衣。

药方：***送胞汤**（《傅青主女科》）。

送胞汤方歌

送胞汤用川芎当，乳香没药益母尝。

引血归经黑芥穗，协助药力加麝香。

药品：当归（酒洗）60g，川芎15g，益母草30g，乳香（不去油）30g，荆芥（炒黑）9g，没药（不去油）30g，麝香（研，另冲）0.15g。水煎服。

此方用芎、归补气血，以荆芥引血归经，用益母、乳香等药逐瘀而下胞衣。新血既生，旧血难存，气旺上升而瘀浊自降。

（二）胞衣不下无烦躁

有妇人子下地五六日，而胞衣留于腹中，百计治之不能下，而又绝无昏晕烦躁之状[2]。

病因：气虚不能推送。清气不升、浊气不降，瘀血在腹，一定作怪而昏晕。今亦安然者，是清浊之气两不能升也。

药方：*补中益气汤（《傅青主女科》）。

药品：人参9g，生芪30g，柴胡0.9g，炙甘草0.3g，当归15g，白术（土炒）1.5g，升麻0.9g，陈皮0.6g，莱菔子（炒研）1.5g。水煎。

一剂而胞衣下。补中益气汤为提气之药，并非推送之剂，为什么能降胞衣如此之快呢？然而浊气之不降者，是由于清气之不升之故，提其气，则清升而浊降。浊气降则腹中所存之浊物无不随浊气而尽降，不必用推送之法。况又加莱菔子数分，能理浊气，不致两相干戈，所以收效显著。

本条实分清降浊之一大法则。举此清浊不分，阳气下陷等病，都应如此治法。

此方即补中益气汤加莱菔子，但药品轻重配合巧妙，须注意。

（三）胞衣不下腹痛

产儿已出胞衣不下，脐腹坚满胀急疼痛。

药方：*牛膝汤（《得效》卷十四）。

牛膝汤方歌

胞衣不下牛膝汤，牛膝木通滑石将。

归瞿合用黄葵子，化下胎衣见力强。

药品：牛膝9g，木通9g，滑石12g，当归3g，黄葵子4.5g，瞿麦3g。水煎服。

（四）胞衣不下恶血冲心

用五灵脂半炒半生，研末，每服6g，温酒下。

（五）胞衣不下偏方

用灶脚下泥，敷肚脐眼内，将甘草一味煎汤服之，胞衣即下。

（六）胞衣不下其他治法

依男左女右法，生男者将产妇左足向上抬举；生女者将产妇右足向上抬举，而胞衣立下。

［附注］

［1］血晕：指产妇分娩后突然头晕眼花，不能起坐，或心胸满闷，恶心呕吐，痰涌气急，心烦不安，甚则神昏口噤，不省人事。

［2］现代产科中，胎儿娩出后，胎盘应在 15 分钟内排出体外，一般不超过 30 分钟。如果发生胎盘滞留、粘连、植入等情况，需要积极采取措施。本节（治胎衣不下）所列产后二三日胞衣不下，又胞衣不下五六日的情况，在目前条件下已基本见不到了。为防止产后出血、产后发热等并发症的出现，及时清除胎盘是非常必要的。送胞汤已不再应用，补中益气汤出自李东垣的《脾胃论》，原为健脾补气、升阳举陷之剂，此处，经傅氏加少许莱菔子，使其顺畅腑气、理气降浊，气机调畅而清升降浊，故能推陈出新。目前临证如遇胎盘不下，可以采用现代医学手段清宫治疗，补中益气汤等方剂仍可作为辅助用药，探索中西医结合治疗产科的新路。

九、正产气虚血晕

妇女产儿后，忽然眼目昏花，呕恶欲吐，中心无主，或神魂外越，恍若天上行云[1]。

病因：气虚将脱。新产之妇，心血尽倾，所赖几微之气。今气又虚而欲脱，以致君心无获，内庭[2]纷乱而血晕。

治法：大补气血，而兼带解晕。

药方：**★补气解晕汤**（《傅青主女科》）。

补气解晕汤方歌

补气解晕参芪当，姜炭行瘀又引汤，

引血归经芥炭妙，方剂配伍不寻常。

药品：人参、生芪各 30g，当归（不酒洗）30g，芥炭 9g，姜炭 3g。水煎服。

一剂晕止，二剂心定，三剂而血生，四剂而血旺，不再晕矣。此乃解晕之圣药，原方极效，不可加减。

用参芪以补气，使气壮而生血；用当归以补血，使血旺而养气。气血两旺，而心自定。用芥炭引血归经，用姜炭以行瘀引阳，瘀血去而正血归，不必解晕而晕自解。一方之中药只五味，而显效之奇如此。

[附注]

[1] 本条强调阴不内守，虚阳外越的脱症，虽然没有指出产中出血情况，但究其病因，因为出血量较多，气随血脱，心失所养。治疗应本着急则治标，缓则治本的原则。导致产后血晕的病机有虚、实之分。虚者多因气血暴亡，心神失守；实者多有瘀血上攻，扰动心神。虚者为脱，实者为闭，所以治疗需要鉴别清楚，明确病因，分别处理。本条可与西医产后出血引起的虚脱、休克或羊水栓塞等病互参。产后出血属于急症，临证多借助现代医学手段紧急处理。此方可作为辅助治疗手段。

[2] 内庭：内部的庭院，此处引申指君心所居之处所。

十、正产血晕不语

产妇有子方下地，即血晕不语，本在不救。但救之得法，亦有能生者。

病因：气血两脱。

治法：急用银针刺其眉心[1]，得血出就会说话了。然后以人参30g煎汤灌之，人可救。或用生芪60g，当归30g，名曰当归补血汤[2]，煎汤灌之，亦得生。万不可于二方之中，轻加附子。因附子无经不达，反引气血之药，走而不守，不能专注于胞胎。不若参、归、芪，直救其气血之绝，聚而不散也。

因产母昏晕，血室[3]空虚，无以养心，以致晕。舌为心之苗，心既无主，舌又怎能出声。

眉心之穴，上通于脑下通于舌，而其系则连于心，刺其眉心，则脑与舌俱通，而心之清气上升，则瘀血自然下降。然后以参、芪、归之能补气生血者，煎汤灌之，则气与血接续，又何至于死亡乎。虽单用参、芪、归，亦有能生者，然终不若先刺眉心之为更妙。世人只知灸眉心之法，而不知刺更胜于灸，因灸法缓而刺法急，缓则难于救绝，急则易于回生。所谓急则治其标，缓则治其本，说的就是这个道理。

[附注]

[1] 眉心：即印堂穴，是经外奇穴之一，位于人体的面部，两眉头连线中点。主要功用是清头明目，通鼻开窍。现代临床研究证实，对于眩晕、耳

鸣、头痛、高血压、急性腰扭伤等疾病，针刺放印堂穴血确有很好的治疗效果。

［2］当归补血汤：金元时代李东垣所创造的益气补血方剂，由黄芪和当归两味药以 5∶1 比分组成，具有益气生血功效。此处方剂剂量有所调整，着重气血双补。

［3］血室：首见于仲景《伤寒杂病论》。多解释为三种意思，一子宫，二肝脏，三冲脉。此处指子宫。

十一、产后败血攻心而狂

产后二三日发热，恶露不行，败血攻心，狂言呼叫，甚欲奔走，拿提不定[1]。

病因：血虚心不得养似热，实非热也，心包不安也。

治法：大补心中之血，使各脏腑分取以自养，不扰心君，则心君泰然，而心包亦安矣。

药方：*安心汤（《傅青主女科》）。

安心汤方歌

安心汤为定晕狂，归芎又配生地黄。

丹皮蒲黄荷叶引，一服狂定勿过量。

药品：当归 60g，川芎 30g，生地（炒）15g，丹皮（炒）15g，生蒲黄 6g，干荷叶 1 片。水煎服。

一剂而狂定，恶露亦下。

此方用芎归以养血，为什么又用生地、丹皮以凉血，似乎并非产后所宜，殊不知恶露所以攻心，是由于虚热相犯。于补中凉之，而凉不为害，况且增加了荷叶，七窍相通以引邪外出，不惟内不害心，且使用蒲黄以分解恶露。但只可暂用以定狂，切不可多用，谨之慎之！

服药之后，狂定。宜服加味生化汤。

加味生化汤方歌

产后先用生化汤，全归川芎桃草姜。

恶露不行儿枕痛，逐瘀生新称奇能。

产后一切危急症，加减通用保安宁。

恶露已去腹痛止，原方多服去桃仁。

口渴加冬五味子，寒疼加桂并砂仁。

若伤肉食加山楂，伤饭麦芽用几分。

药品：当归（酒洗）33g，川芎9g，桃仁（研）4.5g，丹皮4.5g，荆芥穗（炒炭）3g。服四剂。

[附注]

[1] 产后败血攻心所致晕狂，类似于现代医学的产褥期抑郁症，多在产后2周内发病。中医认为，此证以产后阴血匮乏为其发病根本因素，治以养血安神，活血行气。

十二、正产肠下

正产肠下[1]，也是危症。

病因：气虚下陷而不能收。

治法：气虽下陷，不敢尽升提其气，恐使瘀血一并升腾于上，而有冲心之患。法当大补其气，使气旺力强，肠可升矣。

药方：**补气升肠汤**[2]（《傅青主女科》）。

补气升肠汤方歌

补气升肠参芪归，白术川芎升麻来。

生产肠下危急症，一剂升肠保生回。

药品：人参（去芦）30g，生芪30g，当归（酒洗）30g，焦术15g，川芎（酒洗）9g，升麻0.3g。水煎服。

一剂而肠升矣。此方纯于补气，全不去升肠，即使用升麻0.3g，也不过是引气而升。因升麻少则气升，多则血升。

又方：用蓖麻仁49粒捣烂涂顶心[3]，以提之。肠升之后即刻洗去，时久则恐吐血。此亦升肠之一法也。

生子时有子未生肠先下者，名盘肠生，勿服此方（升肠汤）。急取净盆，用凉开水，将肠置盆内勿惧，静待子下后，肠即徐徐而收回。若时久盆与肠俱冷，不能速收，急用开水一盆，待温，以入得手为度，将温水倾于置肠盆内，肠热气充，即可收起矣。若子先下，急服此方（升肠汤）少迟恐气脱不救。前后二方极效，不必加减。

[附注]

[1] 肠下：指产肠不收，属于子宫脱垂或阴道壁膨出。

[2] 补气升肠汤：即补中益气汤减去偏于温燥的柴胡、陈皮，加入行气活血的川芎而成。蓖麻仁外敷，除可用于脱出的子宫颈部，还有报道贴于下丹田，亦即神阙、气海、石门、关元四个穴位上治疗产肠不收也有奇效。因

蓖麻仁有毒，故一般不可口服或外用过久。

盆底功能障碍性疾病给产妇带来的身心痛苦逐渐受到人们的重视，如子宫脱垂、压力性尿失禁、阴道壁膨出等都会影响女性健康、家庭和睦。现代医疗通过药物治疗、物理性刺激、手术纠正等方式可以改善症状。本条以气虚下陷造成的子宫脱垂为例，阐述了补气升提的中医治疗方法。

[3] 顶心：此指脱出的子宫顶端中心位置，应是官颈口。

十三、产后少腹疼

（一）腹痛实证

产后小腹痛[1]，甚则结成一团，按之愈痛。

病因：瘀血作祟，非儿枕[2]也。

治法：为避免消耗气血，于补血之中，行消瘀之法。

药方：*散结定疼汤（《傅青主女科》）。

散结定疼汤方歌
散结定疼血不耗，瘀血宜于补中消。
归芎丹皮益母草，芥炭乳香山楂桃。

药品：当归（酒洗）30g，川芎（酒洗）15g，丹皮（炒）6g，益母草9g，黑芥穗6g，乳香（去油）3g，山楂（炒）10粒，桃仁（泡，去皮尖，炒，研）7粒。水煎服。

此方以当归为君，养血活血；用川芎、山楂、桃仁、益母草加大活血化瘀的作用；佐以丹皮凉血活血，配以黑芥穗消风止血，一清一温相合，增加辛散化瘀之力，又无伤血之弊。从而逐瘀于补血之内，消块于生血之中，妙在不专攻疼痛，而疼痛止。有人误为儿枕痛，动用元胡、苏木、蒲黄、灵脂之类以化血块，效果不佳。

（二）腹痛虚证

病因：血虚之故。产后失血过多，血室空虚，腹痛者十居八九。大凡产后之虚痛，尤宜补焉。

治法：产后宜补，虚痛更宜补，用补气血之品。

药方：*肠宁汤（《傅青主女科》）。

治产后血虚，小腹疼痛，按之即止，恶露量少，色淡，大便干结者。

肠宁汤方歌
肠宁汤中归地参，胶珠山药续断冬。

少用肉桂并甘草，大补气血止腹疼。

药品：当归（酒洗）30g，熟地（九蒸）30g，人参9g，麦冬（去心）9g，阿胶（蛤粉炒）9g，山药（炒）9g，续断6g，甘草3g，肉桂（去粗，研）0.6g。水煎服。

二剂而疼止，多服更宜。

当归、熟地、阿胶、麦冬养血滋阴；人参、山药、甘草扶脾健中；续断补肾养肝；少许肉桂温通血脉。全方合用养血益阴，补气生精。血充胞宫得养，气足血得以行，其痛可除。

此方补气而不郁，补血而不滞。前后二方极效，不必加减。

注意：凡各方中，所用人参，即今时党参，须切记之。人参提气，产后最忌，切不可用。

[附注]

[1] 孕妇分娩后，由于子宫的缩复作用，小腹呈阵阵作痛，多于产后1~2日出现，持续2~3日后自然消失，西医学称"宫缩痛""产后痛"，属于正常生理现象，一般不需要治疗。若腹痛阵阵加剧，难以忍受，或虽腹痛绵绵，但疼痛不止，则为病态，应予以治疗。其主要病机是气血运行不畅，不通则痛，或不荣则痛。

[2] 儿枕：病症名，又名儿枕痛、儿枕不安、块痛、产枕痛、血枕痛、血块痛、血母块、产后儿枕腹痛、产后腹中块痛等。血块作痛，俗名儿枕痛。

十四、产后气喘

产后的危险之症，如不急治，立刻死亡。

病因：气血两脱。血已脱，仅剩微弱之气，急宜补气以救血。

治法：补气、补血、补精、补命门之火，再引血归经。

药方：**＊救脱活母汤**[1]（《傅青主女科》）。

救脱活母汤方歌

救脱活母参芪当，熟地冬胶枸杞襄。

巧配肉桂黑荆介，挽回阴阳救危亡。

药品：人参60g，当归（酒洗）30g，熟地（九蒸）30g，枸杞子15g，山茱萸15g，麦冬（去心）30g，阿胶（蛤粉炒）6g，肉桂（去粗皮，研）3g，芥炭6g。水煎服。

一剂喘轻，四剂痊愈。此方用人参以接续元阳[2]，再补血，补肝肾之精。

所以又用熟地、山茱萸、枸杞之类，配合人参，以大益肺气，则肺气健旺，升提有力。又恐产后用补阴之药，腻滞不行，加肉桂，以补命门之火，使火气有根。助人参以生气，且能运化地黄之类，以化精生血。若过于助阳，万一血随阳动，瘀而不行，亦非保全之策，更加芥炭以引血归经，则肺气安而喘息止，此治法可谓神矣。

注意：此条之治法、用药之分配，方妙，不可加减。

[附注]

[1] 本病属中医败血冲脉之急症，与现代医学的羊水栓塞类似，故应全力抢救为主，此方单用不可取。

[2] 元阳：中医谓人体阳气的根本。宋代范成大的《问天医赋》："元阳之气，可斤可两。"俗亦谓男子的精气。

十五、产后恶寒身颤

产后恶寒、恶心、身颤、发热作渴。并非伤寒，是气血两虚，正不敌邪。

病因：产妇失血过多，气血耗损，卫气不固，抵抗外邪能力较差，风邪外袭所致。

产妇失血既多，则气必大虚，气虚则皮毛无卫[1]，风即可乘虚而入，是以气血两虚。

治法：温补气血。产后之风易入而亦易出，凡有外邪之感，不必祛风。治其内寒而外寒自散；治其内弱，而外热自解；壮其元阳，而身颤自除。

药方：**十全大补汤**[2]（《太平惠民和剂局方》）。

十全大补汤方歌
苓术参甘四味同，方名君子取谦冲。
四物归地芍川芎，血气诸方括此中。
四君四物诸品合，双疗气血八珍崇。
桂芪加入八珍煎，大补功宏号十全。

药品：人参9g，茯苓9g，白术9g，甘草（炙）3g，川芎3g，当归9g，熟地15g，白芍（炒）6g，生芪30g，肉桂3g。水煎。

本方系由四君子汤合四物汤再加黄芪、肉桂而成温补诸虚的基本方。方中人参、白术、茯苓、甘草以补气；熟地黄、当归、川芎、白芍以补血；更与补气之黄芪少佐肉桂，使补益气血之功更强，因其药性偏温，用于气血两亏而偏于虚寒者为宜。

一服而诸病自然悉愈，可连服数剂，此方即补正祛邪之意。

[附注]

[1] 皮毛无卫：指皮毛没有了卫气的屏障防卫功能。

[2] 临床常用于慢性疲劳综合征，抗癌辅助治疗，防治放、化疗的不良反应，骨质疏松症，低蛋白血症，慢性肾炎，肾病综合征，蛋白丢失性胃肠病，慢性消耗性疾病，胃下垂，白细胞减少症，血小板减少症，慢性萎缩性胃炎，贫血症，功能性子宫出血，闭经，不孕不育，月经不调，脑供血不足等多种疾病的治疗。

十六、产后恶心呕吐

病因：若初产一二日，恶心呕吐，是恶露未净，宜服加味生化汤；若恶露已净而呕吐，是肾胃虚寒，宜服温肾止呕汤。

治法：温肾健脾，行气止呕。

药方：**温肾止呕汤**（《傅青主女科》）。

温肾止呕汤方歌

温肾止呕茯苓参，熟地巴戟暖肾经。

白术山黄炮姜入，白蔻一粒配橘红。

药品：熟地（九蒸）15g，巴戟（盐水浸）30g，人参9g，白术30g，山茱萸（蒸，去核）15g，炮姜3g，茯苓（去皮）6g，白蔻（研）1粒，橘红（姜汁洗）1.5g。

水煎。一剂呕吐止，四剂痊愈。此方补肾之药多于治胃之品，因治肾仍是治胃。所以肾气升腾而胃寒自解，不必用大热之剂，温胃而寒祛也。

服此方必待恶露尽后。若初产一二日之内，恶心欲呕，乃恶露上冲，宜服加味生化汤。

药方：**加味生化汤**（《傅青主女科》）。

药品：全当归（酒洗）30g，川芎6g，炮姜3g，东楂炭6g，桃仁（研）3g。用黄酒一杯、水3杯同煎。

十七、产后血崩

病因：产后半月，血崩昏晕，神志不清，是心肾两伤，不慎房帏之过。

治法：大补气血。

药方：*救败求生汤*（《傅青主女科》）。

227

补气以回元阳，摄血以归神，生精而续命。

救败求生汤方歌

求生汤中参术当，山萸山药熟地黄。

枣仁附子配合好，大补气血回元阳。

药品：人参 60g，当归（酒洗）60g，白术（土炒）60g，熟地（九蒸）30g，山萸（蒸）15g，山药（炒）15g，生枣仁 15g，附子（制）0.3g 或 3g。水煎服。

一剂而神定，二剂晕止，三剂血亦止。倘一服见效，连服三四剂，减去一半，再服十剂，可庆更生。亦有中气素虚，产前二三日内，又犯房事，以致产后顷刻之间，血崩不止，气亦随之而脱，此症非急用独参汤不治，用真东北人参 15g，打碎，急煎，迟则气脱不及待也。煎成徐徐灌之，待气定再灌一服，然亦不过救十中之一二。

十八、产后手伤胎胞，出血不止

接生婆手入产门助产，引起出血不止。

病因：气血亏虚，又兼外力损伤，导致虚损。

治法：补气养血，活血化瘀，祛瘀生新。

药方：**完胞饮**（《傅青主女科》）。

药品：人参 30g，白术 30g，茯苓（去皮）9g，生芪 15g，当归（酒炒）30g，川芎 15g，红花 3g，桃仁（泡，炒，研）10 粒，益母草 9g，白及末 3g。用猪羊胞一个，先煎汤，后煎药。

十剂痊愈。用补气养血之品培护，加桃仁、红花、益母草活血化瘀以祛瘀生新，更加白及末收敛止血，活血而不动血，收涩而不留瘀。胞破诸方，其他书也有，但不如此方之妙。

十九、产后恶露不行、腹痛、儿枕痛

药方：*生化汤（《傅青主女科》）。

养血祛瘀，温经止痛[1]。治产后恶露[2]不行、腹痛、儿枕痛等症。汤歌见前加味生化汤。

药品：当归 15g，川芎 6g，桃仁 6g，干姜 3g，甘草 3g。

水煎，每日 1 剂，分 2 次服用。

临床中瘀滞较甚者，可加蒲黄、五灵脂、延胡索、益母草等祛瘀止痛；小腹冷痛较剧者，可加肉桂、吴茱萸、乌药等温经散寒；气滞明显者，加木香、香附、乌药等理气止痛；产后失血过多，面色无华，脉细者，可加阿胶、大枣以益气养血。

使用注意：若产后血热而有瘀滞者不宜使用；若恶露过多，出血不止，甚则汗出气短神疲者，当属禁用。

[附注]

[1] 本方为治疗产后瘀阻腹痛之常用方，证由产后血虚寒凝、瘀血内阻所致。方中补血活血，化瘀生新之当归，对子宫具有双向作用，其挥发油成分能对抗肾上腺素和垂体后叶素对子宫的兴奋作用，抑制子宫收缩幅度及收缩频率，而非挥发性物质成分则对离体子宫有兴奋作用，能促进子宫的收缩。临床上常用于产后子宫复旧不良、产后宫缩疼痛、胎盘残留、人流及引产后阴道不规则性出血、子宫内膜炎、产后尿潴留等产后血虚寒凝，瘀血内阻者。

[2] 恶露：妇女产后，由阴道排出的瘀血、浊液。产妇分娩后随子宫蜕膜特别是胎盘附着物处蜕膜的脱落，含有血液，坏死蜕膜等组织经阴道排出称为产后恶露。

二十、产后血虚身热

药方：**当归补血汤**（《内外伤辨惑论》）。

补气生血。用于血虚阳浮发热证[1]。症见肌热面赤，烦渴欲饮，脉洪大而虚，重按无力。

当归补血汤方歌
血虚身热有神方，古有当归补血汤。
五倍黄芪归一份，真阴濡布主之阳。

药品：当归6g，炙芪30g。

以水二盏，煎至一盏，去滓，空腹时温服。阴虚发热证忌用。

李东垣[2]说："血虚发热，证象白虎。"故本方应与白虎汤加以区别，白虎汤证为热盛于内，病情属实；当归补血汤证由于内伤，为血虚气弱，病情属虚。因此，白虎汤症见大渴而喜冷饮，身大热而大汗出，脉洪大而有力；当归补血汤症见口渴而喜温饮，身虽热而无汗，脉大而虚，重按无力。所以《内外伤辨惑论》强调："惟脉不长实，有辨耳，误服白虎汤必死。"

[附注]

[1] 现代药理研究表明，本方能增强骨髓造血功能而具有抗贫血的作用；并能增强心肌收缩力，降低心肌耗氧量，以防止或减轻心肌损伤，改善心肌

缺血；同时，通过抑制血小板聚集，以预防血栓的形成；且能降低血液黏稠度，加快血流，从而改善全身组织器官的血液供应。此外，本方又能提高机体的免疫功能，升高血压；还具有促进核酸蛋白合成、抗衰老和抗肿瘤等多种作用。临床常用于白细胞减少症、原发性血小板减少性紫癜、脑血管供血不足、老年性痴呆、冠心病、子宫肌瘤、更年期综合征、雷诺病、类风湿关节炎或老年性关节炎、老年性皮肤瘙痒症、各种类型的贫血、子宫发育不良性闭经、重症肌无力、肾病综合征、肿瘤放化疗后不良反应等多种疾病的治疗，还可用于妇人经期、产后发热等属血虚阳浮者及各种贫血、过敏性紫癜等属血虚气弱者。

[2] 李东垣（1180 — 1251 年），又名李杲，字明之，金元时期著名医学家，晚年自号东垣老人，真定（今河北省正定）人。主要著作有《脾胃论》《内外伤辩惑论》《用药法象》《医学发明》《兰室秘藏》《活发机要》等。李东垣师从张元素，是中国医学史上"金元四大家"之一，属易水派，是中医"脾胃学说"的创始人。李东垣十分强调脾胃在人体的重要作用，因为在五行当中，脾胃属于中央土，因此李东垣的学说也被称为"补土派"。

二十一、产后中风

药方：*华佗愈风散（《证治准绳·女科》卷五）。

治产后中风，口噤[1]，手足抽掣，角弓反张[2]，或产后血晕，不省人事，四肢强直，或心头倒筑，吐泻欲死。亦治肠风下利[3]，急宜散血中之风。

华佗愈风散方歌

产后中风有神丹，荆芥面子用三钱。

口噤抽掣弓反张，童便灌下保生还。

又治血晕四肢直，心头倒筑吐泻繁。

药品：荆芥穗（炒黑为末），每服 9g，童便调服。口噤则撬牙灌之。齿噤则不研末，只将荆芥以童便煎令微温，灌入鼻中，其效如神。

*产后中风有效方方歌

产后中风有效方，当归荆芥二样末。

少加酒便煎七分，下咽可见效应彰。

用当归、荆芥穗二样等分为末，每服 6~9g，酒和童便煎七分灌之（或鼻饲），下咽即有生意，神效。

［附注］

［1］口噤：病症名。牙关紧急，口不能张开的症状。

［2］角弓反张：是指项背高度强直，使身体仰曲如弓状的病症。多见于痉病及破伤风等病症。因背部肌肉抽搐而导致身体向后挺仰，状如弯弓的表现，是全身剧烈抽搐时的身体姿态。

［3］临床可用于治疗直肠慢性多发性溃疡（排除痔块及肿块）。治法：炒荆芥30g，煎汤保留灌肠，每日早晚一次。三天后便血减少，用药无不良反应。

二十二、产后瘀血入心脾间

药方：**回生保命黑龙丹**（《寿世新编》卷上）。

治产后瘀血入心脾间，命在垂危，百药不效者神验。

药品：五灵脂60g，全归60g，大生地60g，川芎60g，良姜60g。以上五味入砂锅内，纸筋泥固封，煅红、冷，取出研末入后药。百草霜6g，乳香6g，生硫黄6g，真血珀6g，花蕊石6g，此五味研末同前药和匀。米醋煮面糊丸如弹子大。每服一丸，炭火煅丸通红，用生姜汁浸碎。以陈酒、童便，调服。神效。

二十三、产后恶露不行

1. *失笑散（《太平惠民和剂局方》）

活血祛瘀，散结止痛。治产后恶露不行。用于小肠气及心腹痛、腰痛或血迷心窍，不省人事，牙关紧闭及瘀血，经水不调，痛欲死者服之。

失笑散方歌

失笑蒲黄及五灵，晕平痛止积无停。

山楂二两便糖入，独圣功同更守经[1]。

药品：真蒲黄（炒）6g，五灵脂（醋炒）6g。

共为细末，每服6g，黄酒或醋冲服。亦可水煎，布包煎服，一次6~9g，一日1~2次。

方中五灵脂通利血脉、散瘀止痛，目的在于祛瘀；蒲黄性味甘平，入于足厥阴血分，生用性凉，血滞者可行，炒用味涩血行者可止，两味相伍，不仅可增强五灵脂的行瘀之力，又兼顾止血，这是活血药和止血药同用的配伍形式[2]。

对瘀血甚者，可酌加丹参、赤芍、川芎、桃仁等以加强活血祛瘀之力；疼甚者加川芎、肉桂、延胡索各6g；兼见气滞者，可配合金铃子散以行气止痛。共为细末，每服9g，热酒冲服。

孕妇忌用，脾胃虚弱及妇女月经期慎用，血虚者及无瘀血者也不宜应用。

[附注]

[1] 指独圣散功用同失笑散。

[2] 现代药理研究表明，本方具有扩张血管、溶栓、改善心肌缺血及血液流变性、镇痛及减轻肺纤维化等多种作用。除常用于治疗产后疾病外，也常用于胃溃疡、慢性胃炎、胃脘痛、冠心病、心绞痛、高脂血症、胰腺囊肿、肾绞痛、腹膜后血肿、肋软骨炎、子宫内膜异位症、不规则阴道出血、子宫肌瘤、痛经、子宫腺肌症、盆腔炎、慢性胆囊炎、乳腺增生、偏头痛、胆石症、肠梗阻、宫外孕等属瘀血停滞者。

2. *独圣散（《医宗金鉴》）

一名山楂散。

治瘀血不行腹痛，产后心腹绞痛。当去胞中瘀血。

药品：南山楂 60g（北山楂不行）。水煎，童便入红糖几钱服。

又方：鹿角，烧存性，为末 9g，童便调灌即醒。

又方：荆芥穗灯烟上燎焦存性为末。酒下 9g，即醒。

又方：烧醋气冲入鼻中亦醒。

二十四、产后大、小便不通

产后便闭大麦芽，为末三钱滚水加。

当归川芎肉苁蓉，补血利便效堪夸。

产后尿闭用陈皮，二钱面子温酒下。

产后五六日大便不通，切不可妄用药饵。

药品：大麦芽微炒研末，每服 9g 与粥间服。

又方：当归 60g，川芎 30g，共为粗末，每服 12g，加肉苁蓉 9g，水煎服。

小便不通用陈皮 30g 为末，每服 6g，温酒下，自效。

二十五、生产下血过多

药方：**牡丹丸**。

治生产下血过多，或子死腹中，憎寒作冷，指甲带青，面色黄黑，胎上抢心，闷绝欲死，冷汗自出，喘满不食。或食毒茶、毒物，误服草药，伤胎下血。胞若未损，可以安胎，已死即下。又或胎衣不下，瘀血上冲等危险病症[1]。

药品：牡丹皮、白茯苓（蒸）、赤芍、桃仁、桂心各等分为末，蜜丸弹子大。每服一丸。连进数丸大效。

[附注]

[1] 中西医结合治疗产科疾病，如先兆流产、先兆早产、产后恶露不绝、产后身痛等，已取得好的疗效，显现出传统中医药的优势。当前，现代产科技术在不断发展，但中医药作为辅助手段目前还很少参与到产科分娩中来。此条所列为危险病症，此方不宜单独应用，宜以现代产科技术为主，中药只作为辅助手段（其他危险病症的治疗亦如此），以探索中西医结合救治产科危重病症的新路，并不断总结经验。

二十六、产后咳嗽

产后咳嗽桑叶浸，苏柏三叶煮鸭蛋。

两个鸭蛋煮熟用，食下病症好一半。

药品：侧柏叶、桑叶蜜浸、陈苏叶各等分，用鸭蛋二个煮蛋食之即愈。

二十七、产后心慌自汗

药方：**归姜汤**（《医学心悟》卷五）。

归姜汤方歌

心慌自汗归姜汤，枣仁钱半三钱当。

黑姜七分枣五枚，定血安神产后尝。

药品：当归 9g，黑姜 2.1g，枣仁（炒）4.5g，大枣（去核）5 枚。水煎服，此方妙。

若服后自汗仍多，心慌无主，恐其晕脱，即加人参 6g，熟附子 3g，先顾根本。方内重用当归，则瘀血不得停留。

二十八、产后血虚

*产后血虚方

用于产后暴虚汗出。

淡竹叶煎汤服之，每服三合即 1 盅，须臾再服自愈。

二十九、*产后中寒

产后中寒、遍身冷直、口噤、不识人。

遍身冷直口噤难，产后得此中了寒，

白术泽泻各一两，再把生姜用五钱。

药品：白术 30g，泽泻 30g，生姜 15g。水煎服。

三十、*产后头痛

产后头痛用川芎，当归加入连头葱，
生姜五片水煎服，补血散寒方意纯。
川芎、当归各 15g，俱不炒洗，葱头 5 个，生姜 5 片干的，水煎，食后服。

三十一、*产后心痛

产后心痛用郁金，二钱末子烧存性，
记取米醋加少许，赶急调灌病即松。
郁金 6g，烧存性为末，米醋一呷，调灌。

三十二、*产后腰疼

败酱八分当归停，芍桂六分并川芎。
即此水煎分二服，服后忌葱治腰疼。
药品：败酱草、当归各 2.4g，川芎、白芍、桂心各 1.8g。水煎服，服后切忌葱。

三十三、*产后腹痛

产后腹痛，因感寒而起者。
用艾叶铺脐上，以绢覆住，熨斗熨之，待口中艾气出，则寒气亦出，腹痛自止。

三十四、产后腹胀、气喘

产后腹胀麦芽子，捣末和酒用一合[1]**。**
参末调服胡桃肉，产后气喘二钱够。

[附注]
[1] 一合（ge）：容量单位。十合为 1 升，1 合 = 20 毫升。

三十五、*产后气逆，呃逆

气逆青皮用二钱，葱白再用童便煎。
呃逆白蔻丁香研，桃仁煎汤服之安。

❖ 第四节 胎前产后用药 ❖

一、胎前禁忌药品

药中如斑蝥、水蛭、蛇蜕、蜈蚣、水银、信砒等，当属禁忌。麦芽、牛膝、木耳、头蚕子，胎前无论如何，切勿服用，这是胎前四大忌。其他怪异、峻险之品，胎前切应避忌。

其他禁忌药品歌诀

乌头附子与天雄，牛黄巴豆并桃仁。

芒硝大黄牡丹桂，牛膝藜芦茅茜根。

槐角红花与皂角，三棱莪术薏苡仁。

乾漆麦芽衢麦穗，半夏南星通草同。

干姜大蒜马刀豆，元胡常山麝莫闻。

此是妇人胎前忌，常需记念在心中。

如遇胎前有病，必须应用禁忌药品，如果是常用的药品，也可酌量少用。因为有病，病当之无损乎胎。但辨病不确，切勿轻试。

傅山女科治病、用药，平稳有效。省证详确，用药巧妙，居然自成一家[1]。学者极应细心研究，举一反三，自能适应于无穷也。傅氏书中的补精、补血、补气之药，动辄一二两，其他药品几钱，或一二钱或几分，乃至一分，这些地方，极应注意。

胎前安胎诸方中，川芎很少，恶其辛窜、走散、不利于胎妇也。

[1] 姚石安认为，傅氏在药物运用上，以补气血健脾之药属静药，调气和血之品属动药。动静相合、有制有生、平衡阴阳。[姚石安. 傅氏女科用药特色探析 [J]. 中医药研究，1990（6）：14-15.]

王娜等认为，傅氏治疗产后病的组方以大补气血为主。用药照顾气血，即开郁勿过耗散，消导必兼扶脾，寒不宜过于温燥，热不宜过于寒凉。其产后病的用药特点是三多三慎：产后多虚，主补慎攻；产后多瘀，主化慎破；产后多寒，主温慎凉。[王娜，刘宝琴，王道昆. 傅青主论治产后病重气血特色 [J]. 新中医，2013，45（7）：187.]

二、*女科要言

产前以补气养血为主。

产后以大补气血为主。

临产亦以大补气血为主。

产后虽有别病，应当于补气补血之中，附带治疗。

月经闭塞，忌用地黄，以其胶滞、经久难通也。

产后忌用白芍，以其酸寒也。

产后用药应注意三禁：

即禁大汗以防亡阳，禁峻下以防亡阴，禁通利小便以防亡津液。

第七章 儿科病

关于小儿疾病的诊断，前面第一章已经简要介绍过一些，儿科病的辨证总纲与成人相同，亦采用表、里、寒、热、虚、实、阴、阳的八纲辨证，具体方法可参看本书伤寒这一章。下面来补充一下之前未提到的内容，如小儿的脉象[1]和按诊。

小儿的脉象，若诊者一呼一吸，通常脉来六至，无病小儿的脉象和缓，不软不硬，与妇人的胎脉相似而比胎脉要快些。诊时可用两手握住小儿手腕，用右手大拇指或食指按其寸口部切脉（这样寸关尺都在内了）。若患者脉来较快，再诊其有力无力，假如跳动得快而有力，多提示阳证，火热证者多。若脉来迟慢，有濡细感，或按之无力，多是受凉受寒。小儿之脉，通常只能分辨寒热。其次，对于久病或重病小儿，按其脉息以断其疾病的严重与否，或断其疾病的轻重程度，大抵脉象虽有快慢，但尚和匀，不太硬，不太软，说明病不太严重。相反的，跳动无论快慢，脉里面不带冲和之气象，说明病属严重，治疗时要特别小心。

以上所述，仍然只是个参考。不能单独凭脉断病，还要结合察舌、观面色、问病情，同时结合按诊。按诊时，可先检查肚子，检查肚子能很快帮助诊断，不仅是小儿，成人亦然。小儿肚子发硬，或有积块，可用消导药品，因肚硬主实。但如果按下去肚子和豆腐一样，和泥一样，虽有食积等病，消导药也当慎用，或兼用补药配合，因为正气已虚。若小儿一阵一阵啼哭，多是肚疼，可按其肚子，如果小儿拒按而哭，有食积者多；如果手按到肚子上，啼哭程度减轻，这是虚寒腹疼，如非温病、麻疹等疾患，投以理中汤很好。如腹部触及包块，在左下腹如腊肠状者常为粪块；在右下腹如圆团状者常为肠痈[2]；大腹触及包块推之不散者常为肠结[3]；大腹触及包块按摩可散者常为虫瘕[4]；腹部胀满，叩之如鼓者为气胀[5]；叩之音浊，随体位移动者为水臌[6]。

触摸患儿额部，可知其冷暖。额冷为寒证，有外感风寒或阳虚内寒，也有属热深厥深[7]阳气不达者。额热为热证，常见于外感表热及里热炽盛，也有属阴虚内热者，可将额部与掌心对照，一般额热甚于手心者多为外感表热，手心热甚于额部者多为阴虚内热。

触摸患儿颏下颈项等处，检查有无肿块。颈部一侧斜肌（胸锁乳突肌）肿硬，头部偏向患侧，为先天性斜颈[8]。耳下、颌下触及肿块，质软不热，多为痄腮[9]。头颈肌肤局部肿胀，质地稍硬，抚之灼热，多为热毒痈疖。触及质地较硬之椭圆肿块，推之可移，常为臖核[10]，头面口咽有炎症感染者，属痰热壅结之臖核肿痛（淋巴结炎）；连珠成串，质地较硬，推之不易移动者，可能为痰核内结之瘰疬（淋巴结核）。若颈项及全身其他部位见多处臖核肿大，伴发热血虚出血，胁下痞块者，需防内伤恶症（如白血病）。按肌肤可察其寒热、润燥、肿胀，可协助辨别邪正盛衰、津液存亡、病位浅深。肌肤灼热为阳热亢盛，肌肤寒凉为阳气虚衰。皮肤滑而柔润，是津液未伤；皮肤干燥起皱，是阴津大伤。肌肤多汗而热，为热迫津泄；肌肤多汗黏冷，为卫弱营泄。肌肤肿胀，按之随手而起，属阳水水肿；肌肤肿胀，按之凹陷难起，属阴水水肿。查小儿的肌肤，最常用尺肤，即腕关节内侧横纹至肘关节内侧横纹的肌肤，诊察其寒热、润燥。若是排查肿胀，则以按压小腿内侧前缘为佳。

触摸小儿胸部，胸骨前突为鸡胸，胸椎后突为龟背，胸骨两侧肋骨前端突出称串珠，胸廓在膈部肋缘处上方内凹下方外翻称胸肋沟，均因先天不足、后天调养失宜所致。以手掌按于患儿虚里（心尖）处，搏动过甚为宗气大泄[11]，搏动微弱为宗气不足。胁下两侧可触摸肝、脾二脏。正常婴幼儿肝脏可在右肋缘下 1~2cm 触及，质地柔软而无压痛，6~7 岁后即不应摸到。脾脏在左肋缘下除婴儿期偶可按及外，一般均不应触及。肝脾肿大，质地变硬者为癥积，质地较软者为痞块[12]，多属气滞血瘀。

本章各节处方以三岁小儿年龄为标准。凡超过与不及者，其用量方面可按其年龄分别增减之。

[附注]

[1] 小儿病理脉象分类，历来主张较成人简化。《小儿药证直诀·小儿脉法》说："脉乱不治，气不和弦急，伤食沉缓，虚惊促急，风浮，冷沉细。"提出了乱、弦急、沉缓、促急、浮、沉细 6 种脉象的病理意义。现代则将浮、沉、迟、数、有力、无力作为小儿的 6 种基本脉象。浮脉主表证，沉脉主里证，迟脉主寒证，数脉主热证，有力主实证，无力主虚证。6 种脉象可以兼

见，如浮数主外感风热，沉迟主阳气虚弱，脉数有力主实热证，脉数无力主虚热证等。除以上 6 种脉象之外，其他有些脉象在儿科有时也能见到，如滑脉见于热盛、痰湿、食滞，洪脉见于气分热盛，结脉主气血亏虚或寒凝瘀滞，代脉多主气血虚衰，弦脉主惊风、腹痛、痰饮积滞等。

［2］肠痈：中医病名。痈疽之发肠部者，语出《素问·厥论》。肠痈可包括今之急慢性阑尾炎、阑尾周围脓肿等。临床以右下腹固定压痛，肌紧张，反跳痛为特征。

［3］肠结：多因腹部手术损伤，或实邪内结，使肠体活动异常而搏结不通，气机阻塞所致。以腹痛、呕吐、腹胀、便秘为主要表现的内脏痹病类疾病。

［4］虫瘕：腹中生长寄生虫。

［5］气胀：指胃肠气胀，是由于多种原因引起的胃肠道不通畅或梗阻，胃肠道的气体不能随胃肠蠕动排出体外而积聚于胃肠道内称胃肠气胀。

［6］水臌：中医病名，是腹部臌胀类型之一。《黄帝内经》谓："按之而不起者，风水也。"实际与门脉高压、低白蛋白血症、静脉回流受阻等多种原因有关。

［7］热深厥深：病症名。指热厥证的一种表现。指邪热越深入，四肢厥冷的症状越严重，皆因阳气被遏，邪气内闭所致，属真热假寒证。

［8］斜颈：是一种比较常见的小儿头颈部先天性疾病，医学称先天性肌性斜颈（俗称"歪脖子"），由于一侧胸锁乳突肌纤维性挛缩，导致缩短，颈部向一侧偏斜畸形，同时伴有脸部发育受影响，小于对侧，严重者导致颈椎侧凸畸形。

［9］痄腮：中医病名。西医学称为流行性腮腺炎。是因感受风温邪毒，壅阻少阳经脉引起的时行疾病。以发热、耳下腮部漫肿疼痛为临床主要特征。

［10］瘰核：咽喉部发生痈疡，如喉痹、喉痈、喉疳、喉疔等，或肢体皮肤破损并发感染时，下颌部、腋窝或腹股沟等部位出现的大小不同的硬结，按之作痛，是一些肿大的淋巴结。

［11］宗气大泄：病症名。即宗气外泄，为心阳不足之外候。症见气喘，隔着衣服能看到心脏处搏动。多见于心功能不全的疾病。

［12］痞块：中医病名，泛指腹内肿块。《丹溪心法·积聚痞块》："痞块在中为痰饮，在右为食（一云'痰'），积在左为血块，气不能作块成聚，块乃有形之物也，痰与食积、死血而成也。"

第一节 麻 疹

按语：本节主要内容选编自袁雪亭先生编著的《麻疹中药处方经验》[1]，系作者根据家传秘本结合临床经验汇集整理而成，切合实用疗效又好，而且平稳。选编时增加方剂歌括[2]，便于初学者记诵。这些方剂，不是麻疹患儿才能用，非麻疹患儿只要病机病证相符，也可以如法治疗，通过辨病与辨证相结合，以拓展方剂的应用范围。

麻疹，是一种急性发疹性传染病，临床以发热、咳嗽、鼻塞流涕、畏光羞明、泪水汪汪、口腔及两颊出现麻疹黏膜斑，周身皮肤规律有序地布发麻粒样大小的红色丘疹，皮疹消退可见脱屑和色素沉着斑为特征。本病是儿科古代四大要症之一。

《痘疹大成·麻疹集成摘要》说："疹者，肺胃蕴热所发，总宜解二经之邪热，邪热解则诸症自愈。"

本病的症状，因病变的经过、呈现各有不同，兹根据临床经验，归纳为四个时期，即"潜伏期""前驱期""发疹期""恢复期"，分述于下。

[附注]

[1]《麻疹中药处方经验》：袁雪亭编著，上海卫生出版社，1957 年 2 月第 1 版。

[2] 原《麻疹中药处方经验》无歌括。

一、麻疹的症状

（一）潜伏期的症状

自感染日起，至开始发热后止，其潜伏日期约为十天左右。患儿颜面苍白，食欲不振，睡眠不安，体温微升，咳嗽间作，精神疲倦，类似感冒轻症，而无麻疹的一般症状表现，继之即移行而入于前驱期。据临床经验，在本期中，宜检查患儿，若见两耳根下，颈项连耳根之间及发际背脊之下，有三五点发现者，此为麻疹先兆。

（二）前驱期的症状

本期通常为三四天，即有显著的麻疹前驱期的症状，如体温上升至 39～

40℃的高热，同时各部黏膜均发炎症，呛咳、喷嚏、鼻流清涕、眼泪汪汪、目胞微浮，同时在颊之内部黏膜下面，与臼齿相对处的部位上面，发现大如"帽针头"的小白斑，乍见之，可能误认为乳汁的凝块，此为本病特异的征兆，约90%以上的患儿可出现。此系柯浦里克氏于一八九六年发现，故名"柯氏斑"，此斑颇有助于本病的早期诊断，视诊之时，宜利用日光，否则不易看出。

（三）发疹期的症状

经过前驱期之后，本期患儿的体温仍继续上升，有高至40℃以上的，咳嗽加剧，而麻疹随现。其出现的部位与次序，通常先见于两颊及耳翼前后，亦有先发现于两侧发际的，渐次始及颜面，顺次而下，由项及颈而蔓延于胸腹躯干四肢及手掌足趾间，疹点以颜面为最稠密，手足最为稀少。皮疹的外观，初起形如芝麻，色若桃花，继则由稀疏而渐稠密，形尖，颗粒明显。症状如此，为疹已透达之象。此疹虽相互密接发生，但各疹的中间，有健康的皮肤存在，呈一种特有的斑纹。此时有因高热，致体弱之儿，往往发生意识障碍、神昏谵语，甚或手足发生痉挛现象，于临床上亦为常见。疹点一经透发，约经过两三天，即按其发生的程序，而逐渐消退，又约经三天，全部开始陆续消散。消散之后，在该处遗留有微带褐色的色素斑，再经过一二周，此斑亦即消，但在消散之二三天内，有糠皮状的落屑，此落屑，在颜面较为明显，体温亦逐渐下降，恢复正常，而移行进入恢复期。但根据临床经验，间有麻疹透达之后，约再留二十四小时及三十六小时，如体温尚不下降，鼻炎仍然不消，结膜红肿增甚，畏光生眵更剧，喷嚏仍作，食欲全缺，大便秘结，小溲短赤，口盖之疹[1]，显而不隐，甚或有发现神昏谵语的轻度脑症状者，恐有变症，不可不知。

凡患儿在本期中，因受高热的影响，精神疲惫，当为必然的现象，但以神志清爽为佳兆。若见眼闭不开，昏迷喜睡，病情之重可以概见。倘更昏迷不省人事，以手捻之不啼，则为病毒侵犯脑神经之征，其病势已进一步，而病况亦较严重。

麻疹为热性病，脉象以浮数为正常。但不宜洪大，更忌沉迟，因洪大的脉，提示病毒旺盛；沉迟的脉，提示心脏衰弱，均非正常的脉象。

麻疹在发疹期中，病情已达顶点，舌质已由淡转为红，舌苔亦由薄白而转为黄燥，此乃必然的现象。若见舌质紫绛，苔面焦裂无津，则是血分的热毒炽盛，津液枯竭之象。

体温亢进，呛咳频作，为麻疹必有的现象，非此疹不能外达，但体温总宜在 39℃ 左右，皮肤微汗润泽，乃为正常。若体温过高，则当防并发其他急性炎症，例如"肺炎""脑炎"等；体温过低，则恐皮疹难于外达，而有内闭之虞。

麻疹因体温亢进，而呼吸较为急迫，此为必有的现象。但呼吸之间，如果气息不均，需防病毒内攻，若见鼻煽气喘，胸高痰鸣，则为病毒内陷，肺炎的征兆。

麻疹的出现，有其一定的次序，宜先从头面耳侧，渐及胸背上肢，及腹股下肢顺序出现。手掌足趾均现疹者，乃为麻疹已透之象，此为顺症。若先见于四肢，而后始及于头面的，乃麻疹失透之象，此为逆症，需防其他病变。

凡见疹点，细密红润，浮于皮肤上面，摸之刺手者，此为顺症。若疹色淡而不红，或焮红赤肿，或赤紫暗滞，形态错杂，抑或隐伏于皮肤下面，而不明显，疹色不鲜润者，均为逆症。至于黑如煤烟，焦枯无津者，更属危险之症。

麻疹为实性的热性病，故大便宜通畅，不宜秘结；小便宜通利，不宜断涩，乃为顺症。若见里急后重，大便频频下利，红白夹杂，日夜无度者，则属逆症中的险症。

在本期中，若患儿动态清爽，而黏膜出血者，此为病毒借出血以外泄，并非异兆。若人事不省，狂叫不安，而口鼻黏膜出血者，则为恶候，需防并发败血症。

［附注］

［1］口盖之疹：在前驱期第二日终，软口盖俗称内上膛即黏膜发内疹，此时加答儿之症状极明显。

（四）恢复期的症状

皮肤落屑以后一两日内，患儿体温完全下降，此时病已入于本期，皮疹已逐渐消退，一般症状减轻，眼部、鼻腔、口腔、气管、喉头黏膜等的炎症，亦逐渐消散。但皮疹消散后的色素斑及全身皮肤紧张力减退等，尚需经过相当的时期，方能恢复正常。若体温当降而不下降，麻疹应没而不没落，则为异常的恶征。此时诊断，即需注意其他原因或并发症的发生。

二、麻疹的治疗

我国古代积累下来治疗麻疹的方法，是极丰富的。但在治疗过程中，每因病情的变化，随经过而发展，故在药物治疗之初，应考查其病变的情况，而选择治疗的方法。因为麻疹的病因，中医认为是"岁气"，麻疹之出现于皮肤，是人体的抵抗力驱逐病毒于体外的现象，所以中医治麻疹病，是必先使麻疹充分外达，更重要的是防止病毒的内陷和并发症的发生。根据这种情况，特将治疗分作四期来叙述，按每期所现的症状，施以对症的疗法，每期列出主要方剂和备用方剂，分述于下。

（一）潜伏期的疗法

麻疹感染之后，患儿多有身体倦怠感，但尚无明显的麻疹症状，且其潜伏日期通常在十日左右，故此时即需防其出疹，除用紫草根汤预防，及"庇护疗法"之外，如欲用药，只宜辛平轻解之法，以后列方剂治之，不可骤用解热药，更不宜急于求愈，待其经过潜伏期，而进入前驱期，此时当有麻疹症状的表现，可按照本期疗法，采用下列各方治之。

1. 潜伏期的主要方剂

（1）* 加味消毒饮

主治麻疹流行之际，小儿忽患身体倦怠，体温时高时低，类似轻感冒，尚无麻疹一般症状，不论是否出疹或感冒，均适用之。

加味消毒饮方歌
潜期麻疹消毒饮，出疹感冒两收功。
连翘牛子荆甘竹，薄荷豆豉加白葱。
眼膜赤肿添桑菊，呛咳可加前杏仁。
小便短少当通利，通草一钱二赤苓。

处方：连翘 6g，牛蒡子 6g，荆芥 6g，甘草 3g，竹叶 6g，薄荷 3g，炒豆豉 6g，葱白二寸。

加减法：呛咳加杏仁 6g，前胡 6g；眼膜赤肿结眵，加菊花 6g，桑叶 6g；小便短少加赤苓 6g，通草 3g。

本方以消毒饮、葱豉汤加味组成，为辛平解表之剂，有发汗消炎作用。方中以葱豉排汗，而不使其过汗；以薄荷、连翘、竹叶消炎解表，而不过于解热；更以荆芥、牛蒡之宣达，甘草之解毒，配合使用，而共达解肌透表之目的，使病毒从外宣达，免致内伏生变。本方效果良好，如呛咳，则加入杏仁、前胡以降逆镇咳；结膜发炎，则加入菊花、桑叶以祛风消炎；小溲短少，则加入赤苓、通草以利小便，而排病毒。本方用以治疗麻疹症状尚未表现时，为稳妥良剂。

（2）* 加减葱豉桔梗汤

主治小儿初病，轻寒微热，舌尖红，苔薄白，脉浮数，呛咳目闭，食欲减退，身体倦怠，是否出疹，均适用之，感冒也能治。

加减葱豉桔梗汤方歌

加减葱豉桔梗汤，葱白豆豉甘桔尝。

薄荷连翘淡竹叶，无汗苏叶加荆防。

咳甚杏仁前胡入，胸痞枳壳瓜蒌裹。

溺少赤苓通草添，麦谷芽消脘闷胀。

处方：鲜葱白二寸，炒豆豉 6g，广桔梗 6g，生甘草 3g，苏薄荷 3g，青连翘 6g，淡竹叶 6g。

加减法：无汗者加荆芥 6g，苏叶 6g，防风 6g；咳甚者加杏仁 6g，前胡 6g；胸痞者加瓜蒌壳 3g，枳壳 3g；脘闷胸胀者加谷芽 6g，麦芽 6g；溺少者加赤苓 6g，通草 3g；体温亢进者加蚕沙 9g。

本方为肘后之葱豉汤、河间之桔梗汤加减组成，为辛平解表之剂，具有发散轻透作用。方中以葱豉发汗，薄荷、连翘、竹叶消炎，桔梗排毒，甘草健胃，用治本症，效果可靠。唯河间原方内有黄芩、栀子两味，此因初病而热型不高，且防其出疹，虑栀、芩之苦寒，遏伏内蕴之热毒，为避免病轻药重之弊，故减去之。若无汗者，加入荆芥、苏叶、防风以解表。咳甚者加入杏仁、前胡以降逆。胸闷加入瓜蒌壳、枳壳，以宣畅其胸膈。脘痞加入麦芽、谷芽，以帮助其消化。溺少者更需加入赤苓、通草以利之。热甚者加入蚕沙以清之，是更适合而效用亦益著。

凡举方剂之后面，说本病之外再有什么病，加用药品一两样。比如上两个方子上，呛咳、咳甚，加用前胡、杏仁，就能治疗咳嗽；小便少加用赤苓、通草，这赤苓、通草都能治小便不利、短赤等病，即单独用之，也能治病。其他一切加用的药品意义基本都是这样，不止这几个方子上是这样，其他医书上所有的加用药品，十有八九都是这样。比如小柴胡汤加减，咳嗽去参，加干姜、细辛、五味子，那是指风寒咳嗽来说的，风寒咳嗽忌用参，因为风寒咳嗽要降气，参能补气，不宜于风寒咳嗽，所以去之。加干姜、细辛、五味子，这干姜、细辛、五味子就能治疗风寒性的咳嗽。为啥小柴胡加减法咳嗽加干姜、细辛、五味子，而麻疹病咳嗽加前胡、杏仁呢？要知道小柴胡的加减法是针对伤寒病说的，加用的干姜等是热性药，而麻疹病是热性病，所以加用的前胡、杏仁是清凉性的药品。再说小柴胡汤内有黄芩、柴胡等凉性药，配入热性药无妨。

初学医的人，在这些方面细细留心，一者可以练达药性，二来可以练习处方看病。应该再提出的是加用药品要搞清药性的寒热温凉平，如以上举出来的麻疹方剂的加减法，和小柴胡汤的加减法对照，就是分寒热的对照。至于平性药品，寒剂热剂之内，都可加用。

另外，凡有开出一个热性方剂来，自己一看又恐怕它太热，那也可加入黄芩、石膏等凉性药，以防方剂过热。开出一个凉性的方剂，自己又嫌其太凉，也可以加入干姜、桂附等热性药一二味，以轻减凉性。要用一些猛烈药品而又恐其过猛，也可以加一些甘草以监制之，使药力不致太猛。

2. 潜伏期的备用方剂

（1）加减银翘散

处方：广银花、连翘、荆芥、牛蒡子、广桔梗、豆豉各 6g，苏荷 3g，葱白 2 枚。

（2）加减桑菊饮

处方：霜桑叶、菊花、桔梗、连翘衣、炒豆豉各 6g，苏荷 3g，葱白 2 枚。

（二）前驱期的疗法

麻疹由潜伏期而移行入本期，必有麻疹一般的临床表现，但病毒尚未向外透达，此时的治法，宜以发汗透疹为主，因发汗剂能促进体表充血及排汗，使身体抵抗力增强，驱逐病毒于体表，故发汗解表为适用之剂，若误用寒凉之药，必致毒热遏伏，而使麻疹难于外达，反有内陷的可能。解表发汗药，例如麻黄、荆芥、苏荷、苏叶之类，均含有挥发性，能刺激体表神经，促进血行，使体表充血，汗腺打开，血液循行于体表，毒素由汗腺排泄而外出，故发汗剂具有透疹排毒的作用。

1. 前驱期的主要方剂

（1）*升麻葛根汤

主治麻疹在前驱期症状显著，疹尚未出，或出而不透之症。

升麻葛根汤方歌

陈氏[1]升麻葛根汤，芍药甘草合成方。

阳明发热兼头痛，下利斑毒疹痘良。

处方：绿升麻 6g，葛根 6g，白芍 3g，甘草 3g。

加减法：如汗出而疹尚不出现，或出而不透者，加入苏叶 6g，葱白头二枚。若兼其他并发症者，则按其症状分别加减之。

本方出自《太平惠民和剂局方》，乃发汗消炎松肌透疹之剂。方中以升麻之升散发汗，葛根之滋养消炎，升麻得葛根之滋养，当无过汗之虑。葛根得升麻之升散，增解肌之功，而又虑升麻之过于升散发泄，复以苦酸之白芍以抑制之，甘平之甘草以缓和之，配伍协调，相互为用，无过汗过清之弊，有解肌透疹之功，兼之升麻又具有解毒作用，故本方为治麻疹前驱期的良剂[2]。

（2）*加味宣毒透疹汤

主治麻疹前驱期之症状显著，疹尚未出或出而不透之症。

加减宣毒透疹汤方歌

加减宣毒透疹汤，升麻葛薄蝉荆防，

连翘牛子桔梗竹，通豉葱白肘后方。

处方：绿升麻6g，葛根6g，苏荷3g，蝉衣3g，荆芥花6g，防风6g，连翘衣6g，牛蒡子6g，桔梗6g，竹叶6g，白木通3g，豆豉6g，葱白头二枚。

本方为《麻科活人书》之宣毒透疹汤，合《肘后》之葱豉汤加减组成，为发汗宣毒透疹之剂。方中以升麻灭毒，葛根滋液，升葛同用，具有发汗解毒作用，复以荆芥、防风、薄荷、葱豉发汗，竹叶、连翘消炎，牛蒡、桔梗、蝉衣透疹，木通利尿，俾各药得以协同作用，而共达发汗宣毒透疹之目的。本方效果，在临床上，确实可靠。

有谓升麻之性，过于升散，在麻疹期中用之，恐其药性升提毒热，壅滞上焦而发喘逆之症，多不敢用。但据时贤张公让谓[3]："升麻为麻疹中不可缺少的灭毒透疹药。"又考之祖国古典医籍《神农本草经》，亦有"升麻主解百毒，避瘟疫、瘴气、邪气、毒厉"之文，足见升麻不仅为发汗解表药，而实兼有灭毒的作用。张氏之言，信而有证。

按：升麻升散，用之于阴虚、肾虚之人，用三钱，多出危险。但用到小儿方剂之内，似无危险。升麻葛根汤对小儿水泻等病亦常用，并无任何不良反应，但用量不能超过二钱（以三岁小儿为标准）。

上条所述，因麻疹有毒，升麻是解毒透疹之药品，所以小儿麻疹不忌升麻，但用量不可太多，至多用二钱（6g）。

此外医家多说，"升麻少用升气，多用升血"，一般成人方剂中，只用半钱到一钱（1.5~3g）。

（3）*加味辛凉透疹汤

主治体温时高时低，鼻流清涕，眼结膜发红，眼泪汪汪，喷嚏频频，呛咳，臼齿相对之颊内部位，现有"柯氏斑"者。

加味辛凉透疹汤方歌

加味辛凉透疹汤，桑竹二叶翘杏荷。

桔梗牛子蝉葛入，无汗葱白豆豉将。

口干少津加花粉，火重石膏呕茹姜。

喉疼银花山豆根，呃逆柿蒂枇叶平。

鼻衄丹皮共黄芩，便秘蒌仁与麻仁。

若凡水泻泽猪苓，小便短少薏苡仁。

处方：桑叶、竹叶、连翘衣、杏仁、牛蒡子、桔梗、粉葛根各 6g，苏薄荷、蝉衣各 3g。

加减法：如表闭无汗者加葱白二枚，豆豉 6g 以炭之；口干乏津者加花粉 6g 以滋之；火热旺盛者加石膏 9g 以清之；喉痛者加银花 6g，豆根 6g；泛恶欲呕者加生姜汁、竹茹各 4.5g；呃逆频作者加柿蒂 6g，枇杷叶二片；鼻衄者加丹皮 6g，黄芩 6g；便秘者加蒌仁 6g，麻仁 6g；水泻者加猪苓 6g，泽泻 6g；小溲短少者加苡仁 6g。

本方为发汗透疹之剂。方中以苏荷、桑叶疏风发汗，竹叶、连翘、葛根解肌解毒，更于发汗解毒之中，佐以长于排毒透疹之牛蒡、蝉衣，开肺之桔梗，降肺之杏仁，俾其一开一降，而促进气机之调畅，汗腺之排泄，故本方用于麻疹之前驱期，确有发汗透疹之效。因症加减，灵活使用，无不克奏肤功[4]。

按：此加味辛凉透疹汤，其可能出现的合并症就有十余种之多，把许多小儿常见的疾病都总结进去了。给小儿治病用药，简单的病，用两三样药品治疗就可以，比如小儿感冒，需要发汗，就用无汗者加葱白、豆豉的办法，又如泛恶作呕者加生姜汁、竹茹，这生姜汁、竹茹就能治呕吐等。这些治小儿病的例子，简单又好记，作为常见儿科病症的用药法则是足够的。

2. 前驱期的备用方剂

（1）紫苏解表汤

处方：紫苏叶 6g，荆芥 6g，防风 6g，苏荷 3g，桔梗 6g，云前胡 3g，枳壳 3g，豆豉 6g，葱白二枚。

（2）升麻解毒汤

处方：绿升麻 6g，葛根 6g，防风 6g，荆芥 6g，苏荷 3g，连翘衣 6g，蝉衣 3g，牛蒡子 6g，桔梗 6g，枳壳 3g。

（3）麻黄柳叶汤

处方：麻黄 6g，西河柳 6g，紫苏叶 6g，防风 6g，赤芍 6g，桔梗 6g，牛蒡子 6g，云前胡 3g，枳壳 3g。

（4）加减双解散

处方：麻黄 6g，荆芥花 6g，防风 6g，连翘衣 6g，赤芍 6g，桔梗 6g，生石膏 9g，枳壳 3g，酒大黄 3g。

[附注]

[1] 陈氏系指陈师文等，《太平惠民和剂局方》由宋代陈师文等编纂。此方与之前所述的同名方在药品剂量上有所不同。

[2] 本方除用治麻疹外，亦治带状疱疹、单纯性疱疹、水痘、腹泻、急性细菌性痢疾等属邪郁肌表，肺胃有热者，成人需加大剂量。处方：升麻300g，芍药300g，炙甘草300g，葛根450g。上为粗末，每服9g，用水一盏半，煎取一中盏，去滓，稍热服，不拘时候，一日二三次。以病气去，身清凉为度（现代用法：作汤剂，水煎服，用量按原方比例酌减）。

[3] 张公让（1904 — 1981 年），广东梅县人，现代医学家。

[4] 克奏肤功：指事情已经办成，功劳十分显赫。

（三）发疹期的疗法

本期为体表充血，麻疹向外透达之期，若症状轻，发疹正常，自可不必专用发汗剂，当以宣毒透疹之法为主。即一面用轻微之发汗药，以利其透达，一面用清凉解毒药，以清其血液，使病毒完全外透，而无留恋之余地。此法在本期最为适合，若在发疹期而麻疹尚不能如期外透，乃系异常，则需诊察其原因和表现的症状，而施以对症的疗法。

1. 发疹期的主要方剂

药方：*辛凉解毒汤。

适用：主治麻疹发疹期之一般症状。

辛凉解毒汤方歌

发疹期间主要方，要用辛凉解毒汤。

银花连翘杏竹叶，桔梗牛子配苏荷。

蝉衣灯芯霜桑叶，疹出不透加味商。

葛根荆芥豆豉葱，发汗透疹有奇能。

发疹困难出欲歇，鱼鳅串草红柳加。

疹色滞暗色不显，紫草赤芍效堪夸。

呼吸喘促防肺炎，要用麻杏石甘汤。

处方：银花、连翘、竹叶、牛蒡子、广桔梗、杏仁、霜桑叶各6g，苏荷、蝉衣各3g，灯芯一扎。

加减法：疹出不透者，宜再发汗以透之（再表），本方加葛根6g，荆芥花 6g，葱白头 2 枚，豆豉 6g。发疹困难欲出不出者，宜促其外透，本方加西河柳 6g（新疆戈壁滩上的红柳花亦可），红鱼鳅串草 6g。麻疹虽出，但疹色滞暗，隐而不显者，本方加紫草皮 6g，赤芍 6g。在发疹期中，呼吸喘促者，本方减去桑叶、银花、蝉衣，加入麻黄 6g，石膏 9g，甘草 3g，合原方的杏仁，即成为仲景的麻杏石甘汤，对肺炎及气管炎能起抑制作用。

本方为辛凉解毒之剂，有发汗透疹作用。方中以银花、连翘消炎解毒，薄荷、桑叶祛风消炎，牛蒡、蝉衣宣达内疹，竹叶、灯芯清泄里热，更用桔梗、杏仁开肺降肺，一开一降，气机调畅，汗液得以排泄，病毒随之外达，麻疹即透发。如麻疹出而不透者，加入葛根、荆芥或葱白、豆豉以发汗而透疹。发疹困难欲出不出者，加入西河柳叶、鱼鳅串草以促其外透。麻疹虽出而疹色滞暗者，加入紫草、赤芍，以活血。呼吸喘促，将成肺炎者，需减去本方之桑叶、银花、蝉衣，而加入麻黄、石膏、甘草，合本方之杏仁，即成为麻杏石甘汤，能抑制肺炎，降逆平喘。本方效果可靠，为治麻疹发疹期之良剂。

2. 发疹期的备用方剂

（1）**麻黄夺命汤**（再表之）

麻黄夺命汤方歌

麻疹受寒点急灭，热退身凉咳气喘。

神疲昏沉面清白，手足厥逆鼻翼煽。

此是寒隐危险症，内外双疗争时间。

麻黄杏仁樱桃核，红柳荆芥前胡赤。

外用红柳煮莞荽，加酒布包趁热掺。

处方：麻黄 6g，西河柳 6g，樱桃核 6g，荆芥 6g，杏仁 6g，云前胡 6g，赤芍药 6g。

按：本方为治疗麻疹刚见点标而即隐没的方剂。因麻疹在发疹期中，往往有刚见标点，不慎外感寒冷，以致热退身凉，随见咳嗽气喘，肢倦神疲，甚至昏沉，面色青白，手足发厥，鼻翼翕动，麻点隐没等象，在旧说中称为"寒隐"之逆症，宜速服用本方以挽救之，外用莞荽和酒煮热，以白布一方包裹，频频揉擦患儿身体，先从头面，次及胸背肩膀腿股，如皮肤转为红润，汗出津津，麻疹可能复现，一般症状即可减轻。

（2）**麻黄石膏汤**（再表之）

麻黄石膏汤方歌

麻疹热毒不外达，旋见标点旋复没。

兼见喘咳神昏谵，热隐险症古今传。

麻黄石膏连翘竹，薄荷蝉衣瓜蒌仁。

赤芍清血浮萍表，便结溺涩用酒军。

处方：麻黄 6g，生石膏 9g，竹叶 6g，连翘衣 6g，苏荷 3g，蝉衣 3g，瓜蒌仁 6g，赤芍 6g，红浮萍 6g，酒军 3g。

本方为麻疹刚见标点而即隐没的方剂。因麻疹在发疹期中，往往有因毒热内郁，不能外达，以致刚见标点之后，疹点不大显著，且旋出旋没，兼见咳喘烦躁，神昏谵语，便结溺涩，在旧说称为"热隐"之逆症，宜速内服本方，若得汗出热蒸，便通溺多，则病毒宣泄于下，而麻疹当复出现，一般症状可望减轻。

（3）*清血解毒汤

处方：大生地、赤芍、粉丹、荆芥花、栀炭、银花、连翘、木通、黄芩各 6g，夏枯草 2 茎。

本方为治麻疹已透久不收没体温不降之方剂。因麻疹在发疹期间，有因血分热毒壅滞，而致体温不降，疹不没收者，在旧说中，称为"血分热毒内壅"所致，宜速煎服本方，以清其血热，解其毒邪，则体温即当徐徐下降，麻疹亦即化退也。

（四）恢复期的疗法

在本期的患儿，麻疹业已依次消退，一般症状减轻，但多有贫血及身体机能衰弱的现象，此时的治法，当以滋养血液、强健体力，佐以消炎解毒为主，按此法调治，乃能清解血液之热毒，以期促进身体之健康。

1. 恢复期的主要方剂

药方：*营养汤。

主治麻疹依次消退，一般症状减轻，而面色不华，身体倦怠等症。

处方：大生地 6g，赤芍 3g，当归、丹皮、栀炭、玄参、麦冬、桔梗各 6g，甘草 3g。

加减法：潮热未尽者加白薇 6g，地骨皮 6g；咳嗽未止者加杏仁 6g，贝母 6g；呼吸喘促者加桑皮 6g，苏子 6g；喉头干痛者减去当归，加入豆根 6g，银花 6g；中耳肿痛者仍减当归，加入菊花 6g，胆草 3g；便秘者加入蒌仁 6g，酒军 3g；溺少者加入猪苓 6g，泽泻 6g；胸闷者加瓜蒌壳 6g；脘痞者加朴花 6g；腹胀者加腹皮 6g；食滞者加鸡内金 6g；大便水泻者，减去地、归、玄、麦，加入淮山药 6g，扁豆 6g；皮肤发痒者加入苦参 6g，荆芥炭 6g。

本方为《太平惠民和剂局方》丹栀四物汤减去川芎，加入玄麦甘桔汤而成，为滋养解毒之剂。方内以地归滋补血液，赤芍活血，丹皮以清血分郁热，栀子以消气分余炎，复以玄参、麦冬清润肺气，桔梗、甘草排除毒素。本方用在麻疹恢复期，作为滋养调理之剂，效果良好。

2. 恢复期的备用方剂

（1）清血解毒汤

处方：大生地、赤芍、丹皮、荆芥炭、栀炭、银花、连翘、黄芩、木通各 6g，夏枯草二茎。

（2）凉血饮子

处方：大生地 6g，赤芍 3g，红花 1.5g，粉丹、玄参、荆芥炭、黄芩各 6g，木通 3g，黄连 1.5g。

三、麻疹常见的并发症

麻疹为一种急性传染病，一经感染，在各期中，任何脏器，均有出现并发症的可能，尤以体弱之小儿多见。

在临床上常见的几种并发症，有支气管性肺炎、大叶性肺炎、急性脑炎、喉头炎、口炎、牙龈炎、结膜炎、中耳炎等，一经感染就很危险，治疗方法可参见本章相关章节。

麻疹谨记："麻疹有所大忌……今标四大忌于后，令人勿犯也。**忌荤腥生冷风寒**。出麻疹时……食生冷，冒犯风寒，皆能使皮肤闭塞，毒气抑郁而内攻也。**忌用寒凉**。初发热时，最忌骤用寒凉以冰伏，使毒气抑遏不得出，则成内攻之患。**忌多用辛热**。初发热时，最忌多用辛热助毒。**忌用补涩**。麻出之时，多有自利不止者，其毒亦因利而散，此殊无妨。"（《痘疹论·麻疹四忌》）

第二节 小儿惊风病

惊风是一个症候，可发生于许多疾病之中，以 1~5 岁的儿童发病率最高，一年四季均可见到。

《证治准绳·幼科·急慢惊风总论》："大抵肝风、心火，二者交争，必挟心热而后发，始于搐，故热必论虚实，证先分逆顺，治则有后先。盖实热为急惊，虚热为慢惊，慢惊当无热，其发热者虚也。急惊属阳，用药以寒。慢惊属阴，用药以温。然又必明浅深轻重、进退疾徐之机，故曰热论虚实者此也……凡热盛生痰，痰盛生惊，惊盛生风，风盛发搐，治搐先于截风，治风先于利惊，治惊先于豁痰，治痰先于解热。其若四证俱有，又当兼施并理，一或有遗，必生他证，故曰治有先后者此也。纲领如此，若分三者言之，暴烈者为急惊，沉重者为慢惊，至重者肝风之克脾土，则为慢脾风矣。"

本病西医学称小儿惊厥，一般来说，急惊风多由感染性疾病引起；慢惊风多由非感染性疾病所致，或发生于各种脑炎、脑膜炎、中毒性脑病等的恢复期。

一、急惊风

急惊风的主证是痰、热、惊、风，因此治疗应以清热、豁痰、息风、镇惊为基本法则。疗法主安静。

症候：不眠、咬牙、号叫、强直、痉挛、颜面苍白、直视、喷泡、四肢逆冷、仰倒不省人事。

治疗法则，应以清热、豁痰、息风、镇惊为基本法则。如钩藤饮、犀羚蜈蝎白虎汤，二方均可单独用之，或二方的药品互相参合用之，如无犀羚，缺之亦可。唯钩藤、蜈蚣、蝎子，必须酌用一二味。

在急惊风的治疗中既要重视息风镇惊，又不可忽视原发疾病的处理，分清标本缓急，辨证辨病结合施治。

（一）轻症

1. 镇惊散

药品：胆星 2.1g，制白附子 1.8g，防风、蝉蜕、薄荷各 3g，甘草 2.1g，水煎服。

2. 胡连散（《圣惠》卷八十五）

药品：胡黄连 1.5g，牛黄 0.3g（细研），犀角屑 0.3g，麝香 0.15g。研细末以乳汁调下少许，此方是治痉病之方（即流行性脑脊髓膜炎），治疗急惊风亦效。

（二）急性脑炎

急性脑炎旧说称为"急惊风"，在现代医学中系由于毒素侵入大脑皮层而致发炎者，亦即中医所谓"热毒陷入心包络"。真正脑炎虽属少数，但类似脑炎亦为麻疹中常见的并发症，其症状先由高热烦躁，面赤唇红，痰盛气喘，涕泪俱无，头部剧痛，颈项强直，惊悸啼哭，脉象洪数等症状开始，继则呈现神昏谵语，目睛上视或斜视，牙关紧闭，手足抽搐，甚则角弓反张。如出现以上症状，则提示已进入严重性痉挛期阶段，此时急宜采取清脑消炎，控制血压，镇定痉挛之法，方以凉惊丸、至宝丹、紫雪丹、清心牛黄丸等治之，此即中医旧说主治"心火"的法则。又有从"肝风"立法者（肝指神经，风指神经病变），以祛风解热安脑镇痉为法，方用钩藤饮、抱龙丸治之。此外尚有从清热解毒立法者，方以羚犀蚯蚓承气汤，或犀羚蜈蝎白虎汤治之。亦有在本症发生后，即不省人事，而牙关紧闭，痰液壅塞，水汤不能入口者，则宜取嚏开窍之法，以通关散或稀涎散治之。以上各种疗法和方剂，在临床上如运用得当，多能使病情逆转，化险为夷。

1. *凉惊丸

消炎清脑镇静神经剂。

处方：龙胆草 3g，青黛 1.5g，黄连 1.5g，钩藤 6g，犀牛黄 0.15g，麝香 0.15g，防风 3g。研末炼蜜为丸，如黄豆大，每次三丸至五丸，日三服，以银花 6g，煎水送服。

2. 至宝丹

3. 紫雪丹

4. 清心牛黄丸

以上后三种有成药，均为清热解毒清脑镇惊之剂。

5. *钩藤饮

消炎祛风清脑解痉剂。

钩藤饮方歌
天麻全蝎草钩藤，羚角五分磨汁冲。
消炎祛风解痉剂，清脑治惊效相同。

处方：羚羊角 1.5g（磨汁冲服），明麻、钩藤各 6g，全蝎两条，甘草 3g。

6. 抱龙丸

祛痰解热清脑镇静剂。

处方：胆南星 3g，天竺黄 3g，雄黄 1.5g，辰砂 1.5g，麝香 0.15g。

7. *羚犀蚯蚓承气汤

泄热通便清脑镇静剂。

羚犀蚯蚓承气汤方歌

羚犀蚯蚓承气汤，硝黄枳实地龙[1]将。

羚犀冲汁每一钱，通便原为清脑襄。

处方：羚羊角（磨汁冲）3g，犀牛角（磨汁冲）3g，蚯蚓2条，大黄3g，玄明粉（冲）3g，枳实3g。

[附注]

[1] 地龙：即蚯蚓。

8. *犀羚蜈蝎白虎汤

解毒镇静剂。

犀羚蜈蝎白虎汤方歌

犀羚蜈蝎白虎汤，白虎加入蜈蝎煎。

犀角羚角另磨添，解热镇痉不虚传。

处方：犀角（磨汁冲）3g，羚羊角（磨汁冲）3g，蜈蚣、全蝎各2条，石膏9g，知母6g，甘草3g，粳米一撮。

9. 通关散

开关通窍剂。

处方：南星3g，僵蚕6g，牙皂1片，麝香0.15g。

研末为散，用时洗净手指，蘸生姜汁合药末少许抹牙关，涎出牙开。

10. 稀涎散[1]

取嚏开关剂。

处方：巴豆仁5粒，牙皂1片，明矾6g。

研末为散，吹入患儿鼻腔内取嚏，牙关即开。

[附注]

[1] 稀涎散常用来主治中风闭证。《政和本草》卷十四引孙尚药方——救急稀涎散：皂荚4挺（如猪牙肥实不蛀者，削去黑皮），白矾30g（晶莹透明）。共为细末，每服1.5~2g，温水调下。当时省觉，次缓而调治，不可大攻，过则伤人。方中皂荚开窍祛痰，白矾催吐开闭。二者相合，有开关催吐之功。对中风闭证，痰涎壅盛者，即痰声辘辘，不省人事，不能言语，但不遗屎，脉象滑实有力者，可先用此方吐出痰涎，疏通咽喉，然后对证施治。中风脱证忌用。

二、慢惊风

又名慢脾风，此症由于久痢、久泻或痘后、疹后，或感冒过于攻伐，或急惊风后因迁延不愈等原因而发。

症候：头青额汗，四肢如冰，舌短头低，眼合不开，睡中摇头吐舌，频吐腥臭，噤口咬牙，手足微搐而不收，或身冷，或四肢冷，脉沉微。

不可轻用攻伐之药，消除病因为主。

慢惊风由虚生风，属于虚风，治疗以补虚治本为主，临床常用的治法有温中健脾、温阳逐寒、育阴潜阳、柔肝息风等，若有虚中夹实者，宜攻补兼施，标本兼顾。

（一）*可保立甦汤[1]（《医林改错》卷下）

可保立甦汤方歌

可保立甦骨脂枣，归术芍药参芪草。

山萸枸杞水煎服，一个核桃连皮捣。

药品：生芪45g，党参9g，白术、炙甘草、当归、白芍各6g，酸枣仁9g，山萸肉3g，枸杞6g，补骨脂3g，核桃（连皮打碎）1个，水煎服，

方中重用黄芪大补元气，党参、白术、甘草益气健脾；当归、白芍养血；山萸肉、枸杞子、补骨脂、核桃仁益肾；炒枣仁安神定惊。诸药合用，共奏益气养血，温补脾肾之功。

此方剂量，以四岁小儿为标准。若两岁小儿可服一半，一岁小儿服三分之一，两三个月的可用四分之一。无论服几剂，一日之间，可服两三剂，必须服之不抽风。不抽以后，约要多服几剂以善后。

（二）庄在田[2]《福幼编》治慢惊风二方

如抽风而顽痰堵塞喉间，乳食不下，急用逐痰荡惊汤，开其顽痰，抽风亦必随之减轻。

1.*逐痰荡惊汤

药品：胡椒、干姜、肉桂各3g，丁香十粒，用炉心土60g煎水后，纳诸药煎服。

以上是逐痰荡惊汤原方。张锡纯先生加入丽参3g，甘草3g，亦好。

煎法：先用炉心土90g（要用烧柴的，烧煤炭的不能用）煮汤澄清，以之代水，先煎丽参、甘草七八沸，再入前四味同煎三四沸，取清汤八分，徐徐灌服。

服用上方之后，要继服加味理中地黄汤。

2.﹡加味理中地黄汤

药品：熟地 15g，山药 15g，白术 9g，枸杞 9g，党参 6g，生芪 6g，干姜 6g，生白芍 6g，山萸肉 6g，肉桂 3g，炙甘草 3g，核桃一个捣碎用仁，后入红枣三枚掰开。水煎一大盅，徐徐分多次温服。

[附注]

[1] 主治小儿因伤寒、瘟疫或痘疹、吐泻等症，病久气虚，致患慢惊，四肢抽搐，项背后反，两目天吊，口流涎沫，昏沉不省人事。

[2] 庄在田，清代医家，以钻研小儿痘疹及惊风等病著称。

第三节　小儿痨

治小儿痨，我的经验不多，仅将我看好的两个小儿医案写出来做个参考。

病案一：新疆哈密北沙窝林娃，年四岁，平素饮食不节，护理不周，患小儿痨，肚大筋青，颜面惨白，发已干枯，耳尖干薄，时直视，气粗如喘，有时少进饮食，有时终日不吃，印堂静脉怒张，有时吐泻，有时便干，数日一行，色绿、色白不定，完谷不化时多。曾经遍处治疗无效，当时哈密第一红医王某（益寿堂坐堂先生）对患儿的治疗已经不抱有希望。这是1952年至1953年之事，我不忍小儿之夭亡，于是试为治疗。

治法：对症辨证治疗，消导、清热解毒、峻补命门真火，以补其脾胃，所用药品，以龟龄集为主，童便送服。间服消导、清热解毒成药如万应散、万应锭、五子回春丹等，都用童便送服。服汤剂如香砂六君子，加神曲、麦芽、山楂、黄连、黄芩等，服药月余，患儿发润、耳润，能进饮食，大便正常，面色转黄，之后专进龟龄集，仍以童便送服。有时加服消导药，三月后痊愈。半年之后，成为一个胖娃娃。以后数年并未患病。

病案二：1964年夏，邻居陈姓女孩约三岁，将会走，患小儿痨，消瘦不堪，肚大筋青，发干，耳尖干，大便六七天、七八天一行，且干，便时小儿非常痛苦，经治疗无效，求我想个办法。我教她家人买两毛钱的青黛，一天灌两三次，每次约几分，不到一礼拜，患者大便正常，又教之服用补药龟龄集，与青黛一同服，两三月后患儿痊愈。

按语：一味青黛[1]治小儿痨，是出自《丹溪心法》，是经验良方，服龟龄集剂，诚为治小儿痨之特效药。龟龄集是升化药品，峻补命门真火，能治五劳七伤。

［附注］
［1］《本草便读》："青黛治儿疳之郁热、斑疹瘟疫，轻浮凉苦到金家。"

第四节 小儿蛔虫病

《诸病源候论·九虫病诸候》："蛔虫者，是九虫内之一虫也。长一尺，亦有长五六寸。或因脏腑虚弱而动，或因食甘肥而动。其发动则腹中痛，发为肿聚。来去上下，痛有休息，亦攻心痛。口喜吐涎及吐清水，贯伤心者则死。"

一、肠蛔虫证

临床表现为，脐周疼痛，乍作乍止，按之无明显压痛而有条索感；胃脘嘈杂，食欲异常，嗜食异物，夜卧不安，蚧齿易惊，恶心流清涎；重者形体消瘦，面色萎黄，肚腹胀大，青筋显露；大便不调或便下蛔虫。舌苔或薄或腻或见花剥，舌质红，舌面布红色点刺。

本证因虫踞肠腑直接影响胃肠纳食及传导功能，气机阻滞故以脐周疼痛等诸多脾胃症状为要。若病程较长或虫数过多则见体瘦面黄等营养不良诸症，本证轻症亦有无明显临床症状者，可以粪检蛔虫卵阳性为依据。

治法以驱蛔杀虫为主，酌情配合调理脾胃。

驱虫可根据药源选择应用驱蛔药物。中药驱蛔以使君子与苦楝皮效果最好，可单用。

1. 使君子

可当花生一样的吃，每次吃 3~5 颗，每天吃 2~3 次。

盖使君子能杀虫、健脾，体弱小儿凡有虫都可吃。有虫必下，虫下即停吃，无虫不可贪食。

《本草汇言》："脾胃虚寒之子，又不宜多用，多食则发呃。苟无虫积，服之必致损人。"

《岭南采药录》："使君子，生食太多，令人发呃逆，儿童多食，有呃逆至一日夜不止者，惟用其壳煎水饮之，即止。"

2. 苦楝皮

一般干品用量为 10~15g，鲜品最多不超过 30g，加水适量，煎 30 分钟，浓缩至 50 毫升左右，晨间空腹顿服，可连服 2 天。本品有毒，不宜过量持续服用，用于驱蛔。

二、蛔厥证（胆道蛔虫症）

临床表现为剑突下、右上腹突然发生阵发性剧烈绞痛，哭叫打滚，屈体弯腰，以拳顶按痛处，面色苍白，汗出淋漓，疼痛有时可自行缓解，缓解后患儿活动如常。或伴恶心呕吐，有的可吐出蛔虫。常反复发作，或呈发作持续状态；或伴畏寒发热，甚可见黄疸。舌苔黄腻，脉滑数或弦数。有蛔虫病史。

治法当安蛔定痛，继则驱虫。

药方：乌梅丸加减。

药品：乌梅、党参、桂枝、细辛、干姜、附子、黄连、黄柏、蜀椒、当归。

若唇红、舌红，偏于热者，重用黄连、黄柏；若腹痛喜按，面色苍白，形寒肢冷，唇淡舌淡，偏于寒者，重用干姜、桂枝；疼痛剧烈者，酌加大黄、玄明粉、枳壳；疼痛缓解后再给予驱虫治疗；若伴有憎寒壮热，甚有黄疸者去附子、桂枝、干姜，重用黄连、黄柏，加黄芩、茵陈蒿，或先选用茵陈蒿汤合大柴胡汤加减。

乌梅丸是安蛔主方，方中乌梅味酸，椒、姜味辛，连、柏味苦，酸、辛、苦同用，使蛔虫静伏而下，乌梅、川椒还有驱蛔的作用，最适用于寒热错杂之蛔厥证。一般乌梅可用 10g，川椒用 6g，余药可随病情寒热加减使用。近年来多主张乌梅丸与泻下法、驱虫法同时配合应用，可加速安蛔止痛。

中成药乌梅丸用于蛔厥证寒热错杂者。

三、虫瘕证（蛔虫性肠梗阻）

临床表现为突然阵发性剧烈腹痛，伴频繁呕吐，可吐出蛔虫，便秘，腹胀，腹部可按及大小不等、部位不定的条索状或团状包块，按之有活动性，腹部多柔软，压痛不明显。病情加重可见腹部硬、压痛和肠鸣。舌苔白或黄而腻，脉滑数或弦数。有蛔虫病史。

本证以腹痛剧烈伴呕吐、便秘，切按腹部有条状或团状包块，有活动性，多柔软，压痛不明显等而区别于其他急腹症。是由蛔虫扭结成团，阻塞肠道所致[1]。

一般可用药物治疗。

治法：行气通腑散蛔，继则驱虫。

药方：**驱蛔承气汤加减**。

药品：生大黄、芒硝、枳实、厚朴、使君子、乌梅、苦楝皮、槟榔等。一般大黄可用 10～15g（后下），芒硝 6～10g（冲服），枳实、厚朴、使君子、苦楝皮可用 10～15g，槟榔可用 15～30g。若患儿病情较轻，可用生豆油 80～100 毫升，以润滑肠腑使虫团易于松解，达到下虫驱虫的目的。若呕吐频繁，药物难于下咽，可先用推拿等法治疗。

药方：**驱蛔验方**。

药品：槟榔、全瓜蒌、茵陈蒿、苦楝皮各 10g，番泻叶、陈皮各 6g。浓煎至 150～200 毫升，用温豆油 20 毫升送服，每日 1 剂。若呕吐不能口服者，改作保留灌肠。

[附注]

[1] 若见腹部板硬、压痛，无矢气，且闻及腹部有金属样肠鸣或气过水声，则病情加重，应考虑手术治疗。

第五节 百日咳

百日咳（顿咳）由百日咳杆菌引起的急性呼吸道传染病，以阵发性痉挛性咳嗽为主症，咳后有鸡鸣样回声，日轻夜重，病程较长，可长达 2～3 月。

表现为阵发性痉挛性咳嗽、鸡鸣样吸气声，病程可分三期。

（一）前驱期

此时上呼吸道黏膜发炎，出现身体微热、咳嗽、喷嚏、低热等上呼吸道症状。3～4 天后，上述症状减轻，低热消失，咳嗽日见加剧，夜间尤甚，逐渐发展至阵发性痉挛期。病程约一二周。

（1）**止嗽散**：发汗、清热解毒、祛痰、镇咳剂。

处方：荆芥花、紫菀、桔梗、白前、百部、桑叶各 6g，蜜橘饼 9g，炙甘草 3g。

（2）**麻杏石甘汤**[1]：发汗、清热解毒、镇咳、平喘剂。

处方：麻黄 3g，石膏 9g，杏仁 4.5g，炙甘草 3g。

[附注]

[1] 麻杏石甘汤出自《伤寒论》，此方较之原方在药品剂量上做了调整。原方为解表剂，具有辛凉宣泄，清肺平喘之功效。主治外感风邪，邪热壅肺证。临床表现为身热不解，咳逆气急，鼻煽，口渴，有汗或无汗，舌苔薄白或黄，脉滑而数者。临床常用于治疗感冒、上呼吸道感染、急性支气管炎、肺炎、支气管哮喘、麻疹合并肺炎等属表证未尽，热邪壅肺者。

（3）**加减杏苏饮**：发汗、清热解毒、祛痰、镇咳剂。

处方：杏仁、紫苏、桔梗、枳壳、前胡、白前、紫苑、桑叶各6g，橘饼9g，炙甘草3g。

（二）痉挛期（痉咳期）

阵发性的痉挛咳嗽，患儿先深吸气，继则咳嗽连续不止，数分钟乃至十余分钟之后，又深吸气，如此反复不休，咳出之痰，如玻璃状的黏液，此时患儿颜面浮肿，眼球微突，涕泪流出，颈静脉怒张，额部汗出淋漓，继之呕吐痰液，其咳始渐平息，每日发作，轻则十余次，重则数十次，尤以夜间发作为多，甚则眼膜充血红赤，眼眶有瘀血小块，病程约四至六周。

（1）**加减温胆汤**：肃肺、镇咳、健胃、祛痰剂。

处方：杏仁6g，贝母6g，桔梗6g，枳壳3g，苏梗6g，云苓6g，炙甘草3g，橘饼9g，竹茹1团。

（2）**加味兜铃丹**：肃肺、健胃、镇咳、祛痰剂。

处方：马兜铃6g，苏子6g，杏仁6g，百部3g，贝母9g，麦冬6g，云苓6g，炙甘草3g。

（3）**射干兜铃汤**：肃肺、健胃、镇咳、祛痰剂。

处方：射干6g，马兜铃6g，贝母9g，桑皮6g，玄参6g，麦冬6g，桔梗6g，百部3g，枳壳3g，炙甘草3g。

（4）**贝母散**：肃肺、健胃、镇咳、祛痰剂。

处方：贝母6g，杏仁6g，麦冬9g，款冬花6g，紫苑6g。

（5）**千金苇茎汤合葶苈大枣泻肺汤泻白散复合剂**：清热解毒、活血、镇咳、平喘剂。

处方：苇茎6g，杏仁6g，薏苡仁9g，冬瓜仁9g，桃仁3g，葶苈3g，大枣二枚，桑皮6g，地骨皮6g，甘草3g。

（三）减退期（恢复期）

在此时期，咳嗽次数减少，呕吐停止，咳嗽亦趋和缓，失去痉挛性及阵发性，咯出黏液性或脓性之稠痰，眼膜充血及眼眶瘀血，亦随之次第消散，若中途不感外来的诱因而发生其他疾患，一周之后，可告愈。

（1）**加味二冬汤**：滋养肺胃剂。

处方：天冬 6g，麦冬 9g，百部 3g，蒌仁、杏仁、苏子、半夏各 6g，橘饼 9g。

（2）**麦门冬汤**：滋养肺胃剂。

处方：沙参、麦冬各 9g，半夏 6g，炙甘草 3g，大枣 2 枚。

（3）**净黄连膏**

浓煎黄连一味，1 岁小儿，每天可用黄连 3g 煎浓汁分 2~3 次开水和糖送服，简单易用。

本品苦寒，脾胃虚寒或阴虚津伤者慎用。

上述三期的对症疗法，在"前驱期"用药以发汗、清热解毒、祛痰、镇咳为主，以止嗽散或麻杏石甘汤或加减杏苏饮治之；在"痉挛期"用药以肃肺、镇咳、健胃、祛痰为主，以加味温胆汤，或加味兜铃丹，或射干兜铃汤，或贝母散治之，若并发角膜充血，眼眶、鼻衄瘀血者，则以千金苇茎汤合葶苈大枣泻肺汤泻白散复合剂治之；在"减退期"用药以滋养肺胃为主，以加味二冬汤或麦门冬汤治之。以上各方治疗效果，均属可靠。

附小儿平常发烧咳嗽方

麻黄 3g，连翘 4.5g，金银花 4.5g，生石膏 9g，浙贝 6g，水煎服。此为两岁小儿标准之剂。一岁以下减半。

第六节 赤白痢

由肠胃虚弱，冷热相乘，客于肠间，变而为痢，因热乘于血所致。流渗肠内则赤，冷气入搏，津液凝滞则白。现代医学认为，此病为受赤痢杆菌的感染所致。

其症状为腹痛拒按，里急后重，大便下利，频频如厕，欲解而又不畅，所下常带黏液脓血，交杂混合，黏液较多者，则为白痢，脓血较多者，则为赤痢。每小时排便的次数，最多可达十余次，肛门括约肌感觉过敏，有热、痛、红、肿的现象。全身症状为畏寒高热，夜间热势较甚，心烦面赤，唇红口渴，舌尖赤，脉弦数，食欲不振等表现。治疗之法，当以清热解毒、清肠通便为主，以加味白头翁汤或五味香连丸及加减黄连阿胶汤治之，在临床上颇能获效。

（一）加味白头翁汤

清肠解毒止血剂。

加味白头翁汤方歌

白头翁汤秦皮连，银柏烧炭军一钱[1]。

里急后重赤白痢，清肠灭菌也周全。

处方：白头翁、秦皮各 6g，黄连 3g，黄柏炭 6g，银花炭 9g，酒军 3g。

（二）五味香连丸

清肠解毒通便剂。

五味香连丸方歌

五味香连用槟榔，酒军黄连银木香。

消炎灭菌清肠剂，大便通下后重康。

处方：广木香、黄连、槟榔片、酒大黄各 3g，银花炭 6g。

（三）加减黄连阿胶汤

清热解毒泄毒剂。

加减黄连阿胶汤方歌

黄连阿胶化新裁，消炎泄毒劲头威。

胶连芩地楂木香，槟榔地榆军翁陪。

处方：川黄连 3g，胶珠、生地炭、黄芩、地榆炭、山楂炭各 6g，木香、槟榔片、酒军各 3g，白头翁 6g。

［附注］

［1］黄柏等品不烧炭亦可。

第七节　走马牙疳

见于《景岳全书》，患牙疳而发病急速，势如走马者。多因病后或时行疫疠之邪，余毒未清，复感外邪，积毒上攻齿龈所致，多见于小儿。也见于麻疹后发症，也叫"麻后口疳"，其病势险恶，发展迅猛。

其症状为口舌生疮，牙床疼痛，红肿出血，口臭流涎，口角旁有结节，外面摸之坚硬，呈暗黑色，里面破溃，继而外面亦变成坏疽，臭秽之气，甚则有穿腮落齿，流出污黑血水，唇脱齿坏，身发高热，手足反冷，气喘痰鸣，大便不利，饮食难进者，此为疹后最险恶而难治之症。但亦有发热不高，流血不黑，腐肉脱后，能生新肉，大便不泻，神志清爽，间亦有可治者。治疗之法，分外用药与内服药，外用药以珠黄十宝丹，或金鞭散吹之，内服药以加减芦荟消疳饮，或加减凉膈散治之[1]。

（一）加减珠黄十宝丹

清热解毒化腐生肌剂。

处方：珍珠粉0.3g，牛黄0.3g，川贝1.5g，龙骨1.5g，乳香1.5g，麝香0.3g，青果炭3g。

研末为散，以少许吹患处，日三次。

（二）金鞭散

清热解毒化腐生肌剂。

处方：人中白（煅）6g，雄黄3g，冰片0.9g，枯矾6g，麝香0.3g。

研末为散，用药棉花蘸浓毛尖茶汁将患处洗净后，以药粉吹之，日三次。

（三）加减芦荟消疳饮

清热解毒剂。

处方：芦荟3g，胡连3g，玄参6g，桔梗6g，石膏9g，生地6g，犀角（磨汁冲）1.5g，黄芩6g，粉丹3g，酒大黄3g。

（四）加减凉膈散

解热泄毒剂。

处方：淡竹叶6g，薄荷3g，连翘6g，黄芩6g，炒栀子6g，广银花6g，犀角（磨汁冲）1.5g，酒大黄3g，玄参6g，粉丹3g。

[附注]

[1] 现代治法以清热泻火，解毒消毒，内外兼治。以黄连解毒汤加味，合冰硼散外敷。

第八节 支气管肺炎

支气管肺炎又称小叶性肺炎，是儿童常见的感染性疾病，2岁以内儿童多发。

支气管肺炎最常由细菌、病毒或霉菌及肺炎支原体等病原引起，也可由病毒、细菌同时感染，其病原菌不仅一种。其症状以发热、咳嗽、呼吸困难为主要特征，热型多为弛张性，午前稍低，午后增高，一般午后体温常见 39~40℃。咳嗽初起为干性，末期则进入无力的咳嗽状态中，呼吸窘迫困难，浅表而不整齐，多带喘鸣，鼻翼翕动，胸胁上窝及心窝部凹陷，口唇指甲现青蓝色，四肢常厥冷，脉搏细数。若心脏衰弱，患者呈浮肿状态。病程视症状轻重而长短不一，轻则一周可愈，重则呼吸益感困难，常并发脓胸或脑膜炎，终因心脏衰竭而失去其生命。

治疗之法：初起高热气喘者，宜用清热解毒、祛痰平喘之法，以加味麻杏石甘汤主之。若热型减轻尚痰鸣气喘不休者，则宜用宣降肺气，排除痰液之法，以葶苈大枣泻肺汤合泻白散主之。若兼见脑部症状者，提示病毒甚重，急宜以麻杏石甘汤加羚羊角主之，在临床上，亦多能挽救病机。

1. ＊加味麻杏石甘汤

清热解毒祛痰平喘剂。

麻杏石甘加味方，气管肺炎一般良。

枳桔苏铃贝蒌入，解热平喘是特长。

处方：麻黄、杏仁各 6g，石膏 9g，甘草 3g，桔梗、枳壳、马兜铃、贝母、苏子、瓜蒌仁各 6g。

2. ＊葶苈大枣泻肺汤泻白散合剂

宣降肺气排痰剂。

泻白甘桑地骨皮，再加粳米四般宜。

合并葶苈治肺炎，降肺祛痰堪称奇。

处方：葶苈 4.5g，大枣二枚，桑皮 6g，地骨皮 6g，甘草 3g，粳米一撮。

第九节　大叶性肺炎

本病在中医旧说称为"马脾风"，其病因是由于"寒邪袭肺，寒化为热，闭于肺络而致暴喘"，但在现代医学，则谓其病原为肺炎双球菌之感染，因该菌侵入肺的大叶或肺的一叶，或数叶，发生炎症，产生纤维素性渗出物所致，故名"大叶性肺炎"，又名"纤维素性肺炎"。其症状由突然恶寒而起，继发39℃以上的高热，咳嗽胸痛、呼吸困难，甚则呕吐、手足搐搦、腹痛等症相继出现，高热稽留常在40℃左右，咳嗽至二三日，见特有的铁锈色痰液，呼吸愈感急迫，见胸高、气喘、鼻煽、痰鸣等症状，甚或并发脑部症状者，如头痛、项强、神昏、谵语、手足痉挛等现象。其治法当以清热解毒，排除痰液为主，佐以解毒平喘，根据临床经验，以五虎汤治之；排除痰液，以葶苈大枣汤治之；兼有便闭，可合用"一捻金散"；若并发脑部症状者，可兼用钩藤饮治之。症虽不轻，多能挽救之。

1. ＊五虎汤

解毒发汗镇咳平喘剂。

麻杏石甘苏子加，方名五虎效不差，

大叶肺炎危急病，消炎平喘制服它。

处方：麻黄6g，杏仁6g，石膏9g，甘草3g，苏子6g。

2. ＊葶苈大枣泻肺汤

排痰宣降肺气剂。

处方：葶苈6g，大枣三枚。

3. 一捻金散

泻下祛痰剂（原方去参）。

处方：酒大黄、丑牛各6g，槟榔片3g。研末为散，每次1.5g至3g。

4. ＊钩藤饮

消炎祛风清脑镇痉剂。

天麻全蝎草钩藤，羚角五分磨汁冲，

解毒祛风镇痉剂，清脑治惊效相同。

处方：羚羊角（磨汁冲服）1.5g，天麻6g，钩藤6g，全蝎2条，甘草3g。

第十节 急性结膜炎

结膜炎是由细菌或病毒感染引起的，俗称"红眼睛"和"火眼"，中医称为"天行赤眼"，由风热邪毒所致，以夏秋两季为甚，有传染性。其症状为眼睑微浮而胀，流泪畏光，分泌液常凝结于睫毛，有发痒灼热辣痛感，结膜高度充血发红。其治法以清肝肃肺、清热解毒为主，外用药以百分之一硼酸水洗涤之，内服药以加减神消散、加减龙胆草散、菊花通圣散治之。

1. 洗眼水

消炎外治剂。

处方：百分之一硼酸水溶液洗涤，日三次。

2. 加减神消散

祛风解毒剂。

处方：木贼草 6g，蝉蜕 3g，谷精草 6g，菊花 6g，赤芍药 3g，甘草 3g，霜桑叶 6g，夏枯草 2 茎。

3. *加减龙胆草散

祛风解毒剂。

处方：龙胆草 3g，木贼草 6g，草决明 6g，菊花 6g，炒香附 6g，蝉蜕 1.5g，生甘草 3g，桑叶 6g。

4. *菊花通圣散

泄热排毒剂。

处方：白菊花、防风、荆芥各 6g，薄荷 1.5g，广石膏 9g，黄芩 6g，酒大黄 3g，芒硝 3g，夏枯草 2 茎，桑叶 6g，甘草 3g，羌活 1.5g，白滑石 6g。

第十一节 急性喉炎

其症状为喉部一侧或两侧灼热干燥作痛，咽水进食，疼痛较甚，或兼喉痒呛咳，分泌物增加，多为黏液性，呼吸不利，扁桃腺亦现红肿，体温呈中度热型，大便或秘，小溲短少，其治疗之法，当以消炎泄毒为主，外用药以青黛散吹之，内服药以加减豆根汤或加味白虎汤、加减养阴清肺汤治之。

1. *青黛散

清热解毒剂。

处方：青黛、冰片、硼砂、牙硝、朱砂、黄连、黄柏各 1.5g，牛黄 0.15g。研末为散，于患处吹之，日三次。

2. *加减豆根汤

清热解毒镇痛剂。

处方：广豆根、芥炭各 6g，薄荷 1.5g，僵蚕 6g，赤芍 3g，大生地 6g，玄参 6g，栀炭 6g，甘草 3g，青果 3 枚。

3. 加减养阴清肺汤

养阴解毒剂。

处方：大生地 6g，玄参 6g，麦冬 6g，桔梗 6g，贝母 6g，正粉丹 6g，甘草 3g，青果 3 枚。

第十二节　急性中耳炎

急性中耳炎常续发于各种急性热性传染病之后，亦为麻疹期常见的并发症之一。其症状先以耳疼痛灼热开始，自觉耳内有充满感，难于听闻，有搏动性耳鸣，或耳内流出黄水，有时体温可能上升至 40℃，发生昏蒙、谵语、痉挛等症状。其治法当以清热解毒为主，外用药以黄丹散或海螵蛸散吹之，内服药以翘羚汤或荆芥连翘汤治之。

1. 黄丹散

止泌排毒剂。

处方：黄丹 3g，龙骨（煅）6g，枯矾 6g，麝香 0.15g。

研末为散，以少许吹患部。

2. 海螵蛸散

止泌镇痛解毒剂。

处方：海螵蛸（煅）6g，麝香 0.15g，冰片 0.6g，研末为散，以少许吹患部。

3. 翘羚汤

清热解毒剂。

处方：连翘衣 6g，羚羊角（磨汁冲）3g，薄荷 1.5g，苦丁茶 3g，炒栀子 3g，夏枯草 2 茎。

4. 荆芥连翘汤

疏风解毒剂。

处方：荆芥、连翘、防风各 6g，前胡 3g，甘草 3g，栀皮 6g，黄芩 6g，白芷 3g，桔梗 3g，赤芍 3g。

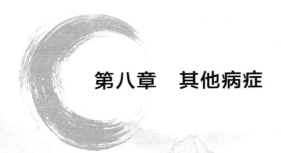

第八章　其他病症

第一节　感　冒

感冒[1]病亦属于外感病的一种，其病症轻，治疗易。

前面关于外感病的治疗法，已经详细地叙述过了，但是没有把感冒病的治疗法具体地指出来，初学者似乎仍有困难，在此具体地谈一谈。

感冒病初感染时，仍要通过发汗解。首先问患者是寒多抑或热多，如寒多于热，或光发冷不发热，药用辛温解表之剂，如香苏饮、藿香正气散、人参败毒汤等有羌活、独活、荆芥、防风等药物配伍的方剂，或有麻桂配伍的辛温解表的方剂。重者用五积散。如系热多于寒或光热不冷，那就用银翘散、桑菊饮等辛凉解表的有连翘、菊花、牛蒡子、薄荷等药配伍的方剂。或用防风通圣散，多用石膏。

夹暑的兼湿的，用藿香正气散、香薷饮。夹暑的，头晕、咳嗽能饮水。夹湿的，头晕有胀重感，身体也有笨重感，舌苔湿润，不多喝水。

防风通圣散与五积散是一寒一热的对子。感冒的人，多有停食，二方都是表里同治的经验名方，用之得当，外感病差不多都可囊括。

妇女感冒病，用香苏饮好，因为本方能解表散风寒兼调气。

治虚人感冒或咳嗽用参苏饮。

*参苏饮方歌

参苏饮内用陈皮，甘桔前胡半夏宜。

茯苓葛根姜葱入，虚人感冒此方奇。

热重黄芩银花合，食少神曲助化机。

有痰不利枇杷蒡，呕吐赭石降逆障。

若凡脘闷兼腹痛，枳壳加入用木香。

药品：党参 15g，苏叶 9g，陈皮 9g，甘草 3g，桔梗 9g，前胡、半夏、茯苓、葛根各 9g，生姜 3 片、葱白 3 寸。水煎。

偏热者加黄芩、银花。消化不良加神曲。有痰吐不利加枇杷叶、牛蒡子。呕吐加生赭石。脘闷腹痛者加枳壳、木香。

[附注]

[1] 感冒有狭义和广义之分，狭义上指普通感冒，是一种轻微的上呼吸道（鼻及喉部）病毒性感染。广义上还包括流行性感冒，一般比普通感冒更严重，其他症状包括发热、寒战及肌肉酸痛，全身性症状较明显。

普通感冒又称急性鼻咽炎，简称感冒，俗称"伤风"，是急性上呼吸道病毒感染中最常见的病种，多呈自限性，但发生率高，影响人群面广、量大，且可以引起多种并发症，此节指普通感冒。

第二节 咳 嗽

咳嗽一症，可见于多种疾病中，所以《黄帝内经》谓："五脏六腑皆令人咳。"《诸病源候论》[1] 有"十咳"的区分。后世将咳嗽归纳于外感、内伤两个范畴，在辨证施治上，比较容易掌握。

引起咳嗽的病因极广泛，难于列举，应在具体疾病中寻其咳嗽之根源，治其本病，则咳嗽自止。若见嗽治嗽，必穷于应付，而疗效亦不能高。

[附注]

[1]《诸病源候论》：由隋代巢元方等撰写于大业六年（公元 610 年）。该书论述疾病病因、病理与证候，其论治不载方药而专附导引。

一、外感咳嗽

（一）感冒咳嗽

感冒是外感疾患，由于感受非时邪气，或脱衣露宿受风，此病虽四时皆有，而以春夏秋三季为多，一般轻度感冒，易治易愈。重感冒发病甚急，病变快，病情复杂，治疗较难。

初病见头痛、鼻塞、发热、痰壅、咳嗽、清涕、喷嚏、微恶风寒，或不恶风寒，脉濡滑，为风邪冒于皮毛及肺部，为常见症。

若脉浮、无汗、身体酸痛、发热恶寒较重、咳嗽、呼吸不畅，为感冒夹寒。

若头晕、汗出、咳嗽、发热、恶寒、恶心呕吐，此感冒夹暑。重者多兼胃肠症状，腹疼水泄、小便短赤、口渴欲饮、呕逆等。若头晕重、身倦、身疼、肢重、胸闷、脉濡缓，为感冒夹湿。

感冒脉象，一般人迎[1]大于气口[2]。若夹食夹痰时，人迎脉反小，而气口反盛。此时服疏散药兼治痰食，人迎脉既出。

凡老年人，虚人得之多病发喘息，或胃炎等疾患。

治疗

风寒外感皮毛，内侵肺部，宜微辛轻解，香苏饮为四时通剂，并可随症加减。感冒夹寒宜辛温解表，可用葱豉汤。若脉弱无汗，虚人或产后，风寒两感，气虚者用参苏饮。感冒夹暑宜香薷饮，感冒夹湿宜藿香正气散。

处方

1. *香苏饮（《太平惠民和剂局方》）

药品：香附子、紫苏梗、陈皮、川芎、白芷、甘草各等分为散[3]。每服9g，加葱、姜煎。

夹食加砂仁、神曲。咳重加桑叶、杏仁。痰多加法夏、桔梗。无汗加薄荷。腹泻加茯苓、白术、白芍。

2. *葱豉汤（《千金要方》）

药品：连须葱白三茎，香豉9g，生姜6g。清水煎，日三服。（原方无姜，病情加重便用少许）。

3. *参苏饮（《易简方》）

药品：人参、紫苏梗叶、干葛、前胡、法夏、赤茯苓各22.5g，枳壳（炒）、陈皮、苦桔梗（炒）、炙甘草各15g。共为散，每服6g，清水一杯加姜二片大枣一枚煎汤送服取汗。

4. *香薷饮（《太平惠民和剂局方》）

解暑化湿，和中健脾[4]。用治阴暑[5]，发热恶寒，无汗，身重体痛，腹痛吐泻，肢倦少气乏力，舌淡苔薄白或腻，脉濡。

药品：香薷10g，白扁豆10g，厚朴5g。

清水煎，待冷服之，频服不拘时刻。身热欲得汗者可热服。

解表者，冬春宜麻黄，暑夏宜香薷。方中厚朴行气宽中、化湿除滞；白扁豆健脾化湿、和中消暑。

5. **藿香正气散**（《太平惠民和剂局方》）

解表化湿，理气和中。主治外感风寒，内伤湿滞之证。适用于恶寒发热、头痛、胸膈痞满、脘腹胀痛、恶心呕吐、肠鸣泄泻、舌苔白腻等症[6]。

药品：藿香（去土）90g，大腹皮 30g，白芷 30g，紫苏 30g，茯苓（去皮）30g，半夏曲 60g，白术 60g，陈皮（去白）60g，厚朴（去粗皮，姜汁炙）60g，苦桔梗 60g，炙甘草 75g。

共为细末，每服 6g，姜、枣煎汤送服[7]。

方中藿香为君药，既取其辛温之性以解在表之风寒，又取其芳香之气而化在里之湿浊，亦可辟秽和中而止呕。半夏曲、陈皮理气燥湿，降逆和胃以止呕；白术、茯苓健脾益气，理气燥湿以止泻，共助藿香内化湿浊而止吐泻，而为臣药。湿浊中阻，气机不畅，故佐以大腹皮、厚朴芳香除湿之品以行气化湿、畅中行滞，寓气行则湿化之义；紫苏、白芷性辛温，辛温发散为阳，故可助藿香外散风寒，紫苏亦可醒脾和中、行气止呕，白芷兼能燥湿化浊；桔梗宣肺利膈，既益解表，又助化湿；加之生姜、大枣，调和脾胃，外和营卫。使以甘草调和诸药，并合姜、枣以和胃气。诸药合用，外散风寒兼内化湿滞相伍，以解表化湿，理气和中，宣畅气机，而使诸症得解。

（二）水咳

水咳[8]即表水的咳嗽，心下满，吐白沫痰，或下利，或小便不利。若外感盛，吐黄痰并带喘，舌苔黄。里水的咳嗽，脉急弦，胸肋痛。寒水的咳嗽，小腹积水，腹疼下利，重则身体筋肉跳动，脉微。

治疗：属伤寒太阳症，表不解心下有水气咳嗽者，小青龙汤治之；胸肋积液属里水者，十枣汤治之；少阴寒水，真武汤治之。

（三）四时外感的咳嗽

挟有感冒症状，脉浮缓为风，脉虚为暑，脉濡为湿，脉紧为寒。

此外，寒包热咳嗽，嗽多连续不止，脉沉数。

治疗：春日风咳[9]，止嗽散治之；夏日暑咳[10]，止嗽散加六一散治之；秋日湿咳[11]，不换金正气散治之；冬日寒咳[12]，六安煎加细辛治之；秋冬触寒即发的咳嗽，以六安煎、金水六安煎二方，察其虚实壮老用之；内热甚的，可加知母、黄柏；若遇怒更甚的，延年半夏汤治之。

[附注]

[1] 人迎脉：为颈动脉搏动处，人迎穴在喉结旁。古时寸口脉和人迎脉

在临床诊断时是并驾齐驱的，两者是互相参照的。但是自从《难经》寸口脉法取代《黄帝内经》遍身诊脉法后，历代医家对寸口脉法的实践和研究可谓是登峰造极，可是对与寸口脉法同样重要的人迎脉的应用和研究却略而不详。

[2] 气口：人体部位名。中医诊脉之一。亦名寸口（即寸口脉）、脉口，手太阴肺之经脉，部位相当于现代解剖学腕后高骨（桡骨茎突）内侧的一段桡动脉。《素问·经脉别论》："气口成寸，以决死生。"

[3] 原方无川芎、白芷。

[4] 现代药理研究证实，此药对食物中毒引起的急性肠胃炎具有抗菌解毒及提高免疫力的功能，有补脾和中、化湿不燥的良好效果。本方除解热镇痛、抗菌、抗病毒的作用外，还有调节胃肠功能及促进红细胞糖酵解作用，临床常用于治疗中暑、空调病、高热、胃肠型感冒、急性肠胃炎、小儿上呼吸道感染、小儿消化不良、痢疾等疾病。

[5] 阴暑：指夏季因气候炎热而吹风纳凉，或饮冷无度，中气内虚，以致暑热与风寒之邪乘虚侵袭而为病。是由于静而得之，故名"阴暑"。

[6] 现代常用此方治疗胃肠型感冒、急性胃肠炎或消化不良等证属湿滞脾胃、外感风寒者。应用本方的主症是：寒热头痛、呕吐泄泻、脘腹胀痛、舌苔白腻、脉象濡缓。包括四时感冒中外感湿浊者，夏季暑湿困脾者，实证呕吐，寒湿泄泻者，症见湿浊中阻、寒湿困脾之慢性消化性疾病者皆可使用本方。

[7] 有中成药藿香正气丸和藿香正气水。

[8] 水咳：病症名。由水饮凌肺引起的咳嗽，见慢性支气管炎、肺炎、肺脓肿、支气管扩张症、空洞型肺结核、肺囊肿合并感染、支气管胸膜瘘等疾病。《伤寒六书咳嗽》将水咳分为太阳表水、太阳里水、阴证水气三证。

[9] 风咳：病名。十咳之一。风邪乘肺所致的咳嗽。《诸病源候论·咳嗽病诸候》："风咳，语因咳言不得竟是也。"又肺风、劳风咳亦属风咳。

[10] 暑咳：是咳嗽的一种。临床表现咳嗽少痰或无痰，身热口渴，心烦或胸胁痛，尿赤，脉濡滑而数等。中医认为系暑邪、暑气伤肺而咳。

[11] 湿咳：咳嗽伴有痰液时称为湿性咳嗽，呼吸道在正常情况下有少量的分泌物，呼吸道发生炎症时，分泌物大量增加，湿性咳嗽常常是呼吸系统的各种感染疾病。

[12] 寒咳：传统中医认为，因风热引起的咳嗽为"热咳"，主要症状为痰厚且黄，鼻涕也黄；而因风寒引起的就叫"寒咳"，其病程较长、咳嗽及喷嚏大多在夜间及清晨。寒咳以咳嗽痰多、痰呈白色、喉间有漉漉痰声、鼻涕以清水涕为主。

二、内伤咳嗽

内伤咳嗽的病理因素多为"痰""火"，而痰有寒热之别，火有虚实之分。因咳嗽反复发作，迁延日久，正气不足，脏气多虚，故病机上又有虚实夹杂，正虚与邪实并见。

（一）实证

火咳：声多痰少者，多面赤，脉洪数，心烦口渴引饮。清肺饮治之。

干咳：无痰、脉数、舌色红或有黄苔。四物桔梗汤治之。

呷咳：喉中有声，连绵不绝，如水鸡之鸣。射干麻黄汤治之。

瘀血咳：又名瘀血嗽，指瘀血在肺引之咳嗽。手掌上之纹有的红色，胸背有时刺疼，更有胸背生皱如鱼鳞形的。脉多涩，有的舌有紫斑点。轻者泻白汤加生地、丹皮、麦冬、桔梗。重者桃仁、大黄、姜汁为丸服之。若因打损劳力伤肺，遇风寒即咳，或见血紫黑的，四物汤去川芎加大黄、苏木为末，酒调服，利去心膈间的瘀血即止，后服人参养荣汤调理。

（二）虚证

肝咳：嗽时多眼中泪出，夜多不能独卧，口苦、脉虚弦。小柴胡汤加肉桂、橘红、苏子、前胡、香附治之。

心咳：咳嗽、短气、短暂的发作性心痛或胸闷，心悸怔忡，咽喉不适，甚则吐泡沫痰。桔梗汤加麦冬、远志之属。

脾咳：咳则右胁下作痛，阵阵牵引肩背亦痛，甚则不可以动，动则作嗽。六君子汤加枳壳、桔梗治之。

肺咳：咳则喘息有声，甚则咯血。六君子汤加枳壳、桔梗治之。

肾咳：嗽则腰背相引作疼，从小腹底逆上而嗽，连续数十声，少住又咳，牵引两胁，涕泪皆出，甚则咳涎。都气丸加洋参、麦冬治之。

传尸劳咳[1]：咳嗽上气，喘卧益甚，口鼻干燥，毛发干枯，盗汗潮热，男多遗精，女多经枯血闭，脉数疾而虚。月华丸治之。

[**附注**]

[1] 传尸劳：病名。相互传染而广泛流行的病证，见《圣济总录·骨蒸传尸门》。

三、治咳方剂

1. 小青龙汤[1] **（《伤寒论》）**

解表散寒，温肺化饮。治肺寒积水咳嗽[2]。

药品：麻黄 3g，白芍 9g，姜半夏 9g，干姜 3g，炙甘草 6g，细辛 3g，桂枝 6g，五味子 6g。水煎温服。

临床应用以恶寒发热，无汗，喘咳，痰多而稀，舌苔白滑，脉浮为辨证要点。

本方多温燥之品，辛散温化之力较强，应以确属水寒相搏于肺者，方宜使用，且视患者体质强弱酌定剂量。阴虚干咳无痰或痰热证者，不宜使用。

［附注］

［1］ 本方与第二章伤寒中用到的同名药方相较，在药品剂量上稍作调整，煎药方法亦有所不同。

［2］ 本方常用于支气管炎、支气管哮喘、肺炎、百日咳、肺心病、过敏性鼻炎、卡他性眼炎、卡他性中耳炎等属于外寒里饮证者。

2. 十枣汤（《伤寒论》）

攻逐水饮[1]。治悬饮支饮，胁痛咳嗽[2]。

悬饮：咳唾胸胁引痛，心下痞硬胀满，干呕短气，头痛目眩，或胸背掣痛不得息，舌苔滑，脉沉弦。

支饮：饮留于四肢，四肢肿，四肢疼重。尤以身半以下为重，腹胀喘满，二便不利。

药品：芫花（炒）、甘遂、大戟（去骨）各等分。共为细末，每用 0.9g 至 1.5g，大枣十枚煎水，去滓，纳药末，送服。

本方证为水饮壅盛之实证，治宜攻逐水饮，使水邪速下。方中甘遂擅行经隧水湿，是为君药。大戟擅泄脏腑水湿，芫花擅消胸胁伏饮痰癖，均为臣药。三药峻烈，各有专攻，合而用之，则经隧、脏腑、胸胁积水皆能攻逐，且逐水之力愈著。然三药峻猛有毒，易伤正气，故以大枣十枚为佐，煎汤送服，以缓和诸药毒性，减少药后不良反应。

［附注］

［1］ 水饮：脏腑病理变化过程中的渗出液。身体代谢功能失常，脸像水

滂、眼袋肿，或脚肿，小腿肿。心下有水气，会有喝水后，走动能感觉到水就在胸口，还会有声。水和饮的区别是，稀而清者为"水"，稀而黏者为"饮"，名实异同，故常水饮并称。

[2] 本方临床常用于治疗渗出性脑膜炎、结核性胸膜炎、肝硬化、慢性肾炎所致的胸水、腹水或全身水肿及晚期血吸虫病所致的腹水等属水饮内停里实证者。

3. 真武汤（《伤寒论》）

温阳利水，阳虚水泛证。治少阴寒水咳嗽，症见畏寒肢厥，小便不利，心下悸动不宁，头目眩晕，身体筋肉跳动，站立不稳，四肢沉重疼痛，浮肿，腰以下为甚；或腹痛，泄泻；或咳喘呕逆，舌质淡胖，边有齿痕，舌苔白滑，脉沉细。

药品：炮附子、茯苓、白芍、生姜各9g，白术6g。水煎服。

本方为治疗脾肾阳虚，水湿泛滥的基础方[1]。盖水之制在脾，水之主在肾，脾阳虚则湿难运化，肾阳虚则水不化气而致水湿内停。肾中阳气虚衰，寒水内停，则小便不利；水湿泛溢于四肢，则沉重疼痛，或肢体浮肿；水湿流于肠间，则腹痛下利；上逆肺胃，则或咳或呕；水气凌心，则心悸；水湿中阻，清阳不升，则头眩。若由太阳病发汗太过，耗阴伤阳，阳失温煦，加之水渍筋肉，则身体筋肉跳动、站立不稳。

其证因于阳虚水泛，故治疗当以温阳利水为基本治法。本方以附子为君药，本品辛甘性热，用之温肾助阳，以化气行水，兼暖脾土，以温运水湿。臣以茯苓利水渗湿，使水邪从小便去；白术健脾燥湿。佐以生姜之温散，既助附子温阳散寒，又合苓、术宣散水湿。白芍亦为佐药，其义有四：一者利小便以行水气，《本经》言其能"利小便"，《名医别录》亦谓之"去水气，利膀胱"；二者柔肝缓急以止腹痛；三者敛阴舒筋以解筋肉跳动；四者可防止附子燥热伤阴，以利于久服缓治。

若水寒射肺而咳者，加干姜、细辛温肺化饮，五味子敛肺止咳；阴盛阳衰而下利甚者，去芍药之阴柔，加干姜以助温里散寒；水寒犯胃而呕者，加重生姜用量以和胃降逆，可更加吴茱萸、半夏以助温胃止呕。

过量服用会有毒性反应，临床中偶有口干、便结，孕妇忌服。

[附注]

[1] 临床常用于肝、肾性水肿，心源性水肿，慢性肾小球肾炎、尿毒症、肾病综合征、前列腺增生症、甲状腺功能减退症、耳源性眩晕、脑积水、心

包积液、慢性肺源性心脏病、特发性水肿、慢性支气管炎，慢性肠炎、肠结核等属脾肾阳虚，水湿内盛者。

4. *止嗽散（《医学心悟》）

宣肺疏风，止咳化痰。治外感咳嗽，症见咳而咽痒，咯痰不爽，或微有恶风发热，舌苔薄白，脉浮缓[1]。

药品：桔梗（炒）、荆芥、紫菀（蒸）、百部（蒸）、白前（蒸）各500g，甘草（炒）180g，陈皮（去白）240g。共为细末，每服9g，白开水调服，临卧用。初感风寒者，生姜汤送服。

方中桔梗苦辛微温，能宣通肺气，泻火散寒；荆芥辛苦而温，芳香而散，散风湿，清头目，利咽喉；紫菀辛温润肺，苦温下气，补虚调中，消痰止渴；百部甘苦微温，有润肺之效；白前辛甘微寒，长于下痰止嗽；陈皮调中快膈，导滞消痰；甘草补三焦元气而散表寒。

本方性虽平和，但总属辛温之剂，故阴虚肺燥以致咳嗽或咯血者不宜使用。

[附注]

[1] 本方常用于上呼吸道感染、支气管炎、百日咳等属表邪未尽，肺气失宣者。

5. *不换金正气散（明代方贤《奇效良方》）

解散寒邪。治感冒湿邪，脾胃不和咳嗽。

药品：苍术（制）、橘皮（去白）、半夏曲（炒）、厚朴（姜制）、藿香各6g，炙甘草3g，生姜5片，红枣2枚。若感冒时气，可加香豉。水煎，食前稍热服。

6. *六安煎（《景岳全书》卷五十一）

化痰止咳，理肺散邪。治风寒咳嗽及痰滞气逆的咳嗽。

药品：陈皮4.5g，半夏9g，杏仁（去皮、尖、切）3g，甘草3g，白芥子（老弱患者不用）2.1g，茯苓6g，生姜5片。水煎服。

7. *金水六安煎（《景岳全书》）

治肺肾虚寒，水泛为痰，或年老阴虚，血气不足，外受风寒，呕恶咳嗽，多痰喘急。即六安煎加当归6g，熟地9g。

8. 延年半夏汤（《古今录验》方）

治遇怒即胸胁阵痛，或胃痛剧烈，波及左胸、肩胛者；疼痛时发时止者；

多噫气欠伸，呕吐后疼痛可缓解者；喘咳不得卧，吐白沫，左关脉弦细而浮。

药品：槟榔 6g，桔梗 3g，枳实 3g，前胡 6g，半夏 12g，鳖甲 9g，人参 3g，生姜 3g，吴茱萸 3g。水煎空腹服。

9. 清肺饮（沈金鳌方）

治火咳。

药品：前胡、荆芥、桑白皮、枳壳各 6g，知母、贝母、薄荷、赤芩、桔梗、苏叶、阿胶、杏仁、天冬、甘草各 3g，生姜 3 片，乌梅 1 枚。水煎服。

10. 四物桔梗汤（《古今医统》卷四十四引《家抄方》）

治干咳，肺有郁火。

药品：当归身、川芎、白芍、熟地、桔梗（炒）、黄柏（炒）各 3g。水二盅，煎至八分，加竹沥[1]半盅，生姜汁一匙，和匀服。

[附注]

[1] 竹沥：是竹子经加工后提取的汁液。它是一种无毒无副作用，集药、食两用的天然饮品和化痰止咳平喘药。制法为取鲜竹竿，截成 30~50 厘米长，两端去节，劈开，架起，中部用火烤之，两端即有液汁流出，以器盛之。

11. 射干麻黄汤（《金匮要略》）

宣肺祛痰，下气止咳；用于痰饮郁结，气逆喘咳证[1]。治咳逆上气，喉中有水鸣声。

射干麻黄汤方歌
射干麻黄治寒哮，细辛款冬加姜枣，
紫菀半夏加五味，重在宣肺不发表。

药品：射干、紫菀、款冬花、半夏、麻黄、生姜各 9g，五味子 6g，细辛 3g，大枣五枚。水煎温服。

射干麻黄汤与小青龙汤同属解表化饮方剂，但前方主治风寒表证较轻，证属痰饮郁结、肺气上逆者，故于小青龙汤基础上减桂、芍、草，加入祛痰利肺、止咳平喘之射干、冬花、紫菀等药。可见小青龙汤治表为主，解表散寒之力大；射干麻黄汤则治里为主，下气平喘之功强。

[附注]

[1] 本方现代可用于治疗哮喘、小儿支气管炎、支气管哮喘、肺炎、中

老年人急慢性支气管炎、肺气肿、肺心病、过敏性鼻炎、皮肤瘙痒症等属上述病机者。

12. 泻白汤 (《钱乙方》)

治肺气郁热，口干引饮，喘促咳嗽。

药品：炙桑皮、地骨皮各 30g，甘草 15g。共为细末，每服 9g，加粳米 100 粒，竹叶 1 把，水 1 盅，煎至六分，去渣，食后温服。

13. 四物汤 (《太平惠民和剂局方》)

补血活血，调经。用于血虚证，治血虚体弱咳嗽者[1]。症见面色少华、皮肤粗糙失润，指甲脆弱，头昏眼花，视力疲劳，眼睛干燥，心悸，四肢麻木，肌肉痉挛等症状；女性冲任虚损，多见经期延长，经期腹痛，经量较少或闭经等，舌质淡红，脉细。

四物汤方歌

四物地芍与归芎，血家百病此方通，

补血调血理冲任，加减运用在其中。

药品：当归 9g，熟地黄 9g，白芍 6g，川芎 4.5g。水煎服。

本方是治血虚的主要方剂。主药为滋阴补血的熟地黄，配伍补血平肝的白芍、补血活血的当归、理气活血的川芎。四味合用，补而不滞，滋而不腻，养血活血。

王子接[2]曰："四物汤，物，类也，四者相类，而仍各具一性，各建一功，并行不悖。芎、归入少阳主升，芍、地入厥阴主降。川芎郁者达之，当归虚者补之，芍药实者泻之，地黄急者缓之，能使肝胆血调，阴阳气畅，故为妇人专剂[3]。"(《绛雪园古方选注·女科·女科汤方》)

脾胃虚寒泄泻、饮食减少者不宜用。

[附注]

[1] 所谓"血虚"，是指血的濡润（滋润、营养）作用不足者。从广义上讲，则相当于全身性或局部营养不良状态。其原因是：①消化吸收功能障碍而影响血的产生；②失血和慢性疾病等因素导致血的消耗及循环功能障碍而出现供血不足；③其他因素引起营养状况低下（贫血也表现为血虚，但严重者则伴有气虚，通常多处于气血两虚的状态，而血虚不一定是贫血）。所有这些均伴有脑、神经、肌肉、皮肤等代谢异常和功能失调，或内分泌功能失调的病理改变。月经失调一般与卵巢、子宫的营养来源不足、内分泌失调或自主神经失调等因素有关。

［2］王子接：清代医学家。字晋三，长洲（今江苏苏州）人。著有《绛雪园古方选注》三卷，经弟子叶天士、吴蒙整理，刊于雍正十年（1732 年）。《得宜本草》（全名《绛雪园得宜本草》），载药 354 种，在本草学史上有一定地位。

［3］四物汤：原出自唐代蔺道人《仙授理伤续断秘方》，主治跌打损伤，认为凡是重伤、肠内有瘀血者都可用该方。而至《太平惠民和剂局方》言该方为妇女月经、生育及一切血病的通用方。现代研究总结四物汤具有调节内分泌，治疗月经失调、痛经等垂体、卵巢功能失调和自主神经失调所致的疾患；纠正贫血；抗辐射、药物损伤及抗突变；调节免疫及抗自由基；具有止痒和抗炎及抑制组胺释放等作用。临床广泛运用于经、带、胎、产等所有的妇产科疾病；缺铁性贫血、镰状细胞性贫血、白血病及化疗后贫血；恶性肿瘤的辅助治疗，如放疗、化疗前后减轻放射线及化疗药物引起的损伤并促进修复，同时对肿瘤的辅助治疗起到增敏作用；经期感冒、变态反应性皮肤疾病、过敏性鼻炎、皮肤瘙痒症、扁平疣；出血性、血栓性疾病，痛证、炎性疾病、黄斑出血、失眠等。

14. 人参养荣汤（《三因极一病证方论》）

益气补血，养心安神。治疗心脾气血两虚证[1]。治脾肺气虚，荣血不足，惊悸健忘，夜寐不安，身倦肌瘦，自汗潮热，倦怠无力，食少无味，咽干唇燥，皮肤干枯，咳嗽气短，动则喘甚；或疮疡溃后气血不足，寒热不退，疮口久不收敛。

药品：白芍 10g，当归 6g，陈皮 9g，黄芪 20g，桂心 3g，人参 3~5g（或党参 10~20g），炒白术 12g，炙甘草 6g，熟地黄 10g，五味子 6g，茯苓 15g，远志 9g。

本方上锉为散，每用 12g，加姜 3 片，大枣 2 枚，水煎至七分，去滓，空腹服，每日 1 剂。亦可作汤剂，水煎服，用量酌减。或去姜、枣，制成丸剂。

方中参、术、苓、草补肺以生气，取血不足而益其气，阳生则阴长，意在调补阴阳，使之"阴平阳秘"；辅以归、地、芍养血荣心；佐以五味子收心安神，远志交通心肾，使上下相交而气血化生；黄芪补气，陈皮行气使补气药补而不滞，充分发挥补气的功效；更用肉桂导诸药入于营分，诸药相合，共达五脏互养互荣之功，从而统治诸虚。总之，其功效主要在于"养荣"，故名养荣汤。

[附注]

［1］本方对提高机体的免疫功能、抗衰老、促进小肠吸收功能及改善肠黏膜老化等方面均有良好作用。临床常用于内脏下垂、颈椎病、慢性疲劳综合征、腹部手术愈合不良、雷诺病、带状疱疹、慢性肾炎、肾衰竭、闭经、老年痴呆、睡眠障碍、帕金森综合征、慢性贫血、营养障碍、心律失常、糖尿病、肿瘤放化疗后体虚未复或慢性消耗性疾病等的治疗，效果较好。

15. 小柴胡汤

见第二章第五节。

16. 桔梗汤（《伤寒论》）

宣肺止咳，祛痰排脓。桔梗汤主治风邪热毒客于少阴，上攻咽喉，咽痛喉痹，肺痈，咳而胸痛，振寒，脉数，咽干不渴，时出浊沫，气息腥臭，久则吐脓者。

药品：桔梗30g，甘草60g。二味以水三升，煮取一升，去滓，分温再服。

17. 六君子汤（《太平惠民和剂局方》）

益气健脾，燥湿化痰。治脾胃虚弱，不能运化，痰多咳嗽，食少便溏，胸脘痞闷，呕逆等[1]。

药品：人参、白术、茯苓、半夏各6g，炙甘草、陈皮各3g，生姜2片，大枣3枚。水煎服。

[附注]

［1］六君子汤是在四君子汤基础上加入陈皮和半夏组成。现代主要用于慢性胃炎、胃及十二指肠溃疡等属脾胃气虚者。

18. 千金五味子汤（孙思邈《千金要方》）

治便燥咳唾有血，痛引胸胁，皮肤干枯。

药品：五味子15g，桔梗、炙甘草、紫菀茸、续断、竹茹、桑白皮各3g，生地、赤小豆各6g。水煎空腹服。

19. 都气丸（《症因脉治》）

滋肾纳气，治肺肾两虚证[1]。症见咳嗽气喘，呃逆滑精，腰痛。

药品：熟地黄24g，山萸肉12g，干山药12g，泽泻9g，牡丹皮9g，茯苓9g，五味子6g。

共为细末，蜜丸如梧桐子大，每服9g，白开水送下，日2次。

本方在六味地黄丸中配以收敛固涩、益气生津、补肾宁心的五味子[2]，适用于肺肾两脏阴虚，肾不纳气。肾主纳气，肾不纳气则出现咳喘气急、呼吸浅、呃逆等症状。五味子五味俱全，以酸独盛，故擅敛肺止咳，益气生津。诸药配伍，益肺之源，以生肾水，助肾纳气之功。诸药配伍，滋阴敛阴，肺肾同补。

[附注]

[1] 临床应用多用于肺间质性纤维化、慢性阻塞性肺病、哮喘、顽固性呃逆、老年慢性支气管炎等证属肺肾两虚者。临床资料表明，本方与苏子降气汤合用，可以有效改善慢性阻塞性肺病患者肺的通气功能；与三子养亲汤合用，能缓解哮喘患者症状；与甲泼尼龙联合治疗特发性肺间质纤维化效果显著。

[2] 现代药理研究表明，五味子含有五味子素、去氧五味子素、有机酸、类黄酮等，有保肝降酶、镇静、催眠、增强免疫力、抗菌、抗衰老、兴奋呼吸中枢、抗肿瘤等作用，可缓解二氧化硅引起的肺组织损伤，维护肺组织的正常功能；适量的五味子对窦性心动过速、房颤、期前收缩等也均有改善效果。使用本方时，常配伍补肝肾之阴的女贞子、枸杞子，滋养肺阴的麦冬，平补肝肾的牛膝，或稍佐温肾纳气的肉桂、沉香，根据患者不同表现进行加减化裁，增强协同作用，提高疗效。

20. 月华丸（《医学心悟》卷三）

滋阴保肺，消痰止咳。治阴虚咳嗽。

药品：天冬、麦冬、川贝（三味药去心蒸）、山药（乳拌蒸）、生地（酒洗）、熟地（九蒸九晒）、百部（蒸）、沙参（蒸）、阿胶各30g，茯苓（乳拌蒸）、獭肝、广三七各15g。共为末。

用白菊花（去蒂）60g，霜桑叶60g熬膏，将阿胶化入膏内，和药末，稍加蜜为丸，如弹子大，每服1丸，含化，日3次。

四、对症治疗

咳嗽大体区分为外感内伤两个类型，遇到咳嗽病，审是外感，治疗外感，外感如感冒等引起的咳嗽，只治感冒，感冒一解，咳嗽自愈。如外感不治，转变为咳嗽者，如无感冒症状者，用六安煎最效（二陈汤加杏仁、白芥子）。体虚，年老之人，间服补剂，如六君子汤，加当归、熟地等品。风寒太重，痰多不愈者；六君子汤加干姜、五味子。痰稠而黄者四君子汤加莱菔子。属于内伤者，审是脾虚则健脾，审是肾虚则补肾，补肾以六味地黄汤加远志、五味子、紫苑等品；如是外感夹内伤，审是外感重，治外感兼顾内伤；审是内伤重，参照内伤治例治疗之。

另外，门冬饮子治急慢性的支气管炎，疗效很好。凡咳嗽不爽，干咳无痰，或痰少，睡觉以后咳嗽加重者，都能应手取效，即便肺结核的咳嗽也有效。

本人体会治咳嗽，除有感冒、温病，照感冒、温病治疗之外，常用两个方剂治疗，即属于外感引起而痰多者用六安煎，痰少偏热者用门冬饮子，疗效很好。

不过有以下几种咳嗽要注意。咳而咽痒者需加用百部、马兜铃。久咳不已者是金水不交之候，用理中汤加减最好。肾虚久咳者亦多，前文已说了，用地黄汤加减。其他如内伤属于脏器之咳嗽，参照内伤咳嗽治疗。

1. *六安煎

六安煎方歌

六安煎是夏和陈，益以茯苓甘草臣，

里外祛痰白芥子，宣通肺气加杏仁。

药品：半夏、陈皮、茯苓各9g，甘草3g，杏仁6~9g、白芥子6~9g。

前四味药是治痰的通剂，名叫二陈汤。一般大夫治咳嗽，上来就用二陈汤加减，实际上二陈都是燥湿利水之药品，治寒性痰饮咳嗽有效。遇到阴虚咳嗽，或温病少津液的干咳，或一般的干咳，都不合适。二陈加杏仁6~9g，白芥子6~9g，叫六安煎[1]。

上方六安煎是除痰下气利水剂。杏仁可宣通肺气，白芥子能够除皮里膜外之痰。

金水六安煎是除痰止咳之剂。不过用之于感冒引起之咳嗽，确有良效。一般非阴虚干咳或温病少津的咳嗽，外感咳嗽可以通用。

[附注]

[1] 此六安煎与前文所述同名方在药品剂量上有所调整。

2. *门冬饮子

门冬饮子方歌

门冬饮子润补方，参麦知葛花粉将，

茯草五味生地竹，支气管炎急慢尝。

药品：党参15g，麦冬、知母、葛根、花粉、茯苓各9g，生甘草3g，五味子 6g，生地 9g，竹叶 3g。

上方门冬饮子，能治急性和慢性支气管炎，并能治皮肤干燥之糖尿病。凡痰少干咳，夜间咳嗽重，咳嗽痰少不爽利，见火加重之咳嗽，都有卓效。肺结核之咳嗽，以沙参换党参，也有效。

全方配伍是滋润补剂。对外感咳嗽偏寒，或寒性痰饮咳嗽无效。六安煎和门冬饮子，是一干一湿一燥一润的对子，再加上一个止嗽散（《医学心悟》），三个方子治咳嗽，要是对症治疗的话已经足够了，不过很多咳嗽还需要针对原因的治疗。

五、其他情况咳嗽的治疗

咳而好像要翻出气管来是虚。咳而心下悸，这是水气凌心，必须重用茯苓以利水安神（参看《金匮要略》小半夏加茯苓汤的注解）。水在心下干呕而咳，要用小青龙汤，但需和劳伤的干咳区别开来，劳伤干咳不能用小青龙汤。大略水停心下可见干呕而咳，呕多，舌上润泽有水气，且多兼发热而渴，或利，或喘，或噎、小便不利、少腹满等症状。劳伤的干咳可见舌上干燥，再问其病因。水停心下，多因外感转变而来，患者多无虚劳等现象。脏器痨伤的干咳，多久咳兼虚象，用门冬饮子治疗，甚效。

1. ＊久咳用方

药品：麻黄 15g，杏仁 12g，厚朴 9g，陈皮 7.5g，生甘草、柴胡各 6g，苏叶 3g。

此方指外感咳嗽而言，脏病咳嗽勿用。

有痰不利，要加用枇杷叶，牛蒡子；咳嗽不爽而形成咳逆现象者，要加用党参、麦冬；偏热者用沙参、麦冬。

2. 妊娠病咳

清肺止咳。妊娠咳嗽不止，胎不安，用治妊娠咳嗽。

药方：＊**紫菀汤（《伤寒保命集》）。**

紫菀汤方歌

紫菀桔梗并天冬，桑皮竹茹草杏仁，

利气清肺加蜜服，胎前咳嗽有效能。

药品：紫菀 30g，桔梗 15g，甘草、杏仁、桑白皮各 7.5g，天门冬 30g。

上为粗末，加竹茹 6g 合一起，每服 9g，水煎，去滓，入蜜半匙，再煎二沸，温服。

兼有咽下痰阻用半夏、射干、苏子，前胡；

兼有咽下气阻用厚朴、射干、苏子、牛膝、枇杷叶；

兼有咽下阻塞用枇杷叶、沙参；

兼有胸闷用射干、枳壳、郁金。

妊娠病咳，名曰子嗽。上方为治子嗽之专方。由胎火上逆，木火刑金[1]肺失清肃[2]致病。其咳无痰，甚于早暮，或颧面红赤，舌红脉数。方中桑皮清肺中伏火，天门冬润肺清金；紫菀、杏仁润肺止咳；桔梗、甘草开肺利咽。方为胎火上冲而设，并不治一切风寒痰饮咳嗽。

[附注]

[1] 木火刑金：木火，指肝火，金指肺。肝火过旺，可以耗伤肺金，引起肺病的加重，出现干咳、胸胁疼痛、心烦、口苦、目赤，甚或咯血等。

[2] 肺失清肃：为病机，指肺的肃降功能失常的病理变化。肺气以清肃下降为顺，如因外感、内伤等伤及肺脏，影响肺气的清肃下降，会出现咳嗽、痰多、气促、胸膈胀闷等。

3. *咳而声哑

药方：清音汤[1]。

药品：射干、牛蒡子、薄荷、胖大海。

胖大海一味，另泡水兑服。如果清音汤无效，用生姜片含口中。

[附注]

[1] 久咳不愈可致慢性喉炎。肖氏用清音汤（清音汤有各种不同方剂）加减治疗慢性喉炎36例，取得满意疗效。处方（清音汤加减）：射干10g，牛蒡子10g，薄荷5g，人参9g，云苓9g，当归9g，天冬10g，麦冬10g，乌梅10g，诃子10g，阿胶10g（烊化冲服），蜂蜜（调服）20g，日1剂，水煎服，早晚2次服，15天为1疗程，连服1~3个疗程，总有效率为94.4%。喉内痰多声带肿胀明显者加薏苡仁、法夏、云苓、贝母以祛湿除痰；虚火旺者加黄柏、知母以滋阴降火；伴倦怠乏力，纳呆便溏，舌淡苔白，脉虚弱者加党参、黄芪、天麻等补中益气；形寒肢冷，腰膝酸软，舌淡白，脉沉者加熟地、肉桂、枣皮、附子以温补肾阳；声带边缘增厚，或有小结者加丹参、赤芍、泽兰、郁金、贝母、瓜蒌仁、海浮石行气活血，软坚化痰；口燥咽干者加石斛、沙参；声带闭合不全者加太子参、山药、枸杞；临证可选加利咽开音药如木蝴蝶、胖大海、蝉衣等。[肖小宋. 清音汤加减治疗慢性喉炎36例 [J]. 湖南中医杂志，1997，13（5）：18.]

六、＊咳嗽脉症治法歌诀

1. 咳嗽总则

咳嗽病因多而繁，起码就有十来般。
外感内伤分两路，容易掌握病根源。
看他为啥要咳嗽，原因治疗病可痊。
外感咳嗽先解表，后用二陈逐痰涎。
香苏参苏分两路[1]，心下有水小青龙。
若凡感冒夹寒症，寒热剧烈无汗点，
呼吸不畅兼咳嗽，或是寒多身体酸，
葱豉汤剂加味用，下句再说暑症兼。

[附注]
[1] 四时感冒咳嗽用香苏饮，虚证用参苏饮。

香苏饮加减法
香苏饮内加姜葱，夹食神曲配砂仁。
无汗加入薄荷叶，痰多法夏同桔梗。
腹泻苓术白芍药，咳重桑叶并杏仁。

2. 夹暑

头晕汗出兼咳嗽，恶心呕吐热恶寒。
重者多兼肠胃病，腹痛水泻便赤短。
呕吐口渴欲饮水，香薷饮剂妙周全。

3. 夹湿

感冒夹湿头晕重，身倦肢重身酸疼，
胸闷又加脉濡缓，藿香正气姜枣添。

4. 水咳

（1）表水
这里再说水咳病，表水咳嗽心下满。
痰吐白沫或下利，也有小便不利难。
若凡此病来的重，吐唾黄痰苔黄喘。
治法仍是小青龙，解表散水一方通。

（2）里水

里水咳嗽胸胁疼，注意指下脉急弦，
十枣汤剂酌量用，排除胸胁积水涎。

（3）寒水

又有寒水咳嗽症，水毒积聚小腹间。
腹痛有时兼下利，筋肉跳动病重兼。
少阴寒水真武汤，胃肠积水一时宽。

5. 四时感冒咳嗽脉象

四时咳嗽兼感冒，偏风表现脉浮缓。
脉虚兼暑濡兼湿，脉紧感冒又兼寒。
又有咳嗽寒包热，连咳不止脉沉数。

6. 内伤咳嗽

（1）火咳

火咳痰少声多渴，心烦引饮面多赤。
再看脉象参机变，火咳多是脉洪数。
清肺饮剂来治疗，清疏化痰病邪豁。

（2）干咳

干咳无痰脉象数，舌苔或黄舌红色，
药品润燥带开提，四物黄柏桔梗加。
呷咳喉中水鸡声，连咳不绝嗽呻吟，
仲景射干麻黄汤，止咳治喘平喘鸣。
六君子汤加枳桔，消痰助脾病自宁。

（3）瘀血咳

瘀血咳嗽掌纹红，有时胸背作刺痛。
脉涩舌或有紫点，甚或胸背现鱼鳞。
轻症泻白加生地，丹皮麦冬配桔梗。
病重姜汁为丸服，药用大黄合桃仁。
若因打损劳伤肺，一遇风寒咳嗽频。
或见血色成紫黑，四物去芎苏木军。
酒服除去膈间瘀，病后调理用养荣。

（4）肝咳

肝咳眼中多泪流，夜多不卧口苦求。
脉象虚弦是此症，搞清病症治不愁。

小柴加桂橘红剪，苏子合并香附煎。

（5）脾咳

脾咳一发右胁疼，隐隐牵引肩背中。
病剧全身不能动，微动则咳嗽不停。
六君子加枳桔梗，益气健脾止咳宁。

（6）心咳

咳吐白痰心慌闷，咽喉肿痛舌尖红，
心咳需用桔梗汤，远志麦冬加无恙。

（7）肺咳

肺咳喘息有声音，甚则咯血肺病成。
五味子汤去续断，小豆地黄皆去尽。
加入麦冬并玉竹，辛通润饮用细辛。

（8）肾咳

肾咳牵引腰背疼，咳从小腹逆上行。
连续咳嗽声数十，少住又咳胁也疼。
涕泪皆出咳声重，病甚咳涎仔细诊。
一般药用都气丸，加入麦冬并洋参。

（9）传尸劳咳

又有传尸劳咳嗽，咳嗽上气卧不宁。
口鼻干燥且带喘，毛发干枯盗汗点。
潮热男性带遗精，女多经枯血不行。
此病脉数疾而虚，滋液救乾问病津。
病属阴虚劳咳嗽，月华丸剂有奇能。

7. 四时咳嗽

止咳散治春风咳，夏日暑咳加六一。
秋咳多属湿气侵，用手先用不换金。
冬日寒咳六安煎，辛散止咳加细辛。

8. 秋冬遇寒即咳

遇寒即咳秋冬天，金水六君六安煎。
虚实壮老分别用，内热知母黄柏添。
若凡咳因怒气伤，药用延年半夏汤。
咳而夜重多阴虚，早重食火亦须知。
咳嗽凡有寒包热，细辩症候运法治。

第三节　喘促、哮症

一、喘促

喘促者气上冲而不得倚息也。有内外虚实四证，宜与痰饮、咳嗽、哮症参看。

内证，为水饮，以小半夏汤加茯苓主之。

外证，为风寒，以小青龙汤加杏仁主之。

实证，非气闭不开即肺胀不约，气闭因支饮壅满，呼吸不能自如，以葶苈大枣泻肺汤主之。肺胀其人喘，目如脱状，脉浮大者，以越婢汤加半夏汤主之。

虚证，非脾虚不能转运，即肾虚不能吸纳。脾虚以六君子加干姜、细辛、五味子主之。肾虚以真武汤、黑锡丹主之。亦有气短为微饮[1]，宜从小便主之。出气短者宜苓桂术甘汤，入气短者宜肾气丸。

[附注]

[1] 微饮：是水饮的轻微者。微饮之病，外证不明显，仅见短气，似属轻微。但水饮内阻，阳气不化，其本在脾肾。

1. 喘促诗

喘分内外实虚医，内（饮小半）夏（汤）外（感小青）龙两路驰。

气阻实痰葶苈（大枣泻肺汤）下，肺为实胀越婢（汤）施。

虚而不运（脾虚不运）六君（子汤）助，虚若离根（肾气上奔）真武（汤）追。

导饮利便（小便）呼吸辨（呼气短宜从太阳以化气；吸气短宜从少阴以纳气），**桂甘（苓桂术甘汤）肾气（丸）古遗规。**

2. ＊小青龙汤：见本章第二节。

3. ＊小半夏加茯苓汤（《金匮要略》）

治水饮咳逆欲呕，心下痞闷，头眩心悸者。

药品：半夏 12g，生姜 15g，茯苓 24g。水煎。

半夏、生姜行水气而散逆气，能止呕吐。茯苓宁心气而泄肾邪，能利小便，火因水而下行，则眩止而痞消矣。

本方除茯苓，名小半夏汤，治支饮呕吐不渴，亦治黄疸；本方除茯苓、生姜，加人参、白蜜，名大半夏汤，治反胃，食入即吐。

4. 葶苈大枣泻肺汤（《金匮要略》）

泻肺祛痰，利水平喘。用于肺痈，支饮水气凌心。症见痰涎壅塞，胸胁胀满，喘咳不得平卧，甚则一身面目浮肿，鼻塞流涕，不闻香臭。

葶苈大枣泻肺汤方歌

喘而不卧肺成痈，口燥胸痛数实呈，

葶苈一丸十二枣，雄军直入夺初萌。

药品：葶苈子15g，大枣12枚。水煎服，日1剂，分2次服用。

或将葶苈子熬令色黄，捣丸如弹子大（9g），大枣（12枚），上药先以水3升煮枣，取2升，去枣，纳葶苈，煮取1升，顿服。

本方是泻肺平喘、利水消肿的重要方剂[1]。方中仅两味药组成，葶苈子泻肺利水，恐其性峻猛，配以大枣护脾通津，乃泻而不伤脾之法，意在保全母气以复长肺叶之根本。然肺脾素虚者，则此方亦难轻试，不可不慎。

[附注]

[1] 本方为平喘消肿的常用方剂。现代临床研究认为，本方可用于渗出性胸膜炎、胸腔积液、癌症胸水、心包积液、慢性肺源性心脏病、肺脓肿、急性呼吸窘迫综合征、心力衰竭、过敏性鼻炎、肺水肿、脑水肿、慢性肾炎及肾功能不全等疾病的治疗。

近年，以葶苈子和黄芪为主组成的芪苈强心胶囊，经临床和实验研究，发现可抑制高血压引起的心肌肥厚。长期应用可促使从高血压病理性肥厚向生理性肥厚转化，从而减少心衰的发生。

5. *越婢加半夏汤（《金匮要略》卷上）

宣肺泄热，止咳平喘。治气胜痰壅，肺胀，咳嗽上气，胸满气喘，目如脱状，脉浮大者，眼球震颤，类似甲状腺毒性突眼。

药品：麻黄12g，石膏25g，生姜9g，大枣15枚，甘草6g，半夏9g。

上药六味，以水12升，先煮麻黄，去上沫，纳诸药，煮取600毫升，分三次温服。

6. 真武汤（《伤寒论》）

见本章第二节。

7. *苓桂术甘汤（《金匮要略》）

温阳化饮，健脾利湿。治中阳不足之痰饮。症见胸胁支满[1]，目眩心悸，短气而咳，舌苔白滑，脉弦滑或沉紧。

苓桂术甘汤方歌

苓桂术甘化饮剂，温阳化饮又健脾，

饮邪上逆胸胁满，水饮下行悸眩去。

药品：茯苓 12g，桂枝（去皮）9g，白术 9g，炙甘草 6g。水煎服。

郑钦安曰："苓桂术甘汤一方，乃化气利水之方也。夫桂枝辛温，能化膀胱之气；茯苓、白术健脾除湿。化者从皮肤而运行于外，除者从内行以消灭于中。甘草补土，又能制水。此病既水泛于上，虽肾气之发腾，亦由太阳之气化不宣，中土之湿气亦盛。令培其土，土旺自能制水；又化其气，气行又分其水，水分而势孤，便为土所制矣。余故列于此症内，但此方不唯治此症，于一切脾虚水肿与痰饮咳嗽，更为妥切。"[2]

证属阴虚，津液不足者，用之宜慎；饮邪化热，咳痰黏稠者，非本方所宜。

［附注］

[1] 胸胁支满：病症名。指胸及胁肋部支撑胀满。《素问·缪刺论》："邪客于足少阴之络，令人卒心痛，暴胀，胸胁支满。"

[2] 出自《医理真传·阳虚症门问答》。郑钦安（1824—1901 年），字钦安，四川邛州人，清末著名伤寒学家。著有《医理真传》《医法圆通》《伤寒恒论》三书传世。

8. 黑锡丹（《太平惠民和剂局方》）

温阳纳气，祛寒止痛。升降阴阳，坠痰定喘。用于真元亏惫，上盛下虚，症见痰壅气喘，出汗，四肢发冷，寒疝腹痛，脉沉微者[1]。

药品：金铃子 30g，葫芦巴 30g，木香 30g，炮附子 30g，肉豆蔻 30g，补骨脂 30g，沉香 30g，大茴香 30g，阳起石 30g，肉桂 15g，黑锡 60g（即铅），硫黄 60g。

依法制成小丸，每次服 3g 以内，温开水送下。

本方所主之证为上实下虚。下虚指肾阳衰微，下元虚冷，此为病证之"本"；上实指痰浊上浮，胸闷短气而喘促，此为病证之"标"。治上实下虚之法，当暖肾助阳、镇纳肾气治本，降逆化痰治标，标本兼治为法。方中黑锡（即黑铅），色黑属肾，重纳肾气，镇降浮阳；配以硫黄，大热纯阳，补命门真火，能挽垂绝之真阳，为救急之妙药，二药熔合成丹，作为主药。辅以附子、肉桂、阳起石、补骨脂、葫芦巴等补肾壮阳，暖下元，以逐寒湿；佐以木香、肉豆蔻，温中调气，涩固下焦；更以金铃子之苦寒入肝肾，利气止痛，加入大队温热药中，作为反佐药物；以沉香降逆平冲，引气归肾为使药。诸药合用，能标本兼顾，温而不燥，补而不滞，使五脏安宁，六腑调畅。

本品不宜过量、久服，孕妇慎用。

[附注]

[1] 临床常用于阳痿精寒、支气管哮喘、慢性支气管炎、慢性阻塞性肺病、慢性肺源性心脏病、风湿性心脏病并心力衰竭等疾病，也可应用于直肠脱垂症、重症肺炎或癫痫等的治疗。

9. 肾气丸（《金匮要略》卷下）

别名八味肾气丸、金匮肾气丸。

具有补肾助阳之功效，主治肾阳不足证。

肾气不足，羸瘦日剧，呼吸困难，体重耳聋，眼暗百病，腰痛脚软，身半以下常有冷感，少腹拘急，小便不利，或小便反多，入夜尤甚，阳痿早泄，舌淡而胖，脉虚弱，尺部沉细或沉弱而迟，用治痰饮，水肿，消渴[1]，脚气，转胞等。

药品：干地黄 24g，山药 12g，山茱萸 12g，茯苓 9g，泽泻 9g，丹皮 9g，桂枝 3g，炮附子 3g。

上为细末，炼蜜和丸，如梧桐子大，每服 15 丸（6g），用酒送下，每日 3 次。现代用法：每服 9g，每日 2~3 次，温开水或淡盐汤送下。或作汤剂，用量按原方比例酌减。

方中重用地黄滋阴补肾，填精益髓；因肝肾同源，互相滋养，故配山茱萸以补肝益肾，又因补益后天（脾）可以充养先天（肾），故取山药健脾以充肾，共同增强滋补肾阴的作用。在此基础上，再配少量的桂枝、附子温补肾阳，意在微微生长肾中阳气，深寓"阴中求阳"的奥义。所配泽泻、茯苓是为渗湿利水，丹皮是为清肝泻火，与补益药相配，意在补中寓泻，以使补而不滞。

肾火上炎者不宜用

[附注]

[1] 现代研究认为，本方有降血糖作用，能改善胰岛分泌胰岛素的作用，降低实验动物饮水量、尿量及尿糖量。还具有增强免疫功能，防治白内障，降低血脂和抗动脉粥样硬化作用。还具有清除自由基、扩张血管、改善微循环、改善自主神经系统功能、改善肾功能、利尿、延缓衰老、降血压等作用。临床可用于治疗慢性肾炎、肾功能不全、糖尿病、醛固酮增多症、血吸虫病、肝硬化腹水、高脂血症、动脉硬化症、前列腺肥大症、老年性白内障、骨质疏松、慢性支气管炎、更年期综合征、老年性阴道炎、功能失调性子宫出血、甲状腺功能低下、肾上腺皮质功能减退等属肾阳不足证者。

二、哮症

哮症，寒邪伏于肺俞，痰窠结于肺膜，内外相应，一遇风寒暑湿燥火六气之伤即发，伤酒伤食亦发，动怒动气亦发，役劳房劳亦发，一发则肺俞之寒气与肺膜之痰，狼狈相依，窒塞关隘，不容呼吸，而呼吸正气转触其痰，鼻鼽有声，非平常之药所能治，宜肾济射干丸主之。然涤痰虽为得法，又必于潜伏为援之处断其根株，需灸肺俞、膏肓、天突诸穴。

喘症诗

寒伏腧中哮证根，射干丸料是专门，

再将天突膏肓灸，陈饮新邪绝党援。

圣济射干丸（《圣济总录》卷六十五）

火毒上攻，肺气不宣，悬痈肿痛，咽喉不利。治呷嗽、咳而胸中多痰，结于喉间，有声。

药品：射干、半夏各30g，陈皮、百部、款冬花、贝母、细辛、干姜、茯苓、五味子、郁李仁、皂荚各15g。

共作蜜丸如桐子大，空腹米汤下，每服30~40丸，日二服。

第四节　*痰　饮

痰即是水，有食火之疾，则黄而稠；有寒痰，则稀而少。治食火之痰，当清火消食，利小便，用前胡、杏仁、瓜蒌、莱菔子之类，此类痰不顽固，好治。寒痰顽固，有的患者感到痰到口中冰冷，腹中多伴有寒积，不能用凉药，治宜温补脾肾，渗湿利水兼补气，用二陈汤、六君子汤，多用半夏、茯苓。寒痰重者，因腹中积痰不去而腹痛，理中汤加大黄温下之。有痰吐不出来，而似病非病，延久不愈，可用前胡、瓜蒌、枳壳、桔梗等药，使痰从口中吐出，或温下之皆可。但是治寒痰必须补命门真火，才能去痰之根。以下附一些治痰与饮的法则（稠者为痰，稀者为饮）。

治痰者，降气清火是治其标，补阴利水是治其本；除饮者，降气燥湿是治其标，温肾利水是治其本。

痰随气走，无处不到，且痰饮作怪时，可能使人猝死、假死，往往出现各种各样的怪病[1]，不可不知。1959年春季，我在原哈密县医院大十字门诊部工作时，外出巡诊回来，一人坐待医生，言在旅社有重病人，我便准备前去救治，临出门时，同事对我说："你要注意，此患者经某医院昨天一针打晕，下午才抢救过来。"我边走边思考，某医院医生们，也有相当的技术与经验，怎能一针把人打晕，必是痰饮作怪。患者是一中年妇女干部，是从口内走乌鲁木齐市的，见其肥白虚胖，脉象弦滑，痰饮无疑，断为顽痰作怪，一时上迷心窍，所以昏晕过去了，患者喜形于色，一点也不错。

治疗平素痰多，可用大剂六君子汤，重用半夏、茯苓等。肥人气虚多痰可用补气消痰饮。

药方：**补气消痰饮**（《石室秘录》卷三）。

补气消痰，兼补肾水肾火。主治肥人气虚多痰及早泄、阳痿、月经不调。

药品：人参9g，白术15g，茯苓9g，熟地30g，山茱萸12g，肉桂3g，砂仁30g，益智仁30g，半夏30g，陈皮1.5g，六曲3g。水煎服。

[附注]

[1] 国医大师朱良春指出："怪病多由痰作祟，顽疾必兼痰和瘀。"

第五节　*泄泻（即水泄）

泄泻的病位主要在脾胃和大小肠。因腹中积有水气，或小肠水分渗入大肠，小便少而大便稀频，甚至泄如水样，或多或少提示有饮食积聚。

治法上当利小便兼消食健胃。个人经验用胃苓汤治泄泻很好，以五苓利小便，而合平胃散以消食健胃，两方合并名胃苓散或胃苓汤。但在这里写药品方歌仍将平胃、五苓，两个方剂分开，因为五苓散、平胃散两方都是常用的方剂，必须好好记住，以备应用。

泄泻病因湿气来，五苓平胃二方裁，

切记消食利小便，胃苓汤剂效首推。

1. 五苓散[1]

利水渗湿，温阳化气。治外有表证，内停水湿，头痛发热，烦渴欲饮，或水入即吐，小便不利，水湿内停的水肿、泄泻、小便不利、霍乱、头痛、发热、身疼痛、热多欲饮水、痰饮、脐下动悸、吐涎沫而头眩或短气而咳者[2]。

五苓散方歌

外病发烦热且渴，泽泻桂术茯猪末，

积水留垢藉此行，方名五苓表里夺。

药品：茯苓 12g，猪苓 9g，泽泻 9g，白术 9g，桂枝 3g。

上五味，为末，以白饮和服 3g，日三服。多饮暖水，汗出愈。

入汤剂不宜久煎。湿热者忌用，且本方不宜常服。

方中猪苓、茯苓、泽泻淡渗利湿，白术健脾燥湿，桂枝解表化气。五药相配，使水行气化，表解脾健，则蓄水、痰饮所致的诸症自除。

[附注]

[1] 此处的五苓散与前文五苓散在药品剂量上有所调整。

[2] 现用于肾炎、心源性水肿、肝硬化腹水、尿潴留，急性肠炎等属水湿内停者。

2. *平胃散（《太平惠民和剂局方》）

燥湿运脾，行气和胃。治脾胃不和，不思饮食，心腹胁肋胀满刺痛，口苦无味，胸满短气，呕吐恶心，噫气吞酸，面色萎黄，肌体瘦弱，怠惰嗜卧，体重节痛，常多自利，或发霍乱，五噎八痞，膈气反胃。且当常服调气暖胃之品，以化宿食，消痰饮，亦避风、寒、冷、湿四时非节之气[1]。

平胃散方歌

平胃散用朴陈皮，苍术合甘四味宜，

除湿宽胸驱瘴疠，调和胃气此方施。

药品：苍术 6g，厚朴 3g，陈皮 3g，炙甘草 3g。

上为细末，每服 6g，以水一盏，入生姜二片，干枣二枚，同煎至七分，去姜、枣，空腹食前热服。

方中重用苍术燥湿运脾为君；厚朴行气化湿，消胀除满为臣；陈皮行气化滞为佐；炙甘草健脾和中，调和诸药为使。诸药合用，共成燥湿运脾，行气和胃之功[2]。

脾虚无湿或阴虚之人，症见舌红少苔，口苦而渴，或脉数者禁用，孕妇不宜。

[附注]

[1] 本方用治消化不良、慢性胃炎、溃疡病及胃肠神经官能症等，均有一定疗效。

[2] 本方合五苓散煎服，名"胃苓汤"，治饮食停积，脾胃不和，浮肿泄泻者。本方与小柴胡汤合方，名"柴平汤"（《景岳全书》），功能和解少阳，燥湿健脾，治湿疟脉濡，一身尽痛，手足沉重，寒多热少者。

泄泻病多是属寒，但有种泄泻，腹痛一阵、泻一阵，停一阵、再痛，再泻，所下是黄水，这叫协热下利，是火症，要用葛根黄连黄芩汤（参看伤寒论太阳病变证）。

药方：*葛根黄连黄芩汤（《伤寒论》）。

葛根黄连黄芩汤方歌

误下脉促利不止，外邪内陷热传里[1]，

葛根甘草并芩连，提出太阳喘汗已。

药品：葛根 15g，黄连 9g，黄芩 9g，炙甘草 6g。

药四味，以水八升，先煮葛根，减两升，纳入诸药，煮取两升，去滓。分温再服。

此伤寒论里的方剂，用时不管他是否伤寒病，有此病即可用此方。

[附注]

[1] 病在表而下之，则虚其里，阳邪乘虚而入，故协热而利不止；表有头痛，发热恶寒，故曰表证尚在；里有热邪，故喘而汗出。表证尚在，故用葛根、甘草之辛甘以解表；里有邪热，故用黄芩、黄连之苦寒以清里。（明代吴崑《医方考·伤寒门第二》）

又有五更泻[1]，是由肾阳不足、命门火衰、阴寒内盛所致，食欲不振而不化，用四神丸多服久服。

药方：*四神丸。

温肾暖脾，涩肠止泻。用于命门火衰，脾肾虚寒，五更泄泻或便溏腹痛，腰酸肢冷[2]。

四神丸方歌

四神骨脂与吴萸，肉蔻除油五味须，

大枣须同姜煮烂，五更肾泻火衰宜。

药品：补骨脂120g，吴茱萸30g，肉豆蔻60g，五味子60g。上药共作细末，入大枣（去核）100枚，生姜120g同煎，枣烂去姜，枣肉和丸，一次9g，临睡盐汤下，若早服不能散一夜之阴寒。

实热泄泻、腹痛禁用[3]。忌食生冷、油腻。

方中补骨脂是主药，擅补命门之火，以温养脾阳，辅以肉豆蔻暖脾涩肠，佐以吴茱萸、生姜以温中散寒，五味子敛酸固涩，另加大枣健脾养胃，诸药合用，成为温肾暖脾、固肠止涩之剂，用于"五更泻"每获良效。若形寒肢冷等肾阳虚症状较明显，可酌加附子、炮姜，以增强其温肾暖脾之力；若久泻不止，身体虚弱，中气下陷，宜加黄芪、党参、白术、升麻等益气、健脾、升提之药；小腹疼痛较甚者，可加小茴香、木香以暖肾行气止痛。

［附注］

［1］五更泻：又名鸡鸣泄、肾泄，中医病症，最早记载见《张氏医通·大小府门》。其症状为黎明泄泻，肠鸣脐痛，泻后痛减，大便稀薄，混杂不消食物，形寒肢冷，四肢不温，腰膝酸冷，疲乏无力，小便清长，夜尿频多。舌质淡，舌体胖、多有齿印，脉沉细无力。该病症多见于由炎夏转入秋凉时期，男性多于女性，多见于中老年人。

［2］常用于慢性腹泻、肠结核等属脾肾虚寒的久泻、五更泄泻、腹痛不思饮食、食不消化，腰酸肢冷等病症。

［3］四神丸并不适合所有患者使用，有些疾病禁服四神丸，例如心脏病患者、反流性食管炎、胃肠道阻塞性疾患、青光眼、急性出血伴有心血管功能不全、肝肾功能中度损害、高血压、前列腺肥大、尿路非阻塞性疾病及尿路阻塞性疾病等患者。

第六节 痢 疾

痢症初起一般都是热证，其病利而不爽利，一天十次八次，有一小时泻一两次的，泻又泻不下来，排出的是似脓非脓，似血非血。有的红白相杂，有的皖白如脓，也有光红似血。而夹有真血，是很重的火症，此种症候比较少，多数是红白相杂，也有排便时里急后重[1]，患者痛苦异常。

一、治疗原则

个人在治疗痢疾初起时有一单方，屡试屡效，解除里急后重，必须调血、行气。用山楂，至少60g（小孩减半）和以红糖，熬汤二三碗，热饮，越喝越想喝，半日之内，就能解除里急后重，连服两三天痊愈。成人大约要用山楂250g以上。

药品治疗，初起用芍药汤，久痢用真人养脏汤。

1. *芍药汤

清热燥湿，行气活血。治疗湿热痢疾。症见腹痛，便脓血，赤白相兼，里急后重，肛门灼热，小便短赤，舌苔黄腻，脉弦数。

芍药汤方歌

初痢多宗芍药汤，槟草芩连桂归香，

须知调气兼行血，后重便脓自尔康。

药品：白芍9g，黄芩6g，黄连6g，当归3g，肉桂0.9g，甘草3g，槟榔6g，木香3g。水二盏，煎至一盏，食后温服。

本方为治疗湿热痢疾的常用方[2]。临床应用以痢下赤白，腹痛里急，苔腻微黄为辨证要点。

方中重用芍药，配当归、肉桂活血和营；木香、槟榔导滞行气；黄连、黄芩清热化湿；甘草调和诸药，配合成方，共奏和血调气，清热化湿之效。

闭迫太甚，可加大黄3~6g；红痢多者，可加地榆；白痢多者，可加葛根、枳壳。

痢疾初起有表证者忌用。如果泻痢日久，不里急，不后重，成为虚滑痢，或兼脱肛，可用真人养脏汤。

[附注]

[1]里急后重：形容腹泻时的一种症状。患者感觉急需大便而无法顺利排出，可用16个字概括："腹痛窘迫，时时欲便。肛门重坠，便出不爽。"

[2]本方常用于细菌性痢疾、阿米巴痢疾、过敏性结肠炎、急性肠炎等属湿热的疾患。

2. *真人养脏汤（《太平惠民和剂局方》）

涩肠固脱，温补脾肾。主治久泻久痢，脾肾虚寒证。症见泻痢无度，滑脱不禁，甚至脱肛，或下痢赤白，或大便脓血，里急后重，日夜无度，脐腹疼痛，喜温喜按，倦怠食少，舌淡苔白，脉迟细[1]。

真人养脏汤方歌

真人养脏木香诃，罂粟壳当归豆蔻，

术芍桂参甘草共，脱肛久痢即安和。

药品：人参18g，当归（去芦）18g，白术（焙）18g，肉豆蔻（面裹，煨）15g，肉桂（去粗皮）24g，甘草（炙）24g，白芍48g，木香42g，诃子（去核）36g，罂粟壳（去蒂、萼、蜜炙）108g。

上锉为粗末，每服6g，水一盏半，煎至八分，去滓食前温服。忌酒、面、生、冷、鱼腥、油腻。现代用法：亦做汤剂，水煎去滓，饭前温服，用量按原方比例酌减。

方中重用罂粟壳涩肠止泻，为君药。臣以肉豆蔻温中涩肠。诃子功专涩肠止泻。佐以肉桂温肾暖脾，人参、白术补气健脾，三药合用温补脾肾以治本（补已伤之阳气）。又佐以当归、白芍养血和血（补已伤之阴血），木香调气醒脾，共成调气和血，既治下痢腹痛后重，又使全方涩补不滞。甘草益气和中，调和诸药，为佐使药。

[附注]

[1] 本方原作纯阳真人养脏汤，简称养脏汤，为治疗泻痢日久，脾肾虚寒，滑脱不禁常用方剂。现代研究表明，本方具有修复细胞因子失衡、中和胃酸、抗溃疡、抑制胃蛋白酶活性、抗炎、镇痛等作用。临床常用于治疗溃疡性结肠炎、慢性结肠炎、糖尿病性腹泻、慢性痢疾、消化性溃疡、脱肛等疾病。

痢疾不是太重，以上办法，就可治疗。

为了彻底解决痢疾证治，以下再详细地说一说，以资参酌应用。

问：中医对痢疾怎么理解？

答：中医的说法，肠胃间郁积湿热之气，酝酿日久，变成腐秽胶着之汁，由大肠而下是为痢。

问：人说白痢是寒，红痢是热，红白痢是寒热相凝，甚则寒热相凝而腹痛、便脓，这话对不对？

答：痢疾多是热症。白痢是热邪在气分，红痢是热邪在血分，红白痢是热邪在气血两分。腹痛便脓，这是因为患者的肠道发红发肿，甚则腐烂了，所以腹痛便脓。

问：痢症有没有虚寒之症？

答：痢症日久，亦变虚寒。但虚寒症，不里急，不后重。热症里急后重，寒症必不后重。

问：痢症也有发热恶寒者，这个也需发汗吗？

答：痢症初起，有发热者，也有恶寒者，这是内有郁热蒸发于外。也有兼外感者，不必发汗，恐伤正气，只可兼用疏表之药品。三五日之后，病全归里，但治内里之邪热，不必顾外矣。

问：痢症因何里急后重？

答：中医说，责在肝肺。肝主疏利要下行，肺主受摄而收涩，一家要收，一家要下，所以里急后重，利而不爽利也。

问：痢症治法怎样？

答：解除里急后重，必须调血、行气。其他治法，分别列下。

二、倪函初先生治痢三奇方

大法是：清邪热，导滞气，行瘀血。不需更改，原方用之，百试百效。

（一）初起煎方

药品：川黄连（去芦）、条黄芩、白芍、山楂肉各 4.5g，陈枳壳、厚朴、槟榔、青皮各 2.4g，当归 15g，甘草、地榆各 1.5g，木香 1.5g，红花（酒炒）1.5g，桃仁 3g。水煎空腹服。

黄连黄芩芍山楂，青皮槟榔朴枳壳，
甘草木香和气药，调血归榆桃仁花，
白痢减去桃地榆，少用木香橘红加，
滞涩太甚加酒军，初痢用之效堪夸。

此方或红痢，或白痢，或红白相杂，里急后重，身热腹疼者，俱可服。如单白者去地榆、桃仁，加橘红 1.5g，木香可用 0.9g。如带滞涩甚者加大黄 6g，服一二剂乃除之。如服一剂，滞涩已去，勿用大黄矣。少壮之人，大黄可酌量多用，不必拘于 6g。此方用于初起至旬日以内见效，十日以外则当加减，需用以下加减煎方。

（二）加减煎方

药品：川连（炒用）1.8g，（生用）1.2g，黄芩（炒用）1.8g，（生用）1.2g，白芍（炒用）1.8g，（生用）1.2g，山楂 3g，橘红、青皮、玉片各 1.2g，当归 1.5g，甘草（炙）0.9g，（生）0.6g，地榆 1.2g，桃仁 0.6g，红花 0.9g，

木香 0.6g。水煎空腹服。

若凡病到十日外，初起方剂要减改，

全方里边去枳朴，十分之一用当归，

其余分两减半用，仔细斟酌运化裁。

如延之月余，觉脾胃弱而虚滑者，法当补脾。宜用补理煎方。

（三）补理煎方

药品：黄连（酒炒）1.8g，黄芩（酒炒）1.8g，白芍（酒炒）1.2g，橘红 1.8g，当归 15g，人参、白术、炙甘草各 1.5g。水煎空腹服。

以上三方，随用随效。其有不效者，必是初起时投参术等补剂太早。补塞邪气在内，久而正气已虚，邪气益盛，缠绵不已。欲补而涩之，则助邪；欲清而疏之，则愈滑。遂至于不可救药，虽有奇方，也无能为力，都是因初投温补之剂过早所致。

上面三方，如妇人有胎，去桃仁、红花、槟榔。

三、彭容川先生治痢三字诀

彭容川先生治疗痢疾的三字诀，疗效亦好，兹将节录。

（一）治红痢，主肝血

1. 白头翁汤（《伤寒论》）

清热解毒，凉血止痢[1]。症见热毒痢疾，腹痛，里急后重，肛门灼热，下痢脓血，赤多白少，渴欲饮水，舌红苔黄，脉弦数。

白头翁汤方歌

平木疏肝白头翁，连柏秦皮配合匀，

里急后重用此除，治疗红痢有奇能。

药品：白头翁 15g（细叶白毛一茎直上，味微苦而气清香，开小黄白色花者是真白头翁。如无真者用白薇、粉葛、竹茹、天麻代之），黄柏 12g，黄连 6g，秦皮 12g。水煎服。

白头翁能平木疏肝，息风清火，使下迫之气条达而上也。如无此味，亦当仿此用药，乃能解除里急。

白头翁无风独摇，有风不动，一茎直上，能引肝气上达，使不下迫，则后重自除。芩、连、柏大泻肝火，火清血静，则红痢自止。或用金花汤，加炒荆芥、地榆、归尾、槟榔、杏仁、白芍、青蒿，亦是取白头翁汤之意。

［附注］

［1］ 本方常用于治疗细菌性痢疾、阿米巴痢疾、慢性菌痢、婴幼儿菌痢、溃疡性结肠炎、急性胃肠炎、慢性结肠炎、阿米巴肠病、滴虫性肠炎、鼠伤寒肠炎、肺炎、泌尿系感染、盆腔炎、妊娠期泌尿系感染、天行赤眼、放射性直肠炎等属于湿热、热毒较盛者。

2. 金花汤

今名黄连解毒汤，治红痢。

金花汤方歌

芩连栀柏金花汤，赤芍地榆杏仁当，

荆芥玉片青蒿草，清热凉血生地黄。

药品：黄连、黄芩、黄柏、栀子各9g，加杏仁9g，槟榔6g，当归9g，地榆9g，赤芍6g，荆芥3g，生地9g，青蒿9g，甘草3g。水煎服。

（二）闭迫甚，不得通，生大黄，暂一攻

痢症不可多用大黄，恐津血被夺而死也。唯遇闭迫太甚，求通不得者，于各药之中，暂加大黄一攻，亦常得效。

（三）喜开达，杏桔苏，篙荷菊，葛麻扶

内闭者宜开，下迫者宜达。开之当从肺治，宜桔梗、杏仁、贝母，以制肺气，使不收涩也。达之当伸肝郁，宜白头翁、柴胡，皆一茎直上，能升清阳。如无真者，用荷茎、黄菊、老苏梗、葛根、天麻代之，皆能伸木郁而解下迫也。

（四）喉痛呛，是奇恒，症多死，药难凭

痢症喉痛气呛，喘逆者，名奇恒痢，以其异于常痢也，是火逆攻肺有立时败绝之势。仲景云："急下之，宜大承气汤。"然此病多者死，少生。下后咽疼呛能略愈者，改服加减金花汤。此症咽塞喉干，倘于早晨声微哑，谵语半刻者，西戌[1]之交必死。只有以大承气汤急下之。

［附注］

［1］ 西戌：下午七点许。此危症未必不治，应用现代医疗手段或中西医结合手段可积极抢救。

（五）若噤口，津液伤，不速治，腐胃肠

诸病不食，皆是中寒。唯痢症噤口不食，是肠胃热灼津液不升。舌干咽

涩，食不得下。服药之后，但能令津液盖过舌心则食能下矣。

（六）救胃煎，开噤汤，勿利水，免津伤

痢症呕吐，是火逆拂郁，宜三黄酒止呕。呕止食即进，此非真噤口也。唯不呕不食舌上无津，是为真噤口。宜救胃煎、开噤汤，大生津液以救肠胃，凡泄泻皆宜利水，唯痢是胶结之邪，只当滑以去着，不可渗利反伤津液也。

1. 三黄酒

治痢症发呕者。

药品：黄连 3g，黄芩 9g，生大黄 3g。用烧酒二杯，煎成一杯，徐徐咽下，不能饮酒者，用酒水二样煎，徐徐咽服，呕吐止即勿服。

2. 救胃煎

治噤口不食。

救胃汤方歌

救胃汤中生地芍，芩连花粉杏玉竹，

桔梗麦冬生石膏，多用枳壳少草朴。

药品：生地、白芍、黄连、黄芩、玉竹、花粉、杏仁各 9g，桔梗 6g，生石膏 12g，麦冬 9g，枳壳 24g，厚朴 3g，甘草 3g。水煎服。

必舌上生津液则进食矣。

3. 开噤汤

治噤口不食，除肠胃中之炎症。

开噤汤方歌

开噤汤用杏膏参，三黄归地天麦冬。

白芍射干槟枳壳，栀子甘草配花粉。

生津进食方意妙，最好再加白头翁。

药品：人参 6g，天冬、麦冬、生石膏各 9g，栀子 6g，黄连 6g，黄芩 3g，黄柏 3g，生地、白芍、当归各 9g，射干 6g，杏仁 9g，槟榔、枳壳、甘草各 3g，花粉 6g。水煎服。

此为治噤口痢之主方。生津进食，除肠胃中之炎症，力量周到。再加白头翁，则详尽无遗矣。

（七）食已进，痢未止，宜分消，亦利水

痢症不可利水，是一定之法。然服寒凉药后，肠胃中津液已存，而痢犹不止者，亦可兼利小便，使湿热之邪，分消而出。盖不利水者但清其肠胃也，

而兼利水者，是兼清其肠也，且只宜润利，加滑石、车前、防己、木通之类，而不可燥利也。

（八）痢既愈，当补脾，喜归地，忌姜芪

痢后当补脾阴，宜归地养荣汤，而不当补胃阳。故姜、桂、砂、陈、术、芪、苓、附皆非所宜。唯用白芍、当归、麦冬、人参、玉竹、山药、石斛、黄精、山萸肉，一派滋养脾阴之药，则大能补益，令人肥健。

归地养荣汤方歌

归地养荣山药冬，桑叶芍荷莲子心，

石斛玉竹甘草共，痢后多服养胃阴。

药品：当归、生地、山药、麦冬、白芍、莲子心、桑叶、荷叶、石斛、玉竹各9g，甘草3g，水煎。痢后多服，大能补益。

（九）若休息，瘀热藏，逾时发，攻下良

痢症已愈，逾时、逾年而又发，名休息痢。是瘀热留伏于肠道隐处，宜承气汤下之，或用清宁丸、调胃承气汤，多服皆效，或用黄连末调羊脂服。

1. 调胃承气汤（《伤寒论》）：见第二章第四节。

治休息痢，痢疾时止时发，久久不愈者。

2. 清宁丸[1]

生大黄120g，用薄荷拌酒蒸一次，去薄荷，干后用去糟酒250g，烧酒120g，泡七日在饭上蒸一次，再搅一次，再晒干，再加酒蒸晒，至大黄如泥，为丸菜豆大，每服3g或1.5g，大便微下则愈。

[附注]

[1] 有中成药。由大黄、绿豆、车前草、白术（炒）、黑豆、半夏（制）等组成。用于咽喉肿痛，口舌生疮，头晕耳鸣，目赤肿痛，腹中胀满，大便秘结等疾病的治疗

（十）痢太久，亦变虚，佐热药，寒即除

痢本无寒症，唯痢太久，亦有转为虚寒者。故仲景有桃花汤、乌梅丸，以从治之。

（十一）不后重，乃用之，辨证者，当慎持

但虚滑之症，必不后重，与热闭者有别，医者当辨之，不可寒热误用也。

1. 桃花汤 （《伤寒论》）

不后重者用之。方歌见第二章伤寒。

药品：赤石脂 3g，糯米 15g，黑干姜 3g。久煎成汤，服之能温补止痢，为虚滑利之主方。不后重，单下利者用之。

2. 乌梅丸[1] （《伤寒论》）

治虚滑久痢不后重者，方歌见第二章伤寒。

药品：乌梅（去核）10 枚，黄连 9g，黄柏、人参、桂枝、细辛、附片、当归、花椒各 3g，干姜 6g。共为末，用乌梅饭上蒸熟，捣和蜜为丸，如桐子大，每服 39 粒，以米汤下。

[附注]

[1] 此条内桃花汤和乌梅丸的用药剂量与前伤寒同名方相比，有所调整。

四、痢症初起

痢症初起，发热恶寒者是内有郁热，外感风寒，宜兼疏其表。用葛根黄连黄芩汤、柴胡荆芥汤亦效，人参败毒散加黄芩亦可。

1. *葛根黄连黄芩汤 （《医方集解》）

治外感发寒热并下痢者。属于和解剂，表里双解剂。对于热泻、热痢，不论有无表证，皆可用之。以身热下利，苔黄脉数为证治要点[1]。

葛根黄连黄芩汤方歌
葛根黄连黄芩汤，协热下痢兼外恙，
葛根甘草芩连合，表里邪热一齐夺。

药品：葛根 24g，黄连 9g，黄芩 9g，杏仁 6g，甘草 3g。

此仲景治协热下利之方[2]，凡痢症兼外感者，当本此意治之。如有宿食者加枳壳 3g，厚朴 6g。

下痢不发热、脉沉迟或微弱者禁用。若虚寒下利者忌用。

[附注]

[1] 对急性肠炎、细菌性痢疾、肠伤寒、胃肠型感冒等，属表证未解，里热甚者，均可加减应用。

[2] 此方源自《伤寒论》，原方无杏仁，加之可加强治疗风寒、风热和润肠通便的作用。

2. *柴胡荆芥汤

痢症有寒热，表里兼治。

柴胡荆芥汤方歌

柴胡荆芥取轻新，柴胡荆芥竹茹银，

连翘白芍桔梗草，清香杏仁并黄芩。

药品：竹柴胡24g（真药者不要辛散，只取其清香升发而已。如无真药，以青蒿、荷叶、苏梗代之），荆芥（生用）4.5g，竹茹9g，银花6g，连翘6g，白芍0.9g，杏仁0.9g，桔梗0.9g，青木香3g，黄芩6g，甘草3g。用水三杯先煮各味四五沸，再入荆芥煎三沸，去渣温服。微汗出则外热自退，痢症亦减。

3. **人参败毒散（见第三章——伤寒附法）**

需加黄芩清内热，再加白芍以平肝疏土。痢症初起，外有寒热者可用之。此皆利水散寒之药品，非痢症吻合之方也。但此方能祛邪扶正，体虚有寒热者，可用此方发散。

痢症三五日之后，虽有发热恶寒等症，亦由邪归肠胃蒸发于外，治当专重在内。但当清里，里气一清，外之寒热自除。如不再发表，反伤营卫，以致津枯血竭也。

五、白痢

治疗白痢当专注肺气，治白痢[1]轻病用银菊散，重病用白虎汤，专清肺金。加杏仁、厚朴、桔梗，以利肺气，使不收涩。再加白芍、黄芩、甘草以平肝，使肝木不侮肺，脾土不受克[2]，则愈。如小便不利加桑叶、滑石，外有寒热者加葛根。

1. **银菊散**

治白痢之轻药。

药品：银花9g，白菊9g，连翘6g，生白芍9g，杏仁9g，桔梗9g，栀子6g，木香3g，牛蒡子9g，甘草3g。水煎服，如有宿食加生大黄15g。

［附注］

［1］白痢：为痢疾之一种，亦称白滞痢。中医认为湿胜于热，邪伤气分，其症痢下黏腻白物，或如豆汁，腹痛后重，胸腹痞闷，溲行色白或黄，或称湿痢。单纯的白痢不多见，往往赤白相兼，或白多赤少，或赤多。西医将白

痢归属于细菌性痢疾，通常较红痢轻。

［2］五行中肝（木）侮肺（金），肝（木）克脾（土）。此处指肝不恃强欺侮肺，脾不过度受到肝的抑制。克为正常作用，侮为病态关系。

2. 白虎汤加减方

药品：生石膏 18g，甘草 3g，粳米 9g，再加黄芩 9g，白芍 9g，杏仁 9g，桔梗 6g，厚朴 3g。水煎服。

有外感者加葛根、荆芥。小便不利者加桑皮、滑石。此治白痢之良方也。

六、红白痢相杂

红白痢相杂者，其红痢多者以治红痢为主，如白头翁汤，或金花汤，均加气药，如杏仁、桔梗、厚朴、陈皮、玉片之类。如果其中白痢多者，用治白痢之药治之，如银菊散，或白虎汤，均加血分之药，如当归、地榆、白芍、青蒿之类。红白均停者，亦是如此治法。用药时宜将气分血分之药，分配平均用之。至于方剂，以上几方均可酌用。

又有一种，似红非红，似白非白，似痢非痢，似粪非粪，但是里急后重者，亦是痢疾。唯病轻耳，亦红白痢之治法治之。若不里急后重者，不是痢疾。

又有一种完全是粪，而稍觉后重，且于大便之后，微有后重之象，腹内不舒，此是气虚肝郁所致。宜用补气疏肝之药，酌加消导之品，宜用补中益气汤，加柴胡、白芍、枳壳、厚朴。有食者加炒三仙等，亦有暑伤元气者，见症如前，用清暑益气汤。又有大便了而不了，似痢非痢，此是肝邪侮土，亦属血涩，用逍遥散重用当归，一剂可愈。

七、治肠风下血

因风热客于肠胃或湿热蕴积肠胃，久而损伤血络，致大便时出血[1]，故名。

若用凉药、热药、补脾药，都不效者，此方甚效。

独用干山楂为末，艾叶汤调下，应手即效，每次可用 6~9g。

还可用荆芥穗（炒黑为末），每服 9g，童便调服。

参看第九章第一节用药大法、药性汇编。

[附注]

[1] 痢疾亦可见纯红血便，需与肠风下血相鉴别。一般痢疾下血多伴腹痛，里急后重；而肠风下血色鲜红，血出如线或点滴不已，无腹痛和里急后重感。肠风下血日久，若有便后重坠感，应防恶变。

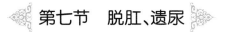

第七节　脱肛、遗尿

一、脱肛

脱肛之病，多见于老人、小儿，都是气虚。老人多由气虚便干而引起，治宜利便补气、润利大便，用麻子仁、柏子仁、郁李仁、当归、川芎、肉苁蓉等品，以润利大便，再加入黄芪、党参以补气。常服蜂蜜也好，经常保持大便通利，自无脱肛之患。

小儿脱肛，多由先天不足、气虚下陷所致，用补中益气汤倍用升麻，多加赤石脂，捣为面，久服方效。

药方：**提肛散**（《医林绳墨大全》卷八）。

主治脾胃气虚，肛门下坠，及脱肛便血者。

药品：川芎、当归、白术、党参、黄芪、陈皮、甘草各12g，升麻、柴胡、黄芩、黄连、白芷各3g，赤石脂30g。共为细末，每服6g，日2服。小儿酌减用量，两三岁小儿可每服3g，日2服。

二、遗尿

遗尿症多因下元虚寒、命门火衰所致，用补中益气汤，多用柴胡、升麻，每样可用9g，再加益智仁9g，或以缩泉丸，加附子6~9g，肉桂6~9g，以补命火，一两剂可愈。

第八节　心腹痛

没有写治心腹痛之前，我先写出一些治痛的总则。这些总则虽然不是针对性治疗心腹痛的，但是治疗心腹痛，可全面地应用它。

治痛总则为通则不痛，调气以和血通也，调血以和气通也。上逆者使之下行，中结者使之旁达亦通也。虚者助之使通，寒者温之使通，不要专以泄泻才是通也。

心腹痛之病，方书分析，多种多样，是为了全面而周到。实际临床常见的只有不多几种，兹分别介绍于下。

一、常见种类

（一）＊寒痛

寒痛者，多是寒积，或素有寒积新感寒气而腹痛，以理中汤治之。部位在心下者，是胃痛，多是消化不良，感寒积食，平胃散加三仙（神曲、山楂、麦芽）治之。嗳腐吞酸者，生嚼砂仁或蔻仁几粒即止。吐酸水者，平胃散加三仙、鸡内金，再加黄连、吴茱萸。吐酸水是胃酸过多，非黄连、吴茱萸并用不行。

（二）胸痹、心痛

缠绵不休，属寒，以良姜、香附作末或丸服之。胸部闷痛，甚至胸痛彻背，可以瓜蒌薤白白酒汤。

药方：瓜蒌薤白白酒汤（《金匮要略》）。

为理气剂，具有通阳散结，行气祛痰之功效[1]，主治胸痹。症见胸部闷痛，甚至胸痛彻背，喘息咳唾，短气，舌苔白腻，脉沉弦或紧。

药品：瓜蒌实24g，薤白12g，白酒7升。三味同煮，取两升，分温再服。

方以瓜蒌为君，利气宽胸，祛痰散结；薤白为臣，温通胸阳，行气散结止痛。二药相配，一除痰结，一通气滞，相辅相成，为治胸痹之要药；佐以白酒，上行升散，行气活血，以助薤白行气通阳之功。本方药仅三味，但配伍严谨，可使胸中阳气宣通，痰浊消除，气机通畅，胸痹自除。

本方性偏温燥，若胸痹证属阴虚有热者应忌用。方中白酒用量，当视患者酒量而定，一般可用30~60毫升，不宜过多。

［附注］

［1］本方具扩张血管，抗缺氧，保护缺血心肌，抑制血小板聚集，降低血液黏度，改善脂质代谢和调整前列腺素及环核苷酸代谢平衡等作用。临床常用于治疗冠心病心绞痛、非化脓性肋软骨炎、肋间神经痛、慢性支气管炎等属胸阳不振，痰阻气滞者。

（三）★胃痛

胃痛或不消化，平胃散加三仙、鸡内金，常服很好。此外需要节饮食多劳动，有人对我说："有胃病的人，一进劳改队都好了。"这是个很好经验，无非是节饮食、按时劳动。

（四）不定部位痛

如考虑为慢性盲肠炎的用小柴胡汤合桂枝汤，两个方子合用甚效，兼服大黄牡丹汤。

药方：**大黄牡丹汤**（《金匮要略》）。

泻热破瘀，散结消肿。用治肠痈初起，湿热瘀滞证[1]。症见右少腹疼痛拒按，按之其痛如淋，甚则局部肿痞，或右足屈而不伸，伸则痛剧，小便自调，或时时发热，自汗恶寒，舌苔薄腻而黄，脉滑数。

药品：大黄18g，丹皮9g，桃仁12g，冬瓜子30g，芒硝9g。

前四味药以水六升煮取一升，去滓，后纳芒硝融化服用。每日1剂，分2次服用。

方中大黄苦寒攻下，泻热逐瘀，荡涤肠中湿热瘀结之毒；丹皮苦辛微寒，能清热凉血，活血散瘀，两药合用，泻热破瘀，共为君药。芒硝咸寒，泻热导滞，软坚散结，助大黄荡涤实热，使之速下；桃仁活血破瘀，合丹皮散瘀消肿，共为臣药。冬瓜仁甘寒滑利，清肠利湿，引湿热从小便而去，并能排脓消痈[2]，为治内痈要药，是为佐药。全方合泻下、清利、破瘀于一体，湿热得清，瘀滞得散，肠腑得通，则痈消而痛止，为治湿热瘀滞肠痈的有效方剂。

凡肠痈溃后及老人、孕妇、产后或体质过于虚弱者均应慎用或忌用。

[附注]

[1] 本方常用于急性阑尾炎、肛周脓肿、急慢性盆腔炎、粘连性肠梗阻、增生性结肠炎、附件炎、肾盂肾炎、前列腺增生、痔疮、尿路结石、外伤性血肿、急性胆道感染、胆道蛔虫、胰腺炎、输卵管结扎后感染等属湿热瘀滞者，均可以本方为基础进行辨证加减治疗。

[2]《金匮要略》云："脉洪大者，脓已成，不可下也。"但在本方的用法中又说："有脓当下，如无脓当下血。"后世医家对此认识不一，现在一般认为肠痈初起，证属湿热血瘀之实证者，脓未成或脓成未溃，均可用之。

（五）* 服热性药不效的腹痛

药方：**金铃子散** （《太平圣惠方》）。

行气疏肝泄热，活血止痛。

药品：元胡9g，金铃子9g。煎服，或捣成面子服都行[1]。

腹中挛痛，亦偏于热（妇女多），亦是血虚，用芍药甘草汤（白芍12g，甘草12g）。

[附注]

[1] 主治肝气郁结、气郁化火之肝郁化火证，是治疗由肝郁化火所致心胸胁肋脘腹诸痛的代表方剂。现代常用于治疗慢性肝炎、慢性胆囊炎及胆石症、慢性胃炎、消化性溃疡等属于肝郁化火者。

（六）* 刺痛如锥刺

药方：**失笑散** （《太平惠民和剂局方》）。

药品：蒲黄9g，五灵脂9g。少加醋煎服。

（七）* 心腹大痛

前心痛彻后心，后心痛彻前心，这是个危险病。急用桂灵散治之。

药方：**桂灵散** （《丹溪心法附余》卷十五）。

治心腹大痛危急者。

药品：桂心、良姜（麸炒）、厚朴、五灵脂（明净者）各等分。

共为细末，每服3g，热醋汤调下，不可缺此。

（八）男子茎中疼，女人血结少腹痛

药方：**牛膝煎**。

药品：牛膝一大把约60g，加醋煎服。

（九）* 气痛

或在腹部或在胁下，或在胸中，左胸肋骨多见鼓声，用逍遥散加郁金、香附、苏梗、元胡等药治之。不效者提示肝虚，用加味一贯煎滋阴和肝以治之，此指肝气不舒之气痛而言。如遇男人偶然气痛，用木香6~9g作末，酒下即愈。

加味一贯煎方歌

加味玉璜一贯煎，沙参冬地归芍楝，

再用枸杞女贞子，滋阴和肝胁痛痊。

药品：沙参 9g，麦冬 9g，生地 9g，当归 9g，白芍 12g，川楝子（即金铃子）9g，枸杞子 9g，女贞子 9g。煎服。

（十）＊腹中实痛

拒按，肚子硬，忌用补药，这是积食积痰。女人兼有死血，用厚朴三物汤。体壮者用承气汤下之，兼血者加桃仁或五灵脂。

二、针法

胃痛刺内关、足三里、中脘、气海。

腹痛刺中脘、足三里、章门、天枢、承山、三阴交、气海。我每针刺多配气海，以气海是治气之总穴。

邻人妇女胃病两三年，经当地医院（原哈密专区人民医院）检查为胃溃疡，又有白带，经血不调，腹直肌[1]板硬。

针刺中脘、下脘、天枢、三阴交、内庭、足三里、气海、左阳池等穴，连续针刺三十三天，诸病全愈。祖国的针灸术，真有意想不到的效力。

[附注]

[1] 腹直肌：位于腹前壁正中线的两旁，居腹直肌鞘内，为上宽下窄的带形多腹肌，起自耻骨联合和耻骨嵴，肌纤维向上止于胸骨剑突和第 5~7 肋软骨前面。

三、其他疼痛

本条主要内容源自清代陈念祖的《时方妙用》。

（一）当心部位而痛

俗云心痛，并非真心痛。乃心包之络，不能旁达于脉故痛。宜用香苏饮加当归 12g，元胡、木通各 3g，桂枝 6g，酒水各半煎服。紫苏须用旁小梗整条不切碎，最能通络。

（二）胸膈痛

心脉之上则为胸膈。胸膈痛，乃上焦失职，不能如雾之溉，则胸痹而痛。宜百合汤半剂，加瓜蒌皮、贝母各 9g，薤白 24g，白豆蔻 4.5g，水煎服。

（三）胸膺痛

胸膈之上，两乳中间，名曰胸膺。胸膺痛乃肝血内虚，气不充于期门[1]，致冲任之血，从胸膺而散。宜丹参饮[2]半剂，加当归 15g，白芍、金银花各 9g，红花、川续断各 3g，酒水各半煎服。

[附注]

[1] 期门：穴位，为人体足厥阴肝经上的主要穴道之一，位于胸部，乳头直下，与巨阙穴平齐。

[2] 丹参饮处方来源于《时方歌括》卷下。组成：丹参 30g，檀香、砂仁各 4.5g。主要有抑菌，抗炎，镇静，镇痛，抗凝等作用，为化瘀行气止痛之良方，以心胃诸痛，兼胸闷脘痞为证治要点。常用于慢性胃炎、胃及十二指肠溃疡、胃神经官能症及心绞痛等，由气滞血瘀所致者。

（四）中脘痛

胸膺之下，则为中脘。中脘作疼，手不可近，乃内外不和，外则寒气凝于皮毛，内则积食停于中脘，当审其体之虚实而治疗。实者宜五积散，虚者宜加味香苏饮治之。

药方：**加味香苏饮**。

药品：紫苏 6g，香附（炒）、陈皮各 4.5g，炙甘草 3g，加姜葱，再加桂枝、白芍、当归各 9g，细辛 4.5g，木通 4.5g，吴茱萸 6g。水煎服。

方中紫苏、生姜、细辛、桂枝，以驱外之寒凝；吴茱萸、陈皮、木通，以降内之浊垢；当归、白芍、香附、甘草和其气血安其内外，颇合古法。若虚甚者，去紫苏加黄芪 9g，汗多者再加熟附子 4.5g。

（五）中土虚而胃气不和[1]

中脘之下，当阳明胃土之间（脘下 1 寸，脐中上 3 寸名建里穴），时疼时止，乃中土虚而胃气不和。若服行血消积之药过多，便宜温补。但以手重按之稍平，此中土内虚，虚且寒之明验也。宜香砂六君子汤加干姜 6~9g。

[附注]

[1] 脾属土，与胃相表里，此指脾胃，即消化功能失和。

（六）乳下两旁膺骨尽处疼

上下阴阳不和，少阳枢转不利也。伤寒症中多有此症，当助其枢转，和其气血，上下通调则愈矣。宜逍遥散倍柴胡，加生姜4.5g。

（七）大腹痛

大腹痛者乃太阴脾土之部。疼在内而缓，中土虚寒也，宜理中汤倍人参。疼兼内外而急，脾络不通也，宜理中汤倍干姜。盖脾之大络，名曰大包。从经隧而外出于脉络。今脾络滞而不行，则内外皆疼。如若理中汤倍干姜不应者，再加肉桂4.5g，木通3g。太阳篇云："伤寒阳脉涩，阴脉弦，法当腹中急疼，先与小建中汤不瘥者，与小柴胡汤主之。"此先补益于内而后枢转于外也。

（八）脐两旁左右痛

脐两旁左右痛者乃冲脉病[1]。冲脉脐左右，若为寒气所凝，其冲脉之血不能上行、外达，则当脐左右而疼。当用血分之药，使胞中之血，通达肌表，若用气药无效也。宜当归四逆加吴茱萸生姜汤，或用四物汤去地黄，加肉桂3g，生芪、生姜各9g，炙甘草、红花各3g，水酒煎服。

药方：**当归四逆加吴茱萸生姜汤**（《伤寒论》）。

养血通络，散寒降逆[2]。

药品：当归45g，芍药45g，甘草（炙）30g，通草30g，桂枝（去皮）45g，细辛25g，生姜（切）125g，吴茱萸140g，大枣（擘）25枚。

以水1200毫升，清酒1200毫升，煮取1000毫升，去滓，分五次温服。

方以当归四逆汤，加温肝和胃通阳散寒之吴茱萸、生姜以治久寒，清酒和水煎药，增加温经散寒之功。诸药相配，共奏温养肝胃、养血通脉之功。

［附注］

［1］冲脉，奇经八脉之一。出自《素问·骨空论》等篇。冲脉能调节十二经气血，与生殖机能关系密切，冲、任脉盛，月经才能正常排泄，故又称血海。冲脉起于胞中，冲脉气逆，则腹内拘急疼痛，胸脘攻痛，妊娠恶阻；冲脉气结，气机失于调达则经行不畅，量少或愆期，或乳房胀痛，乳汁量少，或少腹积块，游走不定；冲脉虚衰，血海不足则月经量少色淡，甚或经闭、不孕，或初潮经迟，或绝经过早，少腹疼痛。

［2］现用于血栓闭塞性脉管炎、雷诺氏病、慢性荨麻疹、冻疮等；亦可用于慢性消化道疾病而疼痛呕吐较剧者及头痛、溃疡病、慢性风湿性关节炎、风湿性肌炎、痛经、闭经等。

（九）脐中痛

脐中痛不可忍，喜按者肾气虚寒也。宜通脉四逆汤，加白芍 9g，若脉沉实，口中热渴，腹满拒按，大便秘，是有燥屎，宜三一承气汤。

（十）脐下痛

脐下痛者乃少阴水脏，太阳水腑，不得阳热之气以施行，致阴寒凝结而痛。少阴水脏，用真武汤温之。太阳水腑虚寒，用熟附子茯苓合桂枝汤温之。又脐下痛，有火迫膀胱，小便不利而痛者，宜五苓散。亦有阴虚阳气不化，小便点滴，胀痛者宜通关丸。有燥屎者，治法见上条。

（十一）少腹痛

小腹两旁，谓之少腹。少腹痛，乃厥阴肝脏之部，又为胞中之血海。盖胞中之水，主于少阴。胞中之血，主于厥阴。痛者厥阴肝气不合胞中之血而上行也。肝脏不虚者，当疏通以使之上，宜香苏饮加柴胡 9g，当归、白芍各6g，生橘叶 3 片。肝脏虚者，当补益助其下，宜乌梅丸以米汤送下 6g，一日三服。盖厥阴不从标本，从中见少阳之气，使厥阴上合乎少阳，则不痛矣。

（十二）两旁季胁痛

两旁季胁[1]痛者肝气虚也。当归四逆汤加阿胶，四君子汤去白术加当归粳米，与乌梅丸互服。

[附注]

[1] 季胁：人体部位名。又名季肋、软肋。相当于侧胸第十一、第十二肋软骨部位。

（十三）两胁之上疼

两胁之上疼者，少阳之气不和也。宜小柴胡汤去枣，加牡蛎、青皮。时法用左金丸。

四、治疗法则

（一）治心腹疼痛之法则

凡心腹诸痛，宜辨其内之胀与不胀，便之闭与不闭，脉之有力与无力，口中热，口中和，痛之久暂，以辨寒、热、邪、正、虚、实。（陈修园《时方

妙用》）

明代医家王纶曰："凡治心腹诸痛，但是新病，需问曾服何饮食？因何伤感？有无积滞？便于和中消导之药。"

若日数已多，曾多服过辛温燥热之药，呕吐不纳，胸膈满闷，口舌干燥，大小便涩难，则内有郁热也。或原有旧病，感而发，延绵日久，见症如前者，俱用开郁行气降火润燥之药。如川芎、香附（炒）、山栀、黄连、姜汁之类，甚者加芒硝。但治心腹久疼，须于温散药内加苦寒咸寒之药。温者是治其标，寒者是治其本也。（王纶《明医杂著》）烦满拒按者实证，宜枳实等物，疼而缓者虚证。以上是治一般心腹疼痛之法则。

新疆地区因气候关系，阴证腹痛最多，多半是因停食受寒而得，有的成了夙疾。饮食偶伤，疾病即发，其病腹部绞疼，有兼呕吐者，有不吐者，也间有腹泻者，俗名羊毛疔，与霍乱[1]相似。急用附子理中汤，重用姜附以治之，迟则不救。又有妇人腹疼，疼痛较缓，而缠绵不休。此是阴阳不和，气血相凝，需用气药合血药调和阴阳，疏通滞气，用参、芪、归、地、芍药等味。再审其寒、热、虚、实，配以姜附吴萸枳壳厚朴，或热者加栀芩芒硝等味，或合金铃子散，再加疏散之药，如乌药、木香、苍术、川芎等味。

假如服药之后，腹疼止而小腹又疼，此是寒气下陷。可用生芪 30～60g，陈皮、人参、防风各 9g，助其大气，以转其气而愈，或用升提之药亦可，用加减补中益气汤。

如有食积火郁等实症，切不可用参芪等气药，见气药疼痛更剧。需要通散消导，宜用平胃散加味或承气汤下之。

[附注]

[1] 此指中医古籍中的霍乱，为急性肠胃疾患。

（二）治心腹疼痛诸方

1. 香苏饮：见第二章伤寒。

2. 百合汤

药品：百合 30g，乌药 9g。水煎服。

3. 丹参饮

治心腹诸痛神效，妇人更宜。亦属血痛，亦可通治诸痛。

药品：丹参 30g，檀香、砂仁各 4.5g，水煎。

4. **五积散**：见第三章伤寒附法。

5. **香砂六君子汤**[1]（《古今名医方论》）

补气健脾，理气化痰，止痛。应用范围与六君子汤相似，对恶心、呕吐、腹部胀痛、腹泻等痰湿阻滞证候特别明显者，尤宜使用。

药品：人参 3~5g（或党参 15g），白术 12g，茯苓 9g，炙甘草 6g，陈皮 6~9g，半夏 9g，木香 9g，砂仁 5g，再加生姜 3g，大枣 12g。水煎服。

前四味名四君子汤；加陈皮、半夏名六君子汤；再加木香、砂仁名香砂六君子汤。

[附注]

[1] 现代药理研究，方中木香能扩张支气管平滑肌，兴奋迷走神经，增强肠道收缩力及其蠕动功能，起到调理肠胃促进消化吸收与行气消滞的作用，既能缓解腹痛，又能抗菌消炎；砂仁则有止吐、健胃作用，并能促进胃肠蠕动，从而达到消胀止痛的目的；人参可提高机体抵抗力，白术健脾胃，甘草解平滑肌痉挛，陈皮抑制小肠运动；人参、甘草、茯苓、陈皮均能抗溃疡；甘草、陈皮、半夏可镇咳祛痰。

临床应用于胃肠神经官能症、胃及十二指肠溃疡、消化不良、慢性腹泻、妊娠呕吐、支气管扩张、慢性肾小球肾炎等疾病的治疗。

6. **逍遥散**：见妇科。

7. **四物汤**：见第八章其他病症。

8. **当归四逆汤**

9. **通脉四逆汤**

10. **三一承气汤**

11. **桂枝汤**

12. **小建中汤**

13. **吴茱萸汤**

14. **五苓散**

15. **乌梅丸**

（以上 8~15 均见第二章伤寒。）

16. *通关丸（《兰室秘藏》卷下）

又名滋肾丸。滋肾通关，治热在下焦血分，小便不通，口不渴。

通关丸方歌

溺癃不渴下焦疏，知柏同行肉桂扶，

丸号通关能利水，又名滋肾补阴虚。

药品：知母（酒炒）、黄柏（酒炒）各 30g，肉桂 1.5g。蜜丸如梧桐子大，每服五十丸。

17. *左金丸（《丹溪心法》）

清泻肝火，降逆止呕。治肝脏实火，肝火犯胃证[1]。症见胁肋疼痛，嘈杂吞酸，呕吐口音，舌红苔黄，脉弦数。

左金丸方歌

茱连六一左金丸，肝郁胁疼吞吐酸，

引热下行吴茱萸，苦辛大热配黄连。

药品：黄连 180g，吴茱萸 30g。盐汤泡，又名茱连丸。

共为末，水泛为丸，每服 3~6g，一日 2 次，温开水送服。亦可作汤剂，用量参考原方比例酌定。

方中重用黄连为君，清泻肝火，使肝火得清，自不横逆犯胃；黄连亦擅清泻胃热，胃火降则其气自和，一药而两清肝胃，标本兼顾。然气郁化火之证，纯用大苦大寒既恐郁结不开，又虑折伤中阳，故又少佐辛热之吴茱萸，一者疏肝解郁，以使肝气条达，郁结得开；一者反佐以制黄连之寒，使泻火而无凉遏之弊；一者取其下气之用，以和胃降逆；一者可引领黄连入肝经。如此一味而功兼四用，以为佐使。二药合用，共收清泻肝火，降逆止呕之效。本方的配伍特点是辛开苦降，肝胃同治，泻火而不至凉遏，降逆而不碍火郁，相反相成，使肝火得清，胃气得降，则诸症自愈。

脾胃虚寒者不适用，对本品过敏者禁用，过敏体质者慎用。有高血压、心脏病、肝病、糖尿病、肾病等慢性病严重者和儿童、孕妇、哺乳期妇女、年老体弱者应在医师指导下服用。

[附注]

[1] 本方多应用于消化系统疾病，如幽门螺杆菌感染性胃炎、糜烂性胃炎、胆汁反流性胃炎、食管炎、消化性溃疡、幽门梗阻、肠梗阻、功能性腹痛、上腹饱胀综合征、肠易激综合征、慢性结肠炎、急性阑尾炎术后肠粘连、急慢性肝炎、急性胆囊炎及胆石症等属肝火犯胃者。

18. *厚朴七物汤（《金匮要略》）

解肌发表，行气通便[1]。治腹满兼有表证，外感表证未罢，里实已成。症见腹满，发热，大便不通，脉浮而数。

药品：厚朴 12g，大黄 6g，枳实 4.5g。此是厚朴三物汤，再加桂枝、甘草各 4.5g，生姜 7.5g，大枣二枚。水煎，名厚朴七物汤。呕者加半夏 3g，寒者加生姜 4.5g，水煎服。

本方是桂枝汤减去白芍，再加厚朴三物汤而成。是以桂枝汤解外感之风寒表邪，厚朴三物汤攻在里之实结，为解表兼攻里的双解之剂。方中重用厚朴，下气除满，配枳实、大黄荡涤实热，枳实苦辛微寒以破气消痞，又有桂枝、生姜解表散寒，甘草、大枣调和诸药。合而成方，表里双解，则腹满愈而表邪除。

[附注]

[1] 现代药理研究发现，厚朴七物汤具有增强肠蠕动、促进胃肠排空的作用，临床主要用于治疗肠梗阻、食积发热、腹痛、老年习惯性便秘、慢性结肠炎、肠胃炎、肠痉挛等疾病。

19. 心腹常痛方

药品：白术、半夏各 30g，苍术、枳实、神曲、香附、茯苓、川芎各 15g。共为末，神曲糊为丸。青黛亦治心痛。

20. *死血留胃脘作痛方

药品：元胡 45g，肉桂、滑石、红花、红曲各 15g，桃仁 30 粒。汤泡蒸饼作丸。

21. 痰饮积胃脘疼

药品：螺蛳壳（年久者，烧）、滑石（炒）、苍术、山栀、香附、南星各 60g，枳壳、青皮、木香、半夏、砂仁各 15g。共为末，生姜汁拌为丸如绿豆大，每服 30~40 丸，姜汤下。春加川芎，夏加黄连，冬加吴萸各 15g，有痰用明矾溶开，就丸如鸡头大，每服一丸。

22. 脾痛

用海粉佐以香附末，用川芎、山栀、生姜汁煎汤，调服为佳。

23. 脾痛气食

用牡蛎粉温酒下 3~6g。

24. 应验如意散

治痰膈中焦、气聚下焦，用应验如意散。男女胃脘痛，应验神方。

＊应验如意散方歌

青皮楝子及五灵，山甲大茴一钱均。

没药姜槟延胡索，每样钱半木香沉。

砂仁五分木鳖子，同炒诸药至焦松。

粗末炒焦去鳖子，每服一钱除病根。

药品：青皮、川楝子、五灵脂、穿山甲、八角茴香各3g，没药（去油）、良姜（香油炒）、槟榔、延胡索各4.5g，木香、沉香各6g，砂仁1.5g。以上共为粗末，再将木鳖子去壳3.6g，切片同粗末，炒至焦色，将木鳖子捡出不用，再将群药研极细末，每服3g，用大盐一粒，将药用盐滚水化开，能饮酒者兑入酒一杯，服之即愈。如旧有此疾，服之并可除根。

25. ＊顺气木香散

治气不升降，胸膈痞闷，时或饮痛，及酒食过伤，噫气吞酸，心脾刺痛。女子一切血气刺痛皆治。

顺气木香散方歌

顺气木香散苍术，桔梗茴香陈厚朴，

丁皮炮姜砂仁桂，炙草良姜作末服。

药品：苍术、桔梗、茴香（炒）各90g，陈皮、厚朴、丁皮（不见火）、炮姜、砂仁、肉桂、炙甘草、良姜各90g。共为末，每服9g，以水一盏，入生姜3片，枣3枚，同煎至七分，去姜枣，热服。或用盐开水送服亦可。

26. ＊桂灵散

治心腹大痛危急者。

药品：良姜、厚朴、五灵脂共为细末。热醋汤调3g立止。

27. ＊九种心痛方

蒲黄灵脂通赤芍，元胡没药配姜黄，

生姜草果作引导，九种心痛[1]见平康。

药品：蒲黄、五灵脂、木通各6g，赤芍9g，元胡9g，没药6g，姜黄9g，生姜三片，草果一个。水煎。

[附注]

[1] 九种心痛：是指前胸和上腹部各种痛证的合称，出自《金匮要略·

胸痹心痛短气病脉证治》。

28. 三捷汤 （《医学传心录》）

肝经湿热下注，不得泄越，或为偏坠，或为疝痛。

药品：青皮 3g，官桂 1.5g，归尾 3g，槟榔 6g，大茴 2.1g，黄柏 0.9g，橘核 6g，木通 6g，紫苏 2.1g，香附 3g，赤苓 6g，柴胡 3g，姜 1 片，荔枝核 7 个。空腹煎服，服三四剂，即有神效。

(三)＊治心腹诸痛歌诀

心腹诸痛头绪多，中心扼要用几方。
寒疼理中加减用，热疼元胡配金铃。
血疼须用失笑散，四物加味或丹参。
腹疼危急桂灵散，应验如意治胃疼。
实痛厚朴三七物，食积平胃加减通。
气不升降胸中痞，顺气木香有效灵。
妇人腹疼和气血，久疼皆因血气凝。
胸疼瓜蒌薤白酒，胁痛逍遥加味宁。
若凡服药不见效，再查各部治分经。

第九节　呕吐与呃逆

呕吐是指饮食物、痰涎从胃中上涌，由口中吐出的症状。前人以有声有物为呕吐，有物无声为吐，有声无物为干呕。呃逆是指从咽喉发出的一种不由自主的冲击声，声短而频，呃呃作响的症状，俗称打嗝，唐代以前称哕，是阳明气逆之病，用二陈汤倍半夏加生姜统治之。

药方：**二陈汤** （《太平惠民和剂局方》）。

燥湿化痰，理气和中。主治痰湿内阻，脾胃不和，胸膈痞闷，呕吐恶心，或头眩心悸，或咳嗽痰多[1]。

药品：制半夏 9g，陈皮 6g，茯苓 15g，炙甘草 5g[2]。水煎服。

本方是治疗湿痰的要方。湿痰为病，犯肺致肺失宣降，则咳嗽痰多；停胃令胃失和降，则恶心呕吐；阻于胸膈，气机不畅，则感痞闷不舒；流注肌肉，则肢体困重；阻遏清阳，则头目眩晕；痰浊凌心，则为心悸。

方中半夏燥湿化痰，和胃止呕；陈皮理气化痰，气顺则痰降，气行则痰化；痰由湿生，故以茯苓健脾渗湿；甘草和中益脾，加生姜，既制半夏之毒，又协同半夏、陈皮和胃祛痰止呕；亦可少用乌梅，味酸收敛，配半夏散中有收，使其不致辛散太过。凡是痰湿为患，均可用本方增损治之。

因本方性燥，故燥痰者慎用；吐血、消渴、阴虚、血虚者忌用本方。

如有热者加黄连、鲜竹茹、鲜芦根。寒加吴茱萸、人参、大枣。食积加三仙、干姜。哕加旋覆花、人参、代赭石。呃逆加竹茹12g，倍陈皮。如久病发呃，为脾肾之气将绝，用人参30g，干姜、附子各9g，丁香、沉香、柿蒂各3g，可救十中之一。吐虫者二陈汤去甘草，加川椒、人参、吴萸、黄连、黄柏、干姜、乌梅各3g。

[附注]

[1] 本方常用于慢性咳嗽、慢性支气管炎、慢性阻塞性肺病、胆汁反流性胃炎、糖尿病性胃轻瘫、咳嗽变异性哮喘、脑震荡、药物性呕吐、腔隙性脑梗死、体位性眩晕、帕金森病、小儿支气管炎、高脂血症、梅尼埃病、慢性胃炎及肠易激综合征等疾病的治疗。

[2] 本方同第一章第四节中的二陈汤相比，在药品剂量上有所调整。

第十节 霍 乱

霍乱[1]，其症状表现为腹痛剧烈，上吐下泻，头汗如豆，顷刻虚脱；也有不吐不泻，也有光泻不吐者，兼有转筋者，脉象微弱，手足冰冷，面色青白。中医古籍中记载的"吊脚痧"[2]"瘪螺痧""麻脚痧"等病与本病近似。

1963年冬季，新疆原哈密县二堡公社病发霍乱（阴证霍乱）。在医院经西医救治的患者中，两星期内抢救无效的就有十几个，多是头天得病第二天死，以维吾尔族患者为多，回族患者有一个。一个维吾尔族家庭的两男一女，兄妹三人先后得此病，兄弟两个，平素健康，一个21岁，一个23岁，在十天以内相继死亡，其妹改找中医救治，最终免于死亡。当时还有一种虚中实证，其病状多种多样，大约中午就医，次日天亮或二三日就会死亡，然服中药者多能得救。为此，城里专门组织了医疗小组来二堡公社全力抢救。哈密专区流防所的两个西医大夫和中医大夫紧密配合治疗，收治的两个患者最后都好了。

霍乱发展很快，若救治不当，患者很快就会全身虚脱，最后因脏器衰竭而亡。此病看似虚证，实则毒气在身。我用中成药"一把抓"（散剂），先行下泄排毒，再用大补的"龟龄集"扶正固脱。"一把抓"的主要成分是巴豆霜，为辛热大毒之药，有下泻毒邪之功效，这叫"以毒攻毒"。大泻后患者通常身体极度虚弱，即用大补之药回阳固本[3]。此病表象为腹泻，用下泄之药看似助风推舟，实则不然。

[附注]

[1]"霍乱"本为中医病名，早在《黄帝内经》中已有论述，一般指以吐泻腹痛为主要表现的疾病，包括现代医学中的急性肠胃炎、细菌性食物中毒、甚至肠梗阻之类的急腹症（干霍乱）等。现代西医学借用此病名指称一种由霍乱弧菌感染的烈性传染病。现代中医也接受了西医学中的霍乱名称及其内容，中医古籍中"霍乱"原有的主要含义渐渐隐去，被赋予新的含义，并被沿用至今，成为一种法定的烈性传染病病名。[吴文清. 近代中医对烈性霍乱的认识与定名 [J]. 中华医史杂志，2009，3（3）：154.] 此节指现代医学中的霍乱，即烈性传染病。

[2]清代徐子默撰《吊脚痧方论》，为痧病专书，共一卷，成书在1839年之前。作者认为，自道光巳年（1821年）流行猖獗的疫病，与古代医书中所论的"霍乱"不同，而用吊脚痧之名与之相区别。该书描述吊脚痧症状为："或吐或泻，或吐泻并作，有腹痛者亦有不痛者。吐泻数次后，即两腿抽搐，或手足并皆弯挛，痛愈甚，顷刻肌肉尽削，渐觉气短声嘶，眼窠落陷，渴欲饮冷，周身冷汗如冰，六脉渐无，或半日即死，或夕发旦死，旦发夕死，甚至行路之人，忽然跌倒，或侍疾问病之人，传染先死。"从徐氏所描述症状来看，此症即为霍乱菌所致之霍乱。他认为吊脚痧病起三阴，"阴寒直中三阴，故吊脚者多，吊手者少"，并提出温经通阳为治疗大法。

[3]此案将中医的攻补之法运用到极致，无疑是受仲景三物白散治疗寒实结胸的启示。面临危病险症，峻攻后大补，非一般胆识者敢于尝试。现代医学对霍乱有一套规范性的抢救疗法，故本例治法不宜单用。但本案对我们今后可能遇到突如其来的烈性传染病的抢救治疗，仍有一定的借鉴意义。

第十一节 *结胸证

结胸证，以有形之邪阻结胸膈脘腹而不局限于某一脏腑为主要病机，以胸脘硬满胀痛拒按为证候特点的病证，由多种原因所致，分为热实结胸和寒实结胸。

一、热实结胸

热与痰水相结于胸脘。可分为水热互结的大结胸证和痰热互结的小结胸证。

大结胸证是邪热与水相结，其主要特征是心下硬满疼痛拒按。由于邪结于里，而脉道阻遏，所以脉搏多见沉迟或沉紧。但见邪结的部位偏上，有时寸部或见浮脉，然而病邪终究在里，所以关部仍是沉脉。以上病情颇重，必须以峻剂泻热逐水，所以用大陷胸汤。假如结胸的病势向上扩展，影响到颈项部经脉，出现项强如柔痉状，宜用大陷胸丸缓以攻之。

小结胸证是热与痰相结，病情较轻，仅是心下痞塞闷满，按之痛，不按则不痛，由于是痰热搏结，所以脉象浮滑。证势既清，当然不宜峻剂攻伐，只需小陷胸汤清热消痰散结。

大陷胸汤和小陷胸汤治结胸证，出自《伤寒论》，见本书第二章第五节。治大陷胸汤和小陷胸汤所不能开之结胸，用增损理中丸。

药方：**增损理中丸。**

药品：党参、白术、瓜蒌、牡蛎各60g，炙甘草90g，炮姜45g，枳实24个，黄芩30g，渴者加花粉，汗者多用牡蛎。

以上药品共作细末，制成药丸如蜜丸弹子大，每用一丸，开水化开服用，一两小时，再服一丸，重病不过三四丸。

二、寒实结胸

是寒邪与痰水等有形之邪相结于胸膈脘腹。虽然也有心下硬满疼痛拒按、呼吸困难、大便不通等症状，但无发热、口渴、舌苔黄燥等热象，舌苔多白腻而滑。

仲景治此病用"三物白散"，即巴豆、桔梗、贝母三味药品配伍。倘若没有三物白散之药，可用神曲、山楂、麦芽、槟榔各30g，葶苈子9g，桔梗15~18g，煎水一大碗，先服一半，不行再服尽。有一回族老妇人已年过六十，两次患寒实结胸，我都用以上药品治愈，但终不如三物白散的疗效迅速。

第十二节　积聚症

腹中有块积为积聚[1]，是积病与聚病的合称。

腹内结块，固定不移，并伴胀痛或刺痛为特征者称为积；腹中气聚，攻窜胀痛，时作时止为特征者称为聚。

积是有形，固定不移，痛有定处，病属血分[2]，乃为脏病；聚是无形，聚散无常，痛无定处，病属气分[3]，乃为腑病。

积为脏病，脏有五，聚为腑病，腑有六，故又有五积六聚之名[4]。

瘕、癥之症与其近似。时有时无者为瘕，病轻；按之常有硬坚不移为癥，病重。《杂病广要》所称"癥而积，瘕即聚，"实为同义。

治法

轻者或新病，都用平胃散，六君子加鸡内金、三仙（神曲、山楂、麦芽）、木香、肉桂、附片，作末为丸服。因此病属寒者多，妇女多属血积（第五章妇科病已列治法）。

积聚病宜服丸散，因为化之不宜太快，恐伤中气。重者酌加三棱、莪术以化之。

以下写出脏器积聚的简便治法，以供参考。

肝积[5]在左胁下，名叫肥气。用厚朴、柴胡、鳖甲、青皮、莪术、陈皮、甘草治之。

肺积[6]在右胁下，名叫息贲。用厚朴、陈皮、甘草、白豆蔻、桑白皮、贝母治之。

心积[7]从脐下顶至心下，大其如臂，名叫伏梁。用厚朴、陈皮、甘草、肉桂、黄连、石菖蒲、莪术。忌用补药。

脾积[8]在胃脘，大如盘，坚如石，名叫痞气。治法用平胃散加扁蓄、麦芽、川芎各等分，木香、沉香用三分之一（平胃散中药物分两的三分之一），大黄倍用（比扁蓄等药加重一倍），每服 9g，姜汤送下，忌油腻动气之物及房事一月。

肾积[9]发于小腹，上冲冲心而痛，名叫奔豚。治法可用金匮奔豚汤。

药方：**金匮奔豚汤**（《金匮要略》卷上）。

调和肝脾。治奔豚气上冲胸腹疼，往来寒热。

药品：炙甘草、川芎、当归、黄芩、白芍各 6g，半夏、生姜各 12g，葛根

9g，李根白皮 9g。水煎服。

陈修园《医学实在易》有积聚诗。

积聚病形各不同，黄（大黄）加平胃按经攻，

理中（汤）妙得中央运（执中央以运四旁），桂附麻辛大气充。

理中汤加桂枝、麻黄、细辛等药，令大气流行，充满，则积聚不攻而自去。

以上四句话，经学者细心揣研，执中央以运四旁，用六君子加味治水肿即体现此义。

治单腹胀，也应当根据这首诗及注解好好思索，再结合临床实践，似能找出治疗单腹胀的秘法来[10]。

[附注]

[1] 积聚：《黄帝内经灵枢·五变》称大聚。指腹中有块而聚散无常的病证。《医灯续焰·积聚脉证》："如肠腹攻冲，疝疬瘕热，胸腹胀满，切痛雷鸣等证，皆聚之类也。"

[2] 血分：病因病理学名词。温热病卫气营血辨证中最深入的阶段或病位，包括心、肝、肾等脏受邪。

[3] 气分：温热病邪由卫入里，邪热亢盛，正邪交争剧烈的病理阶段。

[4]《严氏济生方》："夫积有五积，聚有六聚。积者生于五脏之阴气也；聚者成于六腑之阳气也。此由阴阳不和，脏腑虚弱，风邪搏之，所以为积为聚也"。

[5] 肝积：肝硬化证候的中医表述。《难经·五积·名十四难》："肝之肥气。在左胁下，如复杯，有头足。久不愈，令人发咳逆瘤疟，连岁不已。"《脉经·平五脏积聚脉证》曰："诊得肝积，脉弦而细，两胁下痛……身无膏泽……爪甲枯黑。"

[6] 肺积：病名。五积之一，症见胁下气逆，背相引痛，少气，善忘，皮寒时痛时痒等。《严氏济生方》："息贲之状，在右胁下，大如覆杯，喘息奔溢，是为肺积。"较早地提出了与肺癌症状相似的病名，即"肺积、息贲"。

[7] 心积：病名。五积之一。《难经·五十六难》："心之积，名曰伏梁。起脐上，大如臂，上至心下，久不愈，令人病烦心。"

[8] 脾积：病名。五积之一，又名痞气。《严氏济生方》："痞气之状，留于胃脘，大如复杯，痞塞不通，是为脾积。"《脉经·平五脏积聚脉证》："诊得脾积，脉浮大而长，饥则减，饱则见，膜起与谷争减，心下累累如桃

李，起见于外，腹满呕泄，肠鸣，四肢重，足胫肿，厥不能卧，是主肌肉损，其色黄。"

[9] 肾积：病名。五积之一。症见腰脊引痛，少腹里急，口干咽肿，健忘，色黑等。《脉经·平五脏积聚脉证》："诊得肾积脉沉而急，口干咽肿伤烂，目视（目𥄮），骨中寒，主髓厥，善忘，其色黑。"《严氏济生方》卷四："奔豚之状，发于小腹，上至心下，上下无时，有若豚走之状，是为肾积。"

[10] 单腹胀：又称鼓胀、膨胀，属于肝硬化腹水的中医表述。其病因病机在于肝、脾、肾功能失调，气、血、水壅结腹中，水湿不化，致实者愈实，虚者愈虚，故本虚标实。李氏采用活血化瘀、健脾益气利水法进行标本同治，攻补兼施，取得了较好疗效。治疗采用中药：制鳖甲、党参、白术、黄芪、山药、焦山楂、丹参、苡仁、茯苓、内金、醋柴胡、炒枳壳、当归、鸡血藤、甘草等；若黄疸者可加茵陈、赤芍；谷丙转氨酶在100U/L以上者可加五味子。浓煎取汁约350毫升，早晚温服，隔日一剂。在药物配伍上，选用鳖甲软坚散结；枳壳、内金消胀满；党参、黄芪、白术、山药、云苓健脾益气利水；丹参活血化瘀；当归、鸡血藤养血柔肝。若腹水较多者，同时利尿药，腹水减少后停药。若腹水吸收后，可用参苓白术散加以巩固疗效。[李文权.软肝补脾法治疗肝硬化腹水52例，中国医药指南 [J]，2008，6（20）：124.]

第十三节 *肝硬化

肝硬化是现代医学名词。中医文献上记载的单腹胀[1]、积聚、血痹、癥瘕、蛊症、血臌、水肿等病与此病类似。

此病现在尚无特效治疗方法[2]，我见到的，多是由于攻伐太过，导致脾脏受损，发为肚大而坚硬。哈密有个侯姓中医，喜欢用大黄、芒硝等泻下药物，自己因为饮食伤了胃气，有些消化不良，自用硝黄等泻下药三四剂，结果肚大如上所述。另一陈姓中医为其治疗，只用胃苓汤一种方剂，毫无效果，月余死亡。

我在哈密二堡乡遇一维吾尔族青年工人，患肝硬化，表现为单腹胀，他曾去过西安、北京等地辗转治疗数月，花去一千多元[3]，但其病情毫无改善，他后来求诊于我，时已肚大筋青，按之如泥，饮食渐少，食则胃胀难忍，诊断为虚寒腹胀。陈修园的医书上说过能治单腹胀，但他未列处方[4]，我从他的书内言外之旨看出来一点，他的治法似乎以理中汤为主，当然还加有其他药品，依我揣测无非是消导、祛水、健脾、补中气，必要时也可能用迅猛之剂下水消气。我遵照这个办法，用桂附理中汤[5]和纯阳正气散[6]，间服补药，治疗两三个月，其病居然好了，身体、饮食和平常人一样。次年夏间，该患者去西山避暑，又着了冷气，同时饮食与其他方面缺少调摄，病发如初，当时他已退休，由于经济困难，终至不救，遂于冬季死亡。

另有一回族中年妇女找我求诊，也患肝硬化，表现为单腹胀，其病初得，似能为力，但患者服用加味理中汤一两剂药，病稍见效，就不继续治疗了。过了一两个月，患者腹部又大了，又来看了，再服三两剂药，病减轻了，患者又不继续治疗了。如此反复四五次，最后病情严重了，再服前药一两剂也无效。后来有一外地医生，用迅猛之剂为其把肚内的积液通下[7]，泄下很多水，但病好了。

以上所列的病例，并不是特效的治疗法，不过可作为参考。

在中医医典方论中有肉桂能软肝[8]的说法，就肉桂的性质来说，它能温肝、热血，血热自然能温煦流通，硬者似乎也可以柔软。再则当归、白芍、牡蛎、枸杞等可养血补肝、柔肝[9]。对于初学者，当熟练掌握药性，勤于思索，在此基础上进一步探索，并结合临床来体会治疗的真谛。

[附注]

[1] 张景岳云："单腹胀者，名为臌胀，以外虽坚满而中空无物，其象如鼓，故名臌胀。又或以血气结聚，不可解散，其毒如蛊，亦名蛊胀。"（《景岳全书》）臌胀为中医病名，临床以腹大胀满，绷急如鼓，皮色苍黄，脉络显露为特征，故名臌胀。根据本病的临床表现，类似西医学所指的肝硬化腹水，包括病毒性肝炎、血吸虫病、胆汁性、营养不良性等多种原因导致的肝硬化腹水。

[2] 肝硬化是临床常见的慢性进行性肝病，由一种或多种病因长期或反复作用形成的弥漫性肝损害。在我国大多数为肝炎后肝硬化，少部分为酒精性肝硬化和血吸虫性肝硬化。病理组织学上有广泛的肝细胞坏死、残存肝细胞结节性再生、结缔组织增生与纤维隔形成，导致肝小叶结构破坏和假小叶形成，肝脏逐渐变形、变硬而发展为肝硬化。

沪上名医，著名中医学家姜春华遇到一例较少碰见的肝硬化活体解剖检查对比病例。患者因胃部病变两次剖腹手术：第一次探查时顺便发现其"肝脏呈弥漫性结节性硬化"，经中药治疗3个月后，第2次胃手术时发现"肝右叶结节已全部吸收"。活体探查病例证实，肝硬化患者经采用益气健脾，活血化瘀复方治疗后，不仅能改善体征，对肝硬化的实质性病理似也有促使从不可逆转变为可逆的可能性。其治验案例如下：

杨某，男，42岁，1981年12月31日初诊。

患者于1981年12月13日因急性腹膜炎、胃十二指肠球部穿孔急诊住院，外科当即进行十二指肠球部穿孔修补、腹腔清洗术。术中查见肝脏呈弥漫性结节性硬化。患者出院后请继续治肝硬化，回顾患者肝炎病史从1969年开始，已十余年，现查锌浊度16U，其余正常。症见面色黧黑，轻度浮肿，纳食不佳，右胁胀痛刺痛，触之有瘕块（肝肋下3cm，质硬），时或胃痛，口干、齿衄、眩晕，有蜘蛛痣，舌质红，唇深红，脉弦。证属气阴两虚，瘀血瘀肝成癥。治用益气养阴、活血软坚。

处方：党参9g，黄芪15g，生地黄9g，桃仁12g，丹参9g，鳖甲12g，仙鹤草15g，䗪虫9g，大黄3g，煅瓦楞15g。14剂。

二诊：右胁胀痛，前方加乳香9g。21剂。

三诊：右胁胀痛好转，口干苦，尿赤，苔转黄，予初诊方加丹皮9g，连翘9g。14剂。

四诊：胃脘部不舒，胀痛，纳差，大便日行2~3次，尿黄，舌淡红，苔转白厚腻。脾胃气虚，运化不健。予初诊方加焦楂曲各9g，炙鸡金9g，北秫米15g。7剂。

五诊：胃痛减，纳食增，大便正常，有轻度足肿，夜眠不酣，苔薄腻，脉濡。予初诊方去瓦楞，加白术30g，黑大豆30g，夜交藤15g。续服28剂后胁痛已平（肝肋下，质软），症状渐消，胃纳正常，蜘蛛痣也退，面色好转，锌浊度正常。[单书健. 重订古今名医临证金鉴·臌胀卷［M］. 北京：中国医药科技出版社，2017：135.]

［3］这是20世纪60年代初期的病例。

［4］陈修园的医书总计有七十二种，可谓卷帙浩繁的鸿篇巨制，笔者不可能全部涉猎和精研。实际上陈在《医学实在易》中给出了治疗单腹胀的圣术煎（治脾虚作胀，及久患吐泻等症）、连理丸（治腹胀如箕，时吐酸水者）、桂甘姜枣麻辛附子汤（治气分，心下坚大如盘，边如旋杯）、枳术汤（治心下坚大如盘，边如旋盘，而不如旋杯，邪尚散漫未结，虽坚大而不满痛也，水饮所作）、四七汤（胀而属七情所致者）等方剂。

［5］桂附理中汤：健脾温肾，化瘀行水。主治脾肾阳虚，血瘀气滞，水湿内停。处方：党参15g，白术10g，猪苓10g，茯苓10g，附子10g，肉桂（分冲）3g，丹参15g，鸡血藤20g，当归10g，车前子10g，泽泻10g，地胆草15g。水煎服。

[6] 现为中成药纯阳正气丸，功能为温中散寒。用于暑天感寒受湿，腹痛吐泻，胸膈胀满，头痛恶寒，肢体酸重。

[7] 即用峻猛之药攻下，此法不可轻易效用。《类证治裁》曰："肝为刚脏，职司疏泄，用药不宜刚而宜柔，不宜伐而宜和。"故肝脏以柔为补。朱丹溪亦反对用攻法，他指出："医不察病起于虚，急于作效，炫能希赏，病者苦于胀急，喜行利药，以求一时之快。不知宽得一日半日，其肿愈甚，病邪甚矣，真气伤矣。"（《格致余论》）吴谦融前人攻补之说为一体，提出攻补兼施法。他认为："欲投诸攻下之药，而又难堪，然不攻之终无法也。须行九补一攻之法。是用补养九日，俟其可攻之机，而一日用泻下之药攻之……其后或补七日、攻一日，补五日、攻一日，补三日、攻一日，缓缓求之，以愈为度。"（《医宗金鉴·杂病心法要诀》）上海名医韩哲仙指出，应用峻下逐水须严守三条原则：①不可见水即攻。对于病势危重，阳气将脱，阴津欲竭，呕血、便血，及高热、神昏、动风者，严禁攻下。②衰其大半而止。峻下逐水，要中病即止，腹水消除大半之后，应用扶正佐以渗利消水，以免过耗正气，尽弃前功。③不可一泻了事。腹水减除后，必须积极调理。因此时邪去而正虚，若不顾及元气，势必病致反复，常用补中益气、归脾、一贯煎等方出入以扶正固体。并须严格忌盐，避免外感风寒、内伤饮食，及身心过劳。[单书健.重订古今名医临证金鉴·臌胀卷 [M].北京：中国医药科技出版社，2017：215-216.]

[8] 肉桂味辛、甘，性热；归肾、心、脾、肝经；香辣气厚，降而兼升，能走能守，为温肝良药。清代王泰林在其所著《西溪书屋夜话录·肝病证治》篇载治肝三十法，对肝病证治的阐述颇为详尽。其中一法曰："温肝。如肝有寒，呕酸上气，宜温肝，肉桂、吴萸、蜀椒。如兼中虚胃寒，加人参、干姜，即大建中汤法也。"

沪上名医张耀卿擅用肉桂软肝。先生认为，肝气郁结，疏泄失常，能使脾胃功能受到戕害，或素有脾胃虚弱的内在因素，经不住过度克伐，或过用苦寒之药，导致脾胃进一步损伤，而出现肝病传脾，木不疏土之症。临床择用温通脾肾之肉桂，辛温而善于通达，使木气条达，郁结解除。用于慢性肝炎、急性肝炎恢复期、肝硬化腹水，或属中医诊断为肝郁而胁痛、胸胁胀满、嗳气、肢体乏力、大便溏薄、面浮肢肿等症都能取到满意疗效。其不仅能疏肝而且温中，对肝郁而中焦虚寒者较为适应，临床运用时每以轻量取效。治验：张某，男，38岁。主诉因上腹饱胀，腹部逐渐胀大，历时1年。原有黄疸型肝炎史，黄疸持续半年，经治黄疸消退，而其他症状未愈。近年来右胁疼痛加剧，食欲减退，纳食则见上腹饱胀，不能向右侧卧，而且腹部逐渐膨大，神疲乏力，四肢酸软。体检：腹部膨大74cm，腹部有移动性浊音，肝脾触诊不满意，两下肢凹陷性浮肿，血红蛋白90g/L，红细胞$2.6×10^{12}$/L，白细胞$3.3×10^9$/L。肝功能：血清总蛋白48g/L，白蛋白26g/L。西医诊断：肝硬化腹水。中医诊断：臌胀。案：右胁胀痛、脘腹膨胀一年，便溏溲多，舌苔薄腻，中有裂纹，舌质红，脉来沉小。此乃肝虚传脾，脾虚传肾，脾肾阳虚，阳气不能维护太阴之经，则腹部为之胀痛，当从温肾健脾法调治。处方：肉桂心3g，熟附块（先煎）4.5g，炒白术、白芍各9g，炮姜炭4.5g，怀山药9g，赤猪苓9g，车前子（包）12g，大腹皮9g，生熟苡仁各9g，鳖甲（煎丸分3次吞）18g。服药6天后，腹围缩小至71.5cm。随症加减，原方继进，调治一月余腹水消退、两下肢浮肿消失，肝功能恢复正常而出院。[单书健．重订古今名医临证金鉴·臌胀卷［M］．北京：中国医药科技出版社，2017：139．]

[9] 四物汤（《和剂局方》）为补血调肝法的最基础方剂；解郁汤（《傅青主女科》卷下）以白芍、当归养血和血，柔肝缓急；逍遥散（《太平惠民和剂局方》卷九）以白芍、当归养血柔肝。沈氏自1983年到1991年应用归芍六君子汤（《笔花医镜》卷二）治疗100例早期肝硬化，疗效肯定，症状全部消除，血清白、球蛋白比例全部回复正常，超声检查示肝脏形态大小回复正常。[沈伟生．归芍六君子汤治疗早期肝硬化100例［J］．辽宁中医杂志，1992，（11）：34．] 一贯煎（《柳州医话》清代魏之秀之名方）》方中重用生地黄为君，滋阴养血补益肝肾，北沙参、麦冬、当归、枸杞子为臣，益阴养血柔肝，配合君药以补肝体，育阴而涵阳，佐以川楝子，疏肝泻热，理气止痛，遂肝木条达之性。

全国名老中医金洪元教授运用一贯煎加减治疗肝硬化，取得良好疗效。金教授应用古方，多师其法而不泥其药。其补肝肾之阴多以北沙参为主，该药不仅有滋阴之效，且兼益气健脾之功，一药而两功兼备，颇合仲景"见肝之病，当先实脾"之训。金教授疏肝多舍川楝子不用，认为该药有苦寒伤阴之弊，且现代药理证明其有明确的肝毒性。金教授多代之以香附、郁金。前者功专疏肝理气，实乃"气病之总司"。后者为血中之气药，除疏肝理气外，更兼活血止痛、利胆退黄之功。两药配伍疏肝理气，以复肝木条达之性。经金教授化裁后的基本治疗组方为：北沙参、郁金、内金、生麦芽、丹参、茵陈各12g，麦冬、枸杞、炒白术、枳实、黄精各9g，赤白芍、香附各10g，陈皮6g。本方滋养肝肾，疏肝理气，佐以化瘀利湿。验之临床屡试不爽。

辨证加减：挟有气虚乏力等脾虚证的加党参，如果查肝功、转氨酶、胆红素不高，无黄腻苔等湿热之象，亦可少佐炙黄芪；挟瘀，如面颈部赤缕红纹，腹部青筋显露，两胁刺痛，舌暗红，脉细涩，酌加养血活血而不破血动血，软坚散结而不耗伤正气之丹参、赤芍、茜草、当归、丹皮、山楂等；如见黄疸、尿黄、大便溏垢或秘结，苔黄腻，脉弦滑等湿热之象，可选用垂盆草、虎杖、茵陈、大黄、茯苓、生苡仁等清利湿热、分消走泄之品。滋补肝肾与清利湿热并行亦是金教授临证的一大特色；若黄疸色暗久不消退，金教授常用西红花配茵陈以化瘀退黄；如有肝区刺痛，可酌加柴胡、元胡等理气止痛之品；若见肝脾肿大，胁下痞块，金教授喜用鳖甲、牡蛎以收软肝散结之功，而慎用峻猛破血之品，以免诱发原本曲张的食管胃底静脉破裂出血；患者腹胀满甚，B超示有腹水，可选用茯苓、泽泻、厚朴、全瓜蒌、大腹皮、益母草等运脾利水、行气利水、化瘀利水之品；齿衄加用茜草、白茅根、丹皮等凉血止血之品；皮肤瘙痒多加马齿苋。

辨病加减：病毒性肝炎后肝硬化，多配合一枝蒿、白花蛇舌草、垂盆草等解毒化湿之品；脂肪肝肝硬化，多配伍党参、炒白术、郁金、山楂、决明子、泽泻等运脾疏肝、泄浊降脂之品；淤胆汁肝硬化，多配伍茵陈、金钱草、郁金、西红花等清化湿热、理气化瘀之品。

辨微观指标加减：如果丙氨酸氨基转移酶升高，多选用垂盆草、虎杖、鸡骨草，而不用五味子，金教授认为，转氨酶高的患者验之临床大多表现为湿热之证，五味子味酸，有收敛滋腻碍湿之弊，虽经现代药理证实确有降低转氨酶的作用，但却违背了中医辨证施治的根本原则，故弃而不用；如果胆红素升高，多用郁金、茵陈、大黄；如果肝炎病毒标志物阳性，多选用一枝蒿、赤芍、太子参、内金、山楂。一枝蒿系新疆民族药，不但清热解毒，且有健脾助运之功效，尤为金教授所习用；如见血浆白蛋白降低，球蛋白升高，白球比例倒置，多选用白术、云苓、党参、黄芪、冬虫夏草；如见血常规三系细胞减少，除益气养血外，尚须伍以白茅根、茜草等凉血止血之品。

病案举例：袁某，男，36岁。2005年10月8日初诊。查出乙肝大三阳20年，未予系统治疗。近日单位体检发现肝硬化。B超示：肝硬化，脾大，门脉15mm。肝功示：ALT60U/L，AST45U/L，TBIL37.5umol/L，IBIL26.4umol/L。血浆蛋白，T665g/L，A31.5g/L，G34.5g/L。血常规：WBC2380/立方毫米，PLT21000/立方毫米，HVB-DNA5E+04拷贝/mL。刻下症平，舌红、苔薄黄，脉细弦。诊断：乙肝后肝硬化（肝肾阴虚，湿瘀互结）。治则：滋养肝肾，化瘀利湿。方用一贯煎加减：北沙参、赤白芍（各）、郁金、牡蛎、丹参、生麦芽、炙鳖甲各12g，麦冬、一枝蒿、生山楂、内金各9g，茵陈、香附各10g，冬虫夏草2g（另包研末冲服）。7剂，水煎服，日1剂。二诊：2005年11月10日，药后症平，复查肝功正常，脾大，门脉14mm，WBC3100/立方毫米，PLT50000/立方毫米。效不更方，原方继服。三诊：2006年1月13日，药后症平。复查肝功正常，脾大回缩，门脉12mm，HbeAg，HBV-DNA皆转阴，血常规三系细胞大致正常。[张志刚，张冰.金洪元教授运用一贯煎加减治疗肝硬化经验 [J].新疆中医药，2007，25（1）：48-49.]

第十四节 *结核病

一、肺结核

肺结核[1]胸中疼，多连及背，多在右侧，气短，无力，微咳，吐痰，痰中或带有珍珠样的小圆痰块，这是肺有了空洞，痰于其中，结成珠状之痰块，随咳嗽而吐出，再甚者结核破烂，吐出脓血。

治法要分标本，治咳、治胸中痛等是治其标，大补脾肾是治其本。首先用六君子汤加补肾药品及贝母、麦冬、白芍等品，倘若治其本不效，则先治其标，先治其咳嗽胸疼等病，治咳用加减门冬饮子等润补之方，加祛痰药；治胸中疼用瓜蒌薤白白酒汤等，待服十余剂之后，再用加味六君子汤，大补脾肾以治其本。服加味六君子汤后，患者但觉有舒适感者，重加补肾药品，如苁蓉、熟地、枸杞、锁阳、菟丝子、巴戟等，此治法疗效可靠。再者也可以蛤蚧、贝母各等分作丸服，甚效。因贝母能治恶疮，蛤蚧大补肾经，入肾肺二经，能敛肺之故也。如有并发症者，兼治其并发症，仍要照顾脾肾。我治过几个肺结核，都是通过上述方法治好的。

1. 六君子汤（见本章第二节中治咳方剂）。

2. 加味六君子汤（《寿世保元》卷二）

主治中气虚而脾胃弱，或常微热怕冷，神疲倦怠，或咳嗽带痰。

药品：人参3g，白术（去芦）4.5g，陈皮2.4g，白茯苓（去皮）3g，半夏（姜制）2.4g，干葛2.1g，山楂肉3g，甘草（炙）1.5g，砂仁1.5g。加生姜，水煎服。

3. 治肺结核咳嗽之方

药品：百部、天冬、贝母、蛤粉等。

又方：百合、苡仁、冬花、白及、贝母、百部。

二、瘰疬

我治瘰沥[2]，用逍遥散加玄参、牡蛎、贝母作汤服，每天一剂。再用逍遥散加牡蛎、贝母、玄参（三味药都用笼蒸）捣细蜜丸如弹子大，每服一丸，日二服，每天汤、丸两样，都服甚效。

1. 鼠粪散

治瘰沥溃烂者方可服。

药品：雄鼠粪 9g（两头尖者就是），土楝树子 9g（经霜者佳，川者不用），露蜂房 9g。俱煅存性，为细末，分作三服，酒下。间两日服一剂，疼止、脓尽、收敛、奇效。

2. 三妙散（《串雅内外篇》）

治结核瘰沥，遍满脖项者。

药品：夏枯草、银花、蒲公英各 15g。酒水各半，煎服。此方虽平易，神效异常，屡试屡验。

[附注]

[1] 结核病是一种由结核分枝杆菌感染引起的慢性传染性疾病，每年新发病的结核病人 800 万～1000 万，每年约 300 万人死于结核病。结核病可以发生在全身任何部位（除了头发和指甲），以肺部最多（占 80% 以上）。肺结核有传染性，肺外结核一般没有传染性。

[2] 瘰疬：即淋巴结核。俗称疬子颈，多发生在颈部，有时也发生在腋窝部。

 ## 第十五节　神经性疲劳、发热烦躁、面赤足冷诸症

一、*寒热神经性疲劳

不寒热，光乏困也可治。

药品：柴胡 9g，当归 9g，白芍 12g，生甘草 6g。水煎服。

热加黄芩，寒加桂枝，虚加党参、黄芪、白术。

二、男女发热烦躁

药方：**黄连清心汤**。

男女发热烦躁、心烦不安、有心火者皆可用。有心脏病而兼有热象者亦可用。

药品：黄连 3～6g，生地 9～12g，生甘草 6g，当归 9g，党参 12g，茯苓 9g，枣仁 9g，远志 6g，莲子 30g。水煎服。

三、面赤足冷或足心发烧

药方：*大补阴丸（《丹溪心法》）。

滋阴降火。用于阴虚火旺，潮热盗汗，咳嗽咯血，耳鸣遗精[1]。

大补阴丸方歌

大补阴丸绝妙方，向盲问道诋他凉，

地黄知柏滋兼降，龟板沉潜制亢阳。

药品：知母、黄柏（用盐酒炒）各120g，熟地（黄酒润）、龟板各180g。

碎成粗粉，猪脊髓置沸水中略煮，除去外皮，与上述粗粉拌匀、干燥、粉碎成细粉，过筛，混匀，蜜为丸。每服 70 丸（6～9g），空腹盐白汤送下，一日 2 次。

方中熟地益髓填精；龟板为血肉有情之品，擅补精血，又可潜阳，二药重用，意在大补真阴，壮水制火以培其本，共为君药。黄柏，知母清热泻火，滋阴凉金，相须为用，泻火保阴以治其标，并助君药滋润之功，同为臣药。再以猪脊髓、蜂蜜为丸，取其血肉甘润之质，助君药滋补精髓，兼制黄柏之苦燥，用为佐药。诸药合用，使水充而亢阳有制，火降则阴液渐复，共收滋阴填精，清热降火之功。

忌不易消化食物。感冒发热患者不宜服用。

[附注]

[1] 现代主要用于治疗肺结核、肾结核、甲状腺功能亢进、糖尿病等属阴虚火旺之证。

第十六节 消 渴

一、概述

消渴[1]分三消。清热润燥、养阴生津为本病治疗大法。而以阴虚为本，燥热为标，两者互为因果。

（一）上消

肺热津伤。症见口渴不止，烦渴多饮，口干舌燥，尿频量多，舌边尖红，苔薄黄，脉洪数。

治法：清热润肺，生津止渴。予人参白虎汤、消渴方。

1. 人参白虎汤（《伤寒论》）

药品：知母18g，石膏60~100g，炙甘草6g，粳米30g，人参9g。

本方即白虎汤加人参组成。

2. 消渴方

药品：天花粉20g，黄连10g，生地黄15g，藕节10g，葛根20g，麦冬15g。

（二）中消

胃热炽盛。症见多食易饥，口渴，尿多，形体消瘦，大便干燥，苔黄，脉滑实有力。

治法：清胃泻火，养阴增液。调胃承气汤、玉女煎治之。

药方：**玉女煎**（《景岳全书》）。

药品：生石膏（先煎）30g，知母15g，生地黄15g，麦冬15g，川牛膝10g。

（三）下消

（1）肾阴亏虚。

尿频量多，混浊如脂膏，或尿甜，腰膝酸软，乏力，头晕耳鸣，口干唇燥，皮肤干燥、瘙痒，舌红苔，脉细数。

治法：滋阴补肾，润燥止渴。

药方：六味地黄丸（见第五章妇科病）。

（2）阴阳两虚。

小便频数，混浊如膏，甚至饮一溲一，面容憔悴，耳轮干枯，腰膝酸软，四肢欠温，畏寒肢冷，阳痿或月经不调，舌苔淡白而干，脉沉细无力。

治法：温阳滋阴，补肾固摄。

药方：金匮肾气丸[2]。

药品：熟地黄 15g，山茱萸 10g，山药 15g，茯苓 20g，泽泻 10g，牡丹皮 10g，附子（先煎）10g，肉桂 5g。

［附注］

［1］ 自西医糖尿病概念引入后，绝大多数中医把糖尿病归属于消渴范畴，按消渴理论辨治糖尿病，已成定势。著名中医学家施今墨则指出："糖尿病中有三消（多饮、多食、多尿）症状者，称为消渴……三消之表现，仅为糖尿病的一个证候。"仝小林教授曾对 5465 例社区人群进行流行病学调查，筛查出约 1060 例糖尿病病人，仅 12.7%具有典型的"三多一少"症状，无典型症状者 925 例，占 87.3%。他指出："现代 2 型糖尿病不等于消渴。消渴只是 2 型糖尿病发展到一定程度的一个自然病理阶段。肥胖 2 型糖尿病与消渴核心病机不同，主要治法不同。消瘦糖尿病为消瘅，肥胖糖尿病为脾瘅。"［单书健. 重订古今名医临证金鉴·消渴脾瘅卷［M］. 北京：中国医药科技出版社，2017：145.］

［2］ 此方与本章第三节同名方略有不同。

二、消渴验方

消渴如日久，或有并发症者，亦属难治之病。以下附录几个验方，以备采用。

（一）三消总治之方

出自《寿世保元》。

药品：人参、白术（去芦）、白茯苓（去皮）、当归（酒洗）、生地黄各 3g，黄柏（酒炒）、知母（去皮）、黄连、麦门冬（去心）、天花粉、黄芩各 2.4g，桔梗 1.5g，甘草 0.9g。

（二）养血清火汤

出自《寿世保元》

阴虚火盛，烦渴引饮无度。

药品：当归 3g，川芎 2.4g，白芍（酒炒）3g，生地黄（酒洗）3g，黄柏（蜜水炒）1.5g，知母 3g，麦门冬 3g，石莲肉 1.5g，天花粉 2.1g，黄连 2.4g，乌梅肉 1.5g，薄荷 1.5g，甘草 1.5g。水煎温服。

（三）胜甘降糖方

养阴生津、益气活血。主治各型糖尿病。

药品：山茱萸、五味子、丹参各 30g，黄芪 40g。上药加水煎 2 次，分为 2~3 次口服；每日 1 剂，连用 30 剂为 1 个疗程。

对阴虚口渴、多食多尿、五心烦热者，加用太子参、玄参、麦冬、天花粉、葛根、玉竹；伴热盛者，可加生石膏、知母等；如同时发生气虚倦怠心悸时，可加人参、苍术、茯苓；血瘀甚重、出现肢体麻木时，宜加用赤芍、牛膝、红花同煎。

方中山茱萸、五味子能益肾养阴、敛阴生津，配用乌梅效果更佳；丹参、黄芪能益气活血、标本同治；如黄芪、人参、生熟地、麦冬同用，还会进一步提高此方疗效。

（四）芪药参葛方

益气养阴，活血化瘀。主治各型糖尿病。

药品：黄芪 30g，山药、生地黄、丹参各 20g，玄参 25g，苍术 18g，熟地黄、葛根各 15g。[1]

上药加水煎 2 次，分 2~3 次口服，每日 1 剂。

伴有高脂血症宜加用山楂、何首乌、虎杖；若合并高血压时宜加入夏枯草、地龙、牛膝；出现视物模糊时，可加用决明子、石决明、菊花；抵抗力下降合并继发感染时，可加金银花、连翘、蒲公英；若末梢神经病变，需加用鸡血藤、伸筋草、乌梅、枸杞子、黄芩、茯苓同煎。

黄芪伍用山药，能益气生津、健脾补肾、涩精止遗，易使尿糖转阴；苍术虽燥，若伍用玄参，能取长补短，充分发挥该方"敛脾精气"的功效。

[附注]

[1] 本方黄芪配山药、苍术配玄参，源自名医施今墨的糖尿病验方，其基本方为：党参、麦冬、生地、黄芪、五味子、山药、苍术、玄参。

（五）健脾降糖饮

益气健脾，养阴生津，主治脾气亏虚型糖尿病[1]。

药品：山药、薏苡仁各 30g，黄芪 15g，枸杞子、黄精、白术各 9g，葛根 20g，玉竹、天花粉、丹参各 12g。上药加水煎 2 次，分为 2~3 次口服，每日 1 剂。

患者烦渴多食、消谷善饥、大便秘结，可加生石膏、知母、熟大黄；若伴心悸、失眠，可加用酸枣仁、首乌藤；若有视物模糊、两目干涩，宜加沙苑子、决明子；若出现麻木不仁，宜加入僵蚕、桑枝同煎。

[附注]

[1] 现代动物实验研究表明，本方对胰岛 β-细胞受到破坏的动物模型血糖具有显著降低作用，故可推断本方有助于受损胰岛 β-细胞的再生和修复，从而使糖尿病患者血糖水平下降。

（六）活血降糖汤

益气健脾，活血化瘀，主治 2 型糖尿病有瘀血证候者。

药品：丹参、黄芪、山药各 30g，赤芍、苍术、玄参各 10g，三七粉（另包）3~5g。

上药加水煎 2 次滤液，混合后分 2~3 次口服，每日 1 剂；三七粉单独分成 2~3 次吞服。

（七）抑渴汤

养血活血，健脾生津，主治糖尿病有瘀血证候者。

药品：鬼箭羽[1]、葛根、桑椹、生白术各 30g，当归 15g，红花、川芎各 10g。

上药加水煎 2 次，分 2~3 次口服，每日 1 剂。

[附注]

[1] 鬼箭羽：又叫卫矛，即是卫矛科植物，卫矛锯齿状物的枝条或附属物。曾有记载该药具有破血、通经的作用，现代医学研究证明其水提取物能产生良好的降糖作用。有报道称，此药与丹参、生蒲黄、水蛭、茺蔚子配伍制成活血片口服，抑或与生地黄、黄芪、丹参、云南白药等配伍制成复方降糖灵，用来治疗不同类型的糖尿病均可产生明显的临床疗效。

（八）加味二陈汤

燥湿化痰，主治 2 型糖尿病证属痰湿阻滞者。

药品：半夏 10g，陈皮 6g，决明子 24g，茯苓、白术、苍术各 15g，丹参、葛根各 30g。

上药加水煎 2 次，分 2~3 次口服，每日 1 剂。

（九）三消饮

药品：生山药 60~100g，天花粉 30~60g，地骨皮 15~30g，枸杞子 15~30g，生地黄 15~30g，玄参 15~30g，丹皮 10~20g，乌梅 10~20g。

偏重于上消者加天冬 15~20g，麦冬 15~20g；偏重于中消者，加知母 10~20g，生石膏 30~100g；偏重于下消者加五味子 10~15g，山萸肉 10~15g，桑螵蛸 10~15g。

方中生山药、天花粉为君药。《神农本草经》谓天花粉"主消渴"；《丹溪心法·卷三·消渴》说："天花粉，消渴神药也。"足见此药治疗消渴之功力卓著。生山药在古籍中虽罕见治消渴之记载，但近代医家多认为是治疗消渴之必用妙药。二药合用，确有清热降火、止渴润燥之奇功。生地、枸杞子、乌梅酸甘化阴为臣药。丹皮、地骨皮、玄参为佐药，以清泄血中伏火。地骨皮、枸杞子二者合用有调和全身阴阳、贯通一身气血津液之妙。本方为基础方，针对三消"血中伏火，津液不足，燥热为病"和"津涸热淫"的同一性的本质，牢牢掌握清热凉血、生津润燥两个关键，再依据三消各有侧重特殊性的一面，加减化裁，灵活运用，多可速见功效。

使用本方时应注意以下问题：

（1）用量宜足，不可因药量大而畏用，否则药不及病，徒劳无功。本方剂中所标明用药剂量范围，临床可根据患者体质情况，斟酌病情轻重和承受能力，确定具体剂量，在此范围内使用，一般不会产生不良反应。

（2）无典型症状之隐性糖尿病，凡血糖量增高者，皆可使用基础方。因为"血糖"含大量热能，也即"血中伏火"[1]，可以运用。

［附注］

［1］此为海南省中医院主任医师华良才之经验方。先生精研前贤教诲，结合个人临床体会，深感东垣提出"血中伏火""津液不足""燥热为病"（《兰室秘藏·消渴门》）和叶天士提出"三消一证，虽有上、中、下之分，其实不越阴亏阳亢，津涸热淫而已"的论断，揭示了三消一证的本质，确属真知灼见。针对这一病机，先生设计"三消饮"方治疗此证，临床应用多年，疗效满意。

三、消渴病单方

（一）苦瓜

用药方法：每日取苦瓜 250g，煮熟分 2 次服食，1 个月为 1 个疗程。研究表明苦瓜能明显降低血糖及尿糖，苦瓜粗提取物有类似胰岛素的作用。

（二）僵蚕散

用药方法：取僵蚕适量，研为细末，每天服 3 次，每次 2g。饭前白开水送服，2 个月为 1 个疗程，休息 15 天再进行第 2 个疗程，服药时配合饮食疗法。

第十七节　湿症、肿症

一、湿症

陈修园长于治水，举凡湿症、水肿等偏于水气的疾病，按照他的方法疗效很好。

湿症诗（陈修园《医学实在易》）

四肢重痛大便溏，头亦重兮湿气伤，

药用二陈苍白术，须求《金匮》再参详。

不管什么病，只要患者感到重，身重或头胀重，都提示兼有暑、水气。湿症头胀痛者多，需要用淡渗去湿利水的药品，如二陈汤加苍术白术，或用藿香正气散。

药方：**二陈汤**（宋·《太平惠民和剂局方·治痰饮》）。

燥湿化痰，理气和中。本方为燥湿化痰的基础方[1]。主治痰湿内阻，脾胃不和，胸膈痞闷，或头眩心悸，临床应用以咳嗽，呕恶，痰多色白易咯，舌苔白腻，脉滑为辨证要点[2]。

药品：半夏（汤洗七次）150g，橘红 150g，白茯苓 90g，甘草（炙）45g。

上共为碎末。每服 12g，用水 150 毫升，生姜 7 片，乌梅 1 个，同煎至 90 毫升，去滓热服，不拘时。湿痰为病，犯肺致肺失宣降，则咳嗽痰多；停胃令胃失和降，则恶心呕吐；阻于胸膈，气机不畅，则感痞闷不舒；留注肌肉，则肢体困重；阻遏清阳，则头目眩晕；痰浊凌心，则为心悸。方中半夏燥湿化痰，和胃止呕；橘红理气化痰，使气顺则痰降，气行则痰化；痰由湿生，故以茯苓健脾渗湿；甘草和中益脾，加生姜，既制半夏之毒，又协同半夏、橘红和胃祛痰止呕；少用乌梅，味酸收敛，配半夏散中有收，使其不致辛散太过。凡是痰湿为患，均可用本方增损治之。

治湿痰，可加苍术、厚朴以增燥湿化痰之力；治热痰，可加胆星、瓜蒌以清热化痰；治寒痰，可加干姜、细辛以温化寒痰；治风痰眩晕，可加天麻、僵蚕以化痰息风；治食痰，可加莱菔子、麦芽以消食化痰；治郁痰，可加香附、青皮、郁金以解郁化痰；治痰流经络之瘰疬、痰核，可加海藻、昆布、牡蛎以软坚化痰。

本方性燥，故燥痰者慎用；吐血、消渴、阴虚、血虚者忌用本方。

[附注]

[1] 同前文所述同名方在药品剂量和服用方法上有所不同。

[2] 现代临床本方常用于慢性支气管炎、慢性胃炎、梅尼埃病、神经性呕吐等属湿热者。

二、肿症

肿症者一身肿大，重者按之凹陷而不起，轻者随按随起，方书有水肿、气肿之分，实际是气行水也行，水滞气也滞，所以水气之源，不必分别。

治以五皮饮为主（此指初起轻症而言，用五皮饮以皮治皮，不伤中气，久病重病则不足恃）。

药方：**★五皮饮**（《华氏中藏经》）。

五皮饮用五般皮，陈茯姜桑大腹奇，

或用五加易桑白，脾虚肤肿此方宜[1]。

药品：陈皮、茯苓皮、生姜、桑白皮、大腹皮各9g。

上半身肿者宜发汗，五皮饮加防风、紫苏、杏仁各6～9g。下半身肿者，宜利小便，加防己、白术、地肤子各6～9g。虚者合四君子汤兼服济生肾气丸。实者加葶苈子3g，莱菔子9g，炒研。如若不效，陈氏[2]用小青龙、真武汤等方剂，此初学者很难应用。

我于五皮饮不效之病，常用六君子汤加葶苈子、莱菔子、车前子或地肤子等味。此病寒性者多，又加入干姜、肉桂或加附子去六君内的半夏（半夏和附子相反）。再顽固不效，或少效者，用麻黄、甘草二味发发汗（麻黄甘草汤）。肿症发汗，也是主要的措施，医生们叫的"开鬼门"。此病服药五剂以上，才能见效。坚守六君子汤，可治好，再辅以发汗，效果更好。口渴而小便多者不可发汗。又有似肿非肿，而皮肤肿大，名曰气胀，用神仙九气汤治之。

1. **神仙九气汤**（《增补内经拾遗方论》卷三引《保生备录》）

药品：姜黄、香附（炒）各等分，作细末，空腹淡盐汤下，或用酒送下

3~6g。

2. 麻黄甘草汤（《三因极一病证方论》卷十四）

治里水。症见身体面目悉肿，腰以上肿甚，身微热，口不渴，无汗，小便不利。

药品：麻黄12g，甘草6g。

上二味，以水500毫升，先煮麻黄，去上沫，纳甘草，煮取300毫升，温服150毫升，重复汗出，不汗再服。药后注意避免风寒。

3. 济生肾气丸（宋·《济生方》卷四）

温肾化气，利水消肿。用于肾虚水肿，腰膝酸重，小便不利，痰饮喘咳。

济生肾气丸方歌

肾气丸名别济生，车前牛膝合之成，

肤膀腹肿痰如壅，气化温细水自行。

药品：熟地120g，茯苓90g，山茱萸、山药、丹皮、泽泻、牛膝、车前子、肉桂各30g，附子15g。制成水蜜丸，桐子大，每服9g，灯草[3]汤送下，一日二服。

如若条件所限不能作丸药，则酌减分量水煎服亦可。

水肿病以服药后小便增多为效。上方济生肾气丸是八味地黄丸加入车前、牛膝之方剂。八味丸名桂附八味丸（又名肾气丸），也叫阳八味，是六味地黄丸加入桂附合成之方剂。如果六味地黄丸加入知母、黄柏叫阴八味。

[附注]

[1] 此五皮饮与第六章产科病中的五皮饮在药品剂量上有所调整，方歌亦有所不同。

[2] 陈氏，指陈修园。

[3] 灯草，又称灯心草。其茎细长，茎的中心部分用做菜油灯的灯芯，俗称灯草。

第十八节　足　气

足气分干足气和湿足气两种。干足气不肿，足部或连小腿顽麻拘急，或为血虚而兼湿热，宜用四物汤加牛膝、独活、苍术、泽泻，热者加黄柏、知母、茵陈；寒者加干姜、桂枝、附子。湿足气两脚肿大或生疮、流黄水，用鸡鸣散治之。二者均为壅病，不可用补药。

若上气喘急或上小腹，以致小腹不仁，当防攻心不救，宜鸡鸣散治疗。

*鸡鸣散（《朱氏集验方》卷一）

湿脚气。足胫肿重无力，行动不便，麻木冷痛，或挛急上冲，甚则胸闷泛恶。

鸡鸣散方歌

鸡鸣散是绝奇方，苏叶茱萸桔梗姜，

瓜橘槟榔煎冷服，脚气浮肿效果良。

药品：槟榔 7 枚，橘红、木瓜各 30g，吴茱萸、苏叶各 6g，桔梗、生姜各 15g。

上药为粗末，分作八服。隔宿用水 750 毫升，慢火煎至 375 毫升，去滓，用水 500 毫升，再煎滓，取 200 毫升。两次煎汁相和，安顿床头，次日五更，分三五次冷饮之，冬月少温亦可，服药后至天明，当下黑粪水，即寒湿之毒气也。至早饭时，即可疼止、肿消，只宜迟吃早饭，使药力充分发挥作用。此方并无所忌，是治足气第一品药，不管男女皆可服。如感风湿流毒，脚疼难忍，筋脉浮肿者都可服用，其效如神。

孕妇慎用。方中槟榔易耗正气，故不宜久服。

第十九节　遗　精

青年未结婚人遗精，多是生长发育的一个过程，或受七情、劳累等打击而发病，我常用封髓丹治疗，应手取效。如已结婚人或中年以上之人遗精，多是肾经亏损，需要兼补肾精。用六八味、虎潜丸等药品，仍可服封髓丹。

1. *封髓丹 （元代许国祯《御药院方》）

降心火，益肾水[1]。

药品：砂仁 30g，黄柏 90g，甘草 21g。

做蜜丸，每服 9g，盐水送下。或用肉苁蓉 15g，酒浸一宿，煎汤送服封髓丹 9g，每日空腹服。

郑钦安认为，黄柏味苦入心，禀天冬寒水之气而入肾；甘草调和上下，又能伏火，使真火伏藏；黄柏之苦和甘草之甘，苦甘能化阴；砂仁之辛合甘草之甘，辛甘能化阳，阴阳化合，交会中宫，则水火既济，心肾相交。（清代郑钦安《医理真传》）

[附注]

[1] 清代医家郑钦安在临证中体会到："此一方不可轻视，余常亲身阅历，能治一切虚火上冲，牙痛、咳嗽、喘促、面肿、喉痹、耳肿、面赤、鼻塞、遗尿、滑精诸症，屡获奇效，实有出人意料、令人不解者。余仔细揣摩，而始知其制方之意重在调和水火也。至平至常，至神至妙，余经试之，愿诸公亦试之。"（《医理真传》）

2. 虎潜丸

滋阴降火，强壮筋骨。用于肝肾不足，阴虚内热之痿证。症见腰膝酸软，筋骨痿弱，腿足消瘦，步履乏力，或眩晕，耳鸣，遗精，遗尿，舌红少苔，脉细弱。

药品：知母、黄柏、熟地、龟板各90g，白芍、当归、牛膝各60g，虎骨、琐阳、陈皮各45g，干姜15g。煮猪脊髓添蜜作丸桐子大，每服50~60丸，姜汤、盐汤或黄酒送服。

本方如能加入鹿茸60~90g，丽参60~90g更好，没有虎骨也行。

第二十节　虚　证

陈修园的服药调补诗如下。

素禀衰兮补养先，归脾（汤）还少（丹）养荣煎，
补心汤散丸膏妙，肾气地黄（六味）效补天。

1. 归脾汤（宋代《济生方》）

益气补血，健脾养心。

治心脾气血两虚证[1]。症见心悸怔忡，健忘失眠，盗汗，体倦食少，面色萎黄，舌淡，苔薄白，脉细弱。

治脾不统血证。症见便血，皮下紫癜，妇女崩漏，月经超前，量多色淡，或淋漓不止，舌淡，脉细弱。

归脾汤方歌
归脾汤中参术芪，归草茯苓远志齐，
酸枣木香龙眼肉，煎加姜枣益心脾。

药品：白术3g，当归3g，白茯苓3g，黄芪3g，远志3g，龙眼肉3g，炒酸枣仁3g，人参6g，木香1.5g，炙甘草1g。加生姜、大枣，水煎服。

方中以参、芪、术、草等甘温之品补脾益气以生血，使气旺而血生；当归、龙眼肉甘温补血养心；茯苓、酸枣仁、远志宁心安神；木香辛香而散，理气醒脾，与大量益气健脾药配伍，复中焦运化之功，又能防大量益气补血药滋腻碍胃，使补而不滞，滋而不腻；姜、枣调和脾胃，以资化源。全方共奏益气补血，健脾养心之功，为治疗思虑过度，劳伤心脾，气血两虚之良方。

归脾汤与补中益气汤同用参、芪、术、草以益气补脾。前者以补气药配伍养心安神药，意在心脾双补，复二脏生血、统血之职；后者是补气药配伍升阳举陷药，意在补气升提，复脾胃升清降浊之能。

2. ★还少丹（《杨氏家藏方》）

温补脾肾，养心安神。脾胃双补之剂，治虚损劳伤、脾肾虚寒、饮食无味、面少精彩、腰膝无力、失眠健忘、眩晕倦怠、小便浑浊、遗精阳痿、未老先衰、疲惫无力等疾患。

还少丹方歌

杨氏传来还少丹，茱蓣苓地杜牛膝，
苁蓉楮实茴巴枸，远志菖蒲味枣丸。

药品：熟地黄60g，杜仲40g，山药60g，远志40g，牛膝40g，巴戟天40g，山茱萸40g，五味子40g，茯苓60g，小茴香（盐炒）40g，楮实子40g，肉苁蓉40g，石菖蒲20g，大枣（去核）60g，枸杞子40g。

共15味药物粉碎成细粉、过筛、混匀，每100g细末加蜂蜜80~100g炼成蜜丸，如梧桐子大，每次2丸，每日2次，温开水送服。

本方名为"还少丹"，顾名思义就是具有返老还童的功效。方中熟地黄、山茱萸、枸杞子、楮实子、杜仲、牛膝滋阴补肾、养血益肝、强筋壮骨；并用巴戟天、肉苁蓉以温肾壮阳，体现其"阴中求阳""阳中求阴""阴阳双补"而达到阴阳平衡的功效；还配伍五味子敛肺纳气以固精，再伍石菖蒲、远志以增强益智安神之功；同时补肾不忘健脾，故以茯苓、山药、小茴香暖脾和胃。诸药相合，既能滋补肾阴，又能温助肾阳；既能益肝养心，又能健脾养胃。其组方特点是药性平和，不温不燥，不寒不腻，适用于中老年人长期服用。

儿童、孕妇、哺乳期妇女、糖尿病患者、外感发热及实热症者禁服。

3. 养荣汤（《三因极一病证方论》）

治积劳虚损，四肢沉滞，骨肉酸疼，吸吸少气，行动喘咳，小便拘急，腰背强痛，心虚惊悸，咽干唇燥，饮食无味，阴阳衰弱，悲忧惨戚，多卧少起，久者积年，急者百日，渐至瘦削，五脏气竭，难可振复。又治肺与大肠俱虚，咳嗽下利，喘乏少气，呕吐痰涎。

药品：黄芪 30g，当归 30g，桂心 30g，炙甘草 30g，橘皮 30g，白术 30g，人参 30g，白芍药 90g，熟地黄 9g、五味子 4g，茯苓 4g，远志 15g。

上为锉散。每服 12g，水一盏半，姜 3 片，枣 2 个，煎至七分，去滓，空腹服。

便精遗泄，加龙骨 30g；咳嗽，加阿胶甚妙。

4. 六味地黄汤：见第五章妇科病。

5. 十味补心汤（《重订通俗伤寒论》）

补养心脏。伤寒吐血、呕血止后，心血不足者。

药品：茯神 240g，香附 90g，酸枣仁、当归、茯苓、龙眼肉、人参、麦冬、熟地、远志各 120g。

上共为末，可做蜜丸，或做散，或熬膏，每服 9g，米汤下，日二服。

茯神专补心；酸枣仁、当归、茯苓、龙眼肉，此四味自肝补心；人参、麦冬二味自肺补心；熟地、远志二味自肾补心；香附流行经络，以通达五脏之气。

经常所见之虚证，多是脾肾虚、气虚、血虚（贫血）或混合出现，或单独出现。

临床中治疗虚证，肾虚用六八味，六味补肾水，八味于水中补火。肾虚要分肾中之阴虚，肾中之阳虚。阴虚用六味地黄汤、丸都好，其症脉象洪大，饮食如常，多有头晕，腰酸乏困感。肾中阳虚用八味地黄汤[2]、丸，加巴戟、菟丝子、枸杞子之类。其症多伴有消化不良、痰多、怕冷、气短、夜间尿多、阳痿等现象，这是命门火衰。再见脾胃虚寒、消化不良、胃疼、痰多、气短、肚胀等现象，用香砂六君子加巴戟天、菟丝子、枸杞补脾兼补命门火。血虚者六味可用，气虚者用六君子，其余补虚法以上已详列。

[附注]

[1] 本方为传统用于治疗心脾气血两虚的基本方。现代药理研究认为，本方具有抗抑郁、改善机体免疫功能、抗应激反应、补血、抗胃溃疡等作用。现代临床常用于病毒性心肌炎、慢性肝炎、功能性消化不良、疲劳综合征、血小板减少性紫癜、功能性子宫出血、再生障碍性贫血、老年性贫血、室性期前收缩、十二指肠及胃溃疡、更年期综合征、心脏神经官能症、老年抑郁症等疾病的治疗。

[2] 八味地黄汤药方：熟地 30g，山茱萸 15g，山药 15g，茯苓 9g，丹皮 9g，泽泻 9g，川芎 30g，肉桂 3g。水煎服。

第二十一节 自汗盗汗

阴虚盗汗，平素体虚，睡时汗出，醒即渐收，此多属虚症，宜用当归六黄汤、归脾汤、六味地黄汤。

若时常怕冷，一动就出汗，或不动也出汗，多兼短气，名叫阳虚自汗，用参附汤，术附汤治之。然而阴阳不能完全独立，是互相连带，也可间服补阴药。

另外有种人，经常大汗淋漓，服止汗药不应，这是腹中有积水，由自身迫水外出，这是个好现象，腹中水尽，则自然无汗。有时连续出汗一二年，不可不知（腿足部分多肿）。

1. 当归六黄汤[1]（《兰室秘藏》）

滋阴泻火，固表止汗。用于阴虚火旺盗汗。症见发热，盗汗，面赤心烦，口干唇燥，大便干结，小便黄赤，舌红苔黄，脉数。

当归六黄汤方歌

火炎汗出六黄汤，二地芩连柏与当，

倍用黄芪偏走表，苦坚妙用敛浮阳。

药品：当归、生地黄、熟地黄、黄连、黄芩、黄柏各9g，黄芪18g。

水煎服。食前服，小儿减半服之。

方中当归养血增液，血充则心火可制；生地、熟地入肝肾而滋肾阴。三药合用，使阴血充则水能制火，共为君药。盗汗因于水不济火，火热熏蒸，故臣以黄连清泻心火，合以黄芩、黄柏泻火以除烦，清热以坚阴。君臣相合，热清则火不内扰，阴坚则汗不外泄。汗出过多，导致卫虚不固，故倍用黄芪为佐，一以益气实卫以固表，一以固未定之阴，且可合当归、熟地益气养血。诸药合用，共奏滋阴泻火，固表止汗之效。

2. 参术芪附汤（《时方歌括》卷下）

参附汤方歌

阴盛阳虚汗自流，肾阳脱汗附参求，

脾阳遏郁术和附，若是卫阳芪附投。

回阳，益气，救脱。

药品：人参30g，熟附子15g。

上药碎成小块，分作三服。每服以水300毫升，加生姜10片，煎至240

毫升，去滓，空腹时温服。

参附汤为峻补阳气以救暴脱之剂。凡大病虚极欲脱，产后或月经暴行崩注，或痈疡久溃，血脱亡阳等，均可用本方救治。但一见阳气来复，病情稳定，便当辨证调治，不可多服，免纯阳之品过剂，反致助火伤阴耗血。

药方：**术附汤**。

治元阳衰弱，虚风自汗。

药品：白术30g，熟附子15g。

上药碎成小块，分作三服。每服以水300毫升，加生姜10片，煎至240毫升，去滓，空腹时温服。

药方：**芪附汤**。

温阳固表。用于阳虚自汗证。症见自汗不止，畏寒肢冷，肢体倦怠，舌淡苔白，脉沉迟无力。

药品：黄芪30g，熟附子15g。

上药碎成小块，每服12g，姜10片，水1盏，煎八分，食前温服。或用水煎服，剂量按比例酌情而定。

三方亦相因为用，只用二物，不杂他味，取力锐以擅专功也。

喻嘉言曰："卫外之阳，不固而自汗，则用芪附；脾中之阳，遏郁而自汗，则用术附；肾中之阳，浮游而自汗，则用参附。凡属阳虚自汗，不能舍三方为治，三方之用大矣。然芪附可以治虚风，术附可以治寒湿，参附可以壮元神。三者亦交相为用，若用所当用，功效若神，诚足贵也。"（《时方歌括》）

3. **补阴汤**（《回春》卷五）。

药品：党参6g，白芍9g，生地、熟地各9g，陈皮6g，牛膝、补骨脂、杜仲、当归、茯苓各9g，茴香、知母、黄柏、生甘草各3g。加大枣2枚，水煎服，不拘时候。如常服合丸药，俱为细末，炼蜜为丸，如梧桐子大。每服50丸，米汤送下，酒亦可。

痛甚大者，加乳香、砂仁、沉香，去白芍、生地、陈皮。

4. ***牡蛎散**（宋代《太平惠民和剂局方》）。

敛阴止汗，益气固表。主治体虚自汗、盗汗证，气虚、肌表不固、阴液外泄。

药品：牡蛎、黄芪、麻黄根各30g，浮小麦30g。水煎服。

［附注］

［1］现代药效学及临床研究表明，本方具有多种功效，如抗感染、抗应激反应、抗耐药、抗毒素、抗疲劳外，还具有镇痛、抗氧化损伤、抗胃溃疡、

抗胃黏膜损伤及调节机体免疫功能等作用。特别是方中黄芪，现代不少学者认为其作用更加广泛，可以明显降低柯萨奇病毒对心肌的损害。更加值得关注的是，方中黄连、黄柏降血糖及抗心律失常作用明显，如加上黄芪、当归，不但能改善心肌缺血，更能促进降低血糖。现代临床除用于治疗盗汗外，可广泛应用于甲状腺功能亢进、糖尿病、缺铁性贫血、白塞病、慢性骨髓炎、口腔溃疡、结核病、病毒性心肌炎、扁桃体炎、慢性咽炎、急性黄疸型肝炎、更年期综合征、月经过多、慢性尿路感染、癌症及癌性发热等多种慢性消耗性疾病的治疗。

第二十二节　怔忡、失眠、头晕、健忘

这是一组心脏相关的疾病，皆是因肾水虚，不能上升以致心火不能下降，宜大剂归脾汤去木香加五味子、枸杞，再有痰者，加贝母、黄连、生地以清之。又有水气凌心之症，腹中之水上迫心包络，轻者用小半夏汤重加茯苓一泄之，重者用桂枝茯苓大枣甘草汤以安之，再重则用真武汤以镇之（见喘促、哮症）。此外，归脾汤是治疗心脏病的经验名方，其疗效肯定，但每剂总量需在120g至150g以上，其对一切虚弱病及因用药错误出现的败象都有明显疗效。

药方：*归脾汤[1]（宋代《济生方》）。

益气补血，健脾养心。治思虑伤脾，致血妄行，或健忘怔忡、惊悸、盗汗、嗜卧、少食，或大便不调、心脾疼痛，或因病用药失宜，攻伐伤脾[2]。

归脾汤方歌

归脾汤纳术芪神，参志香甘与枣仁，

龙眼当归十味外，若加熟地失其真。

药品：黄芪、白术、茯神、人参、酸枣仁各6g，远志、木香各1.5g，龙眼肉9g，当归6g，炙甘草3g。加生姜、大枣，水煎服。

如治心脏病还需加重剂量。

方中以参、芪、术、草大队甘温之品补脾益气以生血，使气旺而血生；当归、龙眼肉甘温补血养心；茯苓（多用茯神）、酸枣仁、远志宁心安神；木香辛香而散，理气醒脾，与大量益气健脾药配伍，复中焦运化之功，又能防大量益气补血药滋腻碍胃，使补而不滞，滋而不腻；用姜、枣调和脾胃，以资化源。全方共奏益气补血，健脾养心之功，为治疗思虑过度，劳伤心脾，

气血两虚之良方。本方的配伍特点：一是心脾同治，重点在脾，使脾旺则气血生化有源，方名归脾，意在于此；二是气血并补，但重在补气，意即气为血之帅，气旺血自生，血足则心有所养；三是补气养血药中佐以木香理气醒脾，补而不滞。

归脾汤与补中益气汤同用参、芪、术、草以益气健脾，前者以补气药配伍养心安神药，意在心脾双补，复二脏生血、统血之职，用于治疗心脾气血两虚之心悸、怔忡、健忘、失眠、体倦乏力及脾不统血之便血、崩漏等症；后者是补气药配伍升阳举陷药，意在补气升提，复脾胃升清降浊之能，用于治脾胃气虚、气陷之少气懒言、发热及脏器下垂等症。

［附注］

［1］本方与前第二十节之归脾汤相较，药品剂量上有所调整，汤歌亦不同。

［2］现代临床常用于胃及十二指肠溃疡出血、功能性子宫出血、再生障碍性贫血、血小板减少性紫癜、神经衰弱、脑外伤综合征、心脏病等属心脾气血两虚及脾不统血者。

第二十三节　*半身不遂

此病古人多以中风立论，疗效不佳[1]。王清任先生著《医林改错》，以气虚血瘀立论[2]，治疗先用通窍活血汤，疏通经络，后用补阳还五汤[3]。

一、*通窍活血汤

通窍活血汤[4]方歌
通窍全凭好麝香，桃仁红花枣葱姜，
川芎黄酒赤芍药，表里通经第一方。
药品：赤芍 3g，川芎 3g，桃仁 9g，红花 9g，老葱（切碎）3 根，大枣（去核）7 个，鲜姜（切碎）9g，麝香（绢包）0.15g，黄酒半斤（无黄酒用烧酒一半，水一半亦可，或用红酒代之）。

将前七味煎至一杯去渣，入麝香再煎二沸，临睡服。方内麝香很关键，能有真者方好。成年人一连三晚吃三服，隔一日再吃三服。七八岁小儿两晚一服，三岁小儿三晚一服，麝香可煎三次，再换新的。

二、*补阳还五汤

出自《医林改错》

补气，活血，通络。治半身不遂，语言蹇涩，口角流涎，大便干燥，小便频数，遗尿不禁，舌黯淡苔白，脉缓无力。

补阳还五汤方歌[5]

补阳还五赤芍芎，归尾通经佐地龙，

生芪四两为主药，血中瘀滞用桃红。

药品：生芪 120g，归尾 6g，赤芍 4.5g，地龙 3g，川芎 3g，桃仁 3g，红花 3g。水煎服。

本方组成特点是补气药和活血化瘀药同用。方中以气虚为本，血瘀为标，故重用黄芪为主药，大补脾胃中气，使气旺血行，祛瘀而不伤正；当归长于活血、养血，化瘀而不伤血，为辅药；佐以川芎、赤芍、桃仁、红花，以活血祛瘀、疏通经络；地龙性善走窜，长于通络，与黄芪配伍，以增强补气通络之力，使药力周行全身。诸药合用，则气旺血行，瘀消脉通，筋肉得以濡养，痿废自能康复。本方为治疗气虚血瘀所致半身不遂的方剂，黄芪用至120g 才能发挥补气之力[6]，全方体现以补为主，补活结合，扶正祛邪，气帅血行是本方的主旨。

凡属由气虚导致血瘀，发为半身不遂者，用之较为贴切，但属血瘀实证者，则不宜使用。

王清任先生所著《医林改错》对本方论述中提及："初得半身不遂，根据本方加防风一钱，服四五剂后去之。如患者先有入耳之言，畏惧黄芪，只得迁就人情用一二两，以后渐加至四两，至微效时，日服两剂，岂不是八两[7]。两剂服五六两，每日仍服一剂。如已病三两个月，前医遵古方用寒凉药过多，加附子四五钱；如用散风药过多，加党参四五钱；如未服，则不必加。此法虽良善之方，然病久气太亏，肩膀脱落二三指缝，胳膊曲而搬不直，脚孤拐骨向外倒，哑不能言一字，皆不能愈之症[8]，虽不能愈，常服可保病不加重。"

我曾治一女子，下半身不遂已经两年多，就是先用通窍活血汤五剂，后用补阳还五汤，日服原方两剂，旬日之间，已能走路，共服补阳还五汤十剂痊愈。此患者久病体虚，单是下半身不能转动，并无其他并发症。

张锡纯先生在《医学衷中参西录》中说："新得半身不遂，不可遽然用补阳还五汤。"[9]

一医生治疗半身不遂，仿补阳还五之义，重用黄芪，方用八钱就当偏错[10]。以我个人体会，新得半身不遂，可先治其标，用对症治疗法，先治其风火痰等标病，待患者出现虚象之时，再用补阳还五汤，治其本[11]。至于我兼用通窍活血汤者，因所治患者，已经二年多不能转动，经络之瘀血必很多，不先通其经络，恐补阳还五汤不能见效，或拒而不纳。

[附注]

[1] 中风疗效不高的重要原因，与古人对其病因病机的混淆不清和莫衷一是有关，以至于处方立法亦难一致。

中风也称脑卒中、脑血管意外，通常指包括脑出血、脑梗死、蛛网膜下腔出血在内的一大组急性疾病。早在 2400 多年前医学之父希波克拉底就已认识并称脑卒中为突然发作的瘫痪。第一个认识中风病理特征的是生于 1620 年的瑞士人 Johann Jacob Wepfer，他首先在尸检中发现因中风死亡病人有脑内出血，并由此获得由颈内动脉和椎动脉供血到脑的知识，他也是命名中风（apoplexy）的第一人，并认为中风也可由供血到脑的主要动脉闭塞引起。[黄如训、苏镇培. 脑卒中 [M]. 北京：人民卫生出版社，2012：1.]

关于中风的病名、病机和治疗原则，清末民初著名医学家张太雷先生，名寿颐（1873—1934 年）在他的专注《中风斠诠》中有过详尽的论述。寿颐指出，中风之症状，早在《素问》已有记载，有大厥、薄厥等条，固已明言其血苑于上，气血并走于上，厥为巅顶之疾，与西学所谓血冲脑符合。此薄厥、大厥即是内风昏瞀之病，只不过不谓之中风而已。由于读者皆不觉悟，各路注家说得模糊，引入魔道，遂令古人精义，几于泯没不传。其后《甲乙经》《难经》《伤寒论》《金匮要略》对中风均有叙述，下逮隋唐巢氏之《诸病源候论》《千金方》《外台秘要》等书，言之甚详。但各书所论，皆指风邪外中而言，与猝然昏仆之内风暴动的机制不相类似，而用药则麻、桂、羌、防、辛温发散，无不以外因之寒风所中而设。金元以降，后贤辈出，以卒仆之脉证，确与外中风邪不同，论病渐重内因。如刘河间以平时将息失宜，心火暴盛立论；李东垣认为本气自病；朱丹溪则谓湿生热，热生风；薛立斋倡真水竭、真火虚之说；张景岳以病由内伤颓败持论，各家所说全殊，而认为病由内因所发，则属一致。而其论治：河间既以中风为热盛，用药则以辛凉通络；东垣虽知非外来之风，仍不能脱出辛温发散以治外风之圈子；薛立斋、张景岳用药偏于腻补，在气火上升、挟痰涌逆之时，欲顾本之虚，遂用滋补，则适以助痰为虐。清光绪中叶，山东蓬莱张伯龙著有《雪雅堂医案·类中秘旨》一书，言内动之中风，是为肝风自中而发，由于水亏木动，火炽风生，气血上奔，痰涎卒壅，此即《素问·调经论》"血之与气并走于上"之大厥，亦即西医所谓血冲脑则昏不知人，口眼㖞斜，或半身不遂等症。即间有微见发热者，亦断无辅风恶寒之象，较确切地道明了中风之机制。

国医大师石学敏指出，历史上对于中风病的病因病机认识可分为不同阶段，《黄帝内经》论中风是内伤外因兼论，仲景论中风以外风为因，宋元以来对中风病因出现争鸣，宋元以后非风学说占主导位置，近代以肝阳上亢、肝风内动、气血冲逆于上立论。他认为，中风病的认识是源于《黄帝内经》，莫衷一是；误于《金匮要略》，迷至唐宋；悟于金元，内因始萌；昭于明清，仍留弊端；昌于现代，方法荟萃。［卞金玲．国医大师石学敏［M］．北京：中国医药科技出版社，2018：59.］

［2］王清任先生的气虚血瘀是专为脑卒中（中风）后遗症立法。脑卒中（中风）通常分为急性期、恢复期和后遗症期。中风急性期过后，多数患者有后遗症，以偏瘫、失语为主。王清任认为，人身有十分之气，若亏五成，则不能周流全身，或只行于左不行于右，或只行于上不行于下，于是半身不遂。补阳还五汤其义是补阳气使还所亏损之五成也。

［3］天津名医李曰伦（1880—1972年）详明补阳还五具体运用之法度，分析透彻明晰，效果亦较明显。李氏云："王清任治瘫痪主补阳还五汤，后之医家，有望其名而非之者，有前半生非之，而后平生用之者，有用之无效，而弃置不用者，意见分歧，皆因体验不确，遂使济世之方，造成半信半疑之局面，良可惜也。盖王清任之补阳还五汤，积若干年之经验，始有此不可磨灭之成绩，遇中风证，分清初、中、末之分际，用之恰当，其能起死回生，几十年来，予用此方获效，指不胜屈。至于用之有效有不效者，一为药与患者之脉症不合，一为药物之配伍不当，非方之过也。"

初用此方时，先看病之有无外感，若有外感，先治外感为要。如感风寒，则以小续命汤加减治之；感暑热，则以香薷饮加减治之，待外感愈后，诊其脉象浮大无力，即以补阳还五汤治之，非此脉者无效。初服先小其剂，逐日增加，务于三五日内，黄芪加至4两，他药分量原方略为增减皆可。若一往无阻顺利有效，恐药力不及，可以晚服黄芪4两，早加服半剂黄芪2两，过一二剂和平，亦可服原方1剂，1日8两，服数日斟酌情形，可以撤去4两，仍用4两，多服几日即愈。后宜隔三五日服1剂，待体力恢复，再停药。

若服至8两无效，即为药不对症，从速另设他方治疗。

初服上方，微加散风之药一二味，如菊花、防风等，恐有风邪未净也，分量不必过重，6g足矣。过两三剂，看脉象风邪已去即撤去。同时再加清凉药于方内，如银花、连翘、知母、竹茹、芍药。

盖以黄芪性味甘温，甘则易壅，温则易热，虽药证相符，仍恐格格不入，辅以清凉，使药气与病气融洽，行所无事，方无流弊待黄芪加至4两，看病之情况，如无热象，则将清凉药减少或减去皆可。若大便干燥，可加火麻仁、郁李仁等药。若有湿，可加赤小豆、薏米、茯苓等药。若有痰，可加二贝、瓜蒌、旋覆花、竹沥等药。若胃家瘀滞，食欲不振，可加焦三仙、莱菔子、砂仁、鸡内金等药。若有寒作泻，可减去凉药，速加附子壮元汤以止泻。此病大便难，是气虚无力送大便。若大便多，恐气虚不摄，流于清泻，宜急固之。倘元气一脱，则英雄无用武之地矣。切忌加补药于方中，如熟地、人参、枸杞、山萸肉等药，盖以此方之黄芪，系运转大气，借通络活瘀之力，以成其运转之功，补药则黏腻填塞，反阻挠黄芪一往直前之力。若病人脉虚体弱，非补不为功，可多立一补剂，或早晚服之，或隔日服之，不但不相碍，且相得益彰。若于方内加补药，则经络胶滞，有弊无利，虽病幸获愈，亦难免终身为废人。[单书健．重订古今名医临证金鉴．中风卷（下）［M］．北京：中国医药科技出版社，2017：523．]

四川名医廖先奇总结出，中风偏瘫证治，有痛与不痛之别。"痛者，常取《金匮》乌头汤加味，扶正而兼攻邪。其不痛者，则常取补阳还五汤加味，补气、活血、通络。微痛者，则常取黄芪桂枝五物汤，重用黄芪，益气和营，生姜宣发。"［单书健．重订古今名医临证金鉴．中风卷（下）［M］．北京：中国医药科技出版社，2017：478．]

［4］在后遗症期，由于脑络瘀血致脉道不利，血运不利而为水，则易形成以颅脑水、瘀为主要病理，以言语不利为主要表现的中风后遗症，对此，国医大师张学文常以王清任之通窍活血汤遵原方剂量，加川牛膝，白茅根30~60g，茯苓15~20g，水蛭6g等以通窍活血，利水化浊，亦每获佳效。［单书健．重订古今名医临证金鉴．中风卷（下）［M］．北京：中国医药科技出版社，2017：550．].

［5］本方是治疗中风后遗症的代表方。现代药理研究证实，本方具有改善脑缺血、减轻脑水肿、保护神经细胞、促进神经细胞增殖、抗氧化、抑制前列腺增生、防止动脉粥样硬化、抗血栓形成、改善智力、抗老年痴呆、改善心绞痛、延缓视神经肌萎缩、改善中风后遗症、抗肺纤维化、保护肝损伤、抑制血小板聚集、促进神经功能恢复、改善下肢缺血及增强免疫功能等多种作用。临床上常用于脑梗死、头痛、心绞痛、眩晕、冠心病、心律失常、心力衰竭、病毒性心肌炎、糖尿病周围神经病变、慢性肾病、颈椎病、腰腿痛、高脂血症、不安腿综合征、肩周炎、肝硬化、冻疮、慢性格林巴利综合征、

恶性肿瘤、血栓闭塞性脉管炎、肋软骨炎、脊柱空洞症、脂肪肝、糖尿病及其并发症、雷诺病、帕金森综合征、早期强直性脊柱炎、外伤性截瘫、慢性盆腔炎等多种疾病的治疗。

[6] 张氏以黄芪 120g，60g，30g 分别组成补阳还五汤 Ⅰ 号、Ⅱ 号、Ⅲ 号方，并分别治疗脑梗死恢复期 32、34、43 例。结果：临床疗效以 Ⅰ 号方最优、Ⅱ 号方次之、Ⅲ 号方疗效最逊，实验证明足量黄芪是补阳还五汤治疗中风取得疗效的重要保证。[张鹤年. 气行则血行——补阳还五汤中用不同剂量的黄芪治疗脑栓塞恢复期 108 例对比观察 [J]. 上海中医药杂志，1997，(7)：11.] 临床验证，重用黄芪不仅大补脾胃中气，还可强壮筋骨。据《本草备要》记载，黄芪可"温分肉，实腠理"。《本草正义》亦云其"具春令升发之性，能直达人之肤表肌肉"。《日华子本草》谓："黄芪助气壮筋骨、长肉补血。"现代药理研究证明，黄芪有强壮身体、加强全身肌力和调整免疫功能的作用，故补阳还五汤用于治疗痿证也可收到好的疗效。

[7] 明代著名医家王宇泰，即王肯堂（1549 — 1613 年）曰："卒仆偏枯之症，未有不因正气不周而病，故黄芪为必用之君药，防风为必用之臣药，黄芪助真气者也，防风载黄芪助真气以周于身者也，亦有治风之功焉。"浙江名医薛盟认为："在活血化瘀方中，黄芪譬犹舟楫，非此无以鼓浪前进。所以王清任补阳还五汤生黄芪用至 4 两，日服 2 剂，相当于半斤，需如此重剂，始治大症。"[单书健. 重订古今名医临证金鉴. 中风卷（下）[M]. 北京：中国医药科技出版社，2017：450.]

[8]《医林改错》中所言"肩膀脱落二三指缝，胳膊曲而搬不直，脚孤拐骨向外倒，哑不能言一字"等卒中后遗症是"皆不能愈之症"，这种说法似已定论并延续至今，但观下例则不尽然。成都著名中医学家李斯炽（1892 — 1979 年）用补阳还五汤等化裁辨证，治愈了长达 7 年之久的卒中后遗症患者。案例如下：

许某女，32 岁，医生。1976 年 5 月 14 日初诊。

患者于 1968 年 12 月 13 日突然言语謇涩，左手颤抖，口角流涎，口眼向右歪斜，头部剧痛如针刺，继则口吐黄水，小便失禁，左手握固，呈半昏迷状态，左侧上下肢偏瘫，立即送某医院抢救，诊断为脑血管瘤破裂并蛛网膜下腔出血。因颅内压过高，曾作腰穿，抽出粉红色液体，并用降压、镇静、脱水、止血等药物治疗，病情得以控制。后遗左半身不灵活，感觉迟钝、肌肉疼痛，温度明显低于右侧。走路时左足甩动，口角向左歪斜，口角流涎，言语不清，头部刺痛。经用针灸治疗，达 3 年之久。左足甩动有所改善，但左足仍内翻，走路不稳，余症仍存。诊得脉象弱涩，舌质暗淡。因其脉弱舌淡，气虚固属无疑，但患者头刺痛，脉涩舌暗，再结合脑部有出血史，其中挟瘀可知。证属气虚挟瘀，补阳还五汤颇为对证。

处方以黄芪 12g，赤芍 9g，川芎 6g，当归尾 9g，地龙 9g，红花 6g，桃仁 6g。

服 2 剂后，自觉手足稍转灵活。舌质仍淡，脉象细涩，原方加桑枝 30g，牛膝 9g。续服 11 剂，手足更加灵活，已能从事针线缝补之事，口角已不流涎，语言较前清楚，左睑感觉亦稍转灵敏。头部和左侧肌肉不痛，患侧温度仍明显低于健侧。自觉疲倦，舌淡净，脉细涩。此为瘀积稍减，正气不足之象。前方中加重补气药物：

太子参 12g，黄芪 18g，白术 9g，茯苓 9g，当归尾 9g，香附 9g，赤芍 9g，川芎 6g，桃仁 6g，鸡血藤 12g，红花 6g，甘草 3g。

共服 14 剂。服至 6 剂时，自觉四肢关节疼痛，患侧指尖发胀，继服至 14 剂时疼痛消失，手足更觉灵活，左足内翻现象较前改善，精神转佳，舌质淡红，脉象稍转有力。用补正、逐瘀、通利三法并进。

当归尾 9g，赤芍 9g，川芎 6g，桃仁 6g，红花 6g，地龙 6g，黄芪 15g，太子参 12g，牛膝 9g，桑枝 30g，姜黄 9g。

上方加减共服 10 余剂，并每日早晚加服大活络丸 1 粒，诸症基本消失。此例说明，只要准确掌握辨证施治，亦间有治愈者。[单书健.重订古今名医临证金鉴.中风卷（下）[M].北京：中国医药科技出版社，2017：421.]

[9] 张锡纯曰："然王氏书中，未言脉象何如。若遇脉之虚而无力者，用其方原可见效；若其脉象实而有力，其人脑中多患充血，而复用黄芪之温而升补者，以助其血愈上行，必至凶危立见，此固不可不慎也。"诚经验之谈，临床若见阴虚阳亢，风火上扰之中风，使用本方切宜慎重。必待阳亢风动已平，症情稳定，确具气虚血瘀证候方可使用，此时应与滋养肝肾、潜阳息风之剂配伍，以防其肝阳复亢。[单书健.重订古今名医临证金鉴.中风卷（下）[M].北京：中国医药科技出版社，2017：495.]

[10] 对高血压伴头痛、眩晕的患者，也不宜用黄芪，黄芪益气有引血上行的作用，若用大剂量黄芪，可以引起再出血，《医学衷中参西录》中已有服用黄芪引起中风的记载，当作为前车之鉴。国医大师朱良春指出，"卒中后遗症的辨治应从脏腑气血阴阳辨证，临床所见卒中后遗症气虚血瘀固多，但阴虚血燥者亦复不少。补阳还五汤只能适应气虚血瘀之证，不可统治其余"。

[11] 国医大师路志正教授认为，中风初期，多以痰火、肝风为患，其治

疗本着急则治标之旨，勿急于益气活血，特别是补阳还五汤在中风初起或刚稳定之际宜慎用。风为阳邪，易动、易升，虽暂虚阳少煞而尚未静止，特别是阴津一时难复，早用或过用补气活血之药，有引动肝风复起之虞。中风后，待痰火清，肝风息，阴复阳潜，病情稳定而气虚征象显露时，再投补阳还五汤之类。

[蔡业峰，招远祺. 中风病［M］. 北京：中国中医药出版社，2012：276.]

第二十四节　头　痛

头痛，男子单独头痛的不多见，妇女单独头痛的很多。临床见妇女就诊的，不管什么病，多兼头痛，十之有九是肝气不舒，久郁生热，挟气上攻而头痛。逍遥散加川芎、白菊花、生石膏，治疗效果不错。即使头痛已有三五年的，多服几剂也可痊愈，对头痛头顶肿起者也能有效。审之病情是兼风热重的再加白僵蚕 9~12g，男女通用。临床上，一般头痛只此一个方子就能应对，如果上述治法或有不效的，再参看附录里边的治法。

陈修园在《医学实在易》中对治疗头痛有如下表述。

头痛逍遥芎芷良（逍遥散加川芎、白芷），

血虚当归入茸尝（血虚者药不效者当归补血汤加鹿茸治之）。

肾经亏损左归饮[1]，

真疼吴萸挽绝阳（能救十中之一二）。

1. 左归饮（《景岳全书》）

用于补益肾阴，真阴不足证[2]。症见头痛，腰酸遗精，盗汗，口燥咽干，口渴欲饮，舌尖红，脉细数。

药品：熟地 9~30g，山药 6g，枸杞子 6g，炙甘草 3g，茯苓 4.5g，山茱萸 3~6g（畏酸者少用之）。煎服。

方中重用熟地为君，滋肾阴，益精髓，大补真阴之不足。山茱萸补肾养肝，收涩固精；山药健脾益胃，补肾涩精；佐以枸杞子补益肝肾，益精明目。诸药纯甘壮水，纯补无泻，共补真阴，固精密髓。

头痛，若脑顶疼连项颈者，是足太阳膀胱经病症。疼在脑顶者属厥阴。疼在后脑者属督脉。疼在两侧额角者则为少阳。前额头痛属阳明经。疼连鱼尾（眼角外）者属血虚。

结合针刺更好，针百会（百会穴要把针放倒挑皮斜刺，切忌直刺）、攒竹、丝竹空（即两眉尖）、鱼腰、太阳、头维，都用铁针走马针刺出血。少壮

之人，可在太阳穴用棱针放血，再用毫针刺太冲、行间（此二穴留针），能引热下行。以上穴位除百会之外，都可用毫针留针。

2. 吴茱萸汤（《伤寒论》）

见第二章第四节。

治厥阴头痛、巅顶头痛、神经性头痛等属肝胃虚寒者。

［附注］

［1］左归饮有汤剂和丸药。左归饮与左归丸均为纯补之剂，同治肾阴不足之证。然左归饮皆以纯甘壮水之品滋阴填精，补力较缓，故用饮以取其急治，适宜于肾阴不足较轻之证；左归丸则在滋阴之中又配以血肉有情之味及助阳之品，补力较峻，常用于肾阴亏损较重者，意在以丸剂缓图之，主要用于滋阴补肾。

［2］临床常用于治疗更年期综合征、妇女绝经后骨质疏松症、糖尿病等辨证为肾阴不足者。临床报道，本方合补阳还五汤治疗脑动脉硬化症疗效显著。同时，本方亦可抗衰老、增强免疫力，是补益调理之良方。

一、概述

陈修园说：大抵暂痛为邪实，久痛为虚，邪则分寒热而除之，虚则审阴阳而补之。然亦有久痛为邪所缠，新痛因虚而发者，当依脉症而分辨之。脉浮滑者生，短涩者死。（节选自陈修园《时方妙用》）

（一）六经头痛

1. 太阳头痛，在脑后必连项强，宜用九味羌活汤加葱白三根。

2. 阳明头痛在前，额前必连目眶，宜升麻葛根汤。

3. 少阳头痛在侧，必兼两胁疼，多呕。宜逍遥散去白术，加半夏、黄芩、川芎。

4. 太阴头痛，是湿土动而生痰，宜二陈汤，加南星、苍术、川芎。

5. 少阴头痛，脉细但欲寐，宜五积散，加细辛、附子。

6. 厥阴头痛如破，干呕吐涎沫，宜吴茱萸汤。

（二）肾虚头痛

宜六味地黄汤，去丹皮、泽泻，加枸杞 9g，炙甘草、细辛各 3g，川芎 6g，肉苁蓉 10.5g。

（三）头痛用熏蒸法

方用川芎15g，晚蚕沙60g，用僵蚕个数同患者岁数，一岁一个。以水五碗煮至三碗，置砂锅中以厚纸糊口，中间开铜钱大小孔，取药气熏蒸痛处。每天一次，虽年久者，三五次，永不再发。

《丹溪心法》附录曰："头痛须用川芎，不愈各加引经药。太阳川芎、阳明白芷、少阳柴胡、太阴苍术、少阴细辛、厥阴吴茱萸。"

（四）不同情况的头痛

1. 如胖人头痛，是痰湿，宜半夏、苍术。
2. 如瘦人头痛，是热，宜酒黄芩、防风。
3. 如感冒头痛，宜防风、羌活、藁本、白芷。
4. 如风热头痛在上，宜天麻、蔓荆子、酒黄芩。
5. 如皮肤白皙之人头痛，通常是气虚，宜黄芪、生地、南星、秘藏安神丸。
6. 如形瘦苍黑之人头痛，多血虚，宜当归、川芎、酒黄芩。
7. 如颠顶头痛，用藁本、防风、柴胡。东垣云："颠顶疼、需用藁本，去川芎。"
8. 血虚头痛，当归、川芎为主。
9. 气虚头痛，人参、黄芪为主。
10. 气血两虚头痛，调中益气汤内加川芎0.9g，蔓荆子0.9g，细辛0.6g，其效如神。

二、分类治法

（一）治诸般头痛及血虚头痛

黄芩酒浸透、晒干为末，清茶调下。
又方：大黄15g，酒炒茶煎服。

（二）治肾虚头痛

终年似疼非疼，此肾水不足而邪冲上。
药品：山药、山茱萸、熟地各12g，三味水煎服。或常饮玉竹、熟地自愈。

（三）治寒性头痛

若为风寒头痛。用当归、木通各等分，酒浸三昼夜，重汤煮熟，热饮之，去枕卧，立愈。寒性头痛可用大温中汤。

＊大温中汤方歌

寒性头痛大温中，吴萸参夏胶芍冬，

归芎甘草丹桂枝，生姜又用红糖引。

药品：吴茱萸 9g，党参 12g，半夏、阿胶、白芍、麦冬、当归、川芎各 9g，炙甘草、丹皮、生姜各 6g，桂枝 9g。加红糖水煎服。

（四）治风热头痛

＊菊花散方歌

菊花散内用蔓防，辛芷薄荷芎草僵，

栀地石膏清内热，风热头痛悉平康。

药品：菊花 6g，蔓荆子 9g，防风 9g，细辛 2.4g，白芷 9g，薄荷 9g，川芎 9g，生甘草 3g，僵蚕 9g，栀子 9g，生地 9g，生石膏 12g，水煎。

僵蚕能镇疼，细辛、川芎、薄荷能麻痹。

（五）气厥头痛

天台、乌药、川芎等分为末，每茶下 6g。

（六）痰厥头痛

用白附子、南星、半夏等分，生姜汁浸，蒸饼为丸，绿豆大，每服 40 丸，食后，姜汤下。

（七）真头痛

西医名脑膜炎。脉无神而脑中劈之痛，心神烦乱，痛引脑巅，陷之泥丸宫[1]者，用三阳汤治之。

三阳汤方歌

真头痛用三阳汤，山栀柴芎芷羌防，

荆麻葛芍细辛入，葱白三寸水煎尝。

药品：羌活、防风、白芷、山栀、柴胡、川芎各 3g，荆芥、升麻、葛根、白芍、细辛各 1.5g，葱白三寸。水煎服。

［附注］

[1] 泥丸宫：脑为泥丸。泥丸是土，有两条脉下彻肾精，其精在肾，谓精，流入泥丸则为脑。脑色黄，故象于土也。

（八）神经性头痛

神经性头痛的特征为容易疲劳。

六味地黄汤加菊花、枸杞、柴胡、石决明、生白芍、当归、生甘草等品。

三、头痛治法歌诀

头痛治法各分门，简单扼要有几宗。
六经头痛分经治，风寒当归配木通。
感冒防风羌膏芷，或加川芎并白葱。
风热川芎茶调散，血虚芎归酒黄芩。
气血两虚益气汤，痰痛加减用二陈。
一切头痛清空膏（除血虚头痛不治，其余皆治），
按法加减用之灵。
发热恶寒阳明疼，白虎加芷有奇能。
肾虚头痛邪上攻，终年似疼又非疼，
山药山萸熟地黄，滋阴补肾用均匀，
服后头痛反加剧，可是二剂能除根。
或用熟地并玉竹，二样等分当茶饮。
最怕真疼脑膜炎，头痛心烦脉无神，
上至脑中头巅顶，下至阴极泥丸宫，
药用三阳或吴萸[1]，病症危险药难凭。

[附注]
[1] 用三阳汤或吴茱萸汤。

四、治头痛病诸方

（一）加减三五七散

见于明代方贤著的《奇效良方》。

治八风五痹、肢体不仁，大治风寒入脑阳虚头痛，畏闻人声，目旋运转，耳内蝉鸣，应有湿痹脚气缓弱并皆治之。

药品：山茱萸90g，细辛45g，干姜90g，防风120g，茯苓90g，附子三个半。共为细末，每服6g，食前温酒调服。

361

（二）★川芎茶调饮

1. 治诸风上攻头目，偏正头痛，极效。

药品：川芎、石膏、白菊花各9g。为末，每服3g，以茶下。

2. 治风邪头痛，或有恶寒，发热，鼻塞。

药品：川芎120g，白芷60g，羌活60g，细辛30g，防风45g，薄荷240g，荆芥120g，甘草60g。

炮制上八味，粉碎成细粉，过筛，混匀。

饭后清茶冲服，一次3~6g，一日2次。

3. 行气活血，祛风止痛。治风热头痛[1]。（《万氏家抄方》）

药品：川芎、茶叶。

取川芎100g研为细末。每服用药末15~20g，加茶叶末6g和匀，置保温瓶中，沸开水适量冲泡，盖焖30分钟后，代茶频频饮用。每日1剂。

川芎性温，味辛，入肝、胆经。和血，行气，疏风止痛。

阴虚火旺及气血虚弱者忌服。

[附注]

[1] 用于因血滞气阻所致的反复发作性头痛，如卒中后遗症头痛、血管神经性头痛、颅脑损伤后遗症头痛等。

（三）★川芎石膏汤

见于明代方贤著《奇效良方》。

神清志爽、宣通气血。治风热上攻、头目昏眩、闷痛、风痰喘嗽、鼻塞口疮、烦渴淋闭、眼生翳膜，及中风偏枯。

药品：川芎、白芍、当归、栀子、黄芩、大黄、菊花、荆芥、人参、白术各1.5g，滑石12g，寒水石6g，桔梗6g，生甘草9g，砂仁0.75g，石膏、防风、连翘、薄荷各3g。水煎，温服。

忌食姜、醋、发热之物。

（四）九味羌活汤

亦称大羌活汤，见第三章伤寒附法条文。

（五）逍遥散

见第五章妇科病条文。

治头痛加半夏、黄芩、川芎，去白术。

（六）二陈汤

见本章第九节呕吐与呃逆条文。

治头痛加南星、苍术、川芎。

（七）五积散

见第三章伤寒附法条文。

治头痛加细辛、附子。

（八）六味地黄汤

见第五章妇科病条文。

治头痛去丹皮、泽泻，加枸杞、炙甘草各 3g，细辛 1.5g，川芎 6g，肉苁蓉 9g。

（九）秘藏安神丸

治头痛头旋眼黑，胖人最宜。

药品：羌活、黄柏各 30g，防风 7.5g，柴胡、升麻、知母、生地各 15g，黄芪 60g，生甘草 6g，加蔓荆子 1.5g，川芎 0.9g，炙甘草 9g。上药切成碎块，每服 24g，水煎，食后服。

（十）＊调中益气汤

见于《脾胃论》卷中。

治气血俱虚头痛。

调中益气汤方歌

调中益气麻芪苍，参草柴胡橘木香，

便虚腹逼加归身，燥热黄柏生地黄。

药品：升麻（醋炒）0.9g，黄芪 3g，生甘草 1.5g，苍术 1.2g，木香 0.3g，人参 1.5g，柴胡 0.6g，橘皮 0.6g。水煎，食前服。

如时温热燥加生地、黄柏。如大便虚，坐不得，或大便了而不了，腹常迫逼，血虚血涩也，加归身。

（十一）清空膏

见于《兰室秘藏》。

治偏正头痛、年深不愈者皆可。又治风湿热头上壅及脑疼，除血虚头痛不能治，余皆治之。

清空膏方歌

清空膏内用川芎，柴胡黄连并防风。

黄芩羌活炙甘草，举凡头痛加细辛。

痰厥减羌防芎草，好把半夏加和匀。

偏疼不效倍柴胡，减半羌防与川芎。

药品：川芎15g，柴胡21g，黄连（酒炒）、防风、羌活各30g，炙甘草45g，黄芩（去皮，锉，一半酒制，一半炒）90g。上为末，每服6g，把药面用茶调如膏，临卧时抹在口内，白汤送下。少阴头痛每服加细辛0.6g。太阴头痛脉缓有痰减去羌活、防风、川芎、甘草，加半夏45g。如偏正头痛不愈，减羌活、防风、川芎一半，加柴胡一倍。如自汗发热恶热而渴，此阳明头痛，只与白虎汤加白芷。

第二十五节　头　晕

一、概述

头晕与头痛，有共通之处，用药也有相互适用之处。比如治头痛的方剂，有时用之于头晕也有效。不过头痛是表证，头晕多是内伤。

头晕十之有九是虚证，治疗时紧紧抓住一个虚字，有因痰夹虚微有风火的，也有因虚肝郁而晕的，也有胃火夹虚上攻而眩晕的，也有阴虚火动而晕的（即高血压）。

二、治法

（一）挟痰虚晕

可用半夏白术天麻汤。

*半夏白术天麻汤方歌（《脾胃论》）

半夏白术天麻汤，参芪橘柏及干姜，

苓泽麦芽苍术曲，太阴痰厥头痛良。

药品：姜半夏、麦芽各4.5g，神曲（炒）、白术（炒）各3g，苍术、人参、黄芪、橘皮、泽泻、茯苓、天麻各1.5g，黄柏0.6g，干姜0.9g。水煎服。

原方下的注解：治脾胃症，已经服疏风丸二三次，原症不瘳，增以吐逆，痰唾稠黏，眼黑、头旋、目不敢开，头苦疼如裂，四肢厥冷，不得安卧，此气虚头痛也（气虚之后应加痰厥二字）。

此方是治太阴痰厥头痛之方，具补气健脾，行湿蠲饮，息风定眩之功，治痰虚头晕也好[1]。并能治早饭之后，四肢乏困，眼黑、嗜睡，睡醒之后病若失之病象。

方中半夏燥湿化痰，天麻升清降浊，定风除眩。人参、黄芪、白术、苍术补气健脾，除痰；干姜温中逐寒；橘皮、神曲、麦芽调气消食；茯苓、泽泻、黄柏泄热利湿。本方也就是用六君子汤合二陈汤去甘草，加黄芪、苍术、黄柏、麦芽、神曲以补气健脾，行湿蠲饮，加干姜温胃化痰，更伍以天麻（天麻是治虚头晕疼的特效药），使清气上升颠顶而治虚风头眩，所以本方是以健脾化饮为主，饮化则头痛眩晕自止。

（二）肝郁生火、挟虚而晕

此种类型的头晕我治疗的最多，用羚翘解毒丸配补气的丸药，疗效很好，参茸卫生丸、补中益气丸等都行。只要是有参芪配伍的丸药都行，后来羚翘解毒丸没有了，用银翘解毒片也行。银翘解毒片也没有了，用补中益气丸配无极丹也有效。

如用汤剂，用银翘散总剂量的三分之一，补中益气汤总剂量的三分之二。或用补中益气汤，重用参芪术，每样12~15g或21~24g也可，再加菊花、生石膏各15~18g。挟胃虚火上攻，晕不能忍的，用一味酒大黄很好。大黄不拘多少，酒拌炒干，捣成细面，每服3~6g，清茶送服，日可二三服。

（三）阴虚火动而晕

即高血压，需要滋阴降火，用左归饮（方见头痛），重用生地、山药，加黄芩、黄柏、知母、龟板、杜仲、石决明、生赭石等味，针刺涌泉穴。如火太重，血压降不下者，加重凉药以泻火，火平则血压平，后再服滋阴药品，如生地、山药、山茱萸、知母等味。

另有一偏方，常年坚持服用醋蛋液可以稳定血压[2]。

[附注]

[1] 本方临床还可运用于老年痴呆、颅脑外伤等。《辨证录》指出："治呆无奇法，治痰即治呆。"王氏着眼于化痰治呆，以半夏白术天麻合菖蒲郁金汤加味治疗老年期痴呆，疗效较满意。[王胜利.半夏白术天麻汤合菖蒲郁金汤治疗老年期痴呆69例.世界中医药，2011，6（6）：491.] 刘金阳等观察

应用半夏白术天麻汤加味方治疗颅脑外伤综合征的疗效及对脑血流的影响，发现此方治疗颅脑外伤综合征疗效优于西药治疗，且能改善颅脑外伤引起的脑血流动力学紊乱，改善预后。[刘金阳，闫丽．半夏白术天麻汤加味治疗颅脑外伤及对脑血流的影响．陕西中医，2012，33（7）：818.]

[2] 醋蛋液制作方法：将鲜鸡蛋 1 枚洗净置容器中，入 9°米醋 200~250毫升，浸泡 4~5 天后将蛋壳（膜）挑破搅匀，再浸泡两天即可，此为 4~5 天用量。每次 2~3 小勺醋蛋液加 1~2 小勺蜂蜜兑 100 毫升温开水，调匀空腹服，每日早晚各 1 次。蛋壳（膜）可咀嚼吞服，此保健食疗方可常年坚持服用，胃酸过多者不宜（或酌加水在饭后 1 小时食用），血糖高者可少加或不加蜂蜜。服后刷牙或漱口，以防渍液腐蚀牙齿。

第二十六节　喉　症

一、普通喉疼

普通喉疼，以扁桃体发炎者为多，需要检查喉部，可见扁桃体局部发炎、红肿，或喉部全面发红、肿疼。

病属热症，脉多沉细而微，切勿当作阴证。因为喉部疾患，多与少阴有关。病入少阴，不管阴证、阳证其脉都是沉细而微，一般用甘草芍药汤。

药方：**甘草芍药汤**（《伤寒论》）。

调和肝脾，缓急止痛。

药品：生甘草 12g，芍药 12g，再加连翘 9g，牛蒡子 9g。水煎服。

经常应手取效。火重者，可加山豆根。痰涎多者，射干亦可加用。再结合针刺，针少商（出血）、合谷（留针）、曲池、天突、鱼际、商阳等穴。

二、白喉治法

白喉，喉间起白点，急性呼吸道传染病，症见发热、气憋、声嘶、咳嗽。

(一)★养阴清肺汤

药品：大生地 30g，麦冬 18g，白芍 12g，薄荷 7.5g，玄参 24g，丹皮 12g，贝母 12g，生甘草 6g。

日服二剂或三剂，若病势无恶化，照方服用，始终守定，不可移易。此方乃治白喉之圣药，其中但有镇润，而无消导，盖镇润得宜，下元自会通畅，无所用其消导也。剂量悉照原方，不可加减，小儿减半，守方服去，自然痊愈，切勿中途改方。

如喉间肿甚者加石膏 12g。大便数日不通者，加清宁丸 6g，如无清宁丸，也可改用大黄 6g，玄明粉 6g。胸中胀闷者加神曲、山楂各 6g。小便短赤者加木通 3g，泽泻 6g，知母 6g。燥渴者加天冬 6g，马兜铃 9g。面赤身热或舌苔黄色者加金银花 12g，连翘 6g。

白喉养阴忌表，麻疹忌泻。麻疹忌泻，是指用药而言，如麻疹自然兼泄泻者，毒从下泄，亦非坏症，如麻疹泄泻太甚者可止之。治法见前。

(二) *神仙活命汤

药品：胆草 6g，玄参 24g，马兜铃 9g，板蓝根 9g，生石膏 15g，白芍 9g，黄柏 4.5g，生甘草 3g，大生地 30g，瓜蒌 9g，生栀子 6g。重者日服三剂，待病稍轻，仍服养阴清肺汤。

凡白喉初起即极痛，且闭，饮水即呛，眼红，声哑，白点立见，口出臭气者，可照此方煎服。或已延误二三日，症已危急，或服用解表药，现出危象，非轻剂所能挽回者，均需用此方以泄其毒。如舌有芒刺，谵语神昏者，加犀角 6g。大便闭塞，胸下泻闷者，加厚朴 6g，枳实 6g。便闭甚者，再加莱菔子 6g，生大黄 6g。小便短赤者加知母 9g，泽泻 6g，车前子 9g。

(三) *除瘟化毒汤

药品：粉葛根 6g，金银花 6g，枇杷叶 4.5g，薄荷 1.5g，生地 6g，冬桑叶 6g，小木通 2.4g，竹叶 3g，贝母 6g，生甘草 2.4g。水煎服。

白喉初起，病情尚轻而未见白点，即服此方。日服一二剂，一见白象（白点初起时甚微，需详细探看，有星星白点即是）即改服养阴清肺汤勿迟误。如不见白象即服此方，勿发表。如大便闭者加瓜蒌 6g，郁李仁 6g。胸下胀闷者，加炒枳壳 4.5g，炒麦芽 6g。小便短赤者，加车前子 9g，灯心草 6g。

一般医生们治疗白喉，十之有九都用《白喉治法抉微》[1]一书中的治法，其中只有三个方子，即以上三方。此三方加味各法，均需随时斟酌，若见症不甚重者，或于所备二三味药酌加一味，或以剂量减轻，不可偏误。

(四) *白喉虚寒证

药方：*镇阴煎（《白喉全生集》[2]）。

主治白喉虚寒证。症见白见于关内，色明润成块，甚或凹下，不红不肿，不甚疼痛，饮食稍碍，舌苔白滑，二便如常，或自溏泄，间或寒热往来，两颧红，嘴唇燥裂。

药品：熟地黄 12g，泽泻 1.5g，怀牛膝（盐水炒）1.5g，制附片 9g，僵蚕 6g，银花 4.5g，肉桂（去粗皮）1.2g，炙甘草 3g，煨姜 1 片。水煎服。

[附注]

[1]《白喉治法抉微》：清代医家耐修子参考郑梅涧、张绍修二家治法，结合个人经验撰成此书，刊于 1891 年。

郑梅涧，安徽歙县人，清代医家，撰有《重楼玉钥》2 卷喉科名著。

张绍修，湖南浏阳人，清代医家，著有《时疫白喉捷要》。

[2] 清代李纪方撰，刊于公元 1882 年。"是书以寒热二字为纲领，而寒热中又分轻重虚实。其辨证辨脉，缕晰条分；而用药用方，通权达变。简而精，约而备，使人得是书以释疑难。"

三、白喉用药

（一）治白喉正将

治白喉的最上品药称为正将。此系大中至正之药，极稳极效，唯中下层药非热甚之症大便秘结者，尚需慎用。

上层镇药：大生地、玄参、石膏、麦冬。

次层润药：天冬、当归、白芍、丹皮、贝母、薄荷、生甘草。

中层消药：大木通、神曲、焦山楂、陈皮、砂仁。

下层导药：郁李仁、知母、生土牛膝兜、泽泻、青宁丸。

（二）治白喉猛将

治白喉中比较重的药称为猛将。非极重之症，或误服禁忌之药，渐见败象者不可轻用，揭而出之，所以使人之慎也。

上层镇药：胆草、生石膏、犀角。

次层润药：瓜蒌、生栀仁、连翘、川黄柏、马兜铃、茅草根。

中层消药：厚朴、枳实、莱菔子。

下层导药：生大黄、玄明粉。

（三）治白喉次将

治白喉中比较次要的药称为次将。此为白喉初起，辨别未明及症之轻者。

举凡风邪之症，皆以此等药法解之，切不可表，表则不救。

上层镇药：次生地、粉葛根。

次层润药：金银花、冬桑叶，藿根、枇杷叶、紫菀、柿霜。

中层消药：小木通、枳壳、麦冬、竹叶。

下层导药：车前子、灯心草、莲子心。

（四）解救表药毒害之法

春用蚕食过大桑叶孔多者三片。夏用荷花蒂连须者七个。秋用荸荠苗稍黄者九枝，每枝各一寸许。冬用青果核磨汁（或打碎）三枚，或以生绿豆碾末，重者一茶碗，轻者一酒杯，冷水调服。再煮白米粥一碗，先服粥后服药，则误服之剂即解除矣。总而言之，切勿投表散。症非难治，一投表散，则难治矣，切戒切嘱。

（五）白喉禁忌之药

白候初起发热者居多，往往服此等药后而热退，以为见效，殊不知是病已内陷矣，可畏哉。

麻黄误用者症不可救，桑白皮肺已虚不宜泻，紫荆皮破血不可用，杏仁苦降不可用，牛蒡子通十二经不可用，山豆根不可用，射干误用音哑，天花粉不宜用，羌活过表不可用，荆芥不可用，防风不可用，黄芩过凉不可用，桔梗肺虚不宜用，柴胡升散不可用，前胡发散不可用，升麻升散不可用，僵蚕凉散不可用，蝉蜕升散不可用，桂枝辛散不可用，细辛辛散不可用，苏叶不可用，马勃不可用。

（六）白喉误服所现败症及解救之法

白喉论治中，但指为无治之症，殊不知是误服禁药所致，七日满白不退，服药大便通，音哑鼻塞，鼻孔流血，喉干无涎，白块自落，天庭黑暗，两目直视，颌下发肿不消，服药呕吐不止，面唇俱青，角弓反张，痰壅气喘，汗出如浆，药不能下，肢胀神倦。以上各症状，重者用猛方，轻者用正方，以期补救。唯脾泄之症，宜兼顾脾药，需另设。

未服药大便泄，用生地9g，麦冬9g，丹皮4.5g，玄参7.5g，薄荷2.1g，藿香4.5g，砂仁（研冲）2粒，炒麦芽9g。

服药后腹泻不止，用酒炒生地6g，麦冬6g，川贝6g，白芍7.5g，甘草3g，藿香4.5g，砂仁（研冲）2粒，炒麦芽6g。

四、白喉治疗要点歌括

养阴清肺汤，始终要守方，
随症酌加味，连服效自彰。
若遇极重症，或被表散误，
神仙活命汤，冀可得生机。
其或病本轻，以及风邪侵，
只需轻解药，除瘟化毒灵。
双单起喉蛾[1]，治与缠喉[2]同，
照方均可愈，表散防终凶。
一切禁忌药，避之如同毒，
入口难挽回，千万勿误服。

以上除镇阴煎外，均选编自《白喉治法抉微》，初学者仍需参看原著。

［附注］
[1] 喉蛾：又名蛾子、乳蛾，是指扁桃体一侧或两侧红肿疼痛，可见黄白色脓点的疾病。发于一侧者称单乳蛾，发于两侧者称双乳蛾，因其状如蚕蛾故名。
[2] 缠喉：又称缠喉风，症见项强，如蛇缠状，故名，是白喉的别称。

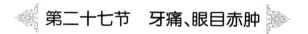

第二十七节　牙痛、眼目赤肿

一、牙痛

（一）★牙痛通用方

本方通用于牙痛，牵引头痛或牙龈红肿，或颊腮肿痛，面赤发热，口干思凉，大便不爽，舌红、苔燥、脉弦滑而数者（阴虚失血忌用）。

药品：生石膏15g，细辛、升麻各2.1g，地骨皮、丹皮、黄芩、川芎、白芷、荆芥、防风、槐花、生甘草各9g。水煎分两次早晚服。

加减法：齿龈肿甚者加板蓝根、薄荷，大便秘不通，加大黄，兼肾虚者可配加熟地、枸杞、山茱萸、补骨脂等。

(二)＊风热痛、虫痛

丹青二皮荆芥草，防风生地生石膏，

加入芎芷和细辛，风虫牙痛皆可了。

药品：丹皮、青皮、荆芥各9g，甘草3g，防风9g，生地6g，生石膏18g，川芎6g、白芷3g，细辛1.5g。

治虫牙痛可用金针丸。金针丸即骨碎补、乳香等分为末糊丸，塞牙孔中。

雄黄末夹药棉塞牙床上也好，几次可愈。

二、＊眼目赤肿方

目赤肿疼用银花，红花木贼丹皮夸，

赤芍归尾杭白菊，生地凉润理不差。

药品：银花18g，红花、木贼、丹皮、赤芍、归尾各9g，菊花18g，生地9g。

目赤肿疼甚者必须加用黄连。不红不肿者又忌用黄连。切记。

＊又方

鲜蒲公英120g，煎汤二三碗，一半服用，一半熏洗，甚效。一切眼痛都可用，尤宜于老人经常眼目干疼者，如无鲜蒲公英，用药店的干蒲公英60g亦可。

第二十八节　疮　疡

一、疮疡肿毒初起

药方：＊仙方活命饮（《内外伤辨惑论》）。

清热解毒，消肿溃坚，活血止痛。主治疮疡肿毒初起而属阳证者[1]。

仙方活命饮方歌

仙方活命贝银花，防芷归芎草节加，

皂赤花甲兼乳没，疮疡肿疼此方拿。

药品：金银花30g，防风6g，白芷6g，当归9g，川芎6g，贝母9g，穿山甲6g，皂刺6g，赤芍9g，菊花18g，乳香9g，没药9g，甘草节6g。水煎服，或水酒各半煎服。

方中金银花性味甘寒，最擅清热解毒疗疮，前人称之"疮疡圣药"，故重用为君；又以当归、赤芍、乳香、没药行气活血通络，消肿止痛，共为臣药；疮疡初起，其邪多羁留于肌肤腠理之间，更用辛散的白芷、防风相配，通滞而散其结，使热毒从外透解；气机阻滞每可导致液聚成痰，故配用贝母清热化痰散结，可使脓未成即消；穿山甲、皂刺通行经络，透脓溃坚，可使脓成即溃，均为佐药；甘草清热解毒，调和诸药；煎药加酒者，借其通瘀而行周身，助药力直达病所，共为使药。诸药合用，共奏清热解毒，消肿溃坚，活血止痛之功。

红肿痛甚，热毒重者，可加蒲公英、连翘、紫花地丁等以加强清热解毒之力；便秘者，加大黄以泻热通便；血热盛者加丹皮以凉血；气虚者加黄芪以补气；不善饮酒者可用酒水各半或用清水煎服。此外，还可以根据疮疡肿毒所在部位的不同，适当加入引经药，以使药力直达病所。本方除煎煮取汁内服外，其药渣可捣烂外敷。

本方只可用于痈肿未溃之前，若已溃断不可用；本方性偏寒凉，阴证疮疡忌用；脾胃本虚，气血不足者均应慎用。

[附注]

[1] 现代常化裁此方运用于脓疱疮、疖肿、蜂窝组织炎、乳腺炎、化脓性扁桃体炎等属于热毒实证者。也可用于妇人经期、产后发热等属血虚阳浮者。

二、疮不收口

药方：**托里消毒饮**（《东医宝鉴·杂病篇》卷七）。

消肿，溃脓，生肌。治疮不收口，或不红肿、不开口，时毒、大头瘟之气血虚弱者。

药品：党参 15g，生黄芪 9g，白术 9g，茯苓、当归、川芎、赤芍、连翘各 9g，金银花 15g，白芷 6g。水煎服。

参、芪、术、苓以益气分；归、芎、芍以滋血分；银花、白芷、连翘以解毒。

三、疮在头面

药品：金银花 60g，当归 30g，川芎 15g，蒲公英 9g，生甘草 15g，桔梗 9g，黄芩 3g。水煎服一二剂可消。

四、治疮在手足身上

药品：金银花 90g，当归 30g，生甘草 9g，蒲公英 9g，牛蒡子 6g，芙蓉叶

7 片或用桔梗 9g，花粉 15g。水煎一二剂痊愈。

五、治疮痈

（一）黄石散（膏）

黄石散：黄柏、煅石膏、皂角刺、漏芦、连翘，取 5：4：3：3：2 的比例进行配伍。

黄石膏：黄柏、煅石膏、皂角刺、漏芦、连翘、穿山甲片；取 5：4：3：3：2：4 的比例予以配伍。

先将上药共研细末、过筛，装瓶备用；黄石膏是用麻油调匀后，装瓶备用。治疗时，取黄石散，用生理盐水或蒸馏水调散成糊状，敷于患处，或取黄石膏适量敷于患处，每日换药 1 次。

黄石散能清热泻火、解毒散结，主治疮疡初起。

黄石膏能清热解毒、消肿排脓，主治疮疡中后期的脓肿形成。

（二）银芷消疮汤

清热解毒，活血消肿，主治各种疮痈。

药品：金银花 30g，白芷 9g，当归、丹参各 12g，甘草 6g。水煎服。

轻者每日 1 剂、重者每日 2 剂。疮痈初起相伴寒热，应加白菊花和荆芥各 10g；若伴高热，宜加生石膏 20g，大青叶 15g；痈将化脓，需加穿山甲、皂角刺各 9g；出脓后伤口愈合不良，应加用生黄芪 15g。

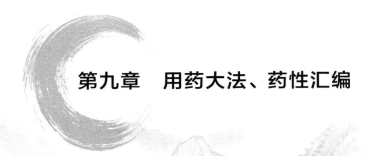

第九章　用药大法、药性汇编

治病诊断病情，因病论治，开出处方。主要治病的不是处方而是药品，所以应当对药性非常熟悉，能熟练掌握，否则就无以治病。用自拟方或用成方都可以，但必须掌握好药性，如某药治某病，药物的寒、热、温、凉、平，起码要熟悉，再进而研究其性、味、归经、升降、浮、沉、配伍等。使用成方，因病变无常，一个病和某个成方恰好相合的，实在很少，还必须根据病情修改方剂，有如拆旧房盖新房，要有确切的目标，才不致偏错。但是中医所用药品动辄成百上千味，或更多，短期间诚难熟练，可先理解记熟临床常见用药，本章所列为临床常见药品的性能、用药的大法等，可在此基础上学习。

第一节　用药大法

一、小儿流乙用药

流乙即流行性乙型脑炎，此用药法对于普通热性病均可。

（一）镇肝息风

可选用蜈蚣、全蝎、僵蚕、地龙、钩藤、忍冬藤等。

（二）平肝息风

可选用羚羊角、犀角、石决明、龙胆草、栀子、菊花、钩藤等。

（三）清窍涤痰

可选用天竺黄、鲜石菖蒲、竹沥、莲子心等。

（四）镇呕止逆

可选用代赭石、竹茹、法半夏、枇杷叶等。

（五）润下通肠

可选用火麻仁、郁李仁、柏子仁、蜂蜜等。

（六）和中健运

可选用山药、鸡内金、谷麦芽等。

二、热病用药

欲清表热，先期用竹叶、连翘，中期用丹皮、地骨皮。

欲泄阳明独胜之邪，以保化源[1]，用知母。

欲救阴血用生地、玄参。

欲宣肺气用杏仁。

欲行三焦，开邪出路，用滑石（滑石能去湿中之热）。

[附注]

[1] 化源：即六气生化之源。

三、其他用药

醒筋骨之湿，莫如木瓜。

合筋骨之离，莫如杜仲。

知母治阳明独胜之火。

草果治太阴独胜之寒。

茯苓配官桂，能使痰饮下行。

菊花配木贼、蝉衣，治目赤肿疼。

生蒲黄、连翘能治手肿疼。

木防己能急去经络之湿邪。

大豆黄卷，能化酝酿之湿热。

茵陈、栀子去湿热。

四、用药禁忌

解表药忌：阴虚发热，阳虚自汗及素有自汗、盗汗、失血之患者。

发散风寒药，麻黄忌：表虚汗多，肺虚喘咳，麻黄能平喘，而肺虚喘咳者勿用。

桂枝忌：阴虚火炽、喉症、血症。

细辛忌：气虚有汗、血虚头痛、阴虚咳嗽，用量不准超过 3g。

发散风热药柴胡，虚人气短、呕吐、阴虚火胜者忌用。

葛根，阴虚火胜、上胜下虚慎用，多用伤胃气。

升麻，上胜下虚，阴虚火旺者忌用（除需升提之疾病或小儿麻疹解毒外，用量不要超过 3g）。

薄荷，气虚血燥，肝阳偏亢者忌用。

牛蒡子，脾胃虚寒，滞泄者忌用。

橘红，虚劳温病皆忌用。

五、十二经用药

（一）肝经用药

1. 温肝

温肝吴萸桂细辛，胡椒菟丝艾叶临，

茴香还有补骨脂，这些药品温肝经。

2. 凉肝

黄连胆草羚羊角，菊花青蒿石决明，

再加一味夏枯草，凉肝用药搞分明。

3. 补肝

补肝药内用枸杞，乌梅山萸五味子，

归芍鳖甲龙牡蛎，木瓜还有刺蒺藜。

4. 泻肝

泻肝青皮莪术金，白蒺藜内配川芎。

川楝沉香陈佛手，赤芍香附与钩藤。

元胡木香山栀子，柴胡疏泻有奇能。

（二）胆经用药

1. 温胆

温胆肉桂山茱萸，加配细辛正相需。

2. 凉胆

凉胆正用龙胆草，槐角也用与青蒿。

3. 补胆

补胆乌梅和枣仁，安敛作用补胆经。

4. 泻胆

泻胆青皮柴桔梗，秦艽香附正川芎。

（三）心经用药（心包络同）

1. 温心

温暖心经用枣仁，肉桂远志益智仁。

2. 凉心

凉心黄连与连翘，灯心竹卷天麦冬。

3. 补心

龙眼熟地补心血，生地胶冬养心阴。

4. 泻心

泻心连翘车前子，灯心竹卷与木通。

（四）小肠经用药

1. 温小肠

小茴胡椒枸杞子，肉桂温通小肠经。

2. 凉小肠

要凉小肠用木通，黄连黄柏都可行。

3. 补小肠

补益小肠用地黄，枸杞五味也相当。

4. 泻小肠

金砂木通与车仁，川楝赤土二茯苓，
橘核正药用猪苓，灯心也用薏苡仁。

（五）脾经用药

1. 温脾

温脾木香苍白术，藿香益智煨姜合，

砂仁附子白豆蔻，谷芽炒焦用巴豆。

2. 凉脾

凉脾生军黄芩茶，瓜蒌黄柏金银花，
知母再用山栀子，凉泻脾经效不差。

3. 补脾

补益脾经用黄精，白术山药薏苡仁，
大枣扁豆炙甘草，补健脾经配合行。

4. 泻脾

泻脾厚朴莱菔子，枳壳枳实麦芽子，
白芷玉片并陈皮，使君子和大腹皮。

（六）胃经用药

1. 温胃

干姜良姜益智仁，草果肉蔻丁香同。
半夏厚朴附子新，川椒胡椒与砂仁。
乌药调气又暖胃，辛夷加入也得中。

2. 凉胃

凉胃知母犀角屑，黄连黄柏生石膏，
葛根石斛天花粉，芦根竹茹瓜蒌仁。

3. 补胃

补胃黄芪白术枣，扁豆山药炙甘草。

4. 泻胃

泻胃白芥莱菔子，雷丸枳实麦芽子，
神曲苏梗和枳壳，祛风泻胃蔓荆子。

（七）肺经用药

1. 温肺

温肺麻黄天南星，苏梗生姜夹款冬，
陈皮半夏北五味，祛痰定嗽暖肺经。

2. 凉肺

凉肺芩连生石膏，黄柏竹茹地皮好。

栀子玄参天麦冬，知母竹沥马兜铃。
慈菇也能凉肺经，更有滋液天花粉。

3. 补肺

补肺黄芪与人参，党参沙参天麦冬，
阿胶燕窝同百合，山药冰糖有效能。

4. 泻肺

泻肺薄荷柴苏荆，升麻葶苈胆南星，
白芥麻黄牛蒡子，前胡紫苑苦桔梗。

（八）大肠经用药

1. 温大肠

胡椒枸杞补骨脂，当归温通也相宜。

2. 凉大肠

凉泻大肠用生军，知母黄柏地榆临，
槐角槐花连翘合，黄芩加入玄明粉。

3. 补大肠

粟壳诃子淫羊藿，百合补肠也要得。

4. 泻大肠

桃仁大黄泻大肠，雷丸杏仁秦艽合，
旋覆郁李滋兼降，腹皮白芷鲜梨汁。

（九）肾经用药

1. 温肾

温肾骨脂山茱萸，鹿茸角胶菟丝子，
大茴附子与艾叶，暖肾壮阳奏效奇。

2. 凉肾

凉肾朴硝玄明粉，丹皮知母并苦参，
生地滑石皆可用，凉泻肾炎考虑通。

3. 补肾

补肾九地枸杞子，生地首乌女贞子，
五味羊藿龟板合，巴戟杜仲都要得。

4. 泻肾

泻肾猪苓泽泻同，薏仁知母赤茯苓。

（十）膀胱经用药

1. 温膀胱

乌药吴萸与茴香，三味药品暖膀胱。

2. 凉膀胱

茵陈黄柏龙胆草，车前瞿麦甘遂好，
凉泻膀胱海金砂，临症择用细心搞。

3. 补膀胱

要补膀胱用枸杞，九地羊藿五味子。

4. 泻膀胱

薄荷羌活荆芥麻，紫苏防己木通泽。
独活防风川楝子，藁本猪苓萆薢夸。
蒲黄前胡皆可用，通泻膀胱病通达。

（十一）三焦用药

1. 温三焦

白蔻乌药与胡桃，温暖三焦凉气消。

2. 凉三焦

山栀黄柏麦冬蒿，连翘地皮凉三焦。

3. 补三焦

补益三焦用人参，黄芪羊藿与鹿茸。

4. 泻三焦

要泻三焦用柴胡，青皮木香香附施。

（十二）心包络经（与心同）

（略）

[附注]

[1] 十二经：即心、肝、脾、肺、肾为五脏，胆、胃、小肠、大肠、膀胱、三焦为六腑，合心包络为十二经。

六、分类用药歌

1. 补气

补气箭芪与人参，党参洋参北条参，
山药白术蜜升麻，米粥桂圆白茯苓。

2. 下气

下气苏子并沉香，枳壳玉片铁锈浆，
杏仁瓜蒌莱菔子，枳实白芥与丁香。

3. 顺气

顺气陈皮与青皮，乌药香橼豆蔻宜，
香附砂仁与柿蒂，藿香木香同陈皮。

4. 冷气

冷气疼痛要官桂，乌药吴萸胡椒配，
小茴丁香缩砂仁，元胡灵脂讹气退。

5. 破气

破气槟榔青皮合，三棱枳壳蓬莪术，
攻结枳实赤茯苓，紫菀白及开胸膈。

6. 补血

补血当归九地黄，生地白芍首乌良，
猪羊鲜血皆可用，河车不用又何妨。

7. 凉血

凉血生地粉丹皮，丹参蒲黄与地榆，
龟胶血余荆芥炒，青蒿鳖甲地骨皮。

8. 止血

止血归尾和茅根，荆芥烧灰藕节茎，
发灰大蓟灶心土，阿胶蒲黄茜草根。

9. 破血

破血归尾桃仁佳，苏木泽兰与红花，
莪术醋炒赤茯苓，姜黄刘寄干漆渣。

10. 健脾

健脾白术淮山药，陈皮莲米不可缺，

条参茯苓炙甘草，芡实扁豆苡仁合。

11. 暖胃

暖胃白蔻与砂仁，藿香丁香厚朴陈，
煨姜干姜并柴蔻，红蔻草蔻效很灵。

12. 调胃

调胃开胸用藿香，半夏陈皮加炮姜，
茯苓参术炙甘草，白蔻果仁与木香。

13. 虚咳

虚咳补肺紫菀佳，阿胶五味款冬花，
人参山药茯苓草，天冬苡仁蜜升麻。

14. 实咳

实咳泻肺用桔梗，枳壳黄芩天花粉，
玄参杏仁桑白皮，天冬贝母马兜铃。

15. 诸咳

诸般咳嗽天麦冬，半夏苏叶西防风，
沙参杏仁金沸草，广皮茯苓正川芎。

16. 喘

肺实喘急苏子佳，杏仁兜铃旋覆花，
肺虚喘急当补气，肾虚金匮或阳八[1]。

17. 消痰

消痰半夏及南星，茯苓橘皮薄荷增，
川贝瓜蒌金沸草，竹沥天麻与黄芩。

18. 退诸热

退诸火热用黄芩，心热黄芩黄连君。
肝热柴胡并白芍，脾热明粉同熟军。
肺热玄参桑白皮，肾热黄柏知母临。
胆热竹茹加甘草，胃热花粉石膏平。
大肠槐花通大海，小肠木通车前仁。
膀胱滑石扁蓄草，三焦有热连翘尊。
热重羚羊加犀角，火结硝黄效为神。
虚热知母天门冬，人参黄芪甘草同。

玄参骨皮女贞子，丹皮茯苓麦门冬。
骨蒸劳热用青蒿，生地鳖甲骨皮烧。
胡黄连与银柴胡，知母丹皮最为高。

19. 发汗

发汗麻黄与薄荷，苍术荆芥葱白和，
升麻白芷与川芎，紫苏浮萍并粉葛。

20. 收汗

收汗黄芪麻黄根，桑叶白芍酸枣仁，
龙骨牡蛎用火煅，浮麦蔡扇文蛤陈。

21. 消食

消食山楂莱菔子，神曲枳壳麦芽子，
青皮香附消宿食，厚朴枳实草蔻子。

22. 宽中

宽中桔梗与枳壳，紫朴香附茅苍术，
陈皮木香大腹皮，胸膈豁然便安乐。

23. 消胀

膨胀腹皮黑丑牛，枳壳槟榔厚朴求，
丁皮败瓢冬瓜皮，茯苓皮与萝卜头。

24. 止渴

止渴干葛与麦冬，花粉石膏乌梅尊，
滑石五味与文蛤，竹叶犀角皆得中。

25. 解郁

解郁苍术与川芎，香附白芍六神曲，
赤芍槟榔与腹皮，乌药赤苓皆开郁。

26. 通二便

大便不通用大黄，朴硝巴豆杏仁霜。
老人肠枯郁李仁，松子麻仁当归行。
小便不通猪苓用，泽泻木通赤茯苓。
槟榔滑石细甘草，连翘石苇车前仁。

27. 气虚下陷

气虚下陷如何好，补中益气加猪苓。

28. 闭塞不通

闭塞不通可奈何，要把火药煎成汤。

29. 浮肿

浮肿不消用木瓜，猪苓泽泻与芫花，
木通牵牛并大戟，薏苡商陆[2]都用他。

[附注]

[1] 阳八：阳八味汤（《医门补要》卷中），即金匮肾气丸改为汤剂。

[2] 商陆：苦、寒、有毒。入脾、膀胱经。《本草汇言》："非气结水壅、急胀不通者不可轻用。"商陆误用或用法不当，易引起中毒。轻度的中毒可见胃肠道反应，经 3~5 日可自行消失。孕妇多服有流产危险。中毒的解救用生甘草 30g，绿豆 60g，捣烂，用水煎 2 次分服，外用可捣敷。

30. 呕吐

呕吐不止用丁香，砂仁元胡与炮姜，
小茴草蔻肉豆蔻，良姜木香苏合香。

31. 止泻

止泻诃子与砂仁，肉蔻豆蔻白茯苓，
白术车前并龙骨，芍药粟壳效如神。

32. 痢疾

痢疾木香同黄连，地榆槐花当归全，
枳壳白芍紫厚朴，桃仁青皮服之安。

33. 避瘟

避瘟草果并大黄，普茶苍术苏合香，
雄黄玉片厚朴等，紫苏香附雄黄良。

34. 头痛

头痛川乌羌活芷，蔓荆菊花天麻使，
川乌辛夷皆可用，藁本细辛苍耳子。

35. 疟疾

疟疾苍术和槟榔，常山草果同生姜，
柴胡灵仙偕知母，青皮干葛最为良。

36. 头风

头风眩晕旋覆花，细辛薄荷与天麻，
辛夷荆沥杭白菊，独活僵蚕功无差。

37. 腹痛

腹疼白芍小茴香，苍术元胡官桂良，
吴茱萸合草豆蔻，木香沉香与良姜。

38. 心痛

心痛良姜五灵脂，桃仁橘皮干姜使，
广香檀香与肉桂，甘松元胡亦可治。

39. 腰痛

腰痛杜仲菟丝子，续断寄生补骨脂，
沙宛蒺藜与独活，熟地官桂鹿茸比。

40. 膝疼

膝疼木瓜与牛膝，骨脂苡仁石斛宜，
杜仲细辛虎胫骨，升麻升之大神奇。

41. 喉疼

喉疼桔梗甘草汤，豆根射干僵蚕良，
连翘三黄玄参妙，白喉养阴清肺汤。

42. 目疾

目疾羌活与防风，白菊柴胡正川芎。
去翳木贼与蝉蜕，祛风荆芥薄荷宗。
退赤归尾桃仁泥，蒙花枸杞能明瞳。
皮肿熟军用明粉，青皮蕤仁消肿朦。
更加车前夏枯草，元胡谷精与木通。

43. 身疼

身体风疼羌独活，防风秦艽须用着，
威灵仙同桑寄生，风藤桐皮海上药。

44. 齿痛

齿痛藁本及细辛，升麻秦艽并骨精，
蒺藜草薢炒栀子，僵蚕生地与黄芩。

45. 耳聋

耳聋全虫石菖蒲，木通乳香骨碎补，
气虚耳聋当补气，肾虚滋阴方为主。

46. 祛风

祛风荆芥与防风，天麻薄荷正川芎，
蒺藜蝉蜕羌独活，苍耳僵蚕最有功。

47. 祛湿

祛湿苍术与秦艽，防己白术茵陈蒿，
木瓜萆薢薏苡仁，天麻菖蒲白茯苓。

48. 补肾壮阳

补肾芡实熟地黄，山药枸杞与琐阳。
鹿茸杜仲苁蓉肉，菟丝骨脂胡桃强。
壮阳枸杞蛇床子，附片韭子补骨脂。
雀卵鹿茸淫羊藿，肉桂虎骨阳起石。

49. 补阴

补阴熟地菟丝子，天冬鳖甲女贞子，
首乌龟甲与贼骨，生地黄柏知母奇。

50. 安神

安魄定心用茯神，远志龙骨酸枣仁，
人参山药麦冬等，益智朱砂柏子仁。

51. 补筋骨

壮骨强筋虎胫骨，杜仲菟丝枸杞入，
熟地胡麻骨碎补，续断胡桃骨脂肉。

52. 遗精

梦遗滑精菟丝子，远志巴戟补骨脂，
鹿茸连须炙龙骨，益智芡实韭菜子。

53. 补虚

补益虚损由人参，生芪山药酸枣仁，
当归熟地茯苓配，续断鹿茸胡麻蒸。

54. 跌损

跌打损伤要乳香，没药生地苏木黄，

桃仁红花骨碎补，归芎泽兰土鳖良。

55. 外科

排脓消肿用川芎，白芷贝母西防风。
山甲归尾赤芍药，花粉陈皮与木通。
黄芪银花牛蒡子，羌活连翘蒲公英。
红肿地榆黄柏用，白及白蔹皆有功。

56. 气瘰

瘰子气瘰夏枯草，天葵银花与海藻。
黄芪昆布胆南星，沉香木香生甘草。
贝母蒙花地瓜根，疼痛加上黄柏炒。

57. 乳疾

乳痈疼痛要银花，公英贝母穿山甲，
瓜蒌川芎陈皮合，木通白芷甘草加。

58. 肠风痔疾

痔漏流血用地榆，槐角苦参臭椿皮。
刺胃柿并无花果，败棕血余烧灰宜。
久流黄水宜健脾，苦参文蛤归地芪。
热淋又用海金砂，石韦瞿麦通草加，
滑石木通并甘草，猪苓泽泻大黄佳。
对久流黄水诸疮可通用。

59. 衄血

衄血生地与蒲黄，荆芥炒黑百草霜，
侧柏茅根酸浆草，大小蓟药桑皮强。

60. 通经

通经牛膝加红花，桃仁木通丹皮加，
蒲黄三麦蓬莪术，灵脂赤芍皆用它。

61. 调经

调经肉桂延胡索，泽兰香附益母属，
血虚四物汤最妙，气虚参芪与苍术。

62. 安胎

安胎白术枯黄芩，艾叶阿胶桑寄生，

杜仲菟丝合续断，当归酒芍缩砂仁。

63. 产后血晕

产后血晕用黑姜，当归川芎桃仁良，
益母草同五灵脂，荆芥红花与地黄。

64. 血崩

血崩巴戟鹿角霜，续断蒲黄生地黄，
阿胶首乌赤石脂，灵脂侧柏最为良。

65. 带症

带症四君合四物，牡蛎广皮与龙骨，
巴戟艾叶并砂仁，姜枣为引水煎服。

66. 伤暑

伤暑益气箭芪加，竹茹苡仁与木瓜，
滑石甘草合扁豆，参术陈皮蜜升麻。

67. 虫积

虫积使君与槟榔，乌梅苦参鹤虱强，
更加雷丸和贯众，苍术白蛲川椒良。

68. 阳虚

阳虚参术芪法夏，补气扶火理不差。

69. 阴虚

阴虚萸地合归芍，补血填精效堪夸。
以上诸症随加减，须认虚实审端他。
寒热更宜分轻重，临症细心莫猜疑。
大概对证药斯举，细读本草更为奇。

第二节　止痛药品汇编

本节之药品，可结合时氏《中国药物学》[1]原文，与之参照配合理解。

1. 辛温发汗药

桂枝能治风痛，关节疼痛。独活治风痹寒热肢痛。羌活发散止痛。防风
治周身骨节痹痛。

2. 辛凉发汗药

蔓荆子治头痛、目痛、关节痛。

3. 清热解毒药

菊花治喉痛、目痛、头痛。

山豆根治咽喉肿痛、齿痛龈肿。

4. 芳香健胃药

木香调气止痛，治腹胀、肿痛。

檀香调气止胃疼。

降香止血止痛，配良姜止胃痛。

沉香行气止痛。

丁香治因寒之胃痛、腹痛，配柿蒂治虚寒之呃逆。

茴香治膀胱冷痛。

香附止痛、行气、健胃、开郁调经，治胸闷、胃痛、腹痛。

5. 辛热健胃药

良姜行气止痛。胃痛、腹痛、胁痛皆治。

乌药行气止痛，消食温中。治膀胱冷气，心腹诸痛。

6. 止泻药

罂粟壳镇痛。治久泻、虚咳，止汗。

7. 利胆药

姜黄活血、散风止痛，配桂枝治风寒痹疼，配桑枝治风热痹痛。

8. 止血药

续断止血、镇痛，治腹痛、关节疼、月经过多、风寒湿痹痛，配人参、阿胶、熟地、杜仲治腹痛，配杜仲、桑寄生治胎漏下血，配秦艽、桑枝、桑寄生、防己治关节痛，配牛膝、川乌、草乌、防风治风寒痹痛。

三七止血、消瘀、消肿、止痛，配紫菀、前胡、枇杷叶治咳血胸痛，配代赭石、赤石脂、生白芍治吐血胃疼，配阿胶、旱莲草治月经过多，或血崩不止之腹痛，配当归、生地治血痢腹痛，配犀角、银花治热病失血及瘟毒、鼠疫等。

9. 活血调经药

当归温中止痛、活血养血、调经止痛。治疮疡、血气凝结滞疼等。

川芎治贫血头痛合当归调经养血而止痛，且治经来腹痛，配菊花、蔓荆子、白芷治头痛，配乳香、没药、赤芍、当归治行经腹痛，配菊花、石膏、薄荷、荆芥、防风、羌活、白芷治受风头痛，配菊花、石膏、僵蚕治偏正头痛。

益母草活血、行血、止痛、消肿，配当归、白芍、台乌调经止痛，配莲须、白果治带下。

艾叶活血调经，配阿胶、四物治腹痛。

延胡索调经止痛，治瘀积腹痛、症瘕、积聚、腰痛、胃痛、疝痛、周身肢体痛，配没药、三七消瘀血，配良姜、香附治胃痛，配白芍、台乌治腹痛，配当归、益母草调经，配秦艽、桑枝治身痛。

五灵脂散瘀止痛调经，配川乌、没药、乳香治腹痛。

牛膝除脑中痛、腰脊痛，治经闭少腹胀痛、头痛、足膝痛，有行血活血、止吐血咯血之效，能利水。

血竭能散瘀止痛止血，治月经不调、心腹痛、跌打损伤疼痛，治疗产后瘀血上冲胸满气喘、腹中积块有效。

郁金通经止痛，治胸脘疼痛、胁疼、腹痛、气痛，配白芥子、杏仁治百日咳，配枳壳、桔梗治胸疼、胁疼，配益母草、灵脂治腹痛，配白矾治癫狂，配元胡治瘀积腹痛，配槐花治大小便血。

乳香散寒瘀止痛、消炎止痛、舒筋活血生肌，治产后瘀凝腹痛、跌打损伤瘀痛、心腹诸痛，外用去腐生肌，配乳香、没药、灵脂、草乌治肝胃气痛。

没药消瘀血、散结血、活血止痛，治经闭、经痛、心腹诸痛，配山甲珠、乳香消肿止痛，配当归、川芎活血止痛，配黄芩、黄连消炎止痛，配桃仁、红花化瘀止痛，配香附、台乌驱寒止痛，配艾叶、山楂治产后血积腹痛，配杏仁、牛蒡子治咳嗽胸痛。

莪术破瘀、化积、止痛、通经，功能疏通瘀血凝滞、攻坚化积，用于经闭、经痛。凡少腹胀、疝、症、瘕、积块、胸脘、腹胁等属于血郁性之刺疼皆治，配香附、砂仁行气化积，配木香、川朴去胀化积，配三棱、元胡、归尾、白芍等化坚积、破癥瘕，配丁香、茴香等温中止痛。

三棱去瘀止痛、通经，适用于经闭、经痛、积气腹痛、产后腹痛等症。配莪术、砂仁、甘草、青皮治积气腹痛、月经停止，配杏仁、莱菔子、麦芽、青皮、神曲治积气痞块、胸腹胀满，配川芎、牛膝、元胡、莪术、丹皮、大黄、当归治妇人经闭腹痛。

桃仁活血通经，适用于血积滞之腹痛、伤痛、经闭、经痛。配大黄治瘀结便秘，有诱导性，兼治上部充血，如头痛胀、牙痛与目赤等。配归尾、红花治经闭，配三棱、莪术治癥瘕，配白芍、五灵脂治心腹痛，配乳香、没药、童便治伤痛。

红花行瘀活血止疼，治腹内恶血绞疼、胎死腹中、产后血晕、行经困难、经前腹痛、经闭、经少、胃疼、腹疼等症。配桃仁行瘀血，配当归补血活血，配白芍止腹痛，配良姜止胃疼，配元胡化瘀血消积块，配丹参下死胎，配木贼草治眼目红肿，配石膏治疹后面红身肿。

穿山甲化积通乳、攻坚、消肿通经。配乳香、没药等治疮疡肿痛，配益母草通经闭，配王不留行、当归、通草下乳。

赤芍通经、镇痉、止痛，适用于腹痛、胃痛、子宫痛。配归尾、红花、丹皮、青皮、桃仁治经闭腹痛，配乳香、没药、桃仁、山甲治痛，配丹皮、茯苓、白芷、柴胡治经闭发热。

赤芍行瘀力较著。白芍和缓神经力较著。

10. 麻醉药

细辛为麻醉镇疼剂。适用于头痛、齿痛、风湿痹疼、咳嗽身疼等症。配枳实、瓜蒌、桂枝、茯苓治胸痹短气，配甘草、枳实、生姜、瓜蒌、生地、白术、桂心、茯苓等治胸痹背疼，配地黄、石膏等治因火之牙床痛。

肺有热者绝对忌用。

用细辛不超过3g，一般用0.9~1.5g，多则锁喉，气闭而死。误用中毒者可用绿豆合生甘草熬汤，多服可解。

藁本发汗，治外感风寒头痛、身痛，对恶寒发热无汗、头风伤目、寒湿阻滞之肢节痛有卓效。配苏叶、防风等治风寒感冒、头痛无汗，配白芷、独活、防风等治头痛项强、周身作痛，配苍术治头痛、胃痛，配狗脊、天麻、补骨脂、没药、血竭、蝉衣、桂心、虎骨、龟板、穿山甲、麝香等治头痛、腹疼、身痛，配当归、丹皮、香附治血虚经闭，配当归、阿胶、艾叶治胎漏下血。

11. 镇静药

辛夷，镇静镇痛剂。适用于头痛、感冒头痛、鼻渊、鼻塞、声重、鼻炎等症。配白芷、升麻、藁本、防风、川芎、细辛等治鼻内生息肉，配南星、半夏、苍术、黄芩、川芎、黄柏、滑石、牡蛎等治头风鼻涕。

白僵蚕，镇痉镇静止痛剂，有止痛化痰消肿之效。用于惊痫、中风、抽搐、头痛、喉肿、扁桃腺炎、四肢痉挛、拘急、失音等。配辰砂、胆星、牛黄、犀角、麝香等治痰热惊风、抽搐不止，配黄芩、琥珀、朱砂、钩藤、全蝎，可清热镇痉，治因热而惊，发现抽搐者。配大黄、射干、郁金治喉痹肿痛，配威灵仙、防己、钩藤、桑枝治四肢痉挛拘急，配菊花、白芷等治头痛，配蝉衣、菊花、防风等有疏散宣达作用治初期感冒头痛，配蝉衣、防风、白芷、川芎、荆芥、陈皮、人参治头痛、身痛流涕。

钩藤，息风清热、定惊痫、止抽搐，去眩晕，为解热镇静止痉剂。适用于各种热性痫侵及神经系发生的头痛、头晕、目眩、惊痫、痉挛、抽搐及脑脊髓膜炎，对破伤风、感冒引起的神经性病症均有效。配琥珀、牛黄、犀角、龙齿、金箔、胆星治小儿痰热惊抽、痰厥；配防风、菊花、僵蚕、朱砂、茯神治感冒症之抽搐；配银花、连翘、酒芩、僵蚕等治高热之抽搐；配酒芩、郁李仁、僵蚕等治腹满便闭之抽搐；配犀角、天麻、全蝎、木香、甘草等治惊风抽搐。

蜈蚣，止痉剂，为有力之解毒止痉剂。解神经紧张、破瘀追毒。适用于脑膜炎之惊痫、破伤风之角弓反张、抽搐、痉挛、撮口、麻痹、拘急等症。

蝉衣，散风热、宣肺气、发声瘖、定抽搐，为解热、消炎、止痉剂。适用于感冒性热痛、头痛、无汗、咳嗽、失音、咽喉肿痛。对目赤翳障、风疹、隐疹、斑疹末透、烦躁不安、小儿惊痫、夜啼及痉挛抽搐、妇人产褥热、破伤风等症皆有效。配白蒺藜，治风疹发痒确有良效；配僵蚕、钩藤等治痉挛抽，如痉挛甚，加全蝎或羚羊角；配牛黄、僵蚕、钩藤、犀角等治急惊风抽搐；配防风、薄荷、僵蚕、菊花、牛蒡子、桔梗等治头痛无汗、咳嗽失音；配白菊花治痉疹入目及病后生翳；配甘草、僵蚕、元胡等治惊风腹痛。单用研末，每次 3g，酒调服，日二三服，可治破伤风。

12. 滋阴药

白芍，治邪气腹痛，除血痹止痛、利尿、和脾胃、止自汗、止血，为和缓滋养强壮剂。适用于腹痛、胃痛、神经痛、子宫痛、痢疾腹痛及目痛等症，能和缓神经挛急，而奏止痛、止汗之效。配甘草止痛，配当归、枳实治腹中痛。

13. 驱虫药

苦楝子，治温病伤寒、大热狂烦、疝气痎积，能杀虫、利水、清热、利尿、止胃痛，为蛔虫、蛲虫驱除剂，并有健胃止痛作用。适用于蛔虫、积热胃疼、小肠疝气、腹痛、胃热烦躁、胸脘不畅等症，湿热虫积皆可用之。配苦参、蛇床子等杀虫清热，配茴香、吴茱萸、橘核等治小肠疝气，配枳壳、郁金治胁痛，配黄柏、生地滋阴退热，配木香、川朴宽中行滞，配茴香、元胡、当归、桃仁、枳壳、赤苓治疝气偏坠连及腹痛。

14. 祛风药

威灵仙，为祛风湿止痛药，用于关节痛、神经痛、肌肉痛、足气痛、风痹、停痰宿饮、腹中痞积等症。配防己、秦艽等治关节痛、肌肉痛，配僵蚕、蝉衣治四肢拘挛，配杜仲、续断治腰膝痛，配桃仁、元胡治腹中痞积，配枳实治大便秘结。

秦艽，为活血祛风止痛剂。用于周身痛、关节痛、风寒湿痹痛，无论新久，皆有卓效。配防风、独活等治风寒身痛，配桑叶、桑枝、菊花等治风热身痛，配防风、威灵仙治关节疼痛，配黄柏、苍术等治湿热痹痛。

[附注]

[1]《中国药物学》：时逸人编著，上海卫生出版社1956年出版。时逸人，原籍江苏无锡人，1896年出生于江苏仪征，1966年卒于南京，著名中医专家。时逸人对古训守其意而变其法，在中医界有较高威望。其编著《中国药物学》，注重临床实用，强调配伍应用，获得同道好评，还著有《时氏诊断学》《时氏处方学》《中国内科病学》《温病全书》《中医伤寒与温病》《时氏内经学》等。

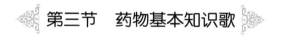

第三节 药物基本知识歌

一、配伍禁忌

甘草反：大戟、芫花、甘遂、海藻。
乌头反：半夏、瓜蒌、贝母、白及、白蔹。
藜芦反：细辛、芍药、人参、沙参、苦参、丹参。

十八反歌
本草明言十八反，半蒌贝蔹及攻乌，
藻戟遂芫俱战草，诸参辛芍叛藜芦。

十九畏歌
硫黄原是火中精，朴硝一见便相争。
水银莫与砒霜见，狼毒最怕密陀僧。
巴豆性烈最为上，偏与牵牛不顺情。
丁香莫与郁金见，牙硝难合京三棱。

川乌草乌不顺犀，人参最怕五灵脂。

官桂善能调冷气，若逢石脂便相欺。

大凡修合看顺逆，炮制炙煎莫相依。

（硫黄畏朴硝，水银畏砒霜，狼毒畏密陀僧，巴豆畏牵牛，丁香畏郁金，牙硝畏三棱，川乌、草乌畏犀角，人参畏五灵脂，官桂畏赤石脂。）

以上十八反药要切记，处方时切不可犯，犯之，轻则病势加重，重则出危险。

至于相畏相恶之药，犯之不过抵消了药品的力量，无何危险。然亦不可轻用，惹人耻笑。相反之药，名医们亦有故意并用者，是为了加强药力，但初学者不可轻易仿效。

清末民初医学大家张锡纯开启了中西药同用的先例，在他所著的《医学衷中参西录》中有中药结合西药阿司匹林治疗肺结核及石膏汤加阿司匹林治疗热性疾病的记载，但初学者不可轻仿，以避免中西药混用可能存在的风险[1]。

[附注]

[1] 目前对一些中西药不能联用的报道可谓不少，综合起来主要有以下四方面。

（1）不宜与麻黄合用的西药有：①单胺氧化酶抑制剂（痢特灵等），合用可导致机体大量释放去甲肾上腺素、多巴胺、五羟色胺（5-HT）等物质，它们能使血压明显升高，甚至出现高血压危象；②肾上腺素、去甲肾上腺素，合用也同样能诱发高血压；③强心苷（地高辛），合用对心脏有兴奋作用，可引起心律失常。

（2）不宜与甘草合用的西药有：①肾上腺皮质激素，合用可增强激素的不良反应如水肿、高血压；②双氢克尿塞、速尿等利尿药，合用可使排钾加强而增加发生低钾血症的风险；③强心苷，合用可使血钾降低而诱发洋地黄中毒；④利血平、安博诺等降血压药，合用反而可使降血压药失效，或可致高血压及低钾血症；⑤降血糖药，合用能促使糖原异生、血糖升高；⑥水杨酸类药物，合用能使消化道溃疡发生率上升；⑦碱性较强的生物碱如奎宁、利血平等，合用可产生沉淀，影响吸收而出现不良反应。

（3）不宜与大黄合用的西药有：①亚铁盐、苷类、西药生物碱、维生素B_1等，合用后易产生沉淀；②酶制剂，合用大黄可抑制酶的作用；③核黄素、烟酸、咖啡因、茶碱等，合用可降低大黄的抑菌效果。

（4）不宜与丹参合用的西药有：①抗癌药物，合用能促进癌细胞扩散和转移；②细胞色素 C，合用可生成络合物沉淀而产生不良作用。

[骆仙芳主编，王会仍主审. 实用方剂现代化临床解惑 [M]. 北京：中国中医药出版社，2017：22-23.]

二、六陈歌

枳壳陈皮半夏齐，麻黄狼毒及茱萸。

六般之药宜陈久，入药方知奏效奇。

三、药本五味歌

酸为木化气本温，能收能涩利肝经。

苦为火化气终热，能燥能坚心脏平。

甘始土生气化湿，能开缓渗从脾行。

辛自金生气滞燥，能散润濡通肺窍。

咸从水化气生寒，下走软坚足肾道。

淡味方为五行本，运用须知造化要。

四、药品炮制歌

芫花本利水，非醋不能通。

绿豆本解毒，带壳不见功。

草果消膨胀，连壳反胀胸。

黑丑生利水，远志苗毒逢。

蒲黄生通血，热补血运通。

地榆医血药，连梢不住红。

陈皮专理气，留白补胃中。

附子救阴证，生用走皮风。

草乌解风痹，生用使人蒙。

人言烧煅用，诸石火煅红，

入醋堪研末，制度必须工。

川芎炒去油，生用痹痛攻。

炮煅当依计，方能夺化工。

知母桑皮天麦门，首乌生熟地黄分，

偏宜竹片铜刀切，铁器临之便不驯。

乌药门冬巴戟天，莲心远志五般全，

并宜削去心方妙，否则令人烦躁添。
厚朴猪苓与茯苓，桑皮更有外皮生，
四般最忌连皮用，去净方能不耗神。
益智麻仁柏子仁，更加草果四般论，
并宜去壳方为效，不去令人心痞增。
何物还须汤炮之，苍术半夏与陈皮。
更宜酒洗亦三味，苁蓉地黄及当归。

第四节　药性汇编

本节主要内容选编自清代药学著作《本草便读》[1]，并做了断句标点，以便于记诵。

一、发表药

1. 麻黄

性温。
走太阳寒水之经，功先入肺；
为发汗轻疏之剂，性则偏温。
寒饮稽留，籍味辛而宣散；
痰哮久痼，仗苦力以搜除。

2. 防风

性温。
走太阳兼达肺通肝，表解风疏，苦甘辛温有力；
得黄芪则寓宣于补，痹舒邪化，随所引之俱宜。
且为脾胃引经，风能胜湿；
都道卑微卒伍，润可柔枯。

3. 紫苏，附苏子、苏梗、鸡苏。

性温。
辛香快隔，宣脾肺以温中；
紫赤和营，行经络而解表。
子可消痰定喘，梗能顺气安胎。

鸡苏，一名水苏，俗名龙脑薄荷，即苏之野生者，质粗。

4. 独活

性温。

芳香气散，辛苦性温。

搜少阴之伏风，表邪可解；

宣肾经之寒湿，痹病能除。

可愈奔豚，并疗诸疝。

因其有风不动，无风反摇，故能散以搜风，风以湿胜。

5. 羌活

性温。

辛温雄壮，散肌表八风之邪；

独走太阳，利周身百节之痛。

湿留于表，由汗能宣；

病在于巅，唯风可到。

6. 秦艽

性平。

养血去风，和营利水，疏肌解表。

苦平略带微辛，散热入肠，入肝又能达胃。

湿胜风淫之证，赖以搜除；

筋痹骨痿诸邪，仗其宣利。

7. 细辛

性温。

性味辛温，能发少阴之汗；

轻扬香烈，可宣肺部之邪。

散心下之水停，蠲除呕咳；

解肾经之热郁，从治阴疮。

性属纯阳，用宜慎。

8. 浮萍

性寒。

发汗以开鬼门，味辛有效；

行水而洁净府，性冷多功。

轻浮入肺可祛风，行踪无定；

解散行经能胜湿，到处为家。

9. 白芷

性温。

为胃经之表药，祛寒燥湿味辛温；

宣肺部之风邪，散肿排脓功达遍。

升浮之气，头目能清；

香燥之功，崩淋可用。

至若肠风脏毒，缘阳明湿浊为殃；

即其泽面涂容，亦肌肉瘀邪之滞。

10. **葛根，**葛花。

性平。

解阳明肌表之邪，甘凉无毒；

鼓胃气升腾而上，津液资生。

若云火郁发之，用其升散；

或治痘疹不起，赖以宣疏。

治泻则煨熟用之，又主两阳合邪之下利；

解酒则葛花为最，因有解表利便之功能。

孕妇固当忌投，有故亦能无殒。

11. **前胡**

性寒。

辛能散风邪，苦以泄肺气，寒堪清上，降可除痰。

12. **柴胡，**附银柴胡。

性平。

禀春气以生升，转旋枢机；

主少阳表邪之寒热，味苦寒而轻举。

通调上下，治厥阴热蓄之谵狂；

木郁达之，疏土畅肝散结气。

银柴胡性似，凉瘀涤热理疳痨。

13. **荆芥**

性温。

邪风袭于血分者，可散可疏；

浮热客于上部者，能清能利。

芳香之气，用穗则更可上升；

经产所需，炒黑又宜于营分。

力可达肝而及肺，味则辛苦以微温。

14. 薄荷

性温。

轻清入肺，味辛温而气禀芳香；

解散上焦，清头目而善宣风热。

15. 牛蒡子

性平。

苦辛入肺，散结清咽；

润降松肌，消痰化热。

解风温于上部，利膈疏邪；

宣痘疹于全身，通肝达外。

16. 桔梗

性温。

为诸药之舟楫，开提肺气散风寒；

扫上部之邪氛，清利咽喉平咳逆。

升而复降，宣胸快膈有功；

苦且辛平，泄郁消痰多效。

17. 桂枝

性温。

体用可通肢，由卫入营宣腠理；

辛甘能入血，温经达络散风寒。

18. 赤柽柳，即西河柳。

性温。

性温味属甘咸，透发痧疹，具宣表松肌之力；

化毒功归脾胃，浴除风痒，有解酒利便之功。

19. 淡豆豉

性寒。

性味则甘苦微温，两行肺胃；

主治凡风寒时疫，专赖宣疏。

能发汗以解肌，可吐邪而化腐。

20. 葱白头，青葱管、葱汁。

味辛，性温。

行肺胃以通阳，可温宣而发汗。味辛性热，散气昏神。

二、攻里药

1. 大黄

性大寒。

沉降下行，苦寒有毒。

通肠涤胃，泻实热之稽留；

破积行瘀，荡诸邪之闭结。

制炒偏通于小便，分消善导乎州都。

走而不守，有斩关夺门之力，故号为将军。

用酒制的又名酒军。

川产者，有锦纹者佳，故又名锦纹。

2. 芒硝

性寒。

咸以软坚，辛苦并兼下至速；

寒而润燥，热痰互结荡无余。

玄明粉虽属轻清，泻燥实均归肠胃。

朴硝生斥卤盐地，取以煎炼而成，在下者为朴硝，在上有芒者为芒硝；以芒硝再经煎炼，在上者谓之玄明粉，悬风处化成粉者，谓之风化硝。有马牙状者，为马牙硝。

3. 商陆

性寒。

苦辛有毒，入脾胃逐水通肠；

沉降偏寒，疏脏腑散坚消肿。

4. 大戟，附泽漆、草大戟。

性寒。

通肠涤脏，味辛苦而沉寒；

导水行瘀，入肝脾而达肾。

亦能发汗，且可消痈。

泽漆乃是其苗，阴之功类戟。

草大戟破瘀下痰结，有毒不可轻用。

5. 甘遂

性寒。

洁净府而有功，入肾通肠，直达水邪所结处；

宣经隧而无滞，性寒味苦，生成阴毒勿轻投。

6. 芫花

性温。

入肺脾而兼肾，窠囊水饮立蠲除；

导上下以通肠，留伏湿痰顿解化。

散瘀消肿，味苦而辛；

治癖杀虫，性温有毒。

7. 牵牛，又名二丑，有黑白二种。

性温。

色形黑白宜分，泻肺行痰，消胀逐邪于气分；

性味辛温有毒，搜风导滞，通肠利水达胞宫。

8. 葶苈子

性寒。

功专苦降，气属辛寒，泻肺气以行痰；

水满上焦喘可愈，利二肠而治咳，热从下导胀能消。

有苦甜二种，苦者性急下泄，甜者性缓。

9. 巴豆

性温。

荡涤阴凝之物，锐利难当；

攻消坚积之邪，直前无阻。

沉寒痼冷，赖辛热以宣通；

化腐伤肌，仗膏丹而施用。

脾胃大肠皆可入，刚雄有毒勿轻尝。

10. 槟榔，附枣儿槟榔，又名玉片。

性温。

破至高之气，消积消痰；

攻下极之邪，入肠入胃。

杀虫截疟，味则辛苦而温；

降气宽胸，性则坚刚而峻。

脚气沉寒可引导，瘴邪蓄饮藉消除。

槟榔有两种，一种形尖长，谓之尖槟榔，又名鸡心槟榔。一种形圆扁，谓大腹槟榔，即大腹子也。还有一种为枣形，谓之枣儿槟榔，味苦辛而涩，性温，入肝脾胃三经，消食通气开郁，治腹胀而痛，甚效。

三、涌吐药

1. 瓜蒂，即甜瓜蒂。

性寒。

苦寒通于胃腑，吐膈上蓄聚之热痰；

研散纳之鼻中，治头内蕴蓄之水湿。

2. 皂角，皂刺，皂角子。

性温。

开关利窍，导滞宣风；

涤垢行痰，杀虫化食。

或搐鼻而取嚏，或探吐以稀涎，或疮毒用以外敷，或疫疬取其焚气。

性味窜通腑与脏，辛咸润下毒而温。

角刺纯辛，力尤锋锐。

其搜风杀虫之治，用若相同；

而溃痈散毒之长，功能独擅。

角子烧灰，解通闭结；

肠风致病，可仗咸温。

3. 硼砂

性寒。

柔五金、化痰垢、骨鲠翳遮，皆可随方应手；

清胸膈、利咽喉、咸寒辛苦，尽能取效由人。

用之探吐上膈风痰积滞，尤称神炒。

四、祛风药

1. 威灵仙，俗称铁脚威灵仙。

性温。

性急且温，味辛而散。

微咸微苦，疏风邪走络通经；

可导可宣，治痹疾行痰去湿。

2. 藁本

性温。

辛能发表，温可通经。

风寒颠顶之痛，赖其解散；

阴湿疝瘕之疾，藉此宣除。

气香独走夫太阳，色紫堪行乎血分。

3. 木贼草

性温。

平肝疏肺，解肌发汗散风邪；

味苦性温，退翳除星行血滞。

4. 白附子

性温。

入阳明，祛头面之邪风，辛甘而苦；

性燥毒，治胃家之寒湿，温散而升。

5. 谷精草

性微温。

得秋金谷气以生成，温可疏肝摩目翳；

养中土胃阴而甘淡，轻能治上愈头风。

6. 蔓荆子

性平。

宣肺家风热于上焦，头目均沾清利益；

散肝脏湿淫于肌表，功能皆赖苦辛平。

7. 龙脑香，即冰片。

性温。

其体温而用凉，其味辛而带苦。
香能达窍，内能透骨搜风；
散可疏邪，外可通经宣毒。
以龙脑名者，因其状为贵重之称；
以白莹如水，及作梅花片者为良。
故俗称冰片脑，或云梅花脑。

8. 蝎

性温。
入肝脏以搜风，定搐疗惊全力足；
达经络而蠲痹，愈痫治疝尾功长。
味合辛咸，性含阴毒。

9. 蜈蚣

性温。
其性走而有毒，散肿行瘀；
其味辛而且温，搜风定搐。
杀蛇辟蛊先行胃，治痫疗惊又入肝。

10. 白僵蚕，附蚕沙。

性微温。
辛散风邪，咸可豁痰入肺部；
温行肝络，轻能治上利咽喉。
备宣疏攻托之能，疗惊通乳；
有结化痞开之效，消肿除疔。
蚕沙燥湿并祛风，性味辛温兼治渴。

11. 蝉蜕

性寒。
可解皮肤风热，与惊痰乳壅，气禀轻虚；
善疗翳膜斑疹，及胞阻难产，功能脱退。
昼鸣夜息，治小儿之惊啼；
味咸性寒，化上焦之邪滞。

五、平肝清肝药

1. 甘菊花，又名甘菊、野菊花、山菊花。

性寒。

味甘性寒，平肝疏肺。

清上焦之邪热，治目祛风。

禀金水之精英，益阴滋肾。

野菊花一名苦薏，大能散火散气，治痈毒疗肿、瘰疬、眼目热痛等症颇效。

2. 钩藤

性微寒。

入肝经以凉血祛风，退热疗惊，久煎无力；

味甘寒而除邪定搐，治昏止眩，暂服为宜。

3. 天麻

性平。

定虚风，理眩晕，因有有风不动之称；

达肝脏，味辛平，当知质燥偏阳之品。

又名定风草。

4. 羚羊角

性寒。

清肝胆之狂热，性禀轻灵，咸寒解毒；

治厥阴之风痉，功专明目，辟恶除邪。

5. 石决明，附紫贝齿、珍珠母。

性寒。

平肝除热，明目潜阳；

味咸性寒，通淋益肾。

紫贝齿性味功用与石决明相似，而镇肝息风之力尤强，凡肝热风动者，视为要药。

珍珠母即所生珍珠之蚌壳也，性平，治风热入肝、烦扰不寐、游魂无定。珍珠母与龙齿同用，取散肝经之积热，须与养血药同用。

六、逐寒药

1. 附子，附乌头、天雄。

性大热。

味辛性热，能回脾肾元阳；

质燥气刚，可逐下中寒湿。

斩关夺门之将，痼冷何愁；

善行疾走之功，沉寒立解。

或温经发汗，痹病赖此以宣通；

或益气调营，补药仗之而有力。

乌头即附子之母，性猛祛风；

天雄乃乌附之长，形单无附。

均皆有毒，各自分明。

2. 艾叶

性温。

补命门以暖子宫，香达肝脾寒湿化；

理血气而疗崩带，温通奇脉苦辛兼。

可灸疮疽，能薰虫蚀。

3. 高良姜，附红豆蔻。

性大温。

除寒止心腹之痛，辛温有效；

散逆治清涎之呕，脾胃偏宜。

红豆蔻，辛温无毒，主治略同，即高良姜之子。

4. 草果

性热。

治太阴独胜之寒，辛温入胃；

破瘴疠虐邪之积，刚猛宣中。

质燥气雄，味多浊恶；

利痰解郁，性却瞑眩。

5. 白豆蔻，附壳、花。

性大温。

性温气香，入肺部宣邪破滞；

味辛质燥，行胃中止呕除寒。

白蔻壳得蔻仁余气，性较缓，肺胃略有寒滞者，用之宽胸理气和胃，甚妙；

白蔻花香辛平，开胃理气、止呕、宽闷胀。

6. 草豆蔻

性热。

性味较白蔻为猛，芳香则中土偏宜。

暖胃温中，疗心腹之寒痛；

宣胸利膈，治呕吐之乖违。

又能燥湿强脾，可变胃辟除陈腐；

兼解郁痰内毒，故和羹服食馨香。

7. 缩砂仁，附壳、花。

性温。

启脾胃以宽中，辛温有效；

逐寒凝而快气，香燥多功。

治呕吐腹痛，结滞冷痰可解化；

能导归肾部，附根缩密有收藏。

壳用以利气力薄，花化痰理气治喘咳。胎妇多服耗气必致难产。

8. 丁香

性温。

宣中暖胃，故味辛以且温，达肾壮阳；

因气香而带苦，并能疗呕吐呃逆，兼可医痃癖奔豚。

9. 茴香

性温。

治腹痛，平呕吐，理胃宣中，辛甘并合；

疗疝瘕，祛寒湿，疏肝暖肾，香燥偏优。

10. 吴茱萸

性热。

散厥阴之寒，辛苦疏肝降冷浊；

燥脾家之湿，芳香治呕愈寒疼。

故疝瘕脚气相宜，而郁结饮邪亦效。

吞酸胸满，能导以下行；

痃癖奔豚，可用其温散。

11. 川椒，附椒目、秦椒。

性热。

气香有毒，走脾肾燥湿祛寒；

色赤入营，达肝胃破癥解郁。

壮元阳而除癌冷，下焦之水肿堪除；

仗辛热以杀诸虫，表里之疫邪可辟。

椒目乃善导水邪下降，苦辛则能使喘满消除。

秦椒形式略大，性味功用相同。

12. 肉桂

性大热。

辛甘大热，补命门助火消阴；

紫赤多香，益肝肾通经行血。

腹痛疝瘕等疾，可导可温；

风寒痹湿诸邪，能宣能散。

13. 桂心

性大燥。

入心脾血分，为补阳活血之品，能引血化汗化脓，内托痈疽痘疮，治噎膈腹满。

14. 官桂

味辛性温。

入脾经兼入肝经，为通利之品。开结气、利关节、温经通脉，心腹疼、风湿疼皆可治之。

15. 生姜，附生姜汁、生姜皮。

性温。

达肺经，发表除寒，横行有效；

入胃腑，温中止呕，辛热多功。

去秽通神，化痰散逆。

煨热则缓而性降，治中焦腹痛之虚寒；

蜜炙则润以兼疏，散肺部风痰之咳嗽。

姜汁豁痰通络，体用颇殊；

姜皮散水和脾，温凉稍异。

16. 干姜，附炮姜。

性大热。

入脾胃，燥湿温中，肺饮蓄痰嗽可愈；

味辛热，逐寒散冷，肾邪痹着重能轻。

炮姜则味苦性和，血药用为引导；

服食可入营守内，补方赖以前驱。

17. 大蒜

性热。

辛热气臭，脾胃功多，能破积以散寒，可辟邪而杀鬼；

阴疽疢癖，火灸有功，捣贴外敷，随证施用。

虽有解暑治虫之功，不无耗阴损目之害。

18. 硫黄

性大热。

酸辛咸热，补肾火以助元阳；

救逆扶危，润大肠可疏风闭。

冷癖阴凝之证，内服则用以宣通；

虫疮疥癫诸方，外治则取其毒烈。

七、清暑药

1. 香薷

性微温。

解夏月之表邪，入肺疏寒能达外；

味辛温而无毒，和脾利水可行经。

2. 藿香，附梗。

性微温。

辛能解表疏邪，入脾达肺；

香可宣中快膈，醒胃清神。

性属微温，能辟疫而止呕；

功颇善散，防助火似伤阴。

梗长于理气宽中，化湿浊、治胸闷。

3. 青蒿，附梗、子，青蒿囊虫。

性寒。

得春初少阳之气，味苦而香；

行肝胆血分之经，气升且散。

辛能解表，营中郁热叶相宜；

寒可除蒸，尸疰疳瘵子可使。

梗能宣泄暑热、清血和脾胃。子能清暑，化湿热，治胸痞，止泻。青蒿囊虫配朱砂汞粉，治急慢惊风。

4. 莲藕，附莲子、石莲子，莲房、花、须、叶、蒂、节、根。

性凉。

生藕消瘀涤热，熟汤和血养阴。

莲子平补心脾，下交肾水。

安宁神智，上泽容颜。

因其甘可调中，且厚肠而止泻；

皆谓涩能固脱，治遗浊以藏精。

莲房苦涩性偏温，血室崩淋用宜炙。

若论花须，甘涩固精可敛脱；

欲知荷叶，苦平散水并升清。

鲜者可解暑邪，用边有效；

干者能宣脾胃，当炙为良。

蒂则上升，举清阳之下陷；

节能止涩，固失血之妄行。

八、搜湿药

1. 苍术，附茅术、制苍术。

性温无毒。

辛苦气温，燥湿强脾能发汗；

芳香质壮，宣中解郁并驱邪。

破水结之澼囊，浊痰尽化；

平胃中之敦阜，瘴疠全消。

茅术性燥，气香，入脾胃，化寒湿瘀积，散水饮止泻。用糯米泔浸，芝麻炒，蜜水拌蒸，晒露一月，谓制苍术。

2. 蛇床子

性温。

助阳暖下，有祛除寒湿之功；

入肾行脾，乃辛苦性温之力。

阴蚀虫疮等证，煎洗颇宜；

风淫疥癞诸疮，外敷有效。

3. 杜仲

性温。

气温而浓，味甘且辛。

益肾培肝，腰膝虚痛用取治；

除寒胜湿，筋皮连续类相求。

4. 木瓜

性温。

香入肝脾，温通经络。气因芳馥，筋急者得之即舒，筋缓者遇之即利。

霍乱转筋之证，用以疏和；

风寒痹湿之邪，服能宣达。

九、利水药

1. 通草，一名通脱木。

性平。

色白性寒，体轻味淡。

清金肃降，通肺胃而导心主之热邪；

利湿分消，达膀胱可无癃闭之阻滞。

2. 木通

性寒。

入心且及小肠，通淋利窍；

导湿下行水道，味苦性寒。

涤热行瘀，源流无阻；

催生下乳，关节皆通。

3. 防己

性寒。

有汉防己、木防己两种。治水用汉防己，治风用木防己。

辛可散，苦可行，气寒之品；

热可蠲，湿可导，性下之功。

汉入下焦，行膀胱之血分；

木宣经络，疏风水于皮中。

4. 泽泻

性微寒。

咸寒入肾，治相火之阳邪；

甘淡通淋，渗膀胱之湿热。

5. 车前子

性寒。

清邪火以下行，直达州都祛湿热；

味甘寒而降利，专通水道愈癃淋。

治肝家有梦之遗精，精因火扰；

导肾部诸般之留垢，垢尽虚回。

滑可催生，黑能走血。

6. 灯心草

性寒。

清心肺烦蒸，味淡性寒轻且白；

导小肠湿热，通淋利水降而行。

7. 茵陈蒿

性平微寒。

入膀胱经，为除湿去疸之品，解除脾胃湿热郁结。

8. 薏苡仁

性微寒。

清寒降肺，甘淡益脾。

肃上部之邪氛，痈痿胸痹咳喘愈；

导中州之水湿，拘挛脚气浊淋痊。

或生或炒之攸分，因病因方而施治。故经言治痿有独取夫阳明，而医用舒筋，每相宜于服食。

9. 赤小豆

性平。

能通心与小肠，行瘀利水；

可排脓而散肿，治臌消瘅。

味甘微酸，性平无毒。

10. 冬瓜

性微寒。

冬瓜寒泻热、甘益脾、利二便、消水肿、止消渴、散热毒痈肿。子主除烦满不乐。去皮肤风，治肺肠痈，开胃醒脾进食。皮主消水，并折损伤骨。

11. 茯苓，附茯神、赤苓。

性平。

色本属金，功先入肺。

导膀胱而利水，无非气化之神；

清治节以行痰，专主分消之职。

假松根之余气，甘淡平和；

得坤土之精英，坚贞博浓。

忧志惊悸，皆缘痰结为殃；

呕吐怔忡，尽是饮邪作祟。

均可辨证而施治，自能对病以求方。

抱根者为茯神，守脏宁心，安神独掌；

色红者为赤苓，入营导赤，利水偏长。

皮以行皮，性仍同性。

12. 土茯苓，一名仙遗粮。

性平。

利湿分消，皆谓邪留下部；

舒筋定痛，多因毒伏经中。

以能制轻粉之留邪，入胃通肝及肾；

故为治下疳之良剂。性平味淡而甘。

可助土以强脾，藉遗粮而当谷。

13. 猪苓

性平。

淡渗分消，治各种癃淋，皆可自肠中下导；

甘平赤黑，去诸般湿热，却能从釜底抽薪。

14. 大腹皮

性微温。

宣胸腹之邪氛，行脾达胃；

413

散肺肠之气滞，逐水宽中。

辛苦而温，轻疏有毒。

15. 滑石

性寒。

甘淡性寒，清热有功于肺胃；

分消质滑，导邪直降于州都。

除湿热之稽留，宣表里而无滞。

十、润燥药

1. 肉苁蓉，附锁阳。

性微温。

壮阳滋肾，甘咸少带微酸；

补命通幽，温润且犹兼黑。

锁阳之性，主治相同。

2. 瓜蒌根，即天花粉。

性微寒。

清胸胃之烦热，痰垢均除；

解心肺之炎蒸，苦甘并济。

生津止渴，金燥宜求；

行水消瘀，黄疸可治。

消肿排脓，结可散；

泽枯润槁，性偏寒。

瓜蒌壳，气味相同花粉，治疗各有偏宜。

润肺清肠，降痰火下行为顺；

消瘀涤垢，治结胸上实颇灵。

用仁则润滑肠中，用壳则清于肺部。

3. 火麻仁，一名麻仁。

性平。

治脾约与津伤，甘平养肝血；

能泽枯而润燥，宣利导肠风。

4. 郁李仁

性平。

顺气搜风，燥结立开津易耗；

通肠导水，肿浮顿退胀全消。

辛苦甘酸，平和润降。

5. 柿，附柿霜、柿蒂。

性寒。

解肺热以生津，甘寒可口；

滋肠燥而凉血，红润归营。

清肃轻扬，须柿霜化痰宁嗽；

苦温降纳，宜柿蒂平呃除寒。

6. 阿胶

性平。

用济水以煎成，涤垢行瘀，功专治嗽；

藉驴皮之功用，补阴益血，力主祛风。

且能润燥化痰，味甘咸而平性；

并可入肝及肺，治痿弱与虚劳。

7. 蜂蜜，附蜡。

性平。

甘平润肺，滋大肠之结燥难通；

香滑和中，悦胃气而肌肤自泽。

生则解毒而止痛，熟则缓脾以补虚。

蜡有蜜蜡、虫蜡两种。蜜蜡由蜂蜜之滓而成，有黄有白；虫蜡出于树，其蜡由木之虫而生，故名虫白蜡。蜜蜡主润脏腑经络，而有绝续补伤生肌之妙，性最涩，故又能止泻绝痢；虫蜡味甘气温，甘能益血补中，温能通经活络，其止痛生肌，补虚续绝之功，与桑螵蛸同。

十一、泻火药

1. 黄连

性寒。

味苦性寒，体阴质燥。

能化心脾湿热，蕴留之痞满全消；

可除痢疫虫疮，黏腻之热邪悉去。

伏梁成积，可破可宣；

目赤攀睛，能清能降。

瘀郁火邪均解退，口疮鼻，尽蠲除。

2. 黄芩

性寒。

苦入心脾，坚肠胃而性燥；

寒行肝肺，除湿热之功多。

质虚而空者为枯芩，上达可治心肺肌表之郁火；

色青而坚者为条芩，下行能除肝胆肠内之阳邪。

同白术可以安胎，火退则胎安之义；

合白芍又堪止痢，热除有痢愈之机。

3. 黄柏

性寒。

苦寒坚肾，泻相火以制阳光；

辛燥入阴，除湿热而安下部。

4. 龙胆草

性大寒。

苦涩气寒，沉阴味劣。

治淋治目，皆清肝胆之阳邪；

消蛊消瘅，总退下焦之湿火。

5. 青黛，附板蓝根。

性寒。

青黛，清肝火之结邪，丹毒虫疮，青碧咸寒归血分；

治儿疳之郁热、斑疹瘟疫，轻浮凉苦到金家。

板蓝根，辟瘟解毒能凉血，逐疫祛邪并杀虫。肝胃收功，苦寒降热。青黛乃蓝靛浮沫，板蓝根即蓝之根也。

6. 连翘，附青连翘。

性寒。

苦先入心，寒能及肺。

诸疮各毒，皆缘邪火游行；

气聚血凝，用此宣通表里。

青连翘性味功用相同，兼能清肝胆火。

7. 山豆根

性寒。

解肺家结热之邪，化痹宣痈味最苦；
杀蛊毒诸虫之积，通肠消胀气纯寒。

8. 白茅根，附茅花。

性寒。

甘能益血，寒可凉瘀。
导上热以下行，消瘅利水；
去内心而外达，散热除风。
止渴通淋，清胃兼能清肺；
溃痈治衄，茅针却异茅花。
茅针溃痈，茅花止血。

9. 贯众

性微寒。

辟时行之疫疠，入血除邪；
化痘毒与斑疹，散瘀解热。
杀虫化哽方多效，入胃行肝苦且寒。

10. 白头翁

性微寒。

苦泄辛疏，能治传里伤寒，蕴成协热痢，凉瘀解表，勿使外来瘟疫扰乱少阳阳明。

11. 白薇

性寒。

咸苦入阳明，寒能胜热；
芳香走血分，凉可除蒸。
利水益阴，兼治癃淋成闭；
产虚烦呕，并医血热生风。

12. 白芍药，附赤芍药。

性微寒。

平肝敛营，气逆汗多均可治；
安脾御木，疝疼腹痛总堪投。

退营热以除烦，具酸苦甘寒之性；

补脾阴而清肺，赖芳香润泽之功。

通补奇经，产后胎前须赖；

和调诸痢，里虚后重堪凭。

若夫赤芍功能，专司行散；

倘欲诸般制炒，随病相宜。

13. 丹皮

性微寒。

清少阳血分之火邪，寒而更苦；

散营分瘀留之热结，香以兼辛。

色丹并入乎心肝，可治有邪于经隧；

性窜直通夫肾脏，能除无汗之骨蒸。

14. 桑白皮，附桑枝、桑子、桑叶。

性寒。

泻肺火之有余，降逆消痰嗽可愈；

性甘寒而无毒，疏邪利水胀能松。

子能养血生津，质且甘润；

枝可祛风活络，味苦而平。

桑乃箕星之精气，叶能搜肝络风邪。

禀青帝之权衡，善泄少阳气火。

眵泪羞明等症，仗此甘寒；

头晕目眩诸般，藉其疏利。

15. 秦皮

性寒。

味苦气寒，色青性涩。

主少阳协热之痢疾，逐水行皮；

洗厥阴湿火之阳邪，祛风明目。

16. 漏芦

性寒。

苦下泄、咸软坚、寒胜热，入胃大肠，通肺小肠；

散热解毒、通经下乳、排脓止血、生肌杀虫，治遗精尿血，痛疽发背。

17. 马勃

性平。

辛平利肺部之邪，治咽痛喉疮，功能散血；

轻淡解上焦之热，除口疳面肿，力可疗瘟。

18. 山栀子

性寒。

味苦通心，导热归肠寒胜火；

气轻达肺，炒焦入血黑平红。

仁则解郁热于胃中，壳乃退阳邪于皮部。

19. 苦楝子，一名金铃子，附根皮。

性寒。

清肝火，利小肠，湿热疝瘕，专疗热厥痛；

味苦寒，性有毒，温邪虫积，并治小儿疳。

根皮达下杀诸虫，性味相同无别用。

20. 槐花，附槐角。

性寒。

禀天地阴阳之气，凉血清肝；

除下焦湿热之邪，祛风疗痔。

虚寒当戒，角则降且通肠；

酸苦宜急，花可散而达里。

槐花亦名槐米，即槐实，明目通神，止血。

21. 犀角

性寒。

咸苦大寒，专入心家治血热；

轻灵解毒，善清胃腑退疹斑。

治火郁之吐红，救痘疮之黑陷。

22. 蚯蚓，又名地龙，附蚯蚓泥，井底泥。

性寒。

性下行，利水通经，皆取咸寒退火热；

治囊肿，毒因火伏，须求蚯蚓净泥沙。

井底泥，疗阳狂热病，涂汤火疮疡，外治所需，甘寒无毒。蚯蚓泥即蚯蚓之便，因其所食者泥土，故其便亦泥，能解毒除热，性味功用，与蚯蚓相同，但只作外治敷搽之药也。

23. **人中白**，附人溺、秋石、秋霜、秋露、雪。

性寒。

人中白行瘀，味咸凉而降热，童便类属咸寒。

导瘀热以下行，吐红可愈；

退骨蒸而治嗽，劳瘵堪医。

秋石之功，即可滋阴除伏热；

咸寒之质，亦能治咳理虚劳。

十二、调气药

1. 木香，附川木香。

性温。

燥脾土以疏肝，香利三焦破气滞。

味苦辛而散逆，温宣诸痛解寒凝。

理气则生用磨冲，止泻则面煨取用。产广东者胜，四川者劣，入药无力耳。

2. 川芎，附抚芎。

性温。

蜀中产者名川芎，产江西抚州者名抚芎。

辛甘微苦，力能解郁调经；

润泽且香，功可和营理气。

愈头风之偏正，性喜上升；

补肝燥之虚衰，擅通奇脉。

温宣之性，能疏血分风寒；

走窜无方，防劫阴中元气。

3. 香附

性温。

入肝脾而开郁，为血因气滞之方；

理胎产以调经，有气顺血行之理。

其味辛甘带苦，故生者有解表之功；

其质香燥而温，经制服得纯和之妙。

乃妇科之圣药，为气病之专司。又名莎草根，香附即其根下之子也。

4. 郁金

性微寒。

解郁宽胸，心肺可通肝可及；

辛开苦降，血瘀能逐气能宣。

因其质属芳香，豁痰涎于心窍；

却谓性偏寒燥，疗癫痫于肝家。

广产者色黄，善行气而有功肺部；

川产者色紫，能破血而兼达营中。

5. 紫菀

性微温。

性温利肺，治风寒咳逆之邪；

色赤和营，疗痿躄吐红之疾。

皆为苦能降气，金肃则小便增长；

因其辛可行瘀，结散则上焦无阻。

6. 旋覆花，附梗叶。

性温。

咸以软坚，蠲饮化痰都有效；

苦能下达，通肠导水悉皆能。

具宣行肺胃之功，噫气不除，赖其辛散；

有斡旋胸中之力，肝邪痹着，藉以温通。

7. 枇杷叶，附枇杷。

性平。

苦降和阴，清肺消痰定喘嗽；

甘平散逆，除烦下气退阳邪。

8. 乌药

性温。

上入肺脾，下通肾脏。

性偏香窜，能疏气闭之邪；

味属辛温，可治血瘀之妇。

冷气腹疼宿疾去，疝瘕便数旧邪除。

9. 厚朴，附花。

性温。

辛能达表，解风寒外客之邪；

苦可宣中，破脘腹内留之滞。

阴凝湿积，燥可蠲除；

平胃宽胸，温能舒畅。

10. 橘皮，附橘白、核、叶、络、瓤，化州橘红、青盐陈皮、参贝陈皮。

性温。

入脾胃以和中，燥可消痰理气滞；

味苦辛而散逆，温能快膈逐寒凝。

留白则宣补中州，去白则流行肺部。

核乃入肝疗疝，理寒滞以颇灵；

叶则治乳消痈，味苦平而无毒。

络能通络，瓤能润肺，甘寒者佳，酸冷者生痰。

化州橘红，皮色青绿，肉厚，有毛孔，味苦辛，性温燥，气香，能祛风寒，化痰湿，止咳嗽；产化州赖氏园者，名赖橘红，色绿如蟾皮，理细，功力更胜，然难得真者，市侩多以柚皮伪充。橘红味辛带苦，辛能横行散结，苦能真行下降，为利气要药，盖治痰须理气，气利痰自愈，故用入肺脾，主一切痰病，功居诸痰药之上；青盐陈皮，色黑能顺气生津、解烦止渴、醒酒、开胃化痰、进饮食，系用盐水炒的；参贝陈皮，粉末制成颗粒，色淡黄，能化痰、止虚咳、开胃、补而不滞、消而不伐。橘皮陈久者良，故又名陈皮。

11. 青皮

性温。

入肝经破滞削坚，辛能发汗；

治疝疾辟寒理气，苦可宣邪。

下焦之肝气可疏，胸胁之郁痰能解；

性味与橘皮相仿，炒煎用醋水为良。

好古[2]曰："陈皮治高，青皮治低，与枳壳治胸膈，枳实治心下同义。"

12. 枳壳，附枳实。

性微寒。

利膈宽胸，辛苦性寒破气滞；

行痰逐水，和中化食入阳明。

枳实性味与枳壳相同，功力较老者更猛。

泻痰破积，承气赖之以先声；

导水行瘀，金匮取之而下达。

治痞坚之峻剂，攻气分之神丹。

13. 白前

性微寒。

藉苦辛以降气行痰，仗微寒而清金除热。

十三、理血药

1. 当归

性温。

引诸血各归其经，甘苦辛温香且润；

虽理血仍能调气，心肝脾脏畅而和。

能解表以温中，可养营而止痛。

下行破血，尾力为强；

补血守中，归身独得。

调营血自然风灭，诸痹仗此以宣通；

行脏腑旁及奇经，胎产须知能受益。

2. 丹参，附紫参。

性微寒。

功同四物，能祛瘀以生新；

色合南离，善疗风而散结。

性平和而走血，须知两达乎心肝；

味甘苦以调经，不过专通于营分。

紫参，色紫入肝，气寒散血，行瘀破积，皆因微苦微辛，治痢通经，却又能通能降。

3. 紫草

性寒。

透肌凉血，甘寒咸滑相兼；

宣窍通肠，色络肝经并入。

若或痘疮热结，清心下导于二肠；

即使毒滞瘀凝，解里外松夫肌表。

4. **茜草根，**附剪草。

性温。

质禀寒温，入肝破血；

味兼苦辛，行滞通经。

因其长于破血行血，故又名血见愁。剪草味苦性凉，为降火凉血清热止血之品，主一切失血。元素曰："上部血，须用剪草、丹皮、天冬、麦冬。"

5. **红花，**附红花子、西藏红花。

性温。

色赤而温，心肝皆及；

味甘且苦，辛散俱优。

调血脉可去瘀生新，治折伤理胎前产后。

子功用与花同。

西藏红花，色丝红紫润泽，置水中有红丝下垂者为真。味辛苦，性凉润，养血功多，去瘀力少。

6. **大蓟，**附小蓟。

性凉。

小蓟，破血行瘀，入心肝苦凉无毒；

通淋治浊，走太阳分利有功。

大蓟则散力较优，消痈则功能为胜。

7. **地榆**

性微寒。

酸苦入营阴，肝与大肠皆可及；

沉寒凉血分，火同湿热总堪除。

且能散肿疏风，疮疹常用；

并可疗崩治痢，痔漏多宜。

8. **益母草**

性微寒。

入肝行血，辛苦微寒；

消水逐风，敷围散肿。

花能外散兼行表，子则行中带补阴。

一花结四子，名茺蔚子。此草夏枯死，故亦有夏枯草之名。益母草消瘀化水是其所长，以产母必有瘀浊停留，此物能消之化之，邪去则母受益，故有益母之名。

9. 蒲黄

性凉。

破瘀凉血，生用可行熟可止；

味甘性冷，损伤能散肿能消。

入心肝以达脾，通经脉而治痛。

10. 刘寄奴，附落得打。

性微温。

破血行瘀兼逐水，辛苦微温；

和伤消肿并调经，肝脾两达。

落得打疗跌打损伤，金疮出血，去瘀活血，其功效与刘寄奴相似。

11. 参三七，亳三七，又名山漆。

性温。

散血可和伤，入胃行肝。

广产野生，种类不一，行瘀并止痛，外敷内服，苦多甘少性偏温。

广产者良，其形如参，故谓之参三七。

有节者谓之竹节三七，力逊，无瘀者勿用。

亳三七，色黄白，如骨骼，能疗伤活血强筋骨。试以三七为末掺猪血，血化为水者，乃真也。凡杖扑伤损，瘀血淋漓者，随即嚼烂涂之即止，青肿者即消散。若受杖时，先服3~6g，则血不冲心。杖后尤宜服之，故为金疮杖疮之圣药。

12. 荆三棱

性平。

味苦平，用以入肝，能磨积攻坚，善破血中之气；

性攻削，偏于伤正，虽消症化癖，还防病里之虚。

产荆襄等处，故名荆三棱。

13. 莪术

性温。

辛苦入肝脾，破气行瘀磨积聚；

温香疏脏腑，除痰散滞逐寒凝。

14. 延胡索

性温。

行血中之气滞，质属温香；

使气顺而血调，味兼辛苦。

入胃搜除瘀冷痛，达肝通治妇人经。

15. 侧柏叶，附卷柏，一名扁柏。

性寒。

凉血消瘀，能入肺通肝。

芳香且燥，宣风胜湿，可除崩止痢。

甘苦而寒，治脏毒之难痊，医肠风而易愈。

卷柏遇日则内卷，受湿则外开张故名。

卷挛如鸡足，俗名万年松。

16. 桃仁，附桃花、桃叶、瘪桃干。

性平。

破瘀留于肝络，味苦兼甘；

通燥结于肺肠，性平且润。

可辟八方之鬼魅，乃缘五木之精英。

桃花，下宿水、除痰饮、消积聚、利二便、疗风狂、疗积滞、破石淋、下泻与大黄同功，疗秃疮研末敷。

桃叶能发汗，去疮中小虫，捣烂涂之，采嫩者尤佳，治传尸。

瘪桃干即桃枭，又名桃奴，生津止汗，治痨咳，养胃除烦，治小儿虚汗，妇人妊娠下血，破伏梁结气，止邪虐，烧烟熏痔疮，烧黑油调敷小儿头上肥疮软节。

17. 乳香，附枫香脂。

性温。

和营定痛，活络舒筋；

香窜入心，辛温兼苦。

枫香脂一名白胶香，色白微黄，能乱乳香，功亦相近。

18. 没药

性平。

活血与乳香相仿，性利能宣；

行瘀则没药为良，味平而苦。

19. 苏方木

性平。

味甘咸而性平，入心肝以达脾，活血行瘀，消风散肿。

20. 五灵脂

性温。

蝙蝠尿如凝脂，受五行灵气故名。

通肝破血，咸酸温痛滞均瘳；

消积除风，腥秽浊虚人当禁。

崩淋漏带，皆属寒瘀；

摩翳杀虫，尽由肝病。

十四、化痰药

1. 半夏

性温。

性湿微滑，入阳明并走心脾；

质燥味辛，治呕吐专消痰饮。

通阴阳而和胃，不寐堪医；

散逆气以调中，郁邪可解。

痰厥头痛当取服，中风暴卒急宜求。

辛润通肠，半硫主津凝虚闭；

温宣消痞，制法系姜汁青盐。

2. 南星，又名虎掌。

性温燥。

温燥能行，逐风痰于肝脏；

苦辛有毒，散坚结于脾家。

性刚善走夫阳明，妊娠忌用；

制法须藏乎牛胆，惊痫宜求。

3. 贝母，附象贝母。

性寒。

甘寒润肺可消痰，当求川种；

解郁宽胸且散结，言采其虻。

象贝之功，治咳还能解表；

浙中所种，疏痰并可消痈。

为肺燥之神丹，清心涤热；

乃脾湿之禁剂，微苦兼辛。

4. 菖蒲

性温。

为水草之精英，气禀芳香质属燥；

治风痰之痹闭，味含辛苦性偏温。

开心窍以祛邪，资其宣导；

利清阳之蒙闭，赖以聪明。

5. 白芥子，附咸芥卤。

性热。

辛能发汗，热可温中。

入肺胃以搜痰，并走皮间与膜外；

宽胸膈而利气，却能散冷耗营阴。

陈年咸芥卤治肺痈，吐尽臭痰秽毒即愈，然惟初起未溃宜之。

6. 荸荠，附粉、苗梗。

性寒。

甘寒退热消痰食，冷利除风毁顽铜。

肺胃之丹毒堪除，胸膈之郁邪可解，能行血分善达肠中。

荸荠粉味甘性凉，入肺胃大肠血分，除胸中热痰，消风消食。

荸荠苗梗，一名通天草，味苦性平，利湿热，消水肿。

7. 杏仁，附甜杏仁。

性温。

苦辛宣壅，能疏肺部风寒；

温润下行，善降大肠燥结。

能宽胸而降气，可治咳以消痰。甜者因味属甘平，用之则功多润降。

8. 瓦楞子

性寒。

咸可软坚，消老痰至效；

寒行郁结，治胃痛多灵。

9. 密陀僧

性平。

镇心主，坠痰涎，内服皆凭质冷重；

灭瘢痕，退皱鼻，外敷咸仗味辛咸。

十五、消导药

1. 麦芽

性温。

其味甘咸，能温胃助脾，消磨谷食。

其功攻伐，去面停乳积，浊阻瘀留。

若无积者用之，恐削人元气耳。孕妇忌之。

2. 六神曲

性温。

配六药（即白面、青蒿、苍耳、野蓼、杏仁、赤小豆）以糊成，性味辛甘，温中和胃，合五色而具备，消磨水谷，发表强脾。

3. 莱菔子

性温。

下气消痰，生服性升能涌吐；

宽中化食，炒香气降味辛温。

可消胀以利肠，能定喘而止嗽。

4. 山楂

性温。

入方药走脾达胃，有消磨攻伐之功；

走厥阴治疝行瘀，具酸苦甘温之性。

十六、益阴药

1. 北沙参、南沙参，附珠儿参、粉沙参、西洋参。

性微寒。

补肺阴之不足，甘苦微寒，降金令之有余，肃清上热，疏痰利咳；

南沙参力薄形松，体润质坚，北者功优性滑。沙参又名白参。

珠儿参性寒补肺，下火降气，退虚热，养津止血；

粉沙参补气生津，治咳嗽喘逆，痰壅火升，泻痢由于肺热，反胃噎膈由于燥热，凡有升无降之症，用之效；

西洋参主治肺虚咳嗽，胃枯食少，阴虚血热，津少口渴，除烦倦，虚而有火者相宜。

2. 玉竹，又名葳蕤。

性平。

补脾润肺可填阴，有金玉威仪之象；

散热搜风不碍补，具甘平润泽之功。

3. 天门冬

性寒。

清金降火，苦寒味带余甘；

壮水强阴，润泽性偏在腻。

咯血可疗痈痿愈，尸虫尽化燥痰除。肠滑勿投，胃虚当禁。

4. 鲜地黄，即鲜生地。

性大寒。

养肾胃阴，治温邪劫津、心烦、舌干绛、伤寒瘟疫痘疹、诸大热大渴引饮、吐血衄血鼻血折损瘀血、妇女血崩。

5. 干地黄，即大生地。

性寒。

凉血热，滋肝肾，养心益肺；

通血脉，逐血痹，调经安胎。

治吐衄崩中，利大小便。

6. 熟地黄

性微温。

滋肾水，封填骨髓；

利血脉，补益真阴。

聪耳明目，黑发乌须。

治劳伤风痹，阴亏发热，干咳，气短喘促，胃中空虚，痘证血虚无脓，病后胫股酸痛，产后脐腹急痛，外感证阴亏，无汗便闭，诸种动血，一切肝肾阴亏、虚损百病，为壮水之主药。

7. 玄参

性微寒。

入肾滋阴，皆取咸寒归下部；

清咽利膈，都因润降引浮阳。

故又兼达肺经，除上焦之烦热；

且可潜消斑毒，退时气之温邪。

性滑色玄，滞脾妨胃，又名黑参。

8. 石斛

性微寒。

除阳明之虚热，味甘咸以微寒。

悦胃浓肠，肺肾并清阴受益；

金钗干霍，方宜所产力难齐。

鲜者治病除邪，每相宜于时症；

川者气轻味薄，究功用之平常。

9. 女贞子，附冬青子，功劳子叶。

性平。

赋桢干不雕之性，具甘凉纯净之功。

入肾脏以益阴，目昏复见；

达下焦而退热，发白重乌。

冬青子补肝强筋，补肾健骨，补中有清。

功劳子（枸骨树子）能补腰膝及治劳伤失血。

功劳子叶治肺痨，止咳化痰，退虚热杀虫。

10. 龟板

性寒。

补肾水，退骨蒸，咸寒之力；

通任脉，潜虚阳，介类之功。

胎产崩淋，能调能顺；

症瘕痔漏，可导可宣。

十七、扶阳药

1. 淫羊藿

性温。

有助阳补火之功，辛味独专，甘香并至；

治肾弱肝虚等疾，寒淫所胜，痹痿咸宜。

2. 巴戟天

性温。

能入肾肝血分，起痿强阳；

质属甘苦辛温，益阴固下。

疝瘕脚气，藉以温通；

痹湿风寒，资其宣导。

3. 菟丝子

性平。

气平无毒，味甘且辛。

补肾水以上腾，明目生津风可去；

凝正阳而不动，精寒溺沥病可痊。

可坚骨以强阴，并扶赢而续绝。

4. 补骨脂，又名破故纸。

性温。

兴阳事，止肾泄，甘温辛苦之功；

固精气，愈腰痛，益火消阴之力。

虚寒咳嗽，补纳有权；

滑数便遗，摄虚可赖。

梦遗湿火当须禁，便约津枯切勿投。

十八、补养药

1. 人参

性平。

性禀甘平，功资脾肺。

气纯味浓，补真元而益血生津；

助卫充营，安五脏而宁神益智。

须则横行支络，补而下行；

芦堪呕吐虚痰，苦能上达。

党参则出于西潞，甘平赖以培中；

别直乃产自高丽，温热宜分种野。

明党参治头晕泛恶，中风昏仆。

误用人参心烦，石膏可解。久病酌用，新病慎投。

2. 黄芪

性微温。

固卫气而实皮毛，敛汗托疮，宜生乃效；

补中州以资脾肺，阳虚血脱，当炙为良。

味甘性温，色黄气浓。

3. 甘草

性平。

味甘性平，和中解毒。

生用退虚热之功，补中寓泻；

炙服助脾元之力，守内有常。

推其缓急多能，故诸病均堪相济；

且可协和群药，而各方随处咸宜。

节医肿毒成疮，痈疽有验；

梢止阴茎作痛，淋浊无忧。

4. 白术

性温。

补脾燥湿，法乾坤之功能；

冬采野生，随坤土而运用。

化水痰于胃脘，腰脐血结并能搜；

进饮食于太仓，妊妇胎元均赖固。

脾虚久泻，温燥多灵；

痹着诸邪，苦甘有力。

5. 山药

性平。

甘平入脾，润白归肺。

养阴益气，功纯专养乎中州；

止泻固精，性涩又宜于肾部。

清肺脾之余热，论出前贤；

治风气与虚劳，方由金匮。

6. 枸杞子

性平。

性平色赤，养肝补肾益真阴；

质润味甘，明目添精退虚热。

7. 大枣

性温。

大枣甘可缓中，温能养血。

补脾益胃，润中州能益气调营；

止渴生津，和百药而强神助脉。

红枣之功不及黑，入营之力胜于乌。

8. 龙眼肉

性平。

甘平无毒，悦胃气以培脾；

思虑伤神，养心营而益智。

十九、安神药

1. 酸枣仁

性平。

入肝藏安魂镇摄，用疗胆怯无眠；

走心家敛液固虚，可治表疏有汗。

性颇平滑，味属甘酸。

2. 柏子仁

性平。

补心脾而畅中快膈，味贵甘辛；

定惊悸以益智安神，性平香润。

3. 远志

性温。

开心窍而泄热搜邪，味属苦辛，兼能散肿；

通肾气以安神益志，性含温燥，并可疗忘。

4. 龙骨

性平。

性入东方，治肝脏魂无所附；

功昭灵异，疗惊风螈疭难痊。

敛疮口以止遗，甘平性涩；

固崩淋而辟魅，重镇能收。

二十、收涩药

1. 五味子

性温。

五味具备，酸温独多，收肺气耗散之金。

喘嗽咳红上受益，滋肾经不足之水；

遗精滑泻下承扶，能敛汗液之耗亡。

安奠君主，且治瞳神之散大，回护元阴。

表有风寒，须知禁用；

里多邪滞，切禁轻尝。

2. 覆盆子

性微温。

入肾兼酸苦之功，治专固摄；

益下有封藏之力，味属甘温。

3. 乌梅

性温。

酸先入肝，肺络脾经均可及；

黑能走血，肠风嗽疾久堪医。

因其温涩之功，虚痢可疗汗可敛；

假此酸收之品，风痰能化噤能开。

蛔厥难安，得酸则伏；

恶疮翻凸，捣贴能除。

白霜梅，善豁痰涎；

梅核膈，宜求含咽。

4. 山茱萸

性温。

性敛偏温，固精补肾；

味酸而涩，壮水生肝。

5. 椿根皮

性寒燥。

味苦兼涩，性燥且寒。

固下有功，治痢疗崩愈带浊；
入肠奏效，凉瘀逐湿愈风虚。

6. 棕榈皮

性平。

吐血肠红，达肝肺二经，入营止截；
崩中带下，味苦平性涩，炒黑功长。

7. 芡实

性平。

扶脾止泻，治水则同气相求；
固肾益精，性味则甘平无毒。

8. 牡蛎

性微寒。

味属咸寒，退热潜阳生可贵；
性多涩固，疗崩敛汗煅相宜。
兼之燥湿软坚，瘰疬结痰皆易散；
且又益阴补水，骨蒸遗滑尽能瘳。

9. 乌贼骨，一名海螵蛸。

性温。

入肝经治血分之疴，带下崩中，经方有考；
去湿浊味咸温兼涩，虫疳下痢，审证随施。
点眼则去翳摩星，贴疮可疗脓收水。

10. 赤石脂

性温。

固大肠，治久痢肠红，疗崩带淋漓，甘酸温肾；
养心气，可和营敛血，涂癞风蚀烂，敷贴生肌。

二十一、杀虫药

1. 百部

性微温。

治肺寒之咳嗽，甘苦微温；
除虫积之稽留，功能独擅。

2. 苦参

性寒。

大苦大寒，纯阴纯降。

达心脾而及肾，三经湿热尽蠲除；

治疥癫与诸疮，下部火邪都涣散。

梦遗精滑，皆缘湿火为殃；

血痢肠红，并是阳邪作咎。

若治黄瘅积聚，宣泄中州；

至其逐水杀虫，流通火腑。

[附注]

[1] 《本草便读》：中药学著作，原装二册，清代医家张秉成撰，刊于1887年。本书将常用的580种药物，参照《本草纲目》分为山草、隰草等24类。每药之性味功治皆编成一二联或三四联语以为概括，然后附注文进一步阐解。全书内容简要，便于诵读。

张秉成，清代医家。字兆嘉，江苏武进人，生平未详。辑《本草便读》《成方便读》《脉诊便读》等。张秉成自序曰："学医二十余年，力购本草数十家，朝夕研究，以为业医者，若不先明药之性味，气之浓薄，质之寒温，虽博览群书，知方知病，而不知药之性，其不致运用乖方，而草菅人命者几希矣。故遇有一物之性味功用，确切不移，能与病相当而取效者，则每味拟一二联或五六联，置之案头，数年来积成五百余品，删繁去复，编为排偶俚言。将各物性味所入所治，参差前后，不使学人混淆难诵。书成，仿李东垣指掌，陈嘉谟蒙筌之意，颜之曰本草便读。"

[2] 王好古：元代医家，著有《汤液本草》，独重由于人体本气不足导致阳气不足的三阳虚病证，另成一家之说。

方 剂 索 引

后　记

先父曾说："按我主观上来说，这本书的完成是交代了一宗大事。……我诚恳地希望你们勇敢地接受起来，努力地钻研下去。"

原稿为十册，名"学习中医笔记"，长兄任广鸣一直力主将先父的书稿整理出版，他怕书稿散佚丢失，请人将书稿全部誊写出来，以作备份（当时还没有复印技术）。2014年，我接过书稿，开始了书稿的整理工作，历时五余载，呕心沥血，靠着一种执念，一种沉甸甸的责任感，终于将书稿整理成形。整理本书的过程，也是一个再学习的过程，编次、校勘、解读、训诂，逐字逐句不敢有半点疏忽，这些都统一用"附注"予以解释，并有意识地将传统中医药同现代临床应用关联起来，将一些现代研究成果也一并做引申介绍，对许多内容做了充实与补充。经不懈努力，得以将先父留下的这份"遗产"出版问世。

本书成书过程中得到新疆医科大学附属中医医院常玉珍、乌鲁木齐市中医医院马涛、成都市锦江区中医医院郑家远、成都市第一人民医院（成都市中西医结合医院）刘萍等专家同道的帮助，在此深表谢忱！

中国中医药出版社策划编辑王利广对本书架构及一些重要内容做出有益的建议并理纷治乱，删汰芜杂，使相关内容更趋于清晰实用。责任编辑米齐悦逐字逐句梳理校勘，缜密严谨一丝不苟，对他们付出的辛勤劳动致以衷心的感谢！

新疆维吾尔自治区中医医院前任院长、主任医师、教授、国家级名中医金洪元先生为本书作序，不胜感激，特致以最诚挚的谢意！

书中未周、不妥或谬误之处在所难免，恳请专家同道及读者们批评指正，以望今后再版时改正。

任广颖

2019年10月

主要参考书目

熊曼琪.《伤寒论》（第2版）. 北京：人民卫生出版社，2018

崔章信.《伤寒论入门导读》. 北京：人民卫生出版社，2015

林政宏，高丽.《轻松学伤寒论》. 广州：广东科技出版社，2015

南京中医药大学.《伤寒论译释》. 上海：上海科学技术出版社，2010

肖承悰.《傅青主女科》. 北京：人民卫生出版社，2015

王会仍，骆仙芳.《实用方剂现代临床解惑》北京：中国中医药出版社，2017

侯树平.《名医方论辑义》. 北京：中国中医药出版社，2016

朱良春，缪正来.《汤头歌诀详解》. 北京：中国中医药出版社，2013

宋永刚.《名方60首讲记》. 北京：人民军医出版社，2012

汪受传.《中医儿科学》. 北京：人民卫生出版社，2015

李致重.《中医复兴论》. 太原：山西科学技术出版社，2015